Kohlhammer

Die Autoren

Prof. Dr. Dipl. Soz.päd. Gerhard Trabert, Jahrgang 1956, Studium der Sozialpädagogik/Sozialarbeit in Wiesbaden (Staatsexamen 1979), Studium der Humanmedizin in Mainz (Staatsexamen 1989). Praktische berufliche Erfahrungen in verschiedenen Krankenhäusern als Sozialarbeiter und später als Arzt. 1999–2009 Professur an der Georg Simon Ohm-Hochschule Nürnberg, seit 2009 ist er Professor für Sozialmedizin und Sozialpsychiatrie an der Hochschule RheinMain Wiesbaden. Der Autor ist Gründer und Vorsitzender des Vereins »Armut und Gesundheit« und richtete die »Poliklinik ohne Grenzen« sowie das »Arztmobil« als mobile Praxis für Wohnungslose und Menschen ohne Krankenversicherung ein. Er ist zudem Gründer und Vorsitzender des Vereins »Flüsterpost«, der Kinder krebskranker Eltern unterstützt. Für sein humanitäres Engagement erhielt er zahlreiche Auszeichnungen, darunter das Bundesverdienstkreuz, 2014 die Paracelsus-Medaille, die höchste Auszeichnung der Deutschen Ärzteschaft und im Jahre 2019 die Salomon Neumann Medaille, die höchste Deutsche Auszeichnung für einen Sozialmediziner (in der Einleitung dieses Buches finden sich Auszüge aus seiner Rede zu diesem Anlass.) Als erster Fachhochschullehrer überhaupt wurde er vom Deutschen Hochschulverband als »Hochschullehrer des Jahres 2020« gewürdigt.

Prof. Dr. Dr. Heiko Waller M.Sc., Jahrgang 1943, Studium der Medizin (Staatsexamen 1971, Dr.med.1973), Soziologie und Sozialpädagogik (Dr. phil.1978) in Hamburg sowie der Medizinsoziologie (M. Sc. 1976) in London. 1971–1974 allgemeinmedizinische und sozialpsychiatrische Tätigkeit, 1974–1978 wissenschaftlicher Assistent am Institut für Medizin-Soziologie der Universität Hamburg, von 1978 bis 2008 Professor für Sozialmedizin im Fachbereich Sozialwesen der Fachhochschule Nordostniedersachsen (seit 2005 Leuphana Universität Lüneburg), von 1992–2003 geschäftsführender Leiter des dortigen Zentrums für Angewandte Gesundheitswissenschaften. Mitglied im Vorstand der Deutschen Gesellschaft für Sozialmedizin und Prävention von 1988–2001. Sprecher der Sektion Health Promotion der European Public Health Association von 1995–2008. Lehr- und Forschungsaufenthalte an den Universitäten East- London, Paris XIII, UC Berkeley, Wien und Rom. Veröffentlichungen zu sozialmedizinischen, sozialpsychiatrischen und gesundheitswissenschaftlichen Themen. Seit 2010 Patientenvertreter im Gemeinsamen Bundesausschuss auf Vorschlag der Deutschen Arbeitsgemeinschaft Selbsthilfegruppen e.V.

Gerhard Trabert
Heiko Waller

Sozialmedizin

Grundlagen und Praxis

8., erweiterte und überarbeitete Auflage

Verlag W. Kohlhammer

Dieses Werk einschließlich aller seiner Teile ist urheberrechtlich geschützt. Jede Verwendung außerhalb der engen Grenzen des Urheberrechts ist ohne Zustimmung des Verlags unzulässig und strafbar. Das gilt insbesondere für Vervielfältigungen, Übersetzungen, Mikroverfilmungen und für die Einspeicherung und Verarbeitung in elektronischen Systemen.

Pharmakologische Daten, d. h. u. a. Angaben von Medikamenten, ihren Dosierungen und Applikationen, verändern sich fortlaufend durch klinische Erfahrung, pharmakologische Forschung und Änderung von Produktionsverfahren. Verlag und Autoren haben große Sorgfalt darauf gelegt, dass alle in diesem Buch gemachten Angaben dem derzeitigen Wissensstand entsprechen. Da jedoch die Medizin als Wissenschaft ständig im Fluss ist, da menschliche Irrtümer und Druckfehler nie völlig auszuschließen sind, können Verlag und Autoren hierfür jedoch keine Gewähr und Haftung übernehmen. Jeder Benutzer ist daher dringend angehalten, die gemachten Angaben, insbesondere in Hinsicht auf Arzneimittelnamen, enthaltene Wirkstoffe, spezifische Anwendungsbereiche und Dosierungen anhand des Medikamentenbeipackzettels und der entsprechenden Fachinformationen zu überprüfen und in eigener Verantwortung im Bereich der Patientenversorgung zu handeln. Aufgrund der Auswahl häufig angewendeter Arzneimittel besteht kein Anspruch auf Vollständigkeit.

Die Wiedergabe von Warenbezeichnungen, Handelsnamen und sonstigen Kennzeichen in diesem Buch berechtigt nicht zu der Annahme, dass diese von jedermann frei benutzt werden dürfen. Vielmehr kann es sich auch dann um eingetragene Warenzeichen oder sonstige geschützte Kennzeichen handeln, wenn sie nicht eigens als solche gekennzeichnet sind.

Es konnten nicht alle Rechtsinhaber von Abbildungen ermittelt werden. Sollte dem Verlag gegenüber der Nachweis der Rechtsinhaberschaft geführt werden, wird das branchenübliche Honorar nachträglich gezahlt.

Dieses Werk enthält Hinweise/Links zu externen Websites Dritter, auf deren Inhalt der Verlag keinen Einfluss hat und die der Haftung der jeweiligen Seitenanbieter oder -betreiber unterliegen. Zum Zeitpunkt der Verlinkung wurden die externen Websites auf mögliche Rechtsverstöße überprüft und dabei keine Rechtsverletzung festgestellt. Ohne konkrete Hinweise auf eine solche Rechtsverletzung ist eine permanente inhaltliche Kontrolle der verlinkten Seiten nicht zumutbar. Sollten jedoch Rechtsverletzungen bekannt werden, werden die betroffenen externen Links soweit möglich unverzüglich entfernt.

8., erweiterte und überarbeitete Auflage 2023

Alle Rechte vorbehalten
© W. Kohlhammer GmbH, Stuttgart
Gesamtherstellung: W. Kohlhammer GmbH, Stuttgart

Print:
ISBN 978-3-17-035932-1

E-Book-Formate:
pdf: ISBN 978-3-17-035933-8
epub: ISBN 978-3-17-035934-5

Anstatt eines Vorworts

Rede von Prof. Gerhard Trabert zur Verleihung der Salomon Neumann-Medaille 2019 durch die Deutsche Gesellschaft für Sozialmedizin und Prävention am 17. September 2019 in Düsseldorf (Auszüge)

Die Würde des Menschen ist unantastbar.
Gesundheit/Gesundheitsversorgung ist ein Menschenrecht.

Zuerst möchte ich mich ganz herzlich für die Verleihung der Salomon Neumann-Medaille bedanken. Es ist mir eine große Ehre, diese Auszeichnung in Gedenken an den jüdischen Sozialmediziner Salomon Neumann entgegen nehmen zu dürfen. Religionszugehörigkeiten werden normalerweise nicht besonders betont, ich möchte es dennoch tun, gerade in der heutigen Zeit, in der Rechtspopulismus, Nationalismus, Antisemitismus und Rassismus in unserem Land wieder erstarken. So ist es mir besonders wichtig, in Solidarität mit Menschen, die einer anderen als der christlichen Religionsgemeinschaft angehören, ob dies der islamische Glaube oder im Falle Salomon Neumanns, der jüdische Glaube ist, dies explizit hervorzuheben.

Ich habe meine heutige Rede mit der Überschrift: Die Würde des Menschen ist unantastbar – Gesundheit – Gesundheitsversorgung ist ein Menschenrecht betitelt.

Noch nie wurden in den westlichen Demokratien so viele und so brutal die Einhaltung der Menschenrechte, gerade im Kontext der Gesundheit, verletzt bzw. ignoriert wie in der Gegenwart.

Die Menschenrechte, deren Einhaltung und deren Schutz scheinen sehr stark mit der Frage des wirtschaftlichen, des ökonomischen Wohlergehens verbunden zu sein. Das Thema Menschenrechtsverletzungen hat in meinen Augen sehr viel mit der gesellschaftlichen Realität von Verarmung und Bereicherung, von Armut und Reichtum zu tun.

Mahatma Gandhi sagte vor über einem halben Jahrhundert: »*Armut ist die schlimmste Form von Gewalt.*« Daran hat sich nichts geändert.

In unserer Gesellschaft wird privater Reichtum gefördert und zugleich öffentliche wie private Armut in Kauf genommen.

Wir alle besitzen den Reichtum, in einem wohlhabenden Land leben zu dürfen. In Sicherheit, ohne Krieg, ohne Hungersnot, häufig in materiellem Reichtum.

Es ist wohl eine menschliche Eigenschaft, oder ist es speziell eine Verhaltensweise von Menschen mit Besitz, diesen Besitz schützen zu wollen, sich abzugrenzen, Grenzen zu schaffen, dass niemand diesen Reichtum bedroht, und man diesen Reichtum auch nicht teilen muss. Das geschieht in Deutschland durch eine unzureichende finanzielle Unterstützung sozial benachteiligter Menschen. Das sogenannte Existenzminimum, Arbeitslosengeld II oder Sozialgeld ist eindeutig zu niedrig. Diese materiellen sozialen Transferleistungen ermöglichen eben nicht eine partizipative Teilhabe an den Privilegien und Errungenschaften unserer freien demokratischen Gesellschaft, wie immer wieder fälschlicherweise, gerade von Politikern, suggeriert wird. Ein finanzielles Ernährungsbudget von 2,92 Euro für Frühstück, Mittagessen und Abendbrot, für ein 5-jähriges Kind, ist inhuman, da es keineswegs die Grundlage für ein gesundes Essen darstellt. Das Menschenrecht auf eine adäquate Gesundheitsversorgung wird tausendfach in Deutschland verletzt. Es wird strukturell verletzt. Von Einkommensarmut betroffene Menschen sind kränker und sterben früher. So besteht ein Lebenserwartungsunterschied von 11 Jahren bei den Männern und von 8 Jahren bei den Frauen zwischen dem reichsten und dem ärmsten Viertel der deutschen Bevölkerung. Fast ein Drittel der von Einkommensarmut betroffenen Männer erreicht nicht das 65. Lebensjahr.

Arm zu sein, bedeutet einer großen psychosozialen Belastung ausgesetzt zu sein, besonders in unserer leistungsbezogenen Gesellschaft. Erschwerend kommt zudem hinzu, dass es immer noch eine Unkultur der Diffamierung und Schuldzuweisung gegenüber sozial benachteiligter Menschen gibt. So ist die Bezeichnung »Sozial schwach« eine terminologische Form der Diskriminierung! Die Menschen sind nicht sozial schwach, sie sind einkommensschwach, und dies ist eine der Folgen einer verfehlten Sozialpolitik. Die zudem häufig zu einem ausgeprägten Selbstwertverlust der Betroffenen führt.

Fehlende Versorgungsstrukturen, Abgrenzung und Ausschluss, diese Form der Menschenrechtsverletzungen findet tagtäglich strukturell verankert in Deutschland statt. Diese Grenzziehung und Abschottung geschieht in ganz Europa, auf allen Kontinenten. Wir bauen imaginäre, aber auch reale Grenzen auf. Durch Diskriminierung, durch unsoziale, ungerechte gesetzliche Bestimmungen, durch Zäune, durch fehlende Hilfe ganz akut zum Beispiel im Mittelmeer. Wir verbannen die Not vieler Menschen. Ausländischen Mitbürgern vermitteln wir immer deutlicher, dass sie doch in ihrer Heimat bleiben mögen. Wir haben doch schon genug Hilfe geleistet. Gibt es ein genug an Hilfe für Hilfebedürftige, gibt es für Humanität eine Grenze, eine Obergrenze? In meinen Augen nicht!!

Ich habe das Leid, die Hoffnungslosigkeit und das stille Sterben vieler Menschen, in Deutschland, in vielen anderen Ländern, auf allen Kontinenten, aber insbesondere im Mittelmeer, erfahren müssen. Eine Not, ein Tod der immer stärker aus dem öffentlichen Bewusstsein verdrängt wird. Das Mittelmeer ist die gefährlichste Grenze auf der Erde. Über 30.000 Menschen sind in den letzten 4 Jahren dort ertrunken. Mein letzter Hilfseinsatz als Arzt fand vor 6 Wochen im Mittelmeer vor der libyschen Küste statt. Es war ein stiller Einsatz. Keine Rettungsmeldung, keine an Bord genommenen sogenannten Bootsflüchtlinge. Ich stehe hier, zurück in einer anderen Welt und doch befinde ich mich mit meinen Gedanken im Mittelmeer. Es bleibt Trauer und Enttäuschung. So nah gewesen zu sein und doch nicht helfen zu können. Es sind wohl wenige Seemeilen von uns entfernt über 100 Menschen ertrunken. Wir kamen zu spät oder waren zu weit entfernt von den Menschen in Not! Eine brutale Realität, die immer wieder negiert und ignoriert wird. Es entsteht, aufgrund der Rettungsberichte oft der Eindruck, es sei ein Automatismus, die

Seenotretter sind vor Ort und retten die Menschen. Das ist die Ausnahme, viele Menschen sterben ohne dass wir davon erfahren.

Dass das Ignorieren von Flucht und dem Sterben auf der Flucht anhält, ist auch eine skandalöse Realität. Dass Europa, wohl der reichste Kontinent, seinen Reichtum, seinen Wohlstand abschottet und abgrenzt um den Preis des willentlichen und bewussten Akzeptierens, dass Menschen auf dem Weg zu uns sterben, ist so unfassbar menschenverachtend. Menschen, die sich nichts anderes wünschen, als ein Leben in Frieden mit der Möglichkeit, genügend zu Essen und zu trinken zu haben, eine bezahlte Arbeit zum eigenständigen Verdienen des Lebensunterhaltes zu bekommen, und wenn sie krank werden einen Zugang zu einer medizinischen Versorgung zu erhalten. Sie, die sich als unsere Interessensvertreter bezeichnen, taktieren, diskutieren, profilieren sich und nehmen dabei diesen Tod in Kauf. Es ist eine Schande, dass die Vertreter von ca. 750 Millionen Europäer es nicht schaffen, einige tausend Menschen vor dem Ertrinken im Mittelmeer zu bewahren und in Europa aufzunehmen. Wir tragen alle eine Mitverantwortung für das Leben und das Sterben unserer Mitmenschen, egal wo auf dieser Erde.

Der Feind ist schon längst in uns selbst, wenn wir wegschauen und die Menschen vergessen, wenn das Schicksal von sozialer Benachteiligung betroffener Menschen, von Menschen, die vor Armut und Terror flüchten, zu einer Routinemeldung der Nachrichtenagenturen werden.

Dante Alighieri, ein italienischer Dichter und Philosoph im 13. Jahrhundert, sagte zu dieser Verhaltensweise: »*Wer eine Not erblickt und wartet, bis er um Hilfe gebeten wird, ist ebenso schlecht, als ob er sie verweigert hätte.*«

Wegschauen, nicht Handeln bedeutet demnach selbst Teil eines Unrechtsystems zu sein. Wir sollten aus Geschichte lernen, gerade wir Deutschen. *Martin Buber*, österreich-israelisch jüdischer Religionsphilosoph und Verfechter eines religiösen Sozialismus sagt: »*Es kommt einzig darauf an, bei sich zu beginnen, und in diesem Augenblick habe ich mich um nichts anderes in der Welt als um diesen Beginn zu kümmern.*«

Dem folgend, sollte jeder bei dem Thema Menschenrechte und persönliche Wachsamkeit bei sich selbst anfangen, so auch ich. Deshalb möchte ich Ihnen von zwei sehr persönlichen zentralen »Sei wachsam!«-Erlebnissen berichten:

Im Juli 2017 habe ich im Rahmen eines medizinischen Hilfseinsatzes in Mosul, im Nordirak als Arzt gearbeitet. Nachdem mein Kollege Stefan mir das Anlegen der schusssicheren Keramikweste gezeigt hatte, dann einen passenden Schutzhelm herausgesucht und mit mir die Funktionsweise der Gasmaske ausprobiert hatte, werden wir zu einem Notfall gerufen. Zwei junge Männer sind in eine Sprengfalle geraten. Der eine von beiden ist schwerverletzt. Das linke Bein ist zerfetzt, er hat einen Pneumothorax, zudem massive Wunden am gesamten Oberkörper, am Kopf und den Händen und Füßen. Er wird mit einem Pick-up Lastwagen zu uns gebracht und schnell auf die Untersuchungsliege gehoben. Stefan, ein amerikanischer Arztkollege, irakische Rettungssanitäter und ich untersuchen den Patienten und fangen sofort mit den Hilfsmaßnahmen an. Ich stehe direkt an der Untersuchungsliege (…).

Er packt in seinem Kampf gegen den Tod und für das Leben meine Hand. Wieder beginnt es in mir zu arbeiten. »*Ich habe noch keine Schutzhandschuhe an, die Hand dieses Menschen ist immer noch blutverschmiert. Könnte ich mich, mit irgendeiner Infek-*

tionskrankheit, mit was auch immer, infizieren. Ich muss doch Handeln, etwas machen.« Wieder entziehe ich mich diesem unmittelbaren Kontakt, dieser Nähe, diesem Versuch, eines im Todeskampf sich befindenden Menschen Halt zu finden. Nähe und Zuwendung durch einen anderen Menschen spüren zu dürfen.

Wir funktionieren als Team. Der Mann, dieser schwerverletzte Mensch, wird schließlich mit einem Krankenwagen ins nächstgelegene Krankenhaus gebracht. Er lebt! Er lebt noch!

Wir sind alle angespannt und voller Emotionen. Ich setze mich allein auf unser Feldbett in unserer halbzerstörten Unterkunft und gehe gedanklich das Geschehene nochmals vor meinem inneren Auge durch. Wie habe ich reagiert, habe ich mein Fachwissen richtig eingesetzt, habe ich schnell gehandelt usw. Und was war da noch mit der Hand des Patienten, als er versucht hatte, Halt zu finden, Berühren zu können und berührt zu werden in dieser Situation zwischen Leben und Tod.

Sei wachsam! Wie schnell kann man, kann ich die notwendige Zuwendung, Nähe, zwischenmenschliches Verhalten verdrängen, vergessen, aufgrund angeblich äußerer Zwänge ignorieren. Ich war in dieser Situation nicht als Mensch für einen Menschen da, ich habe Distanz und keine Nähe geschaffen, muss ich erkennen. Mir war die Sauberkeit meiner Hose wichtiger, als Nähe zuzulassen. Mir war die irrationale Angst vor Berührung einer blutverschmierten Hand wichtiger als diesen direkten Halt geben, von Mensch zu Mensch.

Ich war in diesem so wichtigen und entscheidenden Moment nicht sensibel, nicht empathisch, nicht wirklich da. Ein Mensch sucht in seinem Todeskampf meine Nähe und ich entziehe mich dieser Nähe. Das war falsch, es war arrogant, ignorant von mir. Ich, der ich doch so viele Notsituationen, Situationen in denen Menschen zwischen Tod und Leben schweben, schon erlebt habe, der glaubt sensibel und einfühlsam zu sein, hat falsch gehandelt, hat einen Menschen im Stich gelassen.

Es geht nicht um eine selbstzerstörerische Kritik, es geht um tabulose Kritik, es geht um stetige Wachsamkeit dem eigenen Leben, dem eigenen Handeln und dem fremden Leben gegenüber. Es geht um gelebte Zwischenmenschlichkeit, es geht um das »Einhalten« der Menschenrechte im Kleinen wie im Großen. Im konkreten individuellen Verhalten von Mensch zu Mensch, wie auch im Einfordern von strukturellen Bedingungen, die für die Umsetzung der Menschenrechte elementar sind.

Ich, wir alle, dürfen diese Sensibilität der eigenen Wachsamkeit, der Wachsamkeit unserem Verhalten gegenüber, niemals verlieren, nicht vergessen. Und wir müssen uns ihr offen und ehrlich stellen und als Ergebnis dieses Reflexions-, dieses Denkprozesses unsere Konsequenzen und Rückschlüsse ziehen. Für mich bedeutete dies während meiner Zeit im Irak und danach, Berührung, Kontakt nie mehr auszuschlagen. Begegnung auch in einer solchen Notfallsituation zuzulassen, und wachsam zu sein. Wachsam für die Not und das Bedürfnis des Anderen und Wachsam gegenüber meinen irrationalen Ängsten zu sein. Und zugleich die Demut zu leben, wie schmal der Grat zwischen falschem und richtigem Handeln oft ist.

Eine zweite sehr persönliche Erfahrung begann im Jahre 2015. Im Rahmen der großen Fluchtbewegung vor Armut und Krieg habe ich für insgesamt 7 Menschen aus Syrien eine Verpflichtungserklärung unterzeichnet, also als Bürge fungiert. Die Einforderungen von über 50.000 Euro, mit dem Hinweis, dass die Forderungen um ein Vielfaches noch höher sein werden, durch die Jobcentren in den Jahren 2017 und 2018 aufgrund einer unklaren rechtlichen Situation, haben meine ökonomische Existenz bedroht, dennoch war ich vollkommen im Gleichklang mit mir und meiner Entscheidung. Mir begegneten viel Argwohn und Hass aus der nationalistischen deutschen Szene, aber auch viel Solidarität und Zuspruch von ganz unterschiedlichen Menschen. Interessant war für mich die große öffentliche mediale Resonanz bezüglich meines Verhaltens, während gefährliche Kriseneinsätze häufig nicht so diskutiert und anerkannt wurden. In unserer materialistischen Gesellschaft ist das Eingehen von Risiken bezüglich der eigenen finanziellen Situation scheinbar das Unglaublichste. Oder es ist viel näher an der Lebensrealität der Menschen, die in Deutschland, in leistungs- und finanzfokussierten Gesellschaftsformen, leben.

Wir können nicht behaupten, nichts gewusst zu haben. Jetzt geht es wieder um das Leben von zahlreichen Menschen, dieses Mal hauptsächlich islamischen Glaubens. Schauen wir, wir Deutschen wieder, schaue ich weg! Wir wissen um den Tod tausender Menschen auf ihrer Flucht vor Krieg, Gewalt, Hunger, Dürre und Perspektivlosigkeit. Auch um den Tod von vielen Menschen, die schon immer in Deutschland leben und von extremer Armut betroffen sind. Wenn Geld das entscheidende Mittel ist, um Menschen aus Gefahrenzonen zu holen, sie in Sicherheit zu bringen, dann ist es unsere Pflicht, dies zu tun. Wenn dies, wie in meinem Fall, die ökonomische Existenz gefährdet, dann steht dies in keinem Verhältnis zur physischen Bedrohung der Menschen, die zu Recht auf unsere Hilfe hoffen. Dann sagt dies aber auch sehr viel über unsere Gesellschaft, über unser heutiges Verständnis von Menschenrechten, Humanität und Ungerechtigkeit aus.

Dieses Vergessen, Wegschauen und Ignorieren hat mittlerweile eine Form von struktureller Gewalt angenommen, die scheinbar zu einem politischen Handlungsinstrument geworden ist. Zunehmend wird ziviles Engagement bestraft. Die Kriminalisierung von friedlichen Demonstranten, wie während des G20-Gipfels in Hamburg geschehen, ist genauso zu verurteilen, wie die Kriminalisierung von Hilfsorganisationen, wie dies derzeit im Mittelmeer praktiziert wird. Die gewalttätigen Übergriffe von staatlichen Organen werden dabei oft verharmlost und ignoriert. Genauso ist natürlich auch die Gewalt gegenüber Repräsentanten dieses Landes, gegenüber der Polizei, sowie Hilfskräften wie Feuerwehr und Rettungsdienst zu verurteilen.

Wieder verstecken sich viele Menschen in unserer so leistungsorientierten Demokratie zunehmend hinter Gesetzen und Bestimmungen und legen damit ihre soziale Verantwortung ab. Vergessen dabei oft, zu was dieses verdrängende und ignorierende Verhalten konkret bei von Armut und Ausgrenzung betroffenen Menschen führt.

Pierre Abbé, französischer Theologie, der die Emmaus-Bewegung gründete, sagte einmal: »*Habe Respekt vor Gesetzen, wenn diese sich respektvoll in der Anwendung für die Menschen zeigen.*« Die Menschenrechte tun dies, etliche Gesetze, die auf nationaler und internationaler Ebene in den letzten Jahren beschlossen wurden, tun dies nicht. Die Politik, die deutsche Politik versagt hierbei in vielen Bereichen. Dass es eine AfD gibt, dass es einen massiven Rechtsruck in unserer Gesellschaft gibt, hat sehr viel mit dem politischen Versagen der etablierten Parteien zu tun. Wenn Herr *Seehofer*, unser Bundesinnenminister, behauptet, dass die Mutter aller politischen Probleme die

Migration sei, dann irrt er gewaltig. Es ist eben nicht die Migration, sondern die politisch und wirtschaftlich zu verantwortende soziale Ungerechtigkeit, die ungerechte Verteilung von finanziellen Ressourcen, die Zunahme von Armut in Deutschland und überall auf der Erde.

Armut darf nicht gegen Armut ausgespielt werden und Rassismus darf nie mehr toleriert werden. Wer AfD wählt, wählt eine rassistische, nationalsozialistische Partei. Wenn etablierte Volksparteien sich dieser Ideologie annähern, haben sie nichts aus der Geschichte Deutschlands gelernt. Alle demokratischen gesellschaftlichen Kräfte müssen klar und eindeutig sich positionieren und sich dieser antidemokratischen Entwicklung entgegenstellen! Und es muss auch nicht in jeder Talkshow ein Vertreter dieser rassistischen Partei sein!

Saul Friedländer, Überlebender des Holocaust, erinnerte bei seiner Rede im Bundestag zum Gedenktag an die Opfer des Nationalismus, dem 27. Januar, in diesem Jahr in Berlin, an den 16-jährigen *Mosche Flinker*. Dieser tief religiöse Jugendliche erahnte, was die Nazis vorhatten, und schrieb am 21. Januar 1943, als er und seine Familie in Brüssel Zuflucht fand, in sein Tagebuch:

> »*Es ist, als wäre man in einem großen Saal, in dem viele Menschen fröhlich sind und tanzen, während eine kleine Gruppe Menschen still in der Ecke sitzt. Ab und an holen sie aus diesem Grüppchen ein paar Leute, schleppen sie in ein Nebenzimmer und drücken ihnen die Kehle zu. Die anderen feiern gelassen weiter. Es berührt sie nicht. Vielleicht haben sie ja dadurch noch mehr Spaß.*«

Mosche und seine Eltern wurden am 7. April 1944 verhaftet und im Mai nach Auschwitz gebracht; er starb im Januar 1945 in Bergen-Belsen.

Wie damals viele Deutsche wussten, was mit den Juden geschieht, wissen wir heute, was mit den Menschen im Mittelmeer, in libyschen, in syrischen, auch teilweise in europäischen Flüchtlingslagern geschieht. Die Ignoranz der Europäer diesem Leid gegenüber ist zu groß, zu mächtig, zu brutal, zu nationalistisch…

An diesem Prozess, an diesem Wegschauen, an diesem Unrecht sind auch viele Wirtschaftskonzerne und Unternehmen direkt oder indirekt beteiligt.

Unsere Wirtschafts- und Handelspolitik trägt Mitschuld, ja ist Teil von Menschenrechtsverletzungen. Reichtum, der durch den Export von Waffen und dem damit verbundenen Sterben aufgebaut und erhalten wird, ist ein zu bekämpfender Reichtum. Mit deutschen Waffen wird permanent getötet, das dürfen wir niemals akzeptieren. Wir benötigen auch kein größeres militärisches Engagement Deutschlands in der Welt, sondern ein größeres und ehrliches humanitäres Hilfsangebot.

Die deutsche und europäische Flüchtlingspolitik, die europäische Grenzpolizei Frontex, hat nichts mehr mit der Einhaltung der Menschenrechte zu tun. Sie ist mitverantwortlich für das Leid an den Grenzen Europas! Die Schließung der Balkan-Route wirkt wie ein Domino-Effekt. Dann schließt die Türkei die Grenze zu Syrien. Die Menschen müssen in der Folge dieser Politik unter katastrophalen Lebensbedingungen in syrischen Flüchtlingslagern irgendwie versuchen zu überleben. Und dies in der Regel unter Ausschluss der Öffentlichkeit.

Vor genau einer Woche war ich in Nordsyrien u. a. in Kobanê und einem Flüchtlingslager in Ayn Issa. Bei meinen 6 Besuchen ist die Anzahl der Menschen in diesem Lager von 1.500 Anfang 2017 auf 25.000 im Jahre 2019 angestiegen.

Eine europäische Abschiebepolitik, die sogenannte Dublin III Praxis, die Flüchtlinge kriminalisiert, und dabei toleriert, dass die häufig traumatisierten Menschen bei Abschiebung in Gefängnissen landen oder auch in die Wohnungslosigkeit geraten; die Menschen nach Afghanistan abschiebt, als in Teilen sicheres Herkunftsland bezeichnet, gleichzeitig aber das Mandat des militärischen bundesdeutschen Engagements in dieser Region verlängert, ist ein Verbrechen gegen die Menschlichkeit.

(…)

Das meistverletzte Menschenrecht steht in Artikel 25:
Jeder hat das Recht auf einen Lebensstandard, der seine und seiner Familie *Gesundheit* und Wohl gewährleistet, einschließlich Nahrung, Kleidung, Wohnung, ärztliche Versorgung und notwendige soziale Leistungen, sowie das Recht auf Sicherheit im Falle von Arbeitslosigkeit, Krankheit, Invalidität oder Verwitwung, im Alter sowie bei anderweitigem Verlust seiner Unterhaltsmittel durch unverschuldete Umstände. [Artikel 25(1)].

Es geht um Rechte, die den Menschen nicht gewährt werden, es geht nicht um Wohlfahrt, Almosen, Charity! *Nelson Mandela* hat dies sehr treffend formuliert:

> »*To overcome poverty is not a gesture of charity. It is about an act of justice. It is the protection of an fundamental human right, the right to dignity and a decent life.*«

Es braucht immer, aber in der heutigen Zeit ganz besonders, eine Haltung. Eine Haltung die auf der Umsetzung von Inhalten, auf der Realisierung und Einforderung der Menschenrechte beruht.

Stéphane Hessel, ehemaliges Résistance-Mitglied, der das Konzentrationslager Buchenwald der Nazis überlebte und Mitverfasser der Menschenrechtserklärung der Vereinten Nationen war, hat im Jahre 2010 eine bemerkenswerte Streitschrift verfasst, mit dem Titel: »*Empört Euch!*«. In dieser Streitschrift kritisiert Hessel die europäische Politik. Dies tut er, indem er die gezielte Unterdrückung, den Verlust an Menschenrechten beanstandet und die Macht des Finanzkapitalismus anprangert. Er schließt mit den Worten: »*Neues schaffen heißt Widerstand leisten. Widerstand leisten heißt Neues schaffen.*«

Leisten wir alle der Fremdenfeindlichkeit, dem Rassismus und dem Rechtspopulismus gegenüber Widerstand. Leisten wir einer Verharmlosung der Aussagen, Inhalte und Meinungen der Mitläufer und Verantwortlichen Widerstand und leisten wir einer ungerechten, unsozialen deutschen und europäischen Politik Widerstand. Eine Politik, die Banken rettet, aber Menschen diffamiert, abschiebt, ausgrenzt und sterben lässt; die Waffengeschäfte durchführt und damit das Töten von Menschen billigend in Kauf nimmt. Diese Politik, diese menschenverachtende Politik der etablierten Parteien, unterstützt von einer Marktwirtschaft – speziell Finanzwirtschaft – die ihre soziale Verantwortung abgelegt hat und ignoriert, die hierdurch Rechtspopulismus mitverantwortlich verursacht hat, diese Politik macht mir Angst. Wir dürfen nicht müde werden, wachsam gegenüber diesen Entwicklungen zu sein und Ungerechtigkeit beim Namen zu nennen und zu handeln.

Im Sinne *Albert Camus:* Nicht die Revolution ist entscheidend, sondern die permanente, andauernde Revolte. Bleiben wir beharrlich und konsequent in unserer permanenten Revolte gegen soziale Ungerechtigkeit und für die weltweite Einhaltung der Menschenrechte.

Der dänische Familientherapeut *Jesper Juul* hat einen interessanten Begriff in die deutsche Sprache quasi »eingeführt«, den Begriff der *Gleichwürdigkeit*. Diesen Begriff gibt es im Deutschen nicht, wohl aber in anderen Sprachen. Für mich drückt dieser Begriff eine fundamentale menschliche Beziehungs- und Kommunikationsebene aus. Menschen in Würde zu begegnen und ihnen damit ein Stück Würde, die gerade Menschen am Rande vieler Gesellschaften verweigert wird, wieder zurückzugeben.

Seien wir alle wachsam, diesen Respekt und diese Würde in der Begegnung zu leben. Und fangen wir damit sofort bei uns selbst an.

Hans von Dohnanyi, ein Schwager von *Pastor Bonhoeffer*, ehemaliger Beamter im Justizministerium des Deutschen Reichs, dann Abwehroffizier während des Krieges, half, unter größter persönlicher Gefahr, Juden aus Berlin, in die Schweiz zu fliehen. Er wurde im April 1943 verhaftet und wie Dietrich Bonhoeffer zum Tod durch den Strang verurteilt. Im April 1945, kurz bevor beide hingerichtet wurden, antwortete er auf die Frage, was ihn zum Widerstand bewogen habe, mit einem Satz, der in seiner Schlichtheit für alle Zeiten und an jedem Ort seine Gültigkeit hat: »*Es war einfach der zwangsläufige Gang eines anständigen Menschen.*« Was ist in der heutigen Zeit der Gang eines anständigen Menschen? Jeder und Jede möge für sich und für sein Leben diese Frage beantworten!!! Und dann danach handeln!

Ich danke Ihnen für Ihre Aufmerksamkeit!

Gerhard Trabert

Inhalt

Anstatt eines Vorworts		**5**
1	**Krankheit und Behinderung**	**17**
	1.1 Krankheit und Krankheitsmodelle	17
	1.1.1 Das biomedizinische Krankheitsmodell	22
	1.1.2 Das psychosomatische Krankheitsmodell	25
	1.1.3 Das Stress-Coping-Krankheitsmodell und die Live-Event-Forschung	29
	1.1.4 Das Verhaltensmodell von Krankheit	33
	1.1.5 Krankheit als abweichendes Verhalten: Das Devianz-Modell von Krankheit	35
	1.1.6 Das sozioökonomische Krankheitsmodell	37
	1.1.7 Das Risikofaktoren-Modell von Krankheit	40
	1.1.8 Das sozialepidemiologische Krankheitsmodell	42
	1.2 Behinderung	43
2	**Epidemiologie**	**47**
	2.1 Grundlagen der Epidemiologie	47
	2.2 Datenquellen der Epidemiologie	48
	2.3 Methoden der Epidemiologie	50
	2.4 Ergebnisse der Epidemiologie	53
3	**Gesundheitswesen**	**58**
	3.1 Systemanalyse des Gesundheitswesens	58
	3.1.1 Institutionen der Gesundheitsversorgung	65
	3.1.2 Berufe im Gesundheitswesen	79
	3.2 Systemgestaltung des Gesundheitswesens	86
	3.2.1 Das System der sozialen Sicherung in Deutschland	88
	3.2.2 Das Krankenversicherungssystem	92
	3.2.3 Wesentliche Veränderungen im Gesundheitssystem durch die Gesundheitsreformen	98
	3.3 Systembewertung des Gesundheitswesens	100
4	**Patienten im Gesundheitswesen**	**102**
	4.1 Patienten zu Hause	102
	4.2 Patienten in ambulanten Einrichtungen	104

	4.3	Patienten in stationären Einrichtungen	106
	4.4	Selbsthilfe und Mitbestimmung im Gesundheitswesen	109
	4.4.1	Selbsthilfe im Gesundheitswesen	110
	4.4.2	Mitbestimmung im Gesundheitswesen	112

5 Besonders vulnerable Patientengruppen, Gender-Aspekte, Diversität, Umweltaspekte und Krankheit ... 115

- 5.1 Soziale Schicht, Einkommensarmut und Krankheit ... 115
  - 5.1.1 Armut und Gesundheit in Deutschland ... 117
  - 5.1.2 Kinderarmut und Krankheit ... 127
  - 5.1.3 Altersarmut und Krankheit ... 138
- 5.2 Arbeitslosigkeit und Krankheit ... 140
- 5.3 Migration und Krankheit ... 143
- 5.4 Geschlecht, Geschlechtsrollen, Familienfaktoren und Krankheit ... 158
- 5.5 Gewalt, Misshandlung und deren Auswirkungen ... 162
  - 5.5.1 Häusliche Gewalt gegenüber Frauen ... 163
  - 5.5.2 Gewalt gegenüber Kindern ... 168
  - 5.5.3 Mobbing und Cybermobbing ... 175
  - 5.5.4 Trauma-Theorien ... 181
- 5.6 Umwelt und Krankheit ... 183
- 5.7 Sexarbeit und Krankheit ... 188
- 5.8 Krankenversicherungsschutz und vulnerable Gruppen ... 191

6 Prävention und Gesundheitsförderung ... 194

- 6.1 Prävention ... 196
  - 6.1.1 Personenbezogene Prävention ... 197
  - 6.1.2 Verhaltensprävention ... 201
  - 6.1.3 Verhältnisprävention ... 203
- 6.2 Gesundheitsförderung ... 204
  - 6.2.1 Das Konzept der Salutogenese ... 206
  - 6.2.2 Das Konzept der Resilienz ... 208
  - 6.2.3 Soziales, kulturelles und ökonomisches Kapital im Hinblick auf Gesundheitsförderung ... 212
- 6.3 Gesundheitsarbeit ... 214
- 6.4 Prävention und Gesundheitsförderung als Aufgabe der Gesundheitspolitik ... 216

7 Beratung und Sozialtherapie ... 221

- 7.1 Niedrigschwellige Beratung im Setting-Ansatz ... 227
- 7.2 Clearingstellen ... 229
- 7.3 Narrative Medizin – Sprechende Medizin – Leichte Sprache ... 234

8 Nachsorge und Rehabilitation ... 237

- 8.1 Nachsorge ... 237
- 8.2 Rehabilitation ... 238

9	Pflege und Sterbebegleitung	244
9.1	Pflege	244
9.2	Sterbebegleitung/Sterbehilfe	252
9.3	Palliativmedizinische Versorgung – Spezialisierte ambulante Palliativversorgung (SAPV) – Ambulante und stationäre Hospizversorgung	254

10	Epidemiologisch relevante körperliche Erkrankungen	260
10.1	Herz-Kreislauf-Erkrankungen	260
	10.1.1 Medizinische Grundlagen von Herz-Kreislauf-Erkrankungen	261
	10.1.2 Sozialmedizinische Aspekte von Herz-Kreislauf-Erkrankungen	263
10.2	Krebserkrankungen	268
	10.2.1 Medizinische Grundlagen von Krebserkrankungen	268
	10.2.2 Sozialmedizinische Aspekte von Krebserkrankungen	270
	10.2.3 Kommunikation mit Kindern an Krebs erkrankter Eltern bzw. eines Elternteils und deren psychosoziale Situation	275
10.3	Infektionserkrankungen	277
10.4	Erkrankungen der Atmungsorgane	291

11	Psychische, psychosomatische Erkrankungen und Suchterkrankungen	293
11.1	Sozialpsychiatrische Grundlagen/Diagnostik	297
11.2	Psychiatrische Krankheitsbilder	304
	11.2.1 Affektive Störungen (Depression)	304
	11.2.2 Schizophrenie, schizotype und wahnhafte Störungen	310
	11.2.3 Psychosomatische Erkrankungen	315
	11.2.4 Borderline-Persönlichkeitsstörung (BPS)	318
	11.2.5 Aufmerksamkeitsdefizit-Hyperaktivitätsstörung (ADHS)	319
	11.2.6 Autismus	323
	11.2.7 Angststörungen bei Kindern	325
11.3	Suchterkrankungen	326
	11.3.1 Alkoholkrankheit	336
	11.3.2 Suchtkrankheiten aufgrund des Konsums illegaler Drogen	338
	11.3.3 Bindungstheorie und Hilfskonzepte für suchtkranke Eltern und davon betroffene Kinder und Jugendliche	340
11.4	Transkulturelle Psychiatrie	345
11.5	Sozialpsychiatrische Praxis	346

12	Dementielle Erkrankungen	354
12.1	Demenz	356

		12.1.1 Demenz – Diagnostik	356
		12.1.2 Demenzformen	358
		12.1.3 Therapie, Kommunikation, Validation	362
13		**Menschen mit Behinderungen**	**369**
	13.1	Medizinische Grundlagen bei Menschen mit körperlichen und kognitiven Behinderungen	369
	13.2	Sozialmedizinische Aspekte bei Menschen mit körperlichen und kognitiven Behinderungen	374

Literatur **386**

Sachwortverzeichnis **411**

1 Krankheit und Behinderung

Bevor wir uns mit unterschiedlichen Theorien über Krankheit und Behinderung befassen, möchten wir anhand einiger Beispiele zeigen, dass sich Krankheit und Behinderung immer in einem sozialen Kontext präsentieren. Das erste Beispiel entstammt der Geschichte der Sozialmedizin.

1.1 Krankheit und Krankheitsmodelle

Im Jahre 1849 wurde unter anderem der Pathologe R. Virchow vom Preußischen Gesundheitsministerium beauftragt, über die in Oberschlesien grassierende Typhus-Epidemie zu berichten und Vorschläge zu ihrer Eindämmung zu machen. Virchow hat die Ergebnisse seines Berichts in dem Buch: »Mitteilungen über die in Oberschlesien herrschende Typhusepidemie« zusammengefasst. Virchows Bericht ist eine brillante medizin-soziologische Analyse der durch Armut, Hunger und Ausbeutung gekennzeichneten Lebensbedingungen in Oberschlesien. Virchows Diagnose über die Ursachen der Typhusepidemie (der Erreger des Typhus war damals noch nicht bekannt, er wurde erst 30 Jahre später als Bakterium identifiziert) lautete:

> »Aller Wahrscheinlichkeit nach sind es die lokalen Verhältnisse der Gesellschaft, welche die Form der Krankheit bestimmen, und wir können bis jetzt als ein ziemlich allgemeines Resultat hinstellen, dass die einfache Form umso häufiger ist, je armseliger und einseitiger die Nahrungsmittel und je schlechter die Wohnungen sind« (Virchow 1848, S. 162).

Diese sozialökonomische Analyse des Zusammenhangs von benachteiligten Lebensbedingungen und Krankheit sowie die daraus abzuleitende Funktion der Medizin hat Virchow in späteren Arbeiten präzisiert. 1849 schrieb er:

> »Die künstlichen Seuchen sind vielmehr Attribute der Gesellschaft, Produkte der falschen oder nicht auf alle Klassen verbreiteten Cultur; sie deuten auf Mängel, welche durch die staatliche und gesellschaftliche Gestaltung erzeugt werden und treffen daher auch vorzugsweise diejenigen Klassen, welche die Vorteile der Cultur nicht mitgenießen« (Virchow 1849, S. 47).

In einer späteren Schrift prägte Virchow den viel zitierten Satz:

> »Die Ärzte sind die natürlichen Anwälte der Armen und die soziale Frage fällt zu einem erheblichen Teil in ihre Jurisdiction« (Virchow 1879, S. 4).

1 Krankheit und Behinderung

Ein weiteres Beispiel über die enge Verknüpfung medizinischer und sozialer Tatbestände stammt aus der Medizinsoziologie. In seiner heute ebenfalls schon »klassischen« Untersuchung »Krankheit in Regionville« untersucht der amerikanische Medizinsoziologe E. L. Koos (1954; deutsch 1967) Fragen der Krankheitsdefinition und des Krankheitsverhaltens von Angehörigen unterschiedlicher sozialer Schichten in einer Kleinstadt. So legte Koos unter anderem den Befragten eine Liste von Krankheitssymptomen vor und forderte sie auf, für jedes aufgeführte Symptom anzugeben, ob es einen Arztbesuch erforderlich machen würde. Das Ergebnis dieser Befragung ist in der ▶ Tab. 1.1 zusammengefasst.

Die Tabelle zeigt signifikante Unterschiede zwischen den Befragten unterschiedlicher sozialer Schichten: Befragte der Oberschicht (Gruppe I) maßen den meisten Symptomen eine besondere Bedeutung bei, während Angehörige der Mittelschicht (Gruppe II) und insbesondere Angehörige der Unterschicht (Gruppe III) bei den meisten Symptomen keinen Anlass für einen Arztbesuch sahen. Wir wollen an dieser Stelle nicht weiter auf die methodischen Schwierigkeiten bzw. Mängel dieser Untersuchung eingehen (z. B. auf das Problem der genauen Definition von Symptomen – was heißt z. B. »hartnäckiges« Rückenweh – oder auf das Problem der Diskrepanz von Einstellungen und tatsächlichem Verhalten), sondern im Wesentlichen auf die sozialschichtenspezifische Variabilität von Definitionen über behandlungsbedürftige Beschwerden, was eine Befragungsperson folgendermaßen ausdrückt:

> »Wenn ich nur wüßte, was Sie eigentlich unter Krankheit verstehen? Manchmal habe ich mich elend gefühlt, dass ich mir am liebsten die Decke über die Ohren gezogen hätte, um zu sterben; aber ich musste ja weiter machen, weil jemand sich um die Kinder kümmern musste und wir außerdem nicht das Geld für einen Arzt hatten: Wie konnte ich da krank sein? ... Wie weiß man es überhaupt, dass man krank ist? Manche Leute können es sich leisten, sich ziemlich beliebig mit jeder Kleinigkeit ins Bett zu legen, aber die meisten von uns dürfen nicht krank sein – selbst wenn wir es nötig hätten« (Koos 1967, S. 304).

Die zitierten Beispiele dokumentieren in unterschiedlicher Weise unsere Sicht, dass Krankheit und Behinderung sowohl *medizinische* als auch *sozialwissenschaftliche* Kategorien sind:

Eine Epidemie ist nur verständlich (und beherrschbar) vor dem Hintergrund der sozialen und ökonomischen Lebensbedingungen der Menschen: Ernährungssituation, Wohnungsverhältnisse, hygienische Verhältnisse inklusive Impfschutz sind die entscheidenden Merkmale dafür, ob sich ein Krankheitserreger ausbreiten kann oder nicht. Der Krankheitserreger ist die notwendige Bedingung einer Infektion, nicht jedoch hinreichend für seine epidemische Ausbreitung. Diese ist primär durch die sozioökonomischen Verhältnisse einer Gesellschaft (Gemeinde, Bevölkerungsgruppe etc.) bestimmt.

Ebenso ist das *Krankheitsverhalten* einer Bevölkerungsgruppe geprägt von psychischen und sozialen Faktoren, die außerhalb der eigentlichen Beschwerden bzw. Erkrankungen liegen, die Entscheidung aber, z. B. medizinische Hilfe aufzusuchen, ebenso stark mitbedingen wie die Art und die Intensität von Symptomen.

Tab. 1.1: Krankheitsverhalten und Soziale Schicht. Prozentsatz (auf- bzw. abgerundet) von Befragten in jeder sozialen Gruppe, die bei spezifischen Symptomen die Notwendigkeit ärztlicher Konsultation bejahten (modifiziert nach Koos 1954, S. 306)

Symptom	Gruppe I (N = 51)	Gruppe II (N = 335)	Gruppe III (N = 128)
Appetitlosigkeit	57	50	20
Hartnäckiges Rückenweh	53	44	19
Fortgesetztes Husten	77	78	23
Hartnäckige Glieder- und Muskelschmerzen	80	47	19
Blut im Stuhl	98	89	60
Blut im Urin	100	93	69
Übermäßige Vaginalblutungen	92	83	54
Anschwellen der Fußknöchel	77	76	23
Gewichtsverlust	80	51	21
Zahnfleischbluten	79	51	20
Chronische Müdigkeit	80	53	19
Kurzatmigkeit	77	55	21
Hartnäckiges Kopfweh	80	56	22
Ohnmachtsanfälle	80	51	33
Schmerz im Brustkorb	80	51	31
Kloß in der Brust	94	71	44
Kloß im Unterleib	92	65	34

Die Verknüpfung von medizinischen und sozialen Faktoren bei dem Phänomen Krankheit ist also vielfältig. Soziale Faktoren haben eine Bedeutung bei

- der Krankheitsentstehung,
- der Krankheitsdefinition,
- dem Krankheitsverhalten,
- den Krankheitsfolgen,
- der medizinischen Versorgung im Krankheitsfall.

Wir werden uns im Laufe dieses Buches mit allen genannten Aspekten beschäftigen, im Rahmen dieses Kapitels soll nun aber die Verknüpfung medizinischer und sozialer Faktoren bei der *Krankheitsentstehung* ausführlicher betrachtet werden, und zwar aus der Perspektive unterschiedlicher Krankheitstheorien.

Krankheitstheorien lassen sich zuerst einmal danach einteilen, ob es sich um Laienkonzepte oder um wissenschaftliche Konzepte handelt. Faltermaier hat sich ausführlich mit den *Laienkonzepten* (oder auch subjektiven Konzepten) von Krankheit beschäftigt. Er unterscheidet in seiner Literaturübersicht zwischen

- den Vorstellungen von kranken Menschen von ihrer spezifischen Krankheit,
- den Vorstellungen von relativ gesunden Laien von spezifischen Krankheitseinheiten und
- den Vorstellungen von relativ gesunden Laien von Krankheit im Allgemeinen.

An dieser Stelle soll auf die zuletzt genannten Vorstellungen etwas näher eingegangen werden (1994, S. 95 ff.):

»Das Wissen über Krankheit ist sozial organisiert und wird kulturell tradiert. Vorstellungen über Krankheit und Gesundheit sind nicht nur durch gesellschaftliche und soziale Verhältnisse geprägt. Sie können auch als kulturelles System verstanden werden, das in sozialen Gruppen und Gesellschaften von Generation zu Generation weitergetragen wird. Daher ist von der Existenz relativ eigenständiger Gesundheitskulturen und verborgener Wissensbestände in der Bevölkerung auszugehen; diese drücken sich etwa aus im Verhältnis zum Körper und zu körperlichen Phänomenen wie Schmerz, in der Bedeutung der Ernährung oder eben in den Laientheorien von Krankheiten und von ihren Ursachen.

Ein **historischer** Blick auf den **Wandel in den Vorstellungen von Krankheit,** wie in der Untersuchung von Herzlich und Pierret (1991) unternommen, zeigt die Eigenständigkeit der Laienkultur gegenüber dem medizinischen Diskurs, aber auch ihre wechselseitige Beeinflussung noch klarer. Krankheit wird immer am Körper wahrgenommen. Der Körper ist aber ebenso das Medium der Arbeit, der Lust und des Wohlbefindens, wie er der Sitz von Krankheit, Schmerz und Tod ist. Da die Interpretation des Körpers immer auch eine soziale Konstruktion ist, zeigt sich in der Wahrnehmung des kranken Körpers auch eine kulturelle Ordnung, ein Weltbild und ein Menschenbild. So wie in frühen Zeitaltern die Krankheit am veränderten und gepeinigten Körper ablesbar und mit Unglück, Sünde und dem Bösen verbunden war, so ist die moderne Krankheit unsichtbar, in einem stummen, äußerlich oft unversehrten Körper, der wie eine Maschine von der Medizin kontrollierbar ist.

Ähnlich wie das Verhältnis zum kranken Körper haben sich die Vorstellungen von der **Ursache** der Krankheit im historischen Verlauf verändert. Das einschneidende Ereignis einer Krankheit hat immer Erklärungen ausgelöst, die über das Körperliche hinausgehen. Bis zum Ende des 18. Jahrhunderts dominierten Erklärungen, die die Ursache von Krankheit in einer Strafe Gottes sahen oder – damit in engem Zusammenhang – in Störungen der Natur: Kalte, feuchte und verdorbene Luft konnte ebenso zu Krankheit führen wie verdorbene Sitten. Die Vorstellung, dass Krankheiten durch Ansteckung entstehen können, war schon lange im Volk verbreitet, bevor sie im 19. Jahrhundert nach der Entdeckung der Bakterien auch von der Medizin übernommen wurde. Die heute sehr aktuelle Theorie, dass Krankheiten durch die moderne Lebensweise und Ernährung erzeugt werden, ist schon in der beginnenden Industrialisierung aufgekommen, als das Leben in den Städten und die Mangelernährung für die Entstehung von Krankheiten verantwortlich gemacht wurden. Gleichfalls entstand in dieser Phase der raschen Industrialisierung die Vorstellung, dass der Verschleiß durch Arbeit eine wesentliche Krankheitsursache ist ... Heute stehen allerdings nicht mehr die körperlichen Abnutzungserscheinungen im Vordergrund, sondern nervöse Spannungen und die Überforderung im Beruf. Überhaupt rückten in neuerer Zeit mehr das Individuum und seine seelische Verfassung in den Mittelpunkt ätiologischer Vorstellungen. Die endogene Auffassung, Krankheit entstehe aus dem Individuum heraus, war zwar schon im 19. Jahrhundert präsent, damals stand aber noch die Idee einer Vererbung oder einer Störung der körperlichen Harmonie im Vordergrund. Heute dagegen wird immer mehr die seelische Verfassung, das Leiden an der eigenen Persönlichkeit als Ursache von Krankheit thematisiert; in der Psychosomatik wurde sie wissenschaftlich ausgearbeitet«.

Bevor wir uns mit den *wissenschaftlichen Krankheitstheorien* beschäftigen, sollte man sich mit folgender grundsätzlicher Einsicht vertraut machen: Die unterschiedlichen Krankheitsmodelle sind keine konkurrierenden Theorien, d. h., sie schließen sich nicht gegenseitig aus, sondern sie betrachten das Phänomen Krankheit aus ganz unterschiedlichen Perspektiven und sind von daher alle mehr oder weniger zutreffend und – möchte man sich die Aufgabe stellen, ein kompliziertes Theoriegebäude von Krankheiten zu entwickeln – kombinierbar.

Um dies zu verdeutlichen, wollen wir ein Beispiel zitieren, das Armstrong (1994) gegeben hat. Die *Entstehung einer Depression* könnte z. B. vereinfacht wie folgt dargestellt werden: Schlechte Wohnbedingungen → Stress → Katecholamin-Mangel → Depression. Die Ursache der Depression kann also – je nach theoretischer Ausrichtung – sehr unterschiedlich gesehen werden:

So wird z. B. der *Sozialarbeiter*, der in einem Stadtteil mit vielfältigen sozialen Problemen konfrontiert ist, die Ursache der Depression einiger seiner Klienten in den *schlechten Wohnbedingungen* sehen.

Ein *Psychologe*, der beispielsweise in einer Beratungsstelle arbeitet, zu der der Sozialarbeiter seine Klienten geschickt hat, wird evtl. eher dazu neigen, die übermäßige *psychische Belastung* und die *geringe emotionale Unterstützung* als Ursache der Depression anzusehen.

Der *Psychiater*, der den gleichen Patienten in einem psychiatrischen Krankenhaus behandelt, wird mit großer Wahrscheinlichkeit eher der medizinischen *Theorie einer Major Depression* anhängen, die durch einen Katecholamin-Mangel (mit)bedingt ist.

Es stehen sich also drei verschiedene Erklärungen von Depression gegenüber: eine soziologische, eine psychologische und eine biomedizinische. Und es wird deutlich, wie unsinnig der häufige Streit zwischen den Vertretern biologischer und psychosozialer Richtungen in der Psychiatrie ist, wenn wir uns klarmachen, dass es Ursachen auf verschiedenen theoretischen Ebenen gibt und dass es ebenfalls logischerweise Interventionen auf verschiedenen Ebenen geben muss.

Gemeinwesenarbeit im Stadtteil, Psychotherapie und psychopharmakologische Therapie sind aus den jeweiligen theoretischen Ansätzen konsequent ableitbare Interventionen, nur mit – bezogen auf die Ursachenkette – unterschiedlicher zeitlicher Bedeutung: Gemeinwesenarbeit wäre eine präventive Intervention, d. h., sie will die Entstehung von Erkrankungen verhindern, während Psychotherapie und Psychopharmakotherapie unterschiedliche Ansätze der Behandlung sind zu einem Zeitpunkt, wo sich die Krankheit schon entwickelt hat.

Zwischen den Laiendefinitionen und den wissenschaftlichen Definitionen bzw. Theorien von Krankheit lässt sich die *sozialversicherungsrechtliche Definition von Krankheit* verorten: Danach ist Krankheit »ein regelwidriger körperlicher, geistiger oder seelischer Zustand, der Arbeitsunfähigkeit oder Behandlung oder beides nötig macht« (Bundessozialgericht 16. 5. 1972).

Wir wollen jetzt zu unserem Vergleich der unterschiedlichen Krankheitsmodelle zurückkommen und die einzelnen theoretischen Modelle etwas näher beschreiben.

1.1.1 Das biomedizinische Krankheitsmodell

Das biomedizinische Modell von Krankheit ist das die derzeitige Theorie und Therapie der Medizin (und des Gesundheitswesens) beherrschende Modell. Es gründet sich auf folgende Annahmen (vgl. Dubos 1959):

1. Jede Erkrankung besitzt eine *spezifische Ursache.*
2. Jede Krankheit zeichnet sich durch eine *bestimmte Grundschädigung* aus. Diese Schädigung ist entweder in der Zelle lokalisiert, im Gewebe oder besteht in der Fehlsteuerung von mechanischen oder biochemischen Abläufen.
3. Krankheiten haben typische äußere Zeichen *(Symptome)* und können von daher durch wissenschaftlich geschultes Personal (Ärzte) erkannt werden.
4. Krankheiten haben *beschreibbare* und *vorhersagbare Verläufe*, sie verschlimmern sich ohne medizinische Intervention.

Zu den *spezifischen Ursachen* im biomedizinischen Krankheitsmodell zählen genetische Veränderungen, Mikroorganismen (Viren, Bakterien etc.), chemische (z. B. Asbest, Benzol), physikalische (z. B. Strahlen, Hitze), mechanische (z. B. Unfälle) und biochemische Einwirkungen (z. B. Insulinmangel). Die meisten »erblichen« Erkrankungen sind das Ergebnis eines – in den Einzelheiten noch weitgehend unverstandenen – Zusammenwirkens von Erbe und Umwelt. Nach einer von Schmidtke (2003, S. 61 ff.) vorgeschlagenen Einteilung lassen sich »erbliche Erkrankungen« im engeren Sinne von »genetisch bedingten Dispositionen« unterscheiden. Die erste Gruppe hat eine geschätzte Häufigkeit in der Bevölkerung von 0,5 %, zu ihr gehören – um nur zwei häufige Beispiele zu nennen – die Sichelzellkrankheit (Bildung deformierter roter Blutkörperchen, betroffen sind Bevölkerungen bestimmter tropischer und halbtropischer Gebiete mit einer Häufigkeit von 1:50) und die Trisomie 21 (Down-Syndrom, verursacht durch eine numerische Chromosomenaberration, mit einer Häufigkeit von 1:650 Geburten). Die 2. Gruppe der »genetisch bedingten Dispositionen« ist in ihrer Größenordnung nur sehr schwer abzuschätzen. Potentiell gehören hierzu alle multifaktoriellen chronischen Erkrankungen. Es wird davon ausgegangen, dass jeweils etwa 5–10 % dieser Erkrankungen auf die ganz überwiegende Wirkung eines Einzelgens zurückzuführen sind und sich dann auch als »familiäre Häufung« zeigen können.

Das biomedizinische Krankheitsmodell ist häufig kritisiert worden. Wir wollen diese Kritik hier etwas ausführlicher nachzeichnen, da sie zum Teil zur Entwicklung der später darzustellenden anderen Krankheitstheorien beigetragen hat. Wesentliche Aspekte dieser *Kritik* sind:

- Das biomedizinische Krankheitsmodell ist *einseitig biologisch* orientiert, es kann deshalb nur einen Teil der Krankheitsursachen erfassen.

So hat beispielsweise die schematische Übertragung des biomedizinischen Krankheitsmodells auf psychische Störungen und damit auf deren Thematisierung als Stoffwechseldefekte des Gehirns bis heute trotz immenser Forschungsanstrengungen nur begrenzte Einsichten gebracht. Bei der Erklärung der großen Gruppe psychosomatischer Erkrankungen (wie z. B. der Magersucht) musste das biomedizinische Krankheitsmodell vollständig »passen«. Doch auch einige der heutigen Volkskrankheiten werden durch das biomedizinische Modell nicht umfassend erklärbar. So erklären beispielsweise die Risikofaktoren Bluthochdruck, erhöhter Cholesterinspiegel und Rauchen nur ca. 50 % des Vorkommens des Herzinfarkts. Auch bei anderen chronischen Massenerkrankungen unserer Zeit – wie z. B. Krebs oder rheumatischen Erkrankungen – konnte das biomedizinische Krankheitsmodell nicht alle Ursachen aufdecken (über die sich daraus ergebende Notwendigkeit zur Entwicklung weiterer Krankheitsmodelle siehe später).

- Das biomedizinische Krankheitsmodell ist für die Bewältigung von Krankheiten nur begrenzt effektiv.

Diese insbesondere von McKeown aufgestellte These bezieht sich auf die Wirksamkeit der Medizin bei der Bekämpfung der Masseninfektionskrankheiten, also auf einen Bereich, in dem sich die Medizin besonders erfolgreich wähnt. McKeown konnte anhand ausführlichen statistischen Materials nachweisen, dass die bedeutendsten Einflüsse zur Gesundheitsverbesserung im 19. Jahrhundert primär umwelt-, ernährungs- und verhaltensbedingt waren und dass der Beitrag individuenbezogener Maßnahmen demgegenüber nur von drittrangiger Bedeutung ist. Als Beispiel für seine Argumentation soll der Einfluss der Entdeckung des Tuberkelbazillus (Medizinische Ätiologie), der Entwicklung von Streptomycin (Medizinische Therapie) und der Einführung der BCG-Impfung (Medizinische Prävention) auf den Rückgang der Tuberkulosesterblichkeit zitiert werden (▶ Abb. 1.1).

Wie die Abbildung zeigt, erfolgte ein kontinuierlicher Rückgang der Tuberkulosesterblichkeit bereits lange vor der Entdeckung ihres Erregers im Jahre 1882, die wiederum keine statistisch nachweisbare deutliche Veränderung der Tuberkulosesterblichkeit zur Folge hatte. Die wesentlichen Ursachen des Rückgangs der Tuberkulosesterblichkeit in dieser Zeit sind in gesamtgesellschaftlichen Entwicklungen im Sinne einer Verbesserung von Arbeits-, Ernährungs- und Wohnbedingungen begründet.

> »Die Geschichte der Tuberkulose verdeutlicht vielleicht besser als die irgendeiner anderen Infektion einen allgemeinen Gesichtspunkt über den Beitrag medizinischer Behandlung. Wirkungsvolles klinisches Eingreifen fand spät in der Geschichte einer Krankheit statt. Während des gesamten Zeitraums, in der sie zurückging, war dessen Beitrag klein, verglichen mit dem anderer Einflüsse. Waren auch die mit Tuberkulose verbundenen Probleme in der Mitte des 20. Jahrhunderts kleiner als die im frühen 19. Jahrhundert, handelte es sich doch um eine verbreitete, oft tödliche Krankheit. Zwei ihrer Formen, die tuberkulöse Meningitis und die Miliartuberkulose, waren stets tödlich. Die Herausforderung an die medizinische Wissenschaft und Praxis bestand dann darin, den Rückgang der Sterblichkeitsrate zu beschleunigen und, wenn möglich, die Bedrohung durch diese Krankheit, die für fast zwei Jahrhunderte eine infektiöse Haupttodesursache gewesen war, zu beseitigen. Hierbei war die Medizin ungeheuer erfolgreich. Und es wäre genau so unvernünftig, die Errungenschaften zu unterschätzen, wie es unvernünftig wäre, die Tatsache zu übersehen, dass ihnen eine Verbesserung der Bedingungen vorausging, die dazu beitrug, dass Tuberkulose zu einer so schrecklichen Krankheit werden konnte. Es waren dies die geringere Widerstandskraft durch Unterernährung und ein hoher Ausgesetztheitsgrad durch Überbevölkerung« (McKeown 1982, S. 140).

1 Krankheit und Behinderung

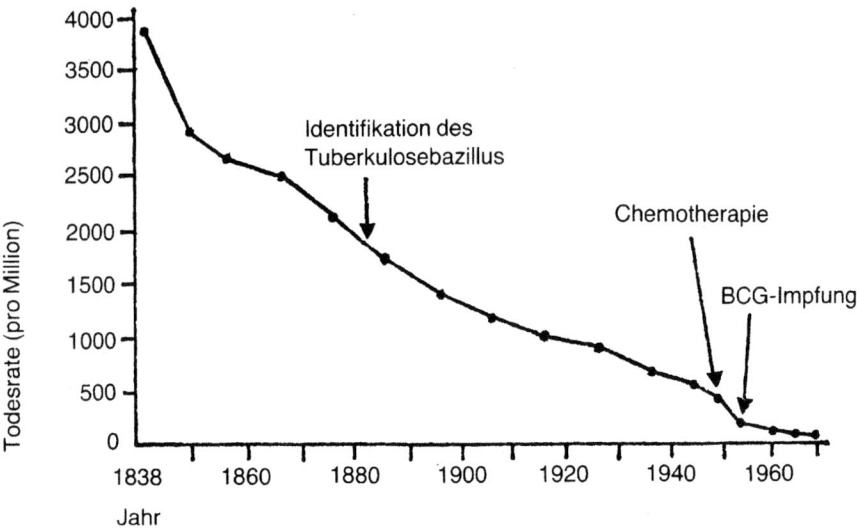

Abb. 1.1: Rückgang der Tuberkulosesterblichkeit – mittlere jährliche Todesraten für England und Wales, standardisiert auf die Bevölkerung von 1901 (McKeown 1982, S. 136)

- Das biomedizinische Modell von Krankheit ist *individuenzentriert* und *kurativ* orientiert.

Diese Kritik schließt an die bisherige Kritik an. Eine überwiegend biologische und auf den einzelnen Menschen begrenzte Sichtweise von Krankheit kann logischerweise weder nicht-biologische noch außerhalb des einzelnen Menschen liegende Krankheitsursachen in den Griff bekommen. D. h., der gesamte Bereich der Prävention – also der Verhütung von Krankheit – durch andere als medizinische Maßnahmen bleibt ausgespart. Die Medizin wird erst wirksam und kompetent, wenn Krankheit bereits eingetreten ist. Doch durch die kurative Dominanz der Medizin bleiben nicht nur präventive Maßnahmen unterentwickelt, sondern ebenso rehabilitative Maßnahmen. Bei vielen der heutigen Massenkrankheiten kann von einer eindeutigen Heilung im Sinne der Wiederherstellung von Gesundheit nicht die Rede sein, ihr Verlauf ist vielmehr chronischer Natur und die Aufgabe der Medizin häufig auf die Verhütung der Verschlechterung oder von Rückfällen begrenzt. Da der Verlauf von Krankheiten aber nicht nur biologisch, sondern auch wesentlich psychosozial determiniert ist, muss auch in diesem Bereich die Wirksamkeit der Medizin begrenzt bleiben.

- Das biomedizinische Modell stabilisiert die *Dominanz der Ärzte* im Gesundheitswesen und führt zur *Medikalisierung der Gesellschaft*.

Diese insbesondere von Illich (1977) vorgetragene Kritik des biomedizinischen Modells beinhaltet nicht nur die »Enteignung der Gesundheit« durch medizinische Experten, sondern darüber hinaus die Produktion von neuen Krankheiten durch die

Medizin selbst. Nach Illich haben wir uns vom machtvollen Medizinsystem (insbesondere den Ärzten) abhängig gemacht, um unsere alltäglichen Probleme und Beschwerden zu lösen. Anstatt die Lösung dieser Probleme und Gesundheitsstörungen selbst in die Hand zu nehmen, lassen wir sie von Ärzten durch Medikamente, Psychotherapie oder andere Maßnahmen lösen. Dabei werden wir immer schwächer und abhängiger von Ärzten, und die Medizin selbst wird immer mächtiger. Dies hat auch zur Konsequenz, dass durch die Medikalisierung sozialer Probleme keine wirkliche Lösung dieser Probleme erfolgt, sondern nur eine Verschiebung in das Gesundheitswesen mit der Entstehung von medizinischen Karrieren und Krankheiten durch vielfältige »Nebenwirkungen« medizinischer Maßnahmen (Beispiel: Arbeitslosigkeit → Schlafstörungen → Schlafmittelgebrauch → Sucht). Auf die mit diesem Aspekt verwandte Kritik der gesellschaftlichen Kontrollfunktionen der Medizin werden wir später eingehen.

Da das biomedizinische Modell die Ärzte als die eigentlichen Experten für Gesundheit und Krankheit rechtfertigt, haben es andere Gesundheitsberufe schwer, im Gesundheitswesen entsprechend ihrer Bedeutung Fuß zu fassen. Auch dieser Aspekt wird uns noch ausführlicher beschäftigen (▶ Kap. 3).

1.1.2 Das psychosomatische Krankheitsmodell

Schwenkmezger (1992) unterscheidet psychoanalytische, psychobiologische und psychosoziale Theorie-Modelle der Psychosomatik. Allen genannten Richtungen ist gemeinsam, dass sie den Einfluss des Seelischen auf körperliche Erkrankungen des Menschen verfolgen. Sie unterscheiden sich in der Vorstellung darüber, wie sich Psychisches in Somatisches umsetzt.

- Zu den *psychoanalytischen Modellen* gehören das Konversionsmodell, das Modell krankheitsspezifischer Konflikte und das Alexithymie-Modell:

Im Konversionsmodell von Freud wird das Auftreten körperlicher Beschwerden bei intrapsychischen Konflikten als Folge der Umleitung psychischer Energien in den körperlichen Bereich erklärt. Der Ablauf lässt sich ganz grob folgendermaßen skizzieren:

1. Konflikt
2. Unfähigkeit, eine Lösung des Konfliktes zu finden → Verdrängung
3. Steigerung der inneren Spannung als Folge der Verdrängung führt zu
4. Angst, Depression, feindseliger Haltung
5. Konversion, Regression. Zuerst Stadium der »unorganisierten« Krankheit (funktionelle Störungen), dann eventuell »organisierte« Krankheit (Asthma bronchiale, Ulcus duodeni usw.).

Das Modell krankheitsspezifischer Konflikte von Alexander geht ebenfalls davon aus, dass eine psychosomatische Störung auf einem unbewussten emotionalen

Konflikt basiert, dessen nicht abgeführte emotionale Spannung chronisch-vegetative Veränderungen auslöst.

Im Alexithymie-Konzept wird die Manifestation psychosomatischer Erkrankungen auf die Unfähigkeit zurückgeführt, eigene Gefühle wahrzunehmen und adäquat auszudrücken.

- Die *psychobiologischen Modelle* werden in allgemeine und spezifische Modelle unterschieden:

»Allgemeine Modelle basieren auf der Überlegung, dass Basisemotionen wie Angst, Depression, Ärger, Wut, Trauer usw. zu einer Aktivierung des sympathischen Nebennierenmarksystems und des Hypophysen-Nebennierenrindensystems führen, welche dann ursächlich eine Erkrankung auslösen. Dies gilt vor allem dann, wenn eine Emotion chronifiziert, d. h. häufig und intensiv auftritt und über lange Zeit persistiert, obwohl sie möglicherweise ihre evolutionäre Bedeutung verloren hat« (Schwenkmezger 1992, S. 6, vgl. dazu die Ausführungen zum Stress-Modell der Psychosomatik in ▶ Kap. 1.1.3). Spezifische Theorien beziehen sich dagegen auf einzelne Erkrankungen.

- Die *psychosozialen Modelle* werden in direkte, indirekte und interaktive Modelle eingeteilt:

»Bei den *direkten* Modellen wird davon ausgegangen, dass Emotionen ursächlich psychologische und physiologische Veränderungen des Organismus hervorrufen, die dann direkt zu einer Erkrankung führen, sei es, dass das Immunsystem beeinträchtigt oder die physiologische Reaktivität chronisch erhöht ist. Ein *indirekter Weg* liegt vor, wenn nach emotionaler Erregung Verhaltensweisen folgen, die ihrerseits Risikofaktoren darstellen (Rauchen, Drogenkonsum, unangemessenes Essverhalten usw.) oder Emotionen das Vorsorgeverhalten oder die Compliance (Befolgung ärztlicher Anweisungen) beeinträchtigen (...). Bei interaktiven Modellen werden emotionale Dispositionen oder Prozesse postuliert, die Personen in die Konfrontation mit bedrohlichen Situationen einbringen und sie für Krankheiten anfälliger machen (Vulnerabilitätsaspekt). Emotionen können zu einer unangemessenen Krankheits*verarbeitung* führen, welche die Genesung oder Rehabilitation beeinträchtigt. Es ist aber auch denkbar, dass emotionale Prozesse oder Dispositionen eine krankheits*protektive* Funktion haben und entweder direkt oder kompensierend das Krankheitsrisiko reduzieren bzw. präventives Verhalten fördern« (Schwenkmezger 1992, S. 9).

Der Autor betont weiterhin, dass die genannten Modelle sich nicht gegenseitig ausschließen, sondern z. T. nur andere Akzentsetzungen vornehmen.

Die psychosomatische Medizin greift auch auf Laien-Vorstellungen über den Zusammenhang von Psyche und Soma zurück, die in der Alltagssprache eine lange Tradition haben. Jores (1981, S. 66 f.) hat eine Reihe dieser Äußerungen zusammengetragen:

»*Herz*
　Es drückt mir das Herz ab.
　Man nimmt sich etwas zu Herzen.
　Es bricht mir das Herz.
Verdauungsorgane
　Es ist zum Kotzen.
　Das ist ein schwerverdaulicher Bissen.
　Der Bissen bleibt mir im Halse stecken.
　Mein Hals ist mir wie zugeschnürt.
　Das hängt mir zum Halse heraus.
Magen
　Das schlägt mir auf den Magen.
　Er frißt alles in sich hinein.
　Er ärgert sich ein Loch in den Bauch.
　Das liegt einem schwer im Magen.
　Mir dreht sich der Magen um.
　Das kann ich nur schwer verdauen.
　Er reagiert sauer.
Gallenblase
　Die Galle läuft mir über.
　Man ärgert sich grün und gelb.
　Man spuckt Gift und Galle.
　Sich schwarz ärgern.
Stuhlgang
　Er ist ein Korintenkacker.
　Jemanden anscheißen.
　Ich habe Schiß davor.
　Ich bin durchgefallen.
Nieren
　Das geht mir an die Nieren.
　Auf Herz und Nieren prüfen.
Atmung
　Es bleibt einem die Luft weg.
　Es verschlägt mir den Atem.
　Es stockt mir der Atem.
　Man glaubt ersticken zu müssen.
Nase und Geruch
　Ich kann einen Menschen nicht riechen
　Ich habe die Nase voll.
　Er ist verschnupft über etwas.
Kopf
　Sich den Kopf zerbrechen.
　Dieses oder jenes kann einem Kopfschmerzen machen«

Die *Kritik* des psychosomatischen Krankheitsmodells ist ähnlich wie die Kritik am biomedizinischen Modell: Wenn auch eine weitere wichtige Ursachenvariable eingeführt wird (»Das Psychische«), so bleibt das Modell doch individualistisch und kurativ orientiert. Mit der Fixierung auf die übermäßige Bedeutung des Psychischen im Krankheitsgeschehen geraten der Psychosomatik zudem sehr häufig soziale Zusammenhänge aus dem Blickfeld. So bleiben beispielsweise Ergebnisse der *Umweltmedizin*, d. h. der direkten, ohne psychische Mechanismen vermittelten Beeinflussung von Gesundheit und Krankheit, außerhalb des Interesses psychosomatischen Denkens. Aber auch andere Zusammenhänge, die dem psychosomatischen Krankheitskonzept näher stehen – wie z. B. die Bedeutung des sogenannten *Typ-A-*

1 Krankheit und Behinderung

Verhaltens in der Genese des Herzinfarkts (▶ Kap. 10) – werden häufig auf ihren psychologischen Gehalt reduziert und von ihren sozialen Zusammenhängen entkleidet. Schließlich darf im Hinblick auf die therapeutische Effizienz des psychosomatischen Modells nicht unerwähnt bleiben, dass die meisten Therapieformen zeitlich und ökonomisch sehr aufwändig sind und eine deutliche Mittelschichtenorientierung zeigen und somit die Hauptgruppe der besonders benachteiligten körperlich und psychosomatisch Leidenden nicht erreichen. Durch das am 1. 1. 1999 in Kraft getretene Psychotherapeutengesetz können auch breitere Bevölkerungsschichten von einer psychotherapeutischen Behandlung profitieren.

Das *Stress-Modell der Psychosomatik* ermöglicht eine noch engere Verknüpfung zwischen psychologischen und physiologischen Abläufen im Organismus. Da es auch für das Verständnis des noch darzustellenden Stress- und Coping-Modells bedeutsam ist, werden wir es hier etwas ausführlicher darstellen (▶ Abb. 1.2).

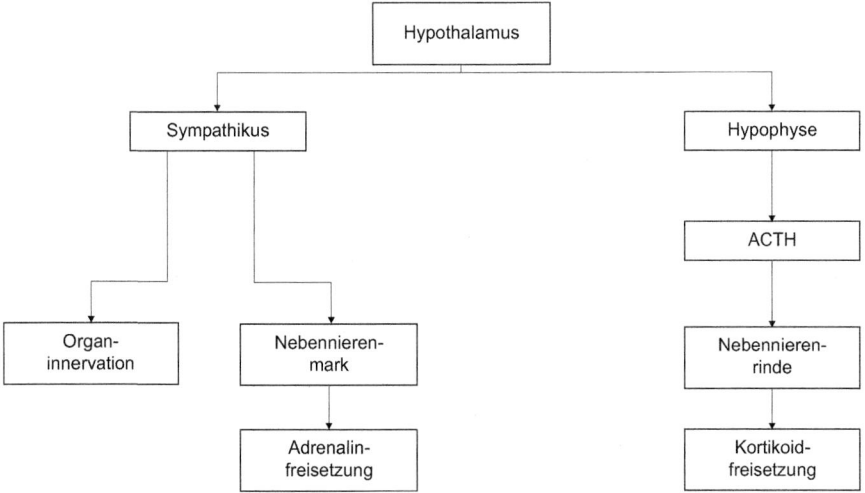

Abb. 1.2: Stressreaktionen im Organismus (Seller 1978, S. 35)

Die Entwicklung des Stressmodells geht im Wesentlichen zurück auf die Arbeiten von Selye, Cannon, Wolff etc. Selye (1953) entdeckte eine immer gleiche Reaktion des Organismus auf unterschiedliche äußere belastende Einwirkungen (Stressoren wie Hitze, Kälte, Schock etc.). Die Reaktionen des Organismus *(Stressreaktionen)* teilte er wie folgt ein:

1. Alarmstadium,
2. Abwehrreaktion,
3. Erschöpfungsstadium.

Dabei ließen sich im Einzelnen die in ▶ Abb. 1.2 skizzierten Abläufe im Organismus entdecken.

Die erhöhte Ausschüttung von *Katecholaminen* (Adrenalin und Noradrenalin) wirkt u. a. auf das Kreislaufsystem und erschließt somit wissenschaftlich ableitbare Möglichkeiten der Analyse von Ursachen der Kreislauferkrankungen (insbesondere Herzinfarkt) aus psychosozialen Stressoren. Über den Zusammenhang des Katecholaminstoffwechsels mit dem Serotoninstoffwechsel, der eine Bedeutung bei der Pathogenese der Depression hat, werden auch hier psychosoziale Erklärungen möglich. Darüber hinaus eröffnet die Bedeutung der erhöhten *Corticoid*-Ausschüttung für die Hemmung des körperlichen Abwehrsystems ein Verständnis für die psychosoziale Entstehung von Infektionen, sogenannten Autoaggressionserkrankungen bis hin zum Krebsgeschehen.

Dieses Modell lässt sich mit ganz unterschiedlichen Stressoren verknüpfen. Während Selye primär an den Wirkungen physikalischer und mechanischer Stressoren interessiert war, wandte z. B. Wolff (1950) das Stress-Konzept auf soziale Stressoren, Engel (1962) auf psychologische Stressoren an.

Die Faszination, die vom Stresskonzept ausgeht, ist verständlich, liefert es doch zum ersten Mal ein Erklärungsmodell von Krankheit, das Belastungsfaktoren außerhalb des Körpers messbar mit Reaktionsabläufen innerhalb des Körpers auf eine Art verknüpft, die wissenschaftlichen Standards Rechnung trägt. Diese Faszination hat sich auch auf die Sozialmedizin und die Medizinsoziologie übertragen. Wie wir im nächsten Abschnitt sehen werden, entwickelten sie das Stresskonzept dahingehend weiter, dass sie die Bedeutung und Wirkung sozialer Stressoren analysierten und spezifizierten, insbesondere in Abhängigkeit von den jeweils gegebenen individuellen und kollektiven Bewältigungsmöglichkeiten (Coping) der von besonderen Belastungen betroffenen Individuen. Dies hat zu der Entwicklung des »Stress- und Coping-Modells« geführt, wobei heute der Bedeutung von Coping für die Entwicklung von Krankheit eine mindestens ebenso große Aufmerksamkeit zuteil wird wie der Bedeutung der Stressoren.

1.1.3 Das Stress-Coping-Krankheitsmodell und die Live-Event-Forschung

Das nun zu besprechende Krankheitsmodell steht in seiner theoretischen Fundierung zwischen dem psychosomatischen und den noch darzustellenden soziologischen Krankheitsmodellen. Es verknüpft in idealer Weise das organisch-somatische Geschehen mit sozialstrukturellen Bedingungen der Betroffenen über ihr psychosoziales Erleben.

In Anlehnung an einen Vorschlag der beiden Medizinsoziologen L. und C. von Ferber lässt sich dieses Konzept wie in ▶ Abb. 1.3 skizzieren.

Die Intensität bzw. Pathogenität der Stressoren ist nicht unabhängig von den Möglichkeiten der Individuen, mit Belastungen umzugehen. Deshalb sprechen wir auch von einem Stress-Coping-Modell und heben damit die Bedeutung von unterschiedlichen Bewältigungsmöglichkeiten der Individuen im Umgang mit Belastungen als gleichberechtigten Mechanismus in der Krankheitsentstehung bzw. -vermeidung hervor. Bewältigungsmöglichkeiten können sowohl persönlicher wie kollektiver Natur sein. Unter persönlichen Bewältigungsmöglichkeiten verstehen wir das Gefühl, »Herr der Lage« zu sein und eine Reihe von Strategien zur Hand zu haben, um Probleme erfolgreich lösen zu können. Dabei ist auch von Interesse, dass inadäquate persönliche Bewältigungsaktivitäten – wie z. B. der Gebrauch von Alkohol – wiederum selbst als krankheitsverursachend wirken können.

Unter *kollektiven Bewältigungsmöglichkeiten* (soziale Unterstützung, soziales Netzwerk, soziale Integration etc.) verstehen wir das Vorhandensein von positiven sozialen Beziehungen primärer (Ehepartner, Familie, Freundschaften etc.) und sekundärer (Arbeitskollegen, Nachbarn, Vereine etc.) Art.

Diese sozialen Bindungen wirken im Sinne der Gesunderhaltung bzw. Krankheitsbewältigung durch Abschirmung gegenüber sozialen Belastungen bzw. durch Hilfe bei deren Bewältigung.

Es ist offensichtlich, dass persönliche und kollektive Bewältigung vielfältig miteinander verbunden und zum Teil wiederum abhängig von sozialstrukturellen Bedingungen sind. So werden individuelle Persönlichkeits- und Verhaltensmerkmale wesentlich in der frühkindlichen Sozialisation erworben und sind somit gesellschaftlich vermittelt. Andererseits beeinflussen Art, Dichte und Dauer sozialer Beziehungen Persönlichkeitsmerkmale wie Selbstbewusstsein, Optimismus etc., die wiederum entscheidend sind für die Ausprägung individueller Bewältigungsaktivitäten.

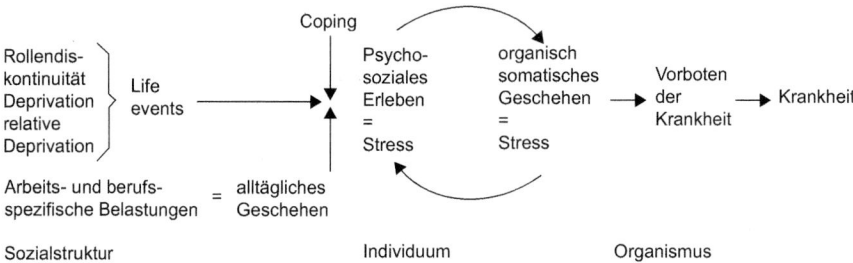

Abb. 1.3: Stress-Coping-Modell von Krankheit (v. Ferber und v. Ferber 1978, S. 45)

Der amerikanische Sozialpsychiater Caplan hat eine Systematik *sozialer Unterstützung* vorgelegt. Er unterscheidet:

1. »Psychosoziale Hilfen wichtiger Bezugspersonen, die die psychischen Ressourcen des einzelnen mobilisieren und dadurch zur Meisterung emotionaler Belastungen beitragen.
2. Praktische Hilfen, die den einzelnen bei der Bewältigung seiner Aufgaben entlasten.
3. Finanzielle Unterstützung, materielle Unterstützung und kognitive Orientierungen zum Zurechtfinden in schwierigen sozialen Situationen« (Caplan 1974, zit. n. Badura 1981, S. 27).

Gerade diese Ausführungen von Caplan kennzeichnen die Bedeutung des Stress-Coping-Modells von Krankheit als theoretische Basis der Tätigkeit psychosozialer Berufe im Gesundheitswesen. Die idealtypische Beschreibung der Aufgaben z. B. des

Sozialarbeiters im Gesundheitswesen umfasst ja diese von Caplan genannten Merkmale: materielle, finanzielle und praktische Unterstützung vermitteln, psychosoziale Hilfestellung geben, Beziehungen (wieder) herstellen, soziale Netze knüpfen helfen, z. B. durch Vermittlung in Selbsthilfegruppen, Gemeindeclubs etc. (▶ Kap. 6.3).

Berkman und Syme (1979) haben zum gesundheitsfördernden Effekt sozialer Netzwerke und sozialer Unterstützung eindrucksvolle Forschungsergebnisse vorgelegt: Bei einer Zufallsauswahl von fast 7 000 Erwachsenen zeigte sich, dass Personen mit einem dichten Netz sozialer Bindungen ein weitaus geringeres Sterberisiko hatten (in einem 9-Jahres-Zeitraum nach der Untersuchung) als Personen mit weniger intensiven sozialen Kontakten. Diese Beziehung war unabhängig von Gesundheitsstatus, Sozialschicht, Gesundheitsverhalten hinsichtlich Rauchen, Trinken, Übergewicht, Bewegung und einigen anderen Faktoren.

Life-Event Forschung

Wir haben uns bisher primär mit der Frage der Bewältigungsstrategien beschäftigt. Doch auch im Hinblick auf die Art und Wirkung von Stressoren haben Sozialwissenschaftler inzwischen eine Reihe von Analysen und Forschungsarbeiten vorgelegt.Hier ist besonders die sogenannte »Life-Event-Forschung« zu nennen, die besonders belastende Lebensereignisse als krankmachende Stressoren thematisiert und – für die wissenschaftliche Akzeptanz des Konzepts wichtig – messbar macht. Lebensereignisse sind aber – abgesehen von »Schicksalsereignissen« – nicht unabhängig von sozialstrukturellen Bedingungen zu sehen, wie z. B. Brown (1976) gezeigt hat. Er unterscheidet:

- *Hintergrundmerkmale*, wie z. B. Soziale Schicht,
- *chronische Belastungen*, wie z. B. langdauernde Ehekonflikte,
- *akute Lebensereignisse* (life-events),

die somit auf der Basis der oben genannten Faktoren Auslöse-Ereignisse (trigger) für die Herausbildung von Krankheit darstellen. Empirisch werden die genannten Merkmale in ausführlichen sog. *Intensivinterviews* erhoben, die auch die subjektive Bedeutung von Lebensereignissen für die Betroffenen mitberücksichtigen (so kann beispielsweise das Lebensereignis »Scheidung« je nach Ausgangssituation eine belastende wie auch entlastende Bedeutung haben).

Im Zuge einer detaillierten und komplexeren Bestimmung psychosozialer Stressoren wurden »Life-event-Fragebögen« entwickelt. In diese Fragebögen wurden 43 Lebensereignisse aufgenommen, »… die gemäß klinischer Erfahrung besondere Relevanz im Hinblick auf individuelle Anpassungsleistungen haben …« (Holmes und Rahe 1967). Die Adaptationsleistung bezüglich dieser Life-event-Items wurde dann in sogenannten »life-change-units« (LCU) gemessen.

Das Ergebnis der Addition der LCU-Werte entspricht dann wiederum dem individuellen Adaptationsleistungsindikators für ein bestimmtes zeitliches Intervall, wobei die Skala von 11 LCU (kleine Gesetzesübertretungen) bis 100 LCU (Tod des

Ehepartners) reicht. Es konnten für einen 12-monatigen Zeitraum aufgrund verschiedener retrospektiver Untersuchungen folgende LCU-Morbiditätskorrelationen festgestellt werden:

- \> 300 LCU-Punkte: hohes Morbiditätsrisiko,
- 200–299 LCU-Punkte: mittleres und
- 150–199 LCU-Punkte: geringes Morbiditätsrisiko.

Die 6 Lebensereignisse mit den höchsten Anpassungsleistungswerten waren (die Punktwerte in Klammern verdeutlichen hierbei das Ausmaß der Anpassungsleistung):

1. Tod des Ehepartners (100)
2. Scheidung (73)
3. Eheliche Trennung (65)
4. Gefängnis (63)
5. Tod eines nahen Angehörigen (63)
6. Persönliche Verletzung/Krankheit (53)

Der Verlust der Arbeit, die Kündigung, steht an 8. Stelle dieser Prioritätenliste mit einem LCU-Punktwert von 43.

In einer Reihe von empirischen Untersuchungen ist diese Skala mit unterschiedlichen Erkrankungen in Beziehung gesetzt worden. Dabei ließ sich die Hypothese der Autoren, dass die Wahrscheinlichkeit einer Erkrankung mit zunehmender Dichte von Lebensereignissen zunimmt, bestätigen. Allerdings sind die meisten dieser Untersuchungen retrospektiv angelegt, d. h., sie beziehen sich auf Interviews mit bereits erkrankten Personen über deren Lebensereignisse vor Eintritt der Krankheit, was erhebliche methodische Forschungsprobleme mit sich bringt.

Zur *Kritik* des Stress-Coping-Krankheitsmodells lassen sich folgende Gesichtspunkte anführen:

- Soziale Belastungen werden im Stresskonzept nur wirksam, wenn sie eine psychische Korrelation aufweisen. Direkte Einwirkungen des sozialen Umfeldes wie z. B. durch bestimmte Arbeitsvollzüge oder Schadstoffe in der Umwelt können im Stresskonzept nicht thematisiert werden.
- Die Erforschung der körperlichen Reaktionen auf Stressoren erfolgt zumeist in Laborsituationen oder in Tierversuchen, sodass die Übertragbarkeit der Ergebnisse auf den Menschen fraglich bleibt.
- Die festgestellten körperlichen Folgen unter chronischem Stress (wie z. B. Blutdruckerhöhung, vermehrte Ausschüttung von Harnsäure, Veränderung der Blutgerinnung etc.) sind eher als Krankheitsvorboten zu bezeichnen und konstituieren noch keine Krankheit im medizinischen Sinne.
- Die Ursachenkette: soziale Situation → Stress → Krankheit ist anhand retrospektiver Studien nicht immer eindeutig nachweisbar, insbesondere dann, wenn weitere Merkmale wie Bewältigung, soziale Unterstützung etc. einbezogen werden.

Trotz dieser Einschränkungen gehört das Stress-Coping-Konzept zu den wichtigsten Krankheitsmodellen der Sozialmedizin.

1.1.4 Das Verhaltensmodell von Krankheit

Das Verhaltensmodell von Krankheit geht davon aus, dass gesundheitsgefährdende Verhaltensweisen für die Entstehung heutiger Volkskrankheiten von Bedeutung sind. Das gilt insbesondere für das Rauchen, den übermäßigen Alkoholkonsum, für Über- oder Fehlernährung, riskantes Sexualverhalten sowie riskantes Verhalten im Verkehr oder am Arbeitsplatz. Der Zusammenhang zwischen diesen gesundheitsgefährdenden Verhaltensweisen und epidemiologisch bedeutsamen Krankheiten ist in vielen Untersuchungen empirisch nachgewiesen worden. So sind die gesundheitlichen Folgen des Rauchens seit langem gut erforscht und unumstritten: Ca. $\frac{1}{3}$ aller Krebserkrankungen sind durch das Rauchen verursacht. Dabei sind insbesondere folgende Organe betroffen: Mundhöhle, Lunge, Kehlkopf, Speiseröhre, Harnblase, Niere, Bauchspeicheldrüse, Magen. Weiterhin werden ca. $\frac{1}{4}$ aller Herzinfarkttodesfälle sowie ein großer Teil der Erkrankungen an chronischer Bronchitis und an peripheren Durchblutungsstörungen – um nur die häufigsten zu nennen – auf das Rauchen zurückgeführt. Die Gesundheitsschäden durch Passivrauchen sind erst neuerdings ins Blickfeld der Wissenschaft und der Öffentlichkeit geraten. Dass auch das Passivrauchen die Krankheitsgefährdung erhöht, gilt inzwischen ebenfalls als unbestritten (Robert-Koch-Institut 2006, S. 107 f.).

Von Troschke hat ein Verhaltensmodell von Krankheit in einer älteren Arbeit vorgestellt (▶ Abb. 1.4). Er unterscheidet vier Motive des Risikoverhaltens, die längerfristig zu »Verhaltenskrankheiten« führen können:

- »Unter den Lebensbedingungen unserer Gesellschaft machen gesundheitsschädigende Verhaltensweisen für weite Bevölkerungsgruppen einen Großteil dessen aus, was als Lebensqualität gilt …
- Risikoverhaltensweisen gehören zum »selbstverständlichen« Verhaltensrepertoire vieler sozialer Gruppen und vermitteln den Gruppenmitgliedern das Gefühl, dazuzugehören…
- Einmal konditionierte Verhaltensweisen werden zu liebgewonnenen Gewohnheiten, die reflexartig ablaufen …
- Viele dieser Risikoverhaltensweisen (Rauchen, Alkohol, Essen, leichtsinniges Verkehrsverhalten) dienen als probate Mittel zur Entspannung und Abreaktion von Alltagskonflikten«.

Im Übergangsbereich zwischen »Risikoverhalten« und »Risikopersönlichkeit« lassen sich die von Gesundheitspsychologen formulierten Konzepte des Typ-A-, -B- und -C-Verhaltens ansiedeln, die in Beziehung zu speziellen Erkrankungen gebracht worden sind.

Friedman und Rosenman (1975) haben die Typologie des A-Typs und des B-Typs entwickelt. Damit werden Persönlichkeits- und Verhaltenseigenschaften charakterisiert, die mit einem besonders hohen (beim A-Typ) bzw. einem besonders niedrigen (beim B-Typ) Herzinfarktrisiko einhergehen. Ein Typ-A-Verhaltensmuster umfasst Eigenschaften wie Ehrgeiz, Arbeitseifer, Unfähigkeit zur Entspannung, latente Feindseligkeit, Ungeduld etc., der B-Typ die entgegengesetzten Merkmale. Während das Typ-A-Verhaltensmuster in der Herzinfarktforschung lange Zeit als

1 Krankheit und Behinderung

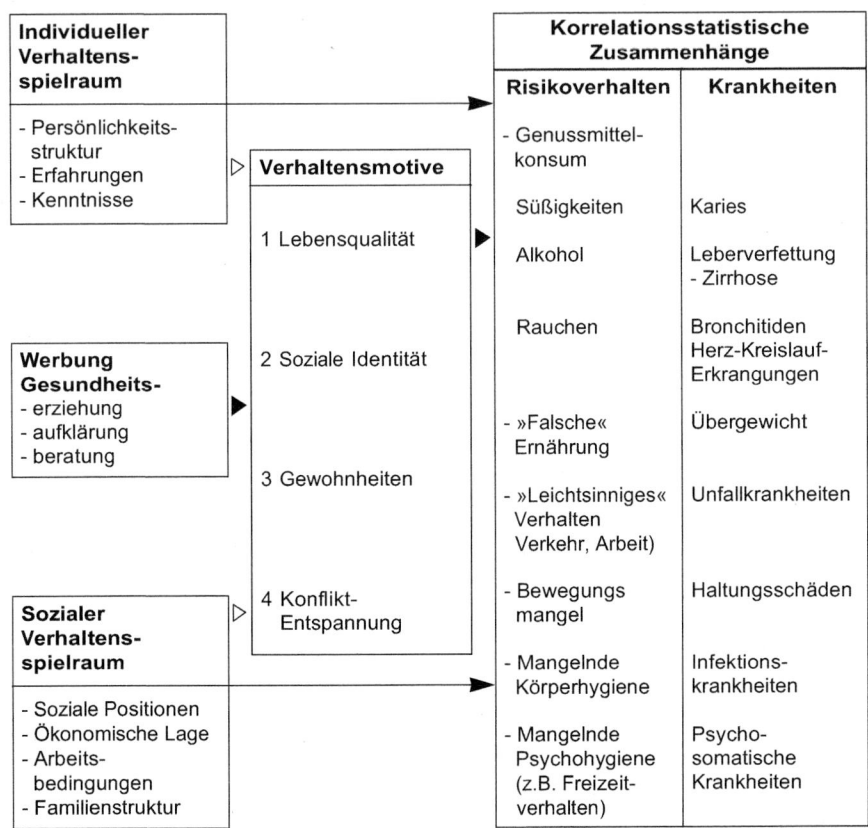

Abb. 1.4: Das Verhaltensmodell von Krankheit (v. Troschke 1979, S. 128)

Risikofaktor anerkannt war, bestehen hinsichtlich der Existenz eines unabhängigen krebsfördernden Typ-C-Verhaltensmusters eher Zweifel.

Faltermaier (2005, S. 112 ff.) hat den Stand der Diskussion kommentiert. Danach ist von einem nur schwachen Zusammenhang zwischen dem Typ-A-Verhaltensmuster und dem Auftreten koronarer Herzkrankheiten auszugehen, wobei sich die Forschung heute auf den Persönlichkeitsmerkmalskomplex Ärger, Feindseligkeit und Aggression sowie auf das Merkmal Depression konzentriert. Neue Erkenntnisse bestehen auch hinsichtlich der Bedeutung des Typ-A-Verhaltens bei der Herzinfarktrehabilitation: Hier scheint sich das Typ-A-Verhalten eher positiv im Sinne einer persönlichen Ressource auf den Rehabilitationserfolg auszuwirken. Im Zusammenhang mit der Forschung über das sog. Typ-C-Verhalten macht Schwarzer (2004) auf die fast unüberwindbaren methodischen Schwierigkeiten aufmerksam, die u. a. darin bestehen, dass es sich bei der Tumorgenese oft um ein über viele Jahre laufendes Geschehen handelt, sodass man kaum zwischen Ursache und Wirkung unterscheiden kann. Angesichts dieser Schwierigkeiten regt er an, sich auf die gesundheitspsychologische Verlaufsforschung zu konzentrieren, die danach fragt, welche Aspekte der Persönlichkeit oder des Krankheitsverhaltens sich bei bereits Erkrankten auf das Krebswachstum auswirken können.

1.1.5 Krankheit als abweichendes Verhalten: Das Devianz-Modell von Krankheit

Zwei soziologische Theorien abweichenden Verhaltens sind auf die Phänomene Gesundheit und Krankheit angewandt worden. Die erste Theorie – der *Strukturfunktionalismus* – beschäftigt sich – grob gesagt – mit der Beschreibung und Analyse gesellschaftlicher Strukturen in ihrer Funktion für die Aufrechterhaltung eines sozialen Systems. Sie stellt die *soziale Kontrollfunktion der Medizin* in den Vordergrund. Es wird davon ausgegangen, dass die Medizin – ähnlich dem Rechtssystem oder der Kirche – Funktionen sozialer Kontrolle übernimmt, beispielsweise dadurch, dass sie über Arbeitsfähigkeit bzw. Arbeitsunfähigkeit entscheidet, oder dadurch, dass sie bestimmtes Verhalten als gesundheitsgefährdend und damit als unerwünscht definiert. In diesem Zusammenhang ist Krankheit abweichendes Verhalten, da Kranke aus ihren sozialen Rollenverpflichtungen (z. B. als Arbeitnehmer oder als Mutter) herausfallen. Die Aufgabe der Medizin bzw. der Ärzte ist es, dieses abweichende Verhalten »aufzufangen« und in konformes Verhalten zu verändern. Dieser Vorgang wird im *Konzept der Krankenrolle* von Parsons (1951) in vier Schritten beschrieben:

1. Der Patient ist temporär von seinen normalen Rollenverpflichtungen befreit.
2. Der Patient wird für seine Krankheit nicht verantwortlich gemacht.
3. Der Patient hat die Verpflichtung, gesund werden zu wollen.
4. Der Patient ist verpflichtet, fachkundige Hilfe aufzusuchen.

Dieses Konzept der Krankenrolle ist inzwischen vielfach als für viele der heutigen Massenkrankheiten unzutreffend kritisiert worden, insbesondere wegen der Tatsache, dass eine Heilung bei diesen Krankheiten häufig gar nicht möglich ist und eine Verantwortlichkeit des Patienten für seine Erkrankung zunehmend ins Feld geführt wird (Selbstverschuldung von Krankheiten durch Rauchen, Übergewicht, Alkoholgenuss etc.). Bedeutsam bleibt aber die wichtige Funktion der Medizin, das abweichende Verhalten des Patienten zu legitimieren (Krankschreibung) und ihn soweit wie möglich von der Verantwortung für diesen Zustand zu entlasten. Dies erklärt auch, warum die Arztpraxis bzw. der Arzt im Gegensatz zu anderen sozialen Einrichtungen oder Berufen von Hilfesuchenden weitgehend ohne Schuldgefühle aufgesucht werden kann und auch wird, sehr häufig auch mit nicht-medizinischen Problemen.

Die zweite hier darzustellende soziologische Theorie abweichenden Verhaltens ist der *Stigmatisierungsansatz* bzw. *labeling-Ansatz*.

In den 1960er- und 1970er-Jahren hatte er eine große Bedeutung insbesondere im Hinblick auf das Verständnis psychischer Erkrankungen und psychiatrischer Institutionen sowie von Behinderungen (vgl. die »Klassiker« dieser Theorie Becker 1963, Goffman 1961 und 1963, Scheff 1966 sowie die deutschsprachigen Übersichtsarbeiten von Keupp 1972 und Trojan 1978).

Auch dieser soziologische Ansatz liefert eine völlig andere Sichtweise von Krankheit als z. B. das medizinische Modell, insbesondere dadurch, dass er nicht an den biologischen Ursachen von Krankheit interessiert ist, sondern allein an Krankheit als *sozialer Definition*. Mit anderen Worten, die Ursachen primärer Devianz (d. h. die »ersten« Ursachen von Krankheit) sind für den labeling-Ansatz nicht bedeutsam. Bedeutsam ist allein die sekundäre Devianz, d. h. die Veränderung im Verhalten einer Person aufgrund der Tatsache, dass die primäre Devianz »einen Namen bekommt« (ein »Etikett« oder »label«), der mit vielfältigen sozialen Bedeutungen und Verhaltenserwartungen verbunden ist. Hat dieses Etikett eine negative Bedeutung – wie in den meisten hier erwähnten Beispielen – so sprechen wir auch von einem »Stigma«. Dies sind zentrale Begriffe des Ansatzes, was sich auch an seinen unterschiedlichen Bezeichnungen als labeling-Ansatz, Etikettierungsansatz oder Stigmatisierungsansatz zeigt.

Sekundäre Devianz beginnt also in dem Augenblick, in dem primäre Devianz einen Namen bekommt, dies geschieht in der Medizin durch eine Diagnose. Eine *Diagnose* ist aber nicht nur eine wertfreie wissenschaftliche Bezeichnung, sondern beinhaltet eine Reihe von sozialen Vorstellungen, die zum Teil so ausgeprägt und festliegend (stereotyp) sind, dass der von der Diagnose Betroffene gar nicht anders kann, als sich nach diesen Verhaltenserwartungen zu richten, insbesondere dann nicht, wenn er sich in einer Krise befindet (was ja im Krankheitsfall fast immer der Fall ist), sich macht- und hilflos fühlt und nach neuen Orientierungen für sein Verhalten sucht. (Fragen Sie sich einmal selbst [oder gegenseitig], welche soziale Definition Sie z. B. von den folgenden Erkrankungen haben: Epilepsie, Tuberkulose, Krebs, Schizophrenie.)

Schließlich kann die durch den Prozess der Etikettierung verursachte Verhaltensänderung ausgeprägter sein als die durch die primäre Devianz bedingte. So bedeutsam die ärztliche Diagnose für den Beginn der sekundären Devianz ist, so wichtig sind medizinische Institutionen für die Aufrechterhaltung und Verstärkung dieses Verhaltens.

Am besten untersucht ist die *Wirkung psychiatrischer Krankenhäuser* auf die Veränderung des Verhaltens und der Identität von Personen, die dort über längere Zeit behandelt bzw. verwahrt wurden (vgl. z. B. Goffman 1961).

Diese Institutionen haben ihre eigenen Regeln und Routinen, die mehr dem reibungslosen Organisationsablauf dienen können als den Patienteninteressen und dem Patienten häufig keinen Raum lassen für Privatheit, Eigenständigkeit, Freizügigkeit, sondern ihn vielmehr unter die neuen Verhaltensnormen zwingen. Was früher z. T. als krankheitsimmanenter Verlauf einer psychischen Störung angesehen wurde (medizinisches Modell), konnte mit Hilfe des labeling-Ansatzes z. T. als »*Institutionalismuseffekt*« erkannt werden. Wesentliche Elemente des Konzepts der *Gemeindepsychiatrie* oder der gemeindeorientierten Behindertenarbeit bauen auf diese Erkenntnis auf, indem sie die Krankenhausbehandlung oder Heimeinweisung gänzlich zu vermeiden oder aber zumindest abzukürzen versuchen (▶ Kap. 11, ▶ Kap. 12, ▶ Kap. 13).

Die *Kritik* des labeling-Ansatzes in seiner Bedeutung für die Erklärung von Krankheit ist – bezogen auf psychische Störungen – insbesondere von Gove (1970), aber auch von Keupp (1972) und Trojan (1978) formuliert worden. Gove hält die

Vorgehensweise des labeling-Ansatzes gänzlich für falsch, da dieser Ansatz die Tatsache negiere, dass psychiatrische Störungen existieren und Patienten aufgrund dieser Tatsache – und nicht aufgrund von Zuschreibungsprozessen – als psychiatrische Patienten behandelt werden.

1.1.6 Das sozioökonomische Krankheitsmodell

Das sozioökonomische Krankheitsmodell konzeptualisiert Krankheit als Ausdruck gesellschaftlicher Verhältnisse, insbesondere ihrer Produktionsbedingungen, Klassenunterschiede und Machtstrukturen. Aus marxistischer Perspektive sind insbesondere die Analysen von Navarro (1976 und 1978, Deppe 2005) interessant. Die Haupterkrankungen in kapitalistischen Gesellschaften sind nach seiner Auffassung primär sozioökonomisch erklärbar:

- *Psychosomatische Erkrankungen* sind die Folgen der Entfremdung des Individuums von der Gesellschaft, diese wiederum ist zum großen Teil bedingt durch den Mangel an Kontrolle der Bürger über ihre Arbeitsbedingungen und gesellschaftlichen Einrichtungen.
- *Arbeitsbedingte Krankheiten* sind die Folge der Tatsache, dass der Arbeitsprozess vom Kapital und nicht von den Arbeitern kontrolliert wird und somit Profitinteressen Vorrang haben vor Arbeitssicherheit und Arbeitszufriedenheit.
- *Krebserkrankungen* sind überwiegend durch Umweltfaktoren bedingt und treffen die Arbeiterklasse in ihren Wohngebieten weitaus stärker als die Mittelschichten.

Angesichts dieser Krankheitsbedingungen muss die Medizin, die die Ursachen von Krankheit primär in individuellem Fehlverhalten und biologischen Fehlregulationen sieht, versagen. Trotzdem ist das Medizinsystem in kapitalistischen Gesellschaften nicht nutzlos, im Gegenteil, es ist – nach Navarro – genau die Funktion der Medizin, die Menschen glauben zu machen, dass Krankheiten, die eigentlich ökonomisch und gesamtgesellschaftlich bedingt sind, individuell heilbar sind. In diesem Sinne legitimiere die Medizin das kapitalistische System und die herrschende Klasse.

Draper u. a. (1977) haben sich ausführlich mit der These auseinandergesetzt, dass in kapitalistischen Staaten die Produktion von Wohlstand unweigerlich mit der Erhöhung gesundheitlicher Risiken einhergehen muss, da die Produktionserhöhung einen Wert an sich darstellt und auf gesundheitliche Auswirkungen keine Rücksicht nimmt. Ihrer Arbeit ist auch die leicht gekürzte ▶ Tab. 1.2 entnommen, die sich in vielen Beispielen mit dem Konflikt zwischen »health and wealth«, also zwischen Gesundheit und Wohlstand, beschäftigt.

Eine *Kritik* des sozioökonomischen Krankheitsmodells könnte einerseits an der zugrunde liegenden Theorie selber ansetzen. Diese Kritik können wir in diesem Rahmen nicht leisten. Zum anderen ist jedoch kritisch anzumerken, dass diese Theorie ausschließlich den gesellschaftlichen Rahmen von Gesundheit und Krankheit thematisiert und keine Erklärungen über die Feinstruktur der Verknüpfung von z. B. »Entfremdung« und bestimmten Krankheiten liefert.

1 Krankheit und Behinderung

Tab. 1.2: Gesundheit und Wohlstand

Krankheiten oder Risikobedingungen und ökonomische Kategorie	Beispiele	Spezielle Krankheiten, Risiken etc.
Produktion		
(1) Bedingungen, die sich primär auf die Art und Organisation der Produktion beziehen	• der Gebrauch verschiedener chemischer und anderer toxischer Stoffe in Bergbau, Industrie und Landwirtschaft	• Berufskrankheiten und Arbeitsunfälle, z. B. Asbestose; verschiedene Haut-, Lungen-, Blasen- und andere Krebskrankheiten; Krankheiten durch Strahlen
	• der rücksichtslose Gebrauch von kapitalintensiven Produktionsmethoden	• Arbeitsunfälle z. T. tödlich; Arbeitslosigkeit und damit verbunden Angst, Depression, Alkoholismus, vermehrtes Rauchen mit der Folge von Bronchitis und Lungenkrebs
	• zunehmender Einsatz von Arbeitskräften und passive, repetitive und maschinenähnliche Arbeitsvollzüge	• Übergewicht; Arbeitsunfälle; Tabakkrankheiten; Alkoholismus; Langeweile und Stresskrankheiten
	• Umweltverschmutzung	• betrifft nicht nur die Arbeiter, sondern die gesamte Bevölkerung, auch in anderen Ländern (z. B. Bleivergiftung lokal, Vergiftungen durch Schwefeldioxid etc. bis weit in andere Länder)
(2) Bedingungen, die sich primär auf den Stand der Produktion beziehen	• Zwang zur schädlichen Beschleunigung der Arbeitsvollzüge	• Zunahme der Risiken von Arbeitsunfällen; Stressfolgen, z. B. vermehrter Tabakkonsum, Straßenverkehrsunfälle, Alkoholismus und Überernährung
	• Zwang zur Nutzung neuer und nicht ausreichend geprüfter Energiequellen	• Gesundheitsrisiken und Todesfälle durch Atomkraftwerke
	• Zwang zur Anpassung an schädliche Formen des Gütertransports und der Arbeitsmobilität	• Straßenverkehrsunfälle nicht nur von Lastwagen, sondern auch Bussen und Pkws; zerstörtes Familienleben
Konsum		
(1) Bedingungen, die sich primär auf die Art und Organisation des Konsums beziehen	• der Konsum von Produkten, die mit Gesundheitsrisiken und Unfallgefahren verbunden sind	• Tabakkrankheiten; Zahnkaries und Süßigkeiten-, Schokoladen- und andere Zucker-Krankheiten incl. Überernährung und einige Diabetesformen; Kfz-Unfälle im Zusammenhang mit Alkohol-, Schlafmittel- und Tranquilizerkonsum; Vergiftungen durch Unkrautvernichtungs- und Schädlingsbekämpfungsmittel; Sprühdosen

Tab. 1.2: Gesundheit und Wohlstand – Fortsetzung

Krankheiten oder Risikobedingungen und ökonomische Kategorie	Beispiele	Spezielle Krankheiten, Risiken etc.
	• der Konsum von ernährungsunphysiologischen Produkten	• verfeinertes Mehl und Zucker, d. h. schlackenarme Kohlehydrate (können zu Entzündungen und Krebs des Dickdarms führen)
	• Risiken durch Industrieabfälle	• Vergiftung durch Schwermetalle oder andere chemische und radioaktive Abfälle (der Arbeiter auf Mülldeponien oder allgemein durch Verseuchung des Grundwassers)
(2) Bedingungen, die sich primär auf den Stand des Konsums beziehen	• Zwang zum Konsum von mehr Kalorien, z. B. Werbung zum »Mehr essen und mehr trinken«	• Werbung, die zur Überernährung beiträgt und damit zu den Ursachen der Hauptnährungsprobleme, Übergewicht und Folgekrankheiten wie z. B. Herzkrankheiten
Verteilung		
Bedingungen, die sich primär auf die Ungleichverteilung von ökonomischen Möglichkeiten und Ressourcen beziehen	• chronischer Fehlbedarf und Mängel in der Wohnungsversorgung und bei anderen Grundbedürfnissen trotz ständig steigender Produktion und steigendem Energieverbrauch	• Unterkühlung; Erkrankungen der Atmungs- und Verdauungsorgane aufgrund mangelhafter Wohnungen und hygienischer Verhältnisse, Überbelegung, Obdachlosigkeit; Unfälle bei Kindern aufgrund des Fehlens sicherer und bedürfnisgerechter Spielmöglichkeiten insbesondere in Hochhäusern
	• chronische Arbeitslosigkeit und Armut in Untergruppen der Bevölkerung	• viele Ein-Eltern-Familien; Konzentration von Ausländern in überbevölkerten und verslumten Stadtgebieten mit hoher Arbeitslosigkeit; Arbeiter mittlerer und älterer Jahrgänge als Frühinvaliden; Landarbeiter mit nur wenig oder gänzlich ohne eigenes Land zum Gemüseanbau, zur Viehhaltung etc.; Armut und Arbeitslosigkeit verursachen Unter- und Fehlernährung, Angst, Depression, Tabak- und Alkoholkonsum etc.

Ohne Frage liegt aber die Bedeutung des sozioökonomischen Krankheitsmodells in der konsequenten Erweiterung derjenigen Krankheitsmodelle, die auf medizinische oder psychologische Variablen begrenzt sind.

Die bisher dargestellten Krankheitsmodelle kommen überwiegend aus *einer* wissenschaftlichen Disziplin, also der Biomedizin, der Psychologie oder der Soziologie. Wir wollen abschließend zwei Krankheitsmodelle vorstellen, die versuchen, die wichtigsten Merkmale aus diesen einzelwissenschaftlichen Modellen zu einem umfassenden Krankheitsmodell zu verbinden.

1.1.7 Das Risikofaktoren-Modell von Krankheit

Das Risikofaktorenkonzept ist ein *Multifaktorenkonzept* par excellence, d. h., es kombiniert – unter Verzicht auf eine einheitliche Theorie – Faktoren unterschiedlicher (medizinischer, psychologischer oder soziologischer) Herkunft, die sich als bedeutsam für die Entstehung bestimmter Krankheiten ergeben haben. So kann z. B. auch »Stress« ein Risikofaktor sein, sodass die gesamte Stresstheorie in das Risikofaktorenmodell integrierbar wird. Auch Verhaltens- und Persönlichkeitsmerkmale werden dadurch unter das Risikofaktorenkonzept subsumierbar, indem sie als »Risikoverhalten« (z. B. Rauchen) oder »Risikopersönlichkeit« (z. B. Typ-A-Persönlichkeit) bezeichnet werden. Das gleiche gilt für Umweltschadstoffe (z. B. Asbest), die dann ebenfalls als Risikofaktoren bezeichnet werden.

Dabei werden auch Versuche unternommen, eine Hierarchie der Risikofaktoren anzugeben, um die unterschiedlichen Faktoren (klinische, verhaltensbedingte, emotionale, soziale etc.) in ihrem Einfluss zu ordnen. So unterscheiden z. B. Schaefer und Blohmke (1978) in ihrer *»Hierarchie der Risikofaktoren«*

- *tertiäre* Risikofaktoren (Entstehungsbedingungen gesellschaftlicher Herkunft),
- *sekundäre* Risikofaktoren (psychologische und verhaltensmäßige Reaktionen) und
- *primäre* Risikofaktoren (Organreaktionen) (▶ Abb. 1.5).

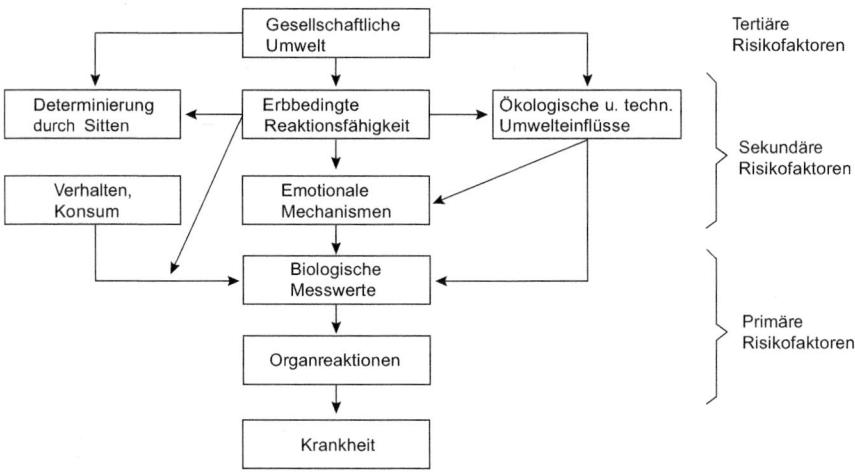

Abb. 1.5: Risikofaktorenmodell von Krankheit (Schaefer und Blohmke, 1978, S. 182)

Für Schaefer und Blohmke ist mit dem Risikofaktorenmodell von Krankheit auch die gesellschaftliche Ätiologie vieler Krankheiten begründet:

1.1 Krankheit und Krankheitsmodelle

»Das Prinzip, das in dieser Hierarchie der Risikofaktoren liegt, macht freilich deutlich, dass es (außer Naturkatastrophen, reinen Erbkrankheiten und in gewissem Ausmaß Infekten inclusive parasitären Krankheiten) *keine Krankheit geben kann, die nicht letztlich auch eine gesellschaftliche Ätiologie besitzt.* Die Erbanlage spielt bei der Krankheitsentstehung eine zwar wesentliche, immer aber die Rolle *eines* Faktors in einer multifaktoriellen Genese« (Schaefer und Blohmke 1978, S. 183).

In ▶ Tab. 1.3 sind Beispiele für den epidemiologischen Zusammenhang ausgewählter Risikofaktoren zu einigen Krankheiten aufgeführt.

Tab. 1.3: Zusammenhang zwischen Risikofaktoren und Krankheiten

Risikofaktoren	Krankheiten
Übergewicht	Diabetes mellitus, Herz-Kreislauf-Erkrankungen
Häufiger Zuckerkonsum	Zahnkaries
Ballaststoffmangel	Magen-Darm-Krankheiten, Stoffwechselkrankheiten
Rauchen	Chronische Bronchitis, Lungenkrebs, Herz-Kreislauf-Erkrankungen
Bewegungsmangel	Erkrankungen des Stütz- und Halteapparates, Herz-Kreislauf-Erkrankungen, Stoffwechselkrankheiten, Magen-Darm-Krankheiten
Alkoholmissbrauch	Leberzirrhose
Bluthochdruck	Schlaganfall, Herzinsuffizienz, Herzinfarkt
Stress → Bluthochdruck	Nierengefäßerkrankungen
Fehlhaltungen/einseitige Belastungen	Erkrankungen des Stütz- und Halteapparates
Schadstoffe am Arbeitsplatz bzw. in der Umwelt (z. B. Strahlen, Asbest, Teer etc.)	Allergische Reaktionen, Krebs

Die Kritik am Risikofaktorenkonzept bezieht sich im Wesentlichen auf zwei Bereiche:

1. auf die Definition von Risikofaktoren, die Kombination von Faktoren unterschiedlicher theoretischer Herkunft und auf die Annahme eines passiven Menschenbildes,
2. auf die Ableitung von präventiven »massentherapeutischen« Interventionen aus dem Risikofaktorenkonzept.

Dabei ist wichtig zu berücksichtigen, dass Risikofaktoren keine Prädiktoren von Krankheiten sind, sondern nur Faktoren mit einer relativen pathogenen Wahrscheinlichkeit, die sich zudem immer nur auf Gruppenzusammenhänge und nie auf Einzelpersonen beziehen lassen. Auf Risikofaktorenmodelle basierende präventive Interventionsprogramme bleiben in ihrer Wirkung auf die Veränderung von

Krankheitshäufigkeiten in einer gegebenen Bevölkerung somit für den einzelnen von nicht kalkulierbarem Wert.

1.1.8 Das sozialepidemiologische Krankheitsmodell

Das von Badura (1983) vorgelegte sozialepidemiologische Modell der Krankheitsentstehung (▶ Abb. 1.6) kombiniert ebenfalls Merkmale aus unterschiedlichen einzelwissenschaftlichen Modellen: aus dem sozioökonomischen Krankheitsmodell die Merkmale Soziale Schichtung, Arbeits- und Wohnbedingungen, aus dem Stressmodell die akuten und chronischen Stressreaktionen, aus dem Stress-Coping-Modell die Merkmale Stressreaktionen und Soziale Unterstützung, aus dem Verhaltensmodell die Merkmale Lebensstil und Bewältigungsstrategien, aus dem psychosomatischen Modell die Merkmale Persönlichkeit und Verhaltenstypen, aus dem biomedizinischen Modell die Merkmale genetische Faktoren und somatische Risiken etc.

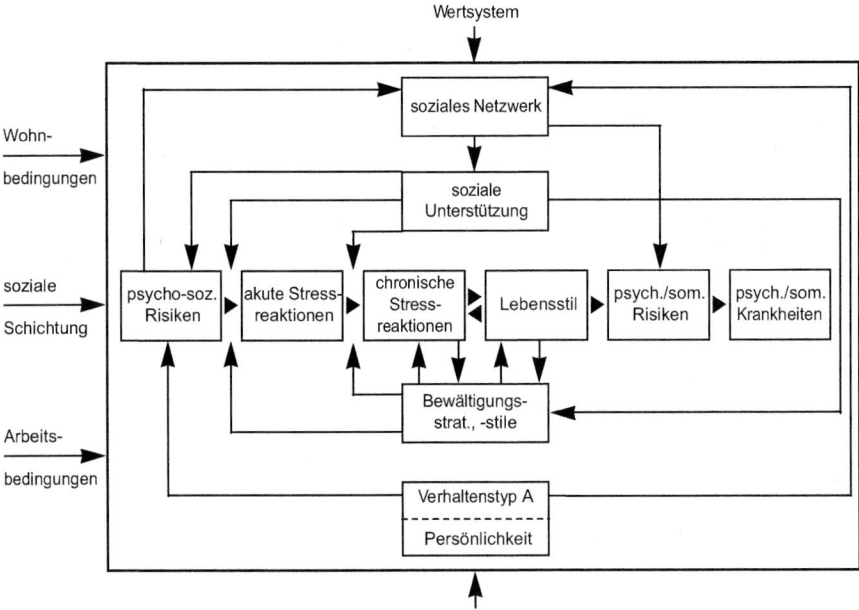

Abb. 1.6: Sozialepidemiologisches Modell der Krankheitsentstehung und -verhütung (Badura 1983, S. 34)

Im Unterschied zum Risikofaktorenmodell sind diese Merkmale aber nicht nur statistisch aufeinander bezogen (als Risikofaktoren, die statistisch mit einer Krankheit korrelieren), sondern sie haben auch einen inhaltlich-theoretischen Bezug und stehen in einem hierarchischen sowie Wechselverhältnis zueinander. Ihre Bedeutung in einem Krankheitsmodell ist darüber hinaus sozialepidemiologisch belegt.

Wir haben in diesem Abschnitt versucht aufzuzeigen, dass Krankheit sowohl ein medizinisches als auch ein sozialwissenschaftliches Phänomen ist. Uns lag insbesondere daran zu verdeutlichen, dass unterschiedliche Theorien Krankheit ganz unterschiedlich definieren und aus ganz unterschiedlichen Blickwinkeln zu erklären versuchen. Damit wollten wir auch häufig geführten unfruchtbaren Diskussionen vorbeugen, die darum gehen, welches Krankheitsmodell denn nun eigentlich das »richtige« sei. Es gibt eben nicht nur ein »richtiges«, es gibt *mehrere* »richtige« Erklärungsmodelle, die ganz unterschiedliche Aspekte von Krankheit hervorheben und eine unterschiedliche Erklärungsreichweite haben: Je nachdem, ob es sich um Krankheit im Rahmen einer klinischen Diagnose, medizinischen Therapie, gesellschaftlichen Prävention oder sozialen Rehabilitation handelt, werden unterschiedliche Krankheitsmodelle eine jeweils unterschiedliche theoretische und praktische Bedeutung bekommen. Erst wenn wir alle diese verschiedenen Aspekte kombinieren, werden wir uns dem annähern, was unter Krankheit umfassend zu verstehen ist. Der Beitrag der Sozialwissenschaften zur Erklärung von Krankheit besteht also weder darin zu sagen, dass sozialwissenschaftliche Erklärungen besser sind, oder darin zu sagen, dass biologische Erklärungen falsch sind. Der Beitrag besteht in der Berücksichtigung einer großen Zahl kausaler Faktoren, die helfen sollen, Krankheitsätiologien besser zu verstehen und Krankheitsbehandlung effektiver zu gestalten.

1.2 Behinderung

Hensle und Vernooij unterscheiden vier Sichtweisen (Paradigmata) von Behinderung (▶ Tab. 1.4):

Tab. 1.4: Vier Paradigmata von Behinderung (Hensle und Vernooij 2002, S. 18)

Behinderung ist ...	Behinderung als ...	Bezeichnung des Paradigmas
1. ein medizinisch fassbarer Sachverhalt	medizinische Kategorie	individual-theoretisches (personenorientiertes)
2. eine Zuschreibung von sozialen Erwartungshaltungen	Etikett	interaktionstheoretisches (interaktionistisches)
3. ein Systemerzeugnis der Leistungsdifferenzierung	Systemfolge	system-theoretisches
4. durch die Gesellschaft gemacht	Gesellschaftsprodukt	gesellschafts-theoretisches (politökonomisches)

1 Krankheit und Behinderung

Diese vier Erklärungsmodelle von Behinderung stimmen weitgehend überein mit einigen der Krankheitsmodelle, die wir im vorausgehenden Abschnitt dargestellt haben: das *personenorientierte Modell* mit dem medizinischen Modell, das *interaktionistische Modell* mit dem labeling-Modell, das *systemtheoretische Modell* mit dem strukturfunktionalistischen Modell und das *politökonomische* mit dem sozioökonomischen Modell.

In der Wissenschaft wie auch in der Behindertenpolitik hat sich in den letzten Jahren ein deutlicher Wandel vom medizinischen Modell zum soziologischen Modell vollzogen: Im Zentrum des Verständnisses von Behinderung steht nicht mehr die Schädigung oder die Funktionseinschränkung, sondern die »behinderte gesellschaftliche Teilhabe«. So heißt es im § 2 des SGB IX »Rehabilitation und Teilhabe von Menschen mit Behinderungen«:

1. »Menschen mit Behinderungen sind Menschen, die körperliche, seelische, geistige oder Sinnesbeeinträchtigungen haben, die sie in Wechselwirkungen mit einstellungs- und umweltbedingten Barrieren an der gleichberechtigten Teilhabe an der Gesellschaft mit hoher Wahrscheinlichkeit länger als sechs Monate hindern können. Eine Beeinträchtigung nach Satz 1 liegt vor, wenn der Körper- und Gesundheitszustand von dem für das Lebensalter typischen Zustand abweicht. Menschen sind von Behinderungen bedroht, wenn eine Beeinträchtigung nach Satz 1 zu erwarten ist.
2. Menschen sind im Sinne des Teils 3 schwerbehindert, wenn bei ihnen ein Grad der Behinderung von wenigstens 50 vorliegt und sie ihren Wohnsitz, ihren gewöhnlichen Aufenthalt oder ihre Beschäftigung auf einem Arbeitsplatz im Sinne des § 156 rechtmäßig im Geltungsbereich dieses Gesetzbuches haben.
3. Schwerbehinderten Menschen gleichgestellt werden sollen behinderte Menschen mit einem Grad der Behinderung von weniger als 50, aber wenigstens 30, bei denen die übrigen Voraussetzungen des Absatzes 2 vorliegen, wenn sie infolge ihrer Behinderung ohne die Gleichstellung einen geeigneten Arbeitsplatz im Sinne des § 156 nicht erlangen oder nicht behalten können (gleichgestellte behinderte Menschen).«

In diese Definition von Behinderung sind Teile der Internationalen Klassifikation der Funktionsfähigkeit, Behinderung und Gesundheit (International Classification of Functioning, Disability and Health = ICF) eingegangen. Die ICF wurde 2001 von der WHO vorgelegt und von einem Arbeitskreis von Fachleuten in eine deutschsprachige Fassung gebracht (DIMDI 2004). Sie löst die seit 1980 gültige und ebenfalls von der WHO entwickelte Internationale Klassifikation der Schädigungen, Fähigkeitsstörungen und Beeinträchtigungen (International Classification of Impairments, Disabilities and Handicaps = ICIDH) ab.

Bereits die ICIDH beinhaltete eine mehrdimensionale Definition von Behinderung, allerdings mit einer deutlichen Betonung auf der Bedeutung der Schädigung: Der Behinderung liegt eine Schädigung zugrunde, die unterschiedliche Ursachen haben kann, z. B. kann ein Unfall, aber auch ein Knochenkrebs zur Amputation eines Beines führen und damit zur erheblichen Einschränkung der Bewegungsfunktion. Ob aus dieser Behinderung eine soziale Beeinträchtigung wird, liegt wesentlich an den Arbeits- und Lebensbedingungen, den Hilfsmöglichkeiten, die dem Behinderten zuteil werden, und an der sozialen Definition der Behinderung und weniger an der Ursache und der Art der funktionellen Einschränkung: Ob der Betroffene auf Krücken geht und arbeitslos ist, anstatt mit einer Prothese versorgt zu sein und evtl. einen neuen Beruf zu erlernen, ist für die Benachteiligung, die soziale

1.2 Behinderung

Definition und die eigene Identität entscheidender als die Ursache der funktionellen Einschränkung.

Die neue Klassifikation ICF hat diese sozialen Aspekte des Behindertseins konsequent in den Mittelpunkt gerückt.

Begrifflichkeit, Modell und Bedeutung der ICF für die Rehabilitation werden sehr anschaulich von der Bundesarbeitsgemeinschaft für Rehabilitation dargestellt:

> »Die ICF stellt auf Aspekte der funktionalen Gesundheit und ihre Zusammenhänge ab ... Danach gilt eine Person als funktional gesund, wenn vor ihrem gesamten Lebenshintergrund (Konzept der *Kontextfaktoren*)
>
> 1. ihre körperlichen Funktionen (einschließlich des geistigen und seelischen Bereichs) und ihre Körperstrukturen allgemein anerkannten (statistischen) Normen entsprechen (Konzept der *Körperfunktionen- und strukturen*),
> 2. sie all das tut oder tun kann, was von einem Menschen ohne Gesundheitsproblem (ICD) erwartet wird (Konzept der *Aktivitäten*), und
> 3. sie ihr Dasein in allen Lebensbereichen, die ihr wichtig sind, in der Weise und dem Umfang entfalten kann, wie es von einem Menschen ohne Beeinträchtigung der Körperfunktionen oder -strukturen oder der Aktivitäten erwartet wird (Konzept der *Teilhabe an Lebensbereichen*).

> Damit wird die rein bio-medizinische Betrachtungsweise verlassen. Zusätzlich zu den bio-medizinischen Aspekten (Körperfunktionen und -strukturen), die die Ebene des Organismus betreffen, werden Aspekte des Menschen als handelndes Subjekt (Aktivitäten) und als selbstbestimmtes und gleichberechtigtes Subjekt in Gesellschaft und Umwelt (Teilhabe) einbezogen. Die genannten Aspekte gleichsam umhüllend, werden die Kontextfaktoren der betreffenden Person in die Betrachtung einbezogen, d. h. alle externen Gegebenheiten der Welt, in der die betreffende Person lebt (Umweltfaktoren), sowie ihre persönlichen Eigenschaften und Attribute (personenbezogene Faktoren). Kontextfaktoren können sich positiv oder negativ auf die formale Gesundheit auswirken.
>
> Im Gegensatz zum bio-medizinischen Modell (ICD) wird im bio-psycho-sozialen Modell (ICF) der Zustand der funktionalen Gesundheit einer Person als das Ergebnis der Wechselwirkung zwischen der Person mit einem Gesundheitsproblem (ICD) und ihren Kontextfaktoren aufgefasst. Eine Beeinträchtigung der funktionalen Gesundheit einer Person ist das Ergebnis der negativen Wechselwirkung zwischen dem Gesundheitsproblem (ICD) einer Person und ihren Kontextfaktoren. Jede Beeinträchtigung der funktionalen Gesundheit wird in der ICF *Behinderung* genannt« (Bundesarbeitsgemeinschaft für Rehabilitation 2006, S. 10 f.).

Eine ethisch-philosophische Diskussion von Behinderung hat u. a. Stadler (1992, S. 180) geführt:

> »Wenn Behindertsein bedeutet, bestimmte Lebensvollzüge nicht oder nur unter erschwerten Bedingungen ausführen zu können, so ist es eine Existenzweise, die jeden Menschen im Lauf seines Lebens erfasst. Eine Selbsthilfegruppe definierte Behinderung wie folgt: Behindert ist, wer Hilfe braucht. Und wer könnte von sich sagen, dass er ohne die Hilfe anderer Menschen existiert? In diesem Verständnis sind Menschsein und Behinderung ein Korrelat: Sie stehen in einem wechselseitigen Verhältnis zueinander und kennzeichnen die menschliche Existenz. Behinderung ist keine »Minus-Variante des Normalen«, denn das »Normale« an sich gibt es gar nicht; es ist nur als Bandbreite von Verhaltensweisen real, die von einer statistischen Mehrheit repräsentiert werden. Auch gibt es bekanntlich keine Definition von »Behinderung«, die alle individuellen und sozialen Beeinträchtigungen erfasst ... Menschsein ist repräsentiert durch die Vielfalt der Daseinsformen, zu denen auch das Behindertsein gehört. Therapeutisches und pädagogisches Handeln muss auf Bewahrung und Entfaltung des Menschen auf jeder Altersstufe und in jeder Seinsweise gerichtet sein.

1 Krankheit und Behinderung

Wir können nicht wissen, was aus einem schwerstbehinderten Menschen wird, wenn wir nicht bereit sind, ihn durch Pflege, Erziehung und Bildung zu fördern. Ethik muss deshalb auf Bewahrung des Lebens und nicht auf dessen Bewertung gerichtet sein. Positive Einstellungen zu Behinderten und deren uneingeschränkte Akzeptanz sind die Basis der Rehabilitation.«

Die UN-Behindertenrechtskonvention (UN-BRK) Artikel 1 und Präambel der UN-BRK beinhaltet zentrale Aussagen zum Begriff und dem Selbstverständnis von Behinderung bzw. dem »behindert sein«:

UN-Behindertenrechtskonvention von 2006

Die UN-Behindertenrechtskonvention, die auch von der Bundesrepublik Deutschland ratifiziert wurde, hat den Behinderungsbegriff weiterentwickelt und stellt gemäß dem Leitmotiv »Wir sind nicht behindert, sondern werden behindert« die gesellschaftlichen Barrieren stärker in den Fokus:

Artikel 1 und Präambel der UN-BRK lautet:

»Zu den Menschen mit Behinderungen zählen Menschen, die langfristige körperliche, seelische, geistige oder Sinnesbeeinträchtigungen haben, welche sie in Wechselwirkung mit verschiedenen (gemeint sind: einstellungs- und umweltbedingte) Barrieren an der vollen, wirksamen und gleichberechtigten Teilhabe an der Gesellschaft hindern können«.

Siehe auch Kapitel 8 Rehabilitation und Nachsorge (▶ Kap. 8) sowie Kapitel 13 Menschen mit Behinderungen (▶ Kap. 13).

2 Epidemiologie

Um die Bedeutung der Epidemiologie, gerade auch für das praktische Handeln, transparent zu machen, dient folgendes Beispiel:

In einer Psychosozialen Arbeitsgemeinschaft einer Stadt wird die Frage diskutiert, ob die vorhandenen Einrichtungen für die Behandlung von Alkoholikern eigentlich ausreichend sind. In der Erörterung taucht bald die Frage auf, wie viele Alkoholkranke in der Bevölkerung der Stadt (mit z. B. 83.000 Einwohnern) leben. Zwar sind die verschiedenen mit Alkoholproblemen befassten Mitarbeiter der Psychosozialen Arbeitsgemeinschaft natürlich imstande, die von ihnen betreuten Alkoholkranken zahlenmäßig zu nennen (der Sozialarbeiter im Gesundheitsamt, der Krankenhaussozialarbeiter, der Psychologe in der Beratungsstelle, der Arzt des Landeskrankenhauses etc.), doch wird bald deutlich, dass es sich dabei nur um einen Ausschnitt des Problems handelt, nämlich nur um die bereits in Behandlung befindlichen Patienten, die »Spitze des Eisberges«. Ein anderer Vorschlag beinhaltet, von der Gesamtzahl der behandlungsbedürftigen Alkoholiker in Deutschland auszugehen (ca. 1.6 Millionen bei ca. 83 Millionen Einwohnern, Jahrbuch Sucht 2019) und diese Zahl auf eine Bevölkerung von 83.000 zu beziehen. Die sich ergebende Zahl von ca. 1.600 behandlungsbedürftigen Alkoholkranken ist dann doch für die meisten überraschend hoch, und die Diskussion konzentriert sich auf das Problem der Definition von Alkoholismus. Außerdem wird eingewandt, dass eine solche Vorgehensweise nicht die spezifischen Charakteristika einer Region (wie z. B. Altersstruktur, Arbeitslosenquote, Geschlechtsverteilung etc.) berücksichtigt.

Dieses Beispiel zeigt, wie schwierig es ist, zu verlässlichen Daten über die Häufigkeit von bestimmten Krankheiten zu kommen, und wie notwendig andererseits diese Daten für die Planung und Bewertung von Einrichtungen und Maßnahmen der Gesundheitsversorgung sind.

2.1 Grundlagen der Epidemiologie

Bevor wir die wichtigsten Ergebnisse der Sozialepidemiologie referieren, sollen einige Hinweise zum besseren Verständnis der speziellen Methoden und Begriffe der Epidemiologie gegeben werden. Im Hinblick auf die Probleme des Messens in der Epidemiologie, Fragen der Reliabilität und Validität, Fragebogenerstellung, Interviewdurchführung, Stichprobenproblematik und insbesondere zur statistischen

Auswertung von Ergebnissen verweisen wir auf Lehrbücher der Epidemiologie, empirischen Sozialforschung und Statistik.

Die *Epidemiologie ist die Methode der Sozialmedizin*. Sie befasst sich mit der Beschreibung und Analyse der Verteilung von Krankheiten und deren Ursachen und Folgen in der Bevölkerung.

Pflanz formuliert die wesentlichen *Aufgaben der Epidemiologie:*

1. »Untersuchung physiologischer Variablen in Beziehung zu anderen Variablen der Bevölkerungsgruppen;
2. Untersuchung kausaler Krankheitsfaktoren. Hier wird Krankheit in Abhängigkeit von Variablen physikalischer, chemischer, psychologischer und sozialer Natur untersucht, die innerhalb oder außerhalb des individuellen Organismus liegen können. Man kann durch epidemiologische Beobachtungen Zusammenhänge aufdecken, die wesentliche Hinweise auf kausale Beziehungen geben. Der Nachweis kausaler Beziehungen ist aber nach wie vor nur auf experimentellem Wege möglich;
3. Untersuchung des natürlichen Verlaufs von Krankheiten durch Langzeitbeobachtungen;
4. Untersuchung der Effizienz von Maßnahmen der Krankheitsverhütung und Krankheitsfrüherkennung;
5. Beschreibung von örtlichen und zeitlichen Unterschieden der Krankheitshäufigkeit;
6. Untersuchung der Folgen der Krankheit (Arbeitsunfähigkeit, sozialer Abstieg, Invalidität, Tod usw.);
7. Lieferung von Daten über die Krankheitshäufigkeit und -dauer für Zwecke der Gesundheitsverwaltung, der Sozialpolitik und der Planung« (Pflanz 1973, S. 2).

2.2 Datenquellen der Epidemiologie

Primärdaten: Unter diese Kategorie fallen alle epidemiologischen Studien, die aufgrund eigener Datenerhebungen durchgeführt worden sind. Das wird immer dann der Fall sein, wenn für die spezifische epidemiologische Fragestellung keine entsprechenden Daten vorhanden sind.

Sekundärdaten: In diese Kategorie fallen die meisten vorhandenen gesundheitsbezogenen Daten. Das »Statistische Jahrbuch« enthält unter der Rubrik Gesundheitswesen eine Reihe regelmäßig erhobener Daten. Dabei handelt es sich u. a. um Statistiken über:

- *Todesursachen:* Diese Daten stammen aus den Leichenschauscheinen. Sie werden von den Gesundheitsämtern überprüft und vom Statistischen Landesamt nach Krankheitsgruppen klassifiziert. In diese Statistik geht immer nur die Haupttodesursache ein, nicht aber andere ernsthafte Krankheiten. Die Reliabilität (Verlässlichkeit) der Todesursachenstatistiken ist abhängig von der Sorgfalt bei der Ausfüllung des Leichenschauscheins und insbesondere von der Kenntnis über die zugrunde liegende Todesursache durch den ausfüllenden Arzt.
- *Krankheitsarten:* Daten über Krankheitsarten, Krankenhausbehandlung, Krankenstand, Berufs- und Erwerbsunfähigkeit etc. stammen vorwiegend aus den

Unterlagen der sozialen Krankenversicherung, der Rentenversicherung, der Unfallversicherung etc. Die Problematik dieser Datenquellen besteht darin, dass die in diese Daten eingehenden Diagnosen – insbesondere bei der Krankschreibung – eine eher geringere Verlässlichkeit aufweisen. Schließlich fehlt auch hier oft die für eine soziale Epidemiologie wichtige Berücksichtigung sozialwissenschaftlicher Merkmale.

Eine Besonderheit der Krankheitsarten-Statistik stellt das *Krebsregister* dar. Aufgrund des 1995 verabschiedeten Krebsregistergesetzes (KRG) haben alle Bundesländer bis zum 1.1.1999 ein bevölkerungsbezogenes Krebsregister eingerichtet. Ziel dieser Register ist die Verbesserung der Forschungsbasis über Ursachen und Behandlungsmöglichkeiten von Krebserkrankungen.

Daten über meldepflichtige Infektionskrankheiten stammen aus den Gesundheitsämtern. Nach dem *Infektionsschutzgesetz* vom Juli 2000, das das Bundesseuchengesetz abgelöst hat, müssen Personen, die an bestimmten übertragbaren Krankheiten leiden, dem Gesundheitsamt gemeldet werden. Bei besonders gefährlichen Infektionskrankheiten wie z. B. Pocken, Cholera, Pest etc. besteht eine Anzeigepflicht schon in Verdachtsfällen. Bei den weniger gefährlichen Infektionskrankheiten bestehen große Unterschiede im Hinblick auf die Vollständigkeit von Meldungen (Dunkelziffer). Gesundheitsämter sind ebenfalls für die Erhebung von Daten im Rahmen der Schulgesundheitsuntersuchung zuständig.

Eine deutliche Verbesserung der Datenerhebung erfolgte durch den Aufbau der sog. *Gesundheitssurveys*. Im Rahmen dieses Projekts, das seit 1997 vom Robert Koch-Institut im Auftrag des Bundesministeriums für Gesundheit durchgeführt wird, wurden 7.124 Personen im Alter von 18 bis 79 Jahren zu gesundheitsrelevanten Themen befragt und einer medizinischen Untersuchung unterzogen. Seit Mai 2003 wird mit dem bundesweiten Kinder- und Jugendgesundheitssurvey »KiGGS« der Gesundheitszustand der 0- bis 17-Jährigen in Deutschland umfassend untersucht. Über drei Jahre hinweg untersuchen ärztlich geleitete Teams eine repräsentative Stichprobe von ca. 17 000 Kindern und Jugendlichen. Seit 2002 werden vom Robert Koch-Institut auch telefonische Gesundheitssurveys durchgeführt. Von September 2002 bis März 2003 wurden erstmals 8.313 Personen aus der deutschsprachigen Wohnbevölkerung ab 18 Jahren u. a. zu Krankheiten, zu ihrem Gesundheitsverhalten und zur Inanspruchnahme von Leistungen des Gesundheitswesens befragt. Danach folgten weitere Erhebungsphasen.

Die letzte hier zu nennende Datenquelle für Krankheiten ist der *Mikrozensus*. Seit 1963 wurden in unregelmäßigen Abständen Ermittlungen über den Gesundheitszustand der Bevölkerung als Zusatzbefragung im Rahmen der Befragung von Haushaltsstichproben durchgeführt. Seit 1976 sind diese Fragen zum Gesundheitszustand der Bevölkerung Bestandteil des Mikrozensus-Grundprogramms. Im Rahmen des Mikrozensus wird eine repräsentative Stichprobe (0,25 % bis 1 % der Bevölkerung) befragt. Die Erhebung umfasst Daten zu Krankheitshäufigkeiten, Krankheitsarten, Krankheitsdauer, Inanspruchnahme medizinischer Einrichtungen, Risikofaktoren (z. B. Rauchen) etc. Aufgrund des Mikrozensusgesetzes von 1985 wurde das Frageprogramm eingeschränkt, insbesondere wird nicht mehr nach der Art der Erkrankung gefragt. Die Mikrozensuserhebung berücksichtigt eine Kombination aus Laiendefinition von Krankheit und soziologischem Krankheitsmodell, d. h., der Befragte definiert sich nur dann als krank, wenn er sich so beeinträchtigt fühlt, dass er seinen üblichen Beschäftigungen (Arbeit, Schule, Hausarbeit etc.) nicht nachgehen konnte. Als chronisch krank werden solche Personen bezeichnet, die sich selber so definieren und deren Leiden länger als sechs Wochen bestand und auch am Befragungstag noch andauert.

Es ist die Aufgabe der *Gesundheitsberichterstattung (GBE)*, die vielfältigen epidemiologischen Daten und Ergebnisse für ihre Verwendung in Politik und Gesundheitsmanagement aufzubereiten. Die Gesundheitsberichterstattung informiert regelmäßig über die gesundheitliche Situation der Bevölkerung in Deutschland. Das Themenspektrum reicht von Krankheiten und Beschwerden über das Gesundheitsverhalten und Risikofaktoren bis hin zur medizinischen und pflegerischen Versorgung und der damit verbundenen Kosten. Neben den Daten des Gesundheitsmonitorings und anderer epidemiologischen Studien werden auch amtliche Statistiken, epidemiologische Register und Routinedaten der Sozialversicherungsträger für die GBE genutzt. Die Daten und Fakten werden in verschiedenen Publikationsformen präsentiert: das Journal of Health Monitoring, Gesundheitsberichte für Deutschland und Themenhefte. Ergänzt werden diese durch das Informationssystem der GBE, einer Online-Datenbank, die vom Statistischen Bundesamt gepflegt wird. Über Neuerscheinungen informiert der GBE-Newsletter.

- *Behinderungen:* Daten in diesem Bereich gibt es über Personen mit gesundheitlichen Beeinträchtigungen (Teilhabebericht) sowie festgestellten Behinderungen (Mikrozensus, Schwerbehindertenstatistik). Eine umfassende Statistik mit allen Behinderungsarten gibt es nicht. Im Mikrozensus werden alle vier Jahre Fragen zur Behinderung gestellt (zuletzt Lebenslagen der behinderten Menschen. Ergebnis des Mikrozensus 2017. Destatis 2020). Die Statistik der schwerbehinderten Menschen stammt aus den Integrationsämtern. Sie wird alle zwei Jahre durch das Statistische Bundesamt veröffentlicht. Im zweiten Teilhabebericht über die Lebenslagen von Menschen mit Behinderungen (2016) finden sich grundlegende Daten zum Thema Behinderung sowie über verschiedene Lebensbereiche wie Bildung, Ausbildung, Erwerbstätigkeit etc.

2.3 Methoden der Epidemiologie

Die epidemiologischen Methoden lassen sich folgendermaßen unterteilen:

- Methoden zur Darstellung der Verteilung von Krankheiten (deskriptive Epidemiologie),
- Methoden zur Analyse der Ursachen von Krankheiten (analytische Epidemiologie),

2.3 Methoden der Epidemiologie

- Methoden zur Durchführung von Wirksamkeitsuntersuchungen (experimentelle Epidemiologie)

Deskriptive Epidemiologie

- Die deskriptive Epidemiologie beschreibt die Verteilung von Krankheiten und physiologischen Variablen in einer definierten Bevölkerung. Dazu verwendet sie bestimmte Maßzahlen:
- Mortalität = Sterblichkeit: Angabe der Sterbefälle auf eine bestimmte Zahl der Bevölkerung (zumeist auf 10.000). Während die Sterbeziffer auf die Lebenden bezogen ist, wird die relative Mortalität auf die Gestorbenen bezogen.
- Standardisierte Mortalität = Angabe der Sterbefälle von Personengruppen, die bezüglich Alter, Geschlecht etc. mathematisch vergleichbar gemacht werden.
- Morbidität = Erkrankungshäufigkeit: Angaben der Erkrankungshäufigkeit auf eine bestimmte Zahl der Bevölkerung (meistens auf 10.000).
- Letalität = Sterbequote: Angabe der Sterbefälle bezogen auf eine bestimmte Zahl von Erkrankten.
- Säuglingssterblichkeit = Todesfälle von der Geburt bis zum vollendeten ersten Lebensjahr bezogen auf die Lebendgeborenen des gleichen Zeitraums.
- Perinatale Sterblichkeit = Sterblichkeit nach der 29. Schwangerschaftswoche, unter der Geburt oder kurz danach.
- Postnatale Sterblichkeit = Sterblichkeit nach der 1. Lebenswoche bis zum Ende des 1. Lebensmonats.
- Krankenstand = Zahl der arbeitsunfähig erkrankten Personen bezogen auf die Zahl der Arbeitnehmer eines Betriebes etc.
- Inzidenz = Erkrankungshäufigkeit: Angabe der Zahl der in einer bestimmten Zeiteinheit an einer bestimmten Erkrankung *neu* Erkrankten (bezogen auf eine Bevölkerungszahl).
- Prävalenz = Krankheitshäufigkeit: Angabe der Zahl aller (d. h. neu Erkrankter und bereits Kranker) an einer bestimmten Krankheit Erkrankten (pro Zeiteinheit und Bevölkerungsgruppe).

Analytische Epidemiologie

Die analytische Epidemiologie versucht, Zusammenhänge und Determinanten von Krankheiten aufgrund gezielter Hypothesen zu erforschen. Dabei sind folgende epidemiologischen Begriffe und methodischen Konzepte wichtig:

- *Exposition:* Die Exposition spielt insbesondere in der Umwelt- und Arbeitsepidemiologie eine große Rolle. Die Exposition besitzt zwei Dimensionen: Höhe und Dauer. Bei Umweltfaktoren, die mehr oder weniger unmittelbar nach Expositionsbeginn akute Wirkungen hervorrufen, bestimmt die aktuelle Höhe der Exposition, ob Wirkungen auftreten. Viele Umweltfaktoren rufen jedoch erst nach einer langen Expositionsdauer Wirkungen hervor. Hier sind die vorausgehende Expositionshöhe und die Expositionsdauer wichtiger als die derzeitige Expositi-

onshöhe. In epidemiologischen Studien werden verschiedene Verfahren zur Schätzung von Exposition und Dosis verwendet. Dazu gehören das biologische Monitoring sowie die Messungen an Individuen und Gruppen.
- *Korrelation:* Unter Korrelation versteht man das Ausmaß, in dem sich zwei Variablen gemeinsam ändern. Sie wird durch den Korrelationskoeffizienten gemessen. Eine kausale Beziehung zwischen den beiden Variablen ist damit nicht impliziert.
- *Kausalität:* Die Folgerung, dass beobachtete Beziehungen mit großer Wahrscheinlichkeit kausaler Natur sind, wird als kausale Schlussfolgerung bezeichnet. Dabei werden Kausalfaktoren von Kausalitätskriterien unterschieden. Zu den Kausalfaktoren gehören: prädisponierende Faktoren, ermöglichende Faktoren, beschleunigende Faktoren und verstärkende Faktoren. Kausalitätskriterien sind: zeitliche Beziehung, Plausibilität, Konsistenz, Stärke, Dosis-Wirkung-Beziehung, Reversibilität, Studienplan, Beurteilung der Evidenz. Es gibt keine hundertprozentig zuverlässigen Kriterien, mit denen bestimmt werden kann, ob eine Beziehung kausal ist oder nicht. Kausale Schlussfolgerungen sind daher in der Regel vorläufig. Eine Beziehung ist mit hoher Wahrscheinlichkeit kausal, wenn viele verschiedene Beweise zum gleichen Ergebnis führen.

Fall-Kontroll-Studien und Kohortenstudien sind häufig angewandte Studientypen der analytischen Epidemiologie. Als Beispiel soll der Studientyp einer Kohortenstudie kurz erläutert werden: Kohortenstudien werden auch als Follow-up-Studien bezeichnet. Sie arbeiten mit einer Gruppe von Personen (einer Kohorte), die nicht erkrankt ist. Die Mitglieder der Kohorte werden entsprechend ihrer Exposition gegenüber einer möglichen Krankheitsursache oder -folge in Teilgruppen eingeteilt. Die zu untersuchenden Variablen werden bestimmt und gemessen, und die ganze Kohorte wird auch weiterhin untersucht, damit gezeigt werden kann, wie sich die exponierte und die nichtexponierte Gruppe hinsichtlich des Auftretens von Neuerkrankungen (oder von anderen Expositionsfolgen) in der Zukunft unterscheiden.

Experimentelle Epidemiologie

Die experimentelle Epidemiologie versucht, die Effektivität von Maßnahmen der Prävention oder der Intervention aufgrund statistischer Versuchsplanung zu erforschen. Diese Untersuchungen dienen u. a. als Basis für die Qualitätssicherung und für die Beurteilung der Wirksamkeit medizinischer Maßnahmen (Evidence-Based Medicine). Zu den experimentellen Studientypen gehören:

- randomisierte kontrollierte Untersuchungen,
- Felduntersuchungen,
- Gruppenuntersuchungen.

Der Studientyp der *randomisierten kontrollierten Untersuchung* soll wegen seiner besonderen Bedeutung kurz skizziert werden. Es sind epidemiologische Experimente, die neue präventive und therapeutische Maßnahmen testen. Aus einer Population werden Probanden ausgewählt und nach dem Zufallsprinzip in Gruppen eingeteilt, die als behandelte Gruppe bzw. als Kontrollgruppe bezeichnet werden. Die Randomisierung gewährleistet, dass die behandelte Gruppe und die Kontrollgruppe zu Versuchsbeginn innerhalb der Grenzen des Zufalls vergleichbar sind; alle Unterschiede zwischen den Gruppen sind Zufallsergebnisse und beruhen nicht auf bewussten oder unbewussten Verzerrungen durch die Untersucher. Die Auswertung der Ergebnisse erfolgt durch einen Vergleich der Behandlungsfolgen in mindestens zwei Gruppen.

2.4 Ergebnisse der Epidemiologie

Die Weltgesundheitsorganisation (WHO) hatte im Rahmen ihres Programms »Gesundheit für alle bis zum Jahr 2000« eine Liste von Indikatoren vorgeschlagen, die den Gesundheitszustand einer Bevölkerung nach verschiedenen Kriterien bewerten:

- Ernährungszustand und psychosoziale Entwicklung,
- Säuglingssterblichkeitsrate,
- Kindersterblichkeitsrate,
- Unter-5-Jahre-Sterblichkeitsrate,
- Lebenserwartung,
- Müttersterblichkeitsrate,
- Krankheitsspezifische Mortalität,
- Morbidität,
- Behinderungen,
- Soziales und psychisches Wohlbefinden.

Wir wollen jetzt einige der genannten Indikatoren in ihren sozialepidemiologischen Zusammenhängen darstellen.

Säuglingssterblichkeit

Die Säuglingssterblichkeit ist in Deutschland in den vergangenen Jahrzehnten stark zurückgegangen. Im Jahre 1900 starben von 1 000 Lebendgeborenen 226, 1939 waren es 61 und 2018 3,2. Die wichtigsten sozialen Faktoren der Säuglingssterblichkeit, bei denen zusätzlich Interdependenzen und kumulative Effekte bestehen, sind:

- niedriges Einkommen der Eltern,
- geringer Bildungsgrad sowohl der Mutter als auch des Vaters,
- Zugehörigkeit zu ethnischen Minoritäten,
- Familienstand (Nicht-Verheirateten-Status der Mutter),

- Familiengröße (insbesondere Geburt als drittes oder weiteres Kind),
- Alter der Mutter (insbesondere jugendliches Alter).

Der Faktor »Zugehörigkeit zu ethnischen Minoritäten« ist auch nach neueren Untersuchungen noch relevant: So betrug die relative Übersterblichkeit bei ausländischen gegenüber deutschen Säuglingen 2008 ca. 1,7 (BAMF 2011, S. 120). Da sowohl Frauen unterer Sozialschichten als auch Ausländerinnen (die zudem ja zumeist auch Angehörige der unteren Sozialschicht und somit doppelt benachteiligt sind) die Angebote der Vorsorgemedizin in der Schwangerschaft nur selten wahrnehmen, werden Komplikationen erst spät – zumeist erst im Kreißsaal – erkannt. Inwieweit dies eine Folge geringerer präventiver Orientierung oder mangelnder Ausrichtung unserer Gesundheitsdienste auf die Belange von Ausländern und Angehörigen unterer Sozialschichten ist, werden wir später ausführlicher diskutieren.

Lebenserwartung

Die durchschnittliche Lebenserwartung eines Neugeborenen hat sich in den vergangenen rund hundert Jahren mehr als verdoppelt: 1871 betrug sie für einen neugeborenen Jungen 35,6 und für ein Mädchen 38,5 Jahre; 2019 betrug sie für einen neugeborenen Jungen 78,6 und für ein Mädchen 83,4 Jahre. Die Zunahme der Lebenserwartung ist primär ein Effekt der angesprochenen Veränderung der Säuglingssterblichkeit. Sind 1871 noch rund ein Viertel aller Neugeborenen im ersten Lebensjahr gestorben, so waren es 2018 lediglich 3,2 je 1.000 Lebendgeborene. Ein 60-jähriger Mann konnte bereits 1871 mit einer weiteren durchschnittlichen Lebenserwartung von 12,1 Jahren rechnen, eine gleichaltrige Frau mit 12,7 Jahren (Statistisches Bundesamt 2020a).

Mortalität

▶ Abb. 2.1 gibt die *Haupttodesursachen* aus dem Jahr 2020 wieder. Wie der Übersicht zu entnehmen ist, wird die heutige Mortalität von wenigen ganz überwiegend chronischen Krankheiten bestimmt. ▶ Abb. 2.2 zeigt die Todesursachen nach den Krankheitsarten differenziert.

Morbidität

Im Rahmen der Mikrozensus-Erhebungen werden auch repräsentative Daten zum Gesundheitszustand der Bevölkerung erhoben. In der Erhebung von 2017 bezeichneten sich 14,2 % (Frauen zu 14,7 % und Männer zu 13,6 %) der Bevölkerung als krank, 1,1 % als unfallverletzt. Die Art der (selbstdefinierten) Krankheit wird im Mikrozensus nicht mehr erhoben.

In einer von der Techniker Krankenkasse im Jahre 2016 in Auftrag gegebenen Forsa-Umfrage antworteten in der Altersklasse der 18 bis 29-jährigen rund 10 %, dass sie unter einer chronischen Krankheit leiden würden. In der Altersklasse der 60 bis

2.4 Ergebnisse der Epidemiologie

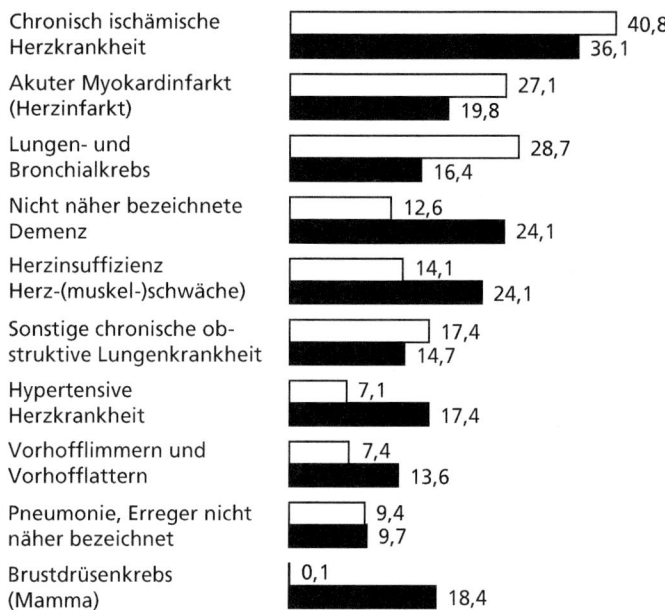

Abb. 2.1: Häufigste Todesursachen in Deutschland 2017, in Tsd. Nach Geschlecht (weiß = männlich, schwarz = weiblich) (nach Statistischem Bundesamt/Destatis 2019)

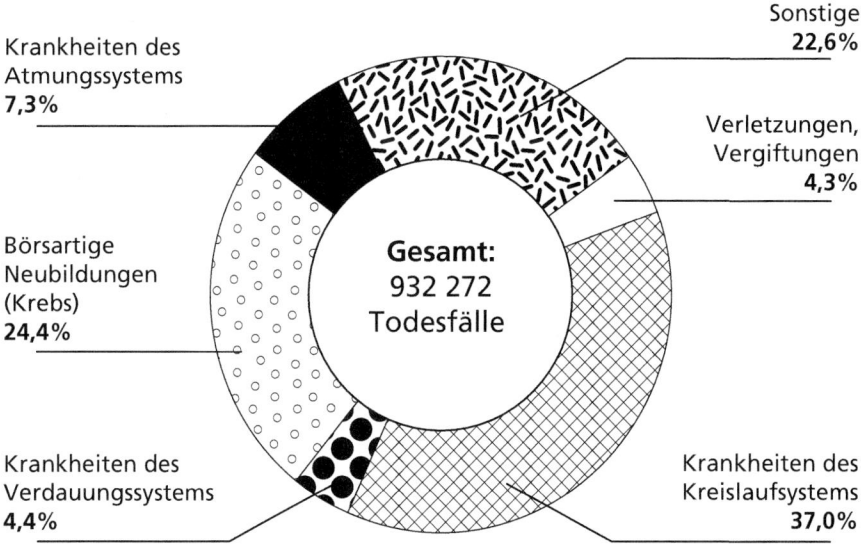

Abb. 2.2: Todesursachen nach den Krankheitsarten (nach Statistischem Bundesamt 2019)

69-jährigen waren es 38% und bei den über 70-jährigen fast 50% der Befragten (Statista 2016).

Eine von der Kassenärztlichen Bundesvereinigung (KBV) im Jahre 2017 durchgeführte Befragung ergab, dass 48 % aller Befragten unter einer chronischen Erkrankung leiden. Auch bei dieser Umfrage bestätigte sich der (naheliegende) Trend, dass mit zunehmendem Alter auch die Wahrscheinlichkeit, unter einer chronischen Erkrankung zu leiden, zunimmt. Ein Vergleich der erhobenen Daten aus dem Jahr 2013 bis zum Jahre 2017 zeigt eine leichte Zunahme der chronischen Erkrankungen in der Bevölkerung. Zudem geben befragte Frauen häufiger an, von einer oder mehreren chronischen Erkrankungen betroffen zu sein als die befragten Männer (KBV 2017).

Behinderungen

Die Zahl der behinderten Menschen ist kleiner als die der chronisch Kranken. Die meisten Behinderungen sind auf eine chronische Krankheit zurückzuführen (vgl. dazu ausführlicher ▶ Kap. 13).

Ende des Jahres 2017 lebten in Deutschland 7.766.573 schwerbehinderte Menschen (Statistisches Bundesamt 2019). Insgesamt hatte jeder achte der rund 81 Millionen in Deutschland lebenden Personen eine Behinderung, wobei diese Anzahl wahrscheinlich noch höher ist (Aktion Mensch e.V. 2021b). 56,3 %, dies entspricht einer Zahl von 4.374.201 schwerbehinderten Menschen, waren 65 Jahre und älter. In dieser Altersklasse entsprach dies einem prozentualen Anteil von 25 %. Fast 60 % der schwerbehinderten Menschen waren körperlich behindert (in absoluten Zahlen 4.598.367 betroffene Menschen). Etwas mehr als 20 % hatten eine Behinderung aufgrund von zerebralen Störungen und litten unter einer geistigen und/oder seelischen Behinderung (Statistisches Bundesamt 2019).

▶ Abb. 2.3 gibt die Entwicklung der Anzahl schwerbehinderter Menschen vom Jahre 1985 bis zum Jahre 2017 nach dem Alter differenziert wieder.

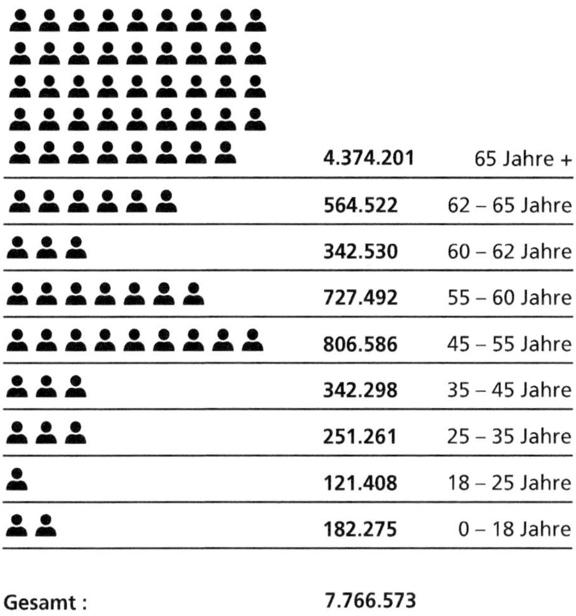

2.4 Ergebnisse der Epidemiologie

👤👤👤👤👤👤👤👤👤 👤👤👤👤👤👤👤👤👤 👤👤👤👤👤👤👤👤👤 👤👤👤👤👤👤👤👤👤 👤👤👤👤👤👤👤👤	4.374.201	65 Jahre +
👤👤👤👤👤👤	564.522	62 – 65 Jahre
👤👤👤	342.530	60 – 62 Jahre
👤👤👤👤👤👤👤	727.492	55 – 60 Jahre
👤👤👤👤👤👤👤👤👤	806.586	45 – 55 Jahre
👤👤👤	342.298	35 – 45 Jahre
👤👤👤	251.261	25 – 35 Jahre
👤	121.408	18 – 25 Jahre
👤👤	182.275	0 – 18 Jahre
Gesamt :	**7.766.573**	

Abb. 2.3: Anzahl schwerbehinderter Menschen in Deutschland, nach Alter differenziert, 2017 (nach Statistischem Bundesamt)

3 Gesundheitswesen

Im Zentrum dieses Kapitels steht das deutsche Gesundheitswesen und wie durch die verschiedenen Versorgungsbereiche versucht wird, von Krankheit betroffene Menschen schnell und kompetent zu versorgen. Wir werden anhand einer Systemanalyse auf die unterschiedlichen gesellschaftlichen Ausformungen von Gesundheitswesen eingehen, um dann das deutsche Gesundheitswesen ausführlicher vorzustellen.

Im Anschluss an die Darstellung des Gesundheitswesens in Kapitel 3 werden wir uns in Kapitel 4 mit der Situation von Patienten im Gesundheitswesen beschäftigen.

3.1 Systemanalyse des Gesundheitswesens

Eine Systemanalyse des Gesundheitswesens beinhaltet folgende Aspekte:

- *Identifizierung der Teilbereiche* des Gesundheitswesens, seiner institutionellen und personellen Leistungsträger,
- *Analyse der Planungs- und Entscheidungsträger:* Kommunale und staatliche Stellen, Selbstverwaltungsgremien, frei gemeinnützige Organisationen,
- *Analyse der Leistungsträger:* Ärztliche Praxen, Apotheken, Krankenhäuser, Gesundheitsämter, Beratungsstellen, Sozialstationen etc.,
- *Analyse der Finanzierungsträger:* Gesetzliche und private Krankenversicherungen, Haushalte von Gebietskörperschaften und private Organisationen,
- *Analyse der Austauschbeziehungen* zwischen den genannten Instanzen: Geld, Informationen, Dienstleistungen, Güter.

Systeme der Gesundheitsversorgung können unter anderem danach eingeteilt werden, ob sie eher *marktwirtschaftlich* oder eher *staatlich* organisiert sind. Fleissner u. a. haben in ▶ Tab. 3.1 auf der Grundlage einer Arbeit von Field verschiedene Typen von Gesundheitssystemen aufgestellt. Diese Typen sind jedoch nicht nur nach ihrem Grad von Markt versus Staat definiert, sondern zusätzlich bzw. damit verbunden nach der Stellung des Arztes bzw. der ärztlichen Standesorganisationen, nach dem Eigentum an medizinischen Einrichtungen und nach der Art der Bezahlung.

Tab. 3.1: Idealtypen von Gesundheitssystemen (modifiziert nach Fleissner et al. 1980, S. 325)

Gesundheitssystem	Marktwirtschaftlich	Versicherung/ Sozialversicherung	Nationaler Gesundheitsdienst
Allgemeine Definition	Medizinische Versorgung als privates Konsumgut oder öffentliche Leistung	Medizinische Versorgung als durch Versicherung garantierte(s) Konsumgut oder Dienstleistung	Medizinische Versorgung als weitgehend vom Staat bereitgestellte(s) Konsumgut oder Dienstleistung
Stellung des Arztes	Einzelunternehmer und Angehöriger verschiedener Gruppen oder Organisationen	Einzelunternehmer und Mitglied von medizinischen Organisationen	Öffentlich Bediensteter und Angehöriger medizinischer Organisationen
Bedeutung der professionellen Organisationen	Sehr stark	Stark	Einigermaßen stark
Eigentum an medizinischen Einrichtungen	Privat und öffentlich	Privat und öffentlich	Zumeist öffentlich
Bezahlung	Direkt und indirekt	Zumeist indirekt	Zumeist indirekt
Prototypen	USA	Deutschland, Frankreich	Großbritannien, Italien

Armstrong (1994) hat Vor- und Nachteile von marktwirtschaftlichen und staatlichen Gesundheitssystemen aufgelistet. *Marktwirtschaftliche Systeme,* die in der Theorie von einem »natürlichen« und konsumentenbestimmten Ausgleich von Angebot und Nachfrage ausgehen, zeigen folgende Probleme:

- Sie vernachlässigen die Bevölkerungsgruppen, die die meisten Gesundheitsprobleme haben (wie z. B. alte Menschen, behinderte Menschen, chronisch Kranke, Arbeitslose), aber auch die geringsten finanziellen Möglichkeiten, sich Gesundheitsleistungen zu kaufen. So waren z. B. in den USA 2018 ca. 9 % der Bevölkerung nicht krankenversichert (vgl. faz.net vom 15.7.20). Der englische Allgemeinmediziner Hart (1971) hat für diese Situation den Begriff »*inverse care law*« geprägt.
- Sie räumen der medizinischen Profession eine Monopolstellung ein mit der Folge, dass die von der Ärzteschaft diktierten Preise die Kosten des Gesundheitswesens enorm in die Höhe steigen lassen.
- Sie überfordern den Konsumenten mit der Definition von Gesundheitsbedürfnissen und ebenso mit der – den Markt steuernden – Beurteilung von Gesundheitsleistungen.
- Sie taugen nicht für die Bereitstellung von öffentlichen Gesundheitsleistungen, d. h. solchen Leistungen, die nicht auf die Gesunderhaltung des Einzelnen, son-

dern ganzer gesellschaftlicher Gruppen abzielen (z. B. durch Impfungen, Lebensmittelkontrolle etc.).

Staatliche Gesundheitssysteme wollen Gesundheitsleistungen erbringen für alle, die sie benötigen, und nicht nur für die, die sie sich leisten können. Sie zeigen entsprechend anders geartete Probleme:

- Da der Regulationsmechanismus von Angebot und Nachfrage wegfällt, besteht das Problem der Definition von »Gesundheitsbedürfnissen« und der Steuerung des Angebots. Die Steuerung von Gesundheitsleistungen kann z. B. erfolgen durch Patientenvertretungen in den Einrichtungen der Gesundheitsversorgung, Mitbestimmungsgremien in verschiedenen Managementebenen des Gesundheitssystems, aber auch durch Forschung über die Gesundheitsbedürfnisse in unterschiedlichen Bevölkerungsgruppen oder Regionen und über mögliche Lücken in der Gesundheitsversorgung. Es bleibt aber das Problem, dass die Entscheidung über Gesundheitsleistungen (z. B. Höhe der Ausgaben für das Gesundheitswesen, Zahl der niedergelassenen Ärzte, Zahl der Krankenhausbetten etc.) nicht nur von der Patientennachfrage, sondern darüber hinaus von einer Gesundheitsbürokratie abhängig ist, die stets mit anderen Staatsbürokratien (z. B. für das Erziehungssystem, Verkehrssystem, Verteidigungssystem etc.) konkurrieren muss.
- Verbunden mit der Schwierigkeit, Gesundheitsbedürfnisse zu formulieren und Prioritäten der Gesundheitsversorgung zu setzen, ist das Problem der Ausbalancierung von Angebot und Nachfrage. Dies geschieht in staatlich gesteuerten Systemen nicht durch die Verteuerung auf der Angebotsseite, sondern durch Verknappung (z. B. Wartelisten) und andere Unannehmlichkeiten, die Armstrong als »soziale Kosten« den finanziellen Kosten gegenüberstellt. Dies wiederum stärkt die Position des Ärztestandes ebenfalls im Sinne einer Monopolstellung im Hinblick auf die Entscheidungs- und Überweisungsbefugnisse in bestimmte »knappe« Behandlungen etc.

In Deutschland hat sich das Versicherungsprinzip als Grundlage der Verteilung von Sozialleistungen entwickelt. Dabei werden Leistungen und Gegenleistungen jedoch nicht nach dem Prinzip des privatwirtschaftlichen Tausches (wie z. B. in den USA), sondern nach dem Solidaritätsprinzip geregelt: Trotz unterschiedlich hoher Einkommen und von daher unterschiedlich hoher Beiträge zur Krankenversicherung hat jeder Versicherte im Prinzip Anspruch auf die gleichen Leistungen.

Der Begriff »Gesundheitswesen« umfasst sämtliche Einrichtungen und Personen, die zur Gesundheit der Bevölkerung beitragen, sie fördern und wiederherstellen. Eine Vielzahl *staatlicher und nichtstaatlicher Institutionen* ist für die gesundheitliche Versorgung tätig.

Träger staatlicher Einrichtungen im Gesundheitswesen sind Bund, Länder und Gemeinden oder öffentlich-rechtliche Körperschaften mit speziellen Aufgaben.

Eine besondere Bedeutung kommt den gesetzlichen Krankenkassen zu. Ihr Gesetzesauftrag ist es, ihren Versicherten einen umfassenden Schutz im Krankheitsfall zu gewährleisten.

Daneben gibt es zahlreiche gemeinnützige Organisationen, die zur Gesundheitsversorgung beitragen. Hierzu gehören insbesondere die Verbände der freien Wohlfahrtspflege: Arbeiterwohlfahrt, Caritasverband, Deutscher Paritätischer Wohlfahrtsverband, Deutsches Rotes Kreuz, Diakonisches Werk, Zentralwohlfahrtsstelle der Juden in Deutschland.

Die Kompetenz zur *Gesetzgebung im Gesundheitswesen* in der Bundesrepublik Deutschland ist zwischen Bund und Ländern aufgeteilt. In Artikel 74 des Grundgesetzes finden sich die wichtigsten Zuständigkeiten für das Gesundheitswesen. Diese gehören zur konkurrierenden Gesetzgebung. Den Ländern steht für bestimmte Bereiche Gesetzgebungsbefugnis zu, solange und soweit der Bund auf diesen Gebieten von seinem Gesetzgebungsrecht keinen Gebrauch macht.

Um Einheitlichkeit im gesamten Bundesgebiet sicherzustellen, hat der Bund für viele Gebiete des Gesundheitswesens Bundesgesetze erlassen, z. B.

- Recht der gesetzlichen Krankenversicherung (SGB V),
- Bundesärzteordnung, Zahnheilkundegesetz, Ausbildungsordnungen für Ärzte, Zahnärzte, Tierärzte, Apotheker sowie für nichtärztliche Heilberufe.
- Arzneimittelgesetz, Betäubungsmittelgesetz,
- Krankenhausfinanzierungsgesetz,
- Infektionsschutzgesetz.

Ihre Ausführung ist Aufgabe der Länder. Daneben gibt es zahlreiche Bereiche des Gesundheitswesens, die durch Landesgesetze geregelt sind (z. B. Heilberufs- bzw. Kammergesetze, Gesetze über den öffentlichen Gesundheitsdienst u. a.)

Finanzierungsträger der Gesundheitsversorgung sind die gesetzlichen und privaten Krankenversicherungen, soziale Pflegeversicherung, gesetzliche Renten- und Unfallversicherung, öffentliche und private Haushalte, Arbeitgeber etc.

Die gesetzliche Krankenversicherung (GKV) und die private Krankenversicherung (PKV) finanzieren die Kosten für vorbeugende Maßnahmen, ambulante und stationäre Behandlung sowie Krankheitsfolgeleistungen. Die Arbeitgeber wenden Mittel für die Lohnfortzahlung im Krankheitsfall, für Mutterschaftsleistungen, werksärztliche Dienste, vorzeitige Berentungen, Beihilfen etc. auf. Aus öffentlichen Haushalten werden u. a. Investitionen für Krankenhäuser, der öffentliche Gesundheitsdienst, Forschung und Lehre sowie berufliche Rehabilitationsmaßnahmen finanziert (▶ Kap. 3.2.2).

Die Ausgaben der gesetzlichen Rentenversicherung beziehen sich auf Maßnahmen der Abwendung von Berufs- und Erwerbsunfähigkeit primär durch Rehabilitationsmaßnahmen und Berufsförderungsmaßnahmen. Die Leistungen der gesetzlichen Unfallversicherung umfassen Maßnahmen der medizinischen und beruflichen Rehabilitation nach Arbeitsunfällen und Berufskrankheiten, Verletzten- und Übergangsgeld, Pflege sowie Verletzten- oder Hinterbliebenenrenten.

Wie sich die Gesundheitsausgaben nach den Ausgabenträgern im Jahre 2018 aufteilen, zeigt die ▶ Tab. 3.2. ▶ Tab. 3.3 zeigt die Gesundheitsausgaben in Deutschland nach den Leistungsarten differenziert für das Jahr 2018. ▶ Tab. 3.4 zeigt die Gesundheitsausgaben in Deutschland nach den Einrichtungen differenziert für das Jahr 2018.

3 Gesundheitswesen

Tab. 3.2: Gesundheitsausgaben nach den Ausgabenträgern im Jahre 2018 in Millionen Euro-Angaben (© Statistisches Bundesamt/Destatis 2020, Stand: 29.10.2020)

Ausgabenträger	Im Jahr 2018
Öffentliche Haushalte	16 452
Gesetzliche Krankenversicherung	222 090
Soziale Pflegeversicherung	4 880
Gesetzliche Rentenversicherung	39 529
Gesetzliche Unfallversicherung	6 004
Private Krankenversicherung	33 353
Arbeitgeber	16 363
Private Haushalte/private Organisationen ohne Erwerbszweck	52 057
Insgesamt	**390 628**

Tab. 3.3: Gesundheitsausgaben in Deutschland nach den Leistungsarten differenziert für das Jahr 2018 in Millionen Euro-Angaben (© Statistisches Bundesamt/Destatis 2020, Stand: 29.10.2020)

Leistungsarten	Im Jahr 2018
Investitionen	6 992
Laufende Gesundheitsausgaben	**383 636**
Prävention/Gesundheitsschutz	13 002
Allgemeiner Gesundheitsschutz	4 638
Gesundheitsförderung	4 634
Früherkennung von Krankheiten	2 418
Gutachten und Koordination	1 312
Ärztliche Leistungen	99 692
Grundleistungen	26 820
Sonderleistungen	52 178
Laborleistungen	10 689
Strahlendiagnostische Leistungen	10 005
Pflegerische/therapeutische Leistungen	113 536
Pflegerische Leistungen	85 025
Therapeutische Leistungen	27 178
Mutterschaftsleistungen	1 334
Unterkunft und Verpflegung	28 451

3.1 Systemanalyse des Gesundheitswesens

Tab. 3.3: Gesundheitsausgaben in Deutschland nach den Leistungsarten differenziert für das Jahr 2018 in Millionen Euro-Angaben (© Statistisches Bundesamt/Destatis 2020, Stand: 29.10.2020) – Fortsetzung

Leistungsarten	Im Jahr 2018
Waren	102 859
Arzneimittel	60 028
Hilfsmittel	19 801
Zahnersatz (Material- und Laborkosten)	7 796
Sonstiger medizinischer Bedarf	15 234
Transporte	8 075
Verwaltungsleistungen	18 021
Insgesamt	**390 628**

Tab. 3.4: Gesundheitsausgaben in Deutschland nach den Einrichtungen differenziert für das Jahr 2018 in Millionen Euro-Angaben (© Statistisches Bundesamt/Destatis 2020, Stand: 29.10.2020)

Einrichtungen	Im Jahr 2018
Gesundheitsschutz	2 694
Ambulante Einrichtungen	193 859
Arztpraxen	54 892
Zahnarztpraxen	27 349
Praxen sonstiger medizinischer Berufe	17 081
Apotheken	51 883
Gesundheitshandwerk/-einzelhandel	21 312
Ambulante Pflege	21 342
Stationäre/teilstationäre Einrichtungen	142 538
Krankenhäuser	96 922
Vorsorge-/Rehabilitationseinrichtungen	10 101
Stationäre/teilstationäre Pflege	35 515
Rettungsdienste	5 355
Verwaltung	20 240
Sonstige Einrichtungen und private Haushalte	17 143
Ausland (Importe)	1 808
Investitionen	6 992
Insgesamt	**390 628**

Mit der Einführung der *Pflegeversicherung* 1995 sind Leistungen der ambulanten und der stationären Pflege hinzugekommen. Die Pflegeversicherung finanziert die grundlegenden Pflegeleistungen unabhängig vom Einkommen und beendet die häufig als unwürdig empfundene Abhängigkeit von sozialen Transferleistungen im Falle einer stationären Pflegebedürftigkeit.

Ende 2018 nahmen ca. 3,94 Millionen Menschen jeden Monat Leistungen der Pflegeversicherung in Anspruch. Davon erhielten ca. 2,9 Millionen ambulante Leistungen. Stationär gepflegt wurden rund 780.000 Menschen (Geschäftsstatistik der Pflegekassen und der privaten Pflege-Pflichtversicherung, 2019).

Die *Leistungen der Pflegeversicherung* umfassen (vgl. §§ 36 ff. SGB XI):

- Pflegesachleistungen
- Pflegegeld
- Kombination von Geld- und Sachleistungen
- Verhinderungspflege
- Pflegehilfsmittel und technische Hilfen
- Teilstationäre Pflege
- Tages- und Nachtpflege
- Kurzzeitpflege
- Vollstationäre Pflege
- Pflege in vollstationären Einrichtungen der Behindertenhilfe
- Leistungen zur sozialen Sicherung der Pflegepersonen
- Pflegekurse für Angehörige und ehrenamtliche Pflegepersonen

2019 wurden 43,59 Milliarden Euro für Pflegeleistungen aus der Pflegeversicherung finanziert (Bundesgesundheitsministerium 2020) (▶ Kap. 9.1).

Geldleistungen umfassen in erster Linie das Krankengeld: Nach Ablauf der Lohnfortzahlung durch den Arbeitgeber nach in der Regel sechs Wochen zahlen die Krankenkassen – für dieselbe Krankheit – für maximal 78 Wochen innerhalb von drei Jahren Krankengeld in Höhe von ca. 80 % des zuletzt erzielten Nettoverdienstes. Außerdem erhalten Versicherte jährlich bis zu zehn Arbeitstage Krankengeld für die Pflege eines kranken Kindes – bei Alleinerziehenden 20 Arbeitstage – bei unbezahlter Freistellung von der Arbeit. Dazu kommen Zuschüsse zu Kuren und die Übernahme von Fahrtkosten.

Der Anteil der Gesundheitsausgaben am Bruttoinlandprodukt (BIP) liegt seit vielen Jahren bei etwa 11 %. ▶ Tab. 3.5 zeigt die Gesundheitsausgaben (Weltbank 2017) als Anteil am BIP in ausgewählten Ländern:

Tab. 3.5: Gesundheitsausgaben (Weltbank 2017)

Land	Anteil am BIP
USA	17,1 %
Schweiz	12,4 %
Deutschland	11,3 %

Tab. 3.5: Gesundheitsausgaben (Weltbank 2017) – Fortsetzung

Land	Anteil am BIP
Frankreich	11,3 %
Schweden	11,0 %
Japan	10,9 %
Österreich	10,4 %
Niederlande	10,1 %
Großbritannien	9,6 %
Spanien	8,9 %
Italien	8,8 %
Griechenland	8,0 %
Irland	7,2 %
China	5,2 %
Türkei	4,2 %

3.1.1 Institutionen der Gesundheitsversorgung

Bei der Darstellung der Institutionen des Gesundheitswesens haben wir uns an der sog. »Pyramide des Gesundheitssystems« (▶ Abb. 3.1) orientiert, die aus dem Weltgesundheitsbericht der Weltbank stammt. Als Basis der Gesundheitsversorgung werden die Haushalte genannt, eine in vergleichbaren Darstellungen der Gesundheitsversorgung häufig vernachlässigte »Institution«.

Private Versorgung durch den Bürger, die Bürgerin selbst (Haushalte)

Gesundheitsversorgung durch Haushalte meint alle Gesundheitsleistungen, die tagtäglich durch die Bürger selber erbracht werden, als Mütter, Väter, Verwandte, Freunde, Nachbarn etc. Hierfür haben sich auch die Begriffe Laiengesundheitssystem, informelle Gesundheitsversorgung oder Gesundheitsselbsthilfe eingebürgert.

Zu der Frage, wie groß die »Krankheitslast« in der Bevölkerung ist, auf die die verschiedenen Institutionen der Gesundheitsversorgung einschließlich der Haushalte reagieren, haben wir bereits einige Untersuchungen unter der Überschrift »Morbidität« im Kapitel Epidemiologie aufgeführt (▶ Kap. 2.2). Im Rahmen einer repräsentativen Befragung zu gesundheitlichen Problemen und chronischen Erkrankungen von Personen ab 16 Jahren (EU-SILC 2018) gaben 22,3 % der Befragten Gesundheitsprobleme an und 43,8 % eine chronische Erkrankung. In derselben Erhebung bezeichneten 18 % ihren Gesundheitszustand als »sehr gut«, 47,2 % als »gut«, 26,5 % als »mittelmäßig« und 6,9 % als »schlecht« sowie 1,4 % als »sehr schlecht«.

3 Gesundheitswesen

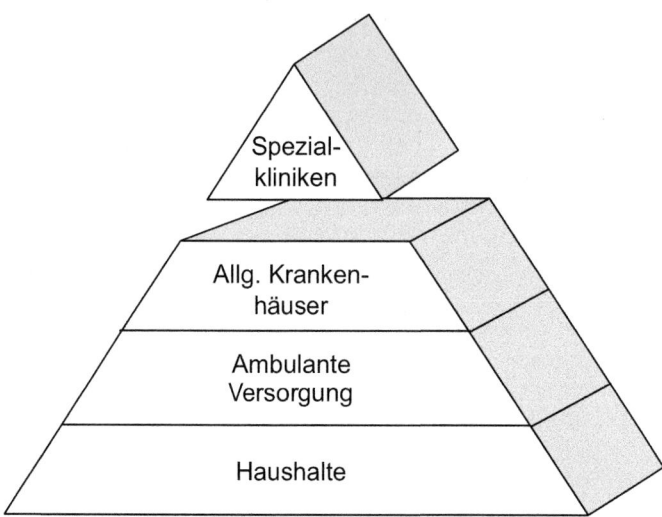

Abb. 3.1: Pyramide des Gesundheitssystems (World Bank 1993, S. 135)

Hinsichtlich der Frage, wie umfangreich das Selbsthilfepotential bei der Bewältigung von Gesundheitsproblemen einzuschätzen ist, gibt eine amerikanische Untersuchung aus dem Jahre 2001, die von Matzat (2005) zitiert wird, Hinweise. Danach hatten von 1 000 Personen 200 Personen keine Beschwerden, 800 berichteten über Symptome, davon erwogen 327, medizinische Hilfe zu suchen, davon kamen 217 in eine Arztpraxis, 65 suchten komplementär- oder alternativmedizinische Hilfe auf, 21 kamen als ambulante Patienten in eine Poliklinik, 14 erhielten häusliche Krankenhilfe, 13 wandten sich an eine Notfallaufnahme, 9 wurden stationär aufgenommen, davon 1 in einem Universitätskrankenhaus.

Es ist häufig eingewendet worden, dass es sich bei den ohne professionelle medizinische Hilfe bewältigten Beschwerden um unbedeutende Störungen des Wohlbefindens handele und nicht um ernsthafte Symptome behandlungsbedürftiger Erkrankungen. Dieser Einwand ist sicherlich z. T. richtig. Auf der anderen Seite ist bekannt, dass auch bei gravierenden Symptomen nicht zwangsläufig professionelle Hilfe aufgesucht wird.

Auf den Bereich der Gesundheitsselbsthilfe werden wir in Kapitel 4.4 noch ausführlicher zurück kommen (▶ Kap. 4.4).

Ambulante Versorgung

Der folgende Kasten gibt einen Überblick über die wichtigsten Einrichtungen in der ambulanten Versorgung. Dabei haben wir eine Unterscheidung in medizinische, psychosoziale und pflegerische Versorgung vorgenommen.

> **Einrichtungen in der ambulanten Versorgung**
>
> Medizinische Versorgung:
>
> - Vertragsärztliche Einrichtungen (Einzelpraxen, Gemeinschaftspraxen, Medizinische Versorgungszentren)
> - Zahnarztpraxen
> - Heilpraktiker
> - Physiotherapeuten
> - Betriebsärztliche Dienste
> - Gesundheitsämter
> - Öffentliche Apotheken
> - Ambulante Hospize
>
> Psychosoziale Versorgung:
>
> - Drogenberatungsstellen
> - Sozialpsychiatrische Dienste
> - Selbsthilfekontaktstellen
> - Soziale Dienste der Krankenkassen
> - AIDS-Beratungsstellen
> - Psychotherapeuten
>
> Pflegerische Versorgung:
>
> - Ambulante Pflegedienste
> - Ambulante Hospizdienste

In den folgenden Ausführungen werden wir uns ausführlicher mit einigen ausgewählten Einrichtungen aus der Übersicht befassen.

Arztpraxen

Im Jahre 2018 gab es 81.863 Einzelpraxen, 19.411 Gemeinschaftspraxen und 3.173 Medizinische Versorgungszentren (Bundesärztekammer 2020). Die ▶ Abb. 3.2 zeigt insgesamt die Struktur der Ärzteschaft im Jahre 2018.

Die vertragsärztliche Versorgung gliedert sich in die hausärztliche und die fachärztliche Versorgung. An der hausärztlichen Versorgung nehmen Allgemeinärzte, Kinderärzte und Internisten ohne Schwerpunktbezeichnung, die die Teilnahme an der hausärztlichen Versorgung gewählt haben, teil. Während früher der größte Teil der Ärzte als Hausärzte tätig war, sind heute prozentual mehr Ärzte spezialisiert.

Auch die Form der ärztlichen Praxis hat sich in den letzten Jahren gewandelt. Neben der herkömmlichen Einzelpraxis, in der nach wie vor die meisten Ärzte tätig sind (und hier möglicherweise Apparate- oder Laborgemeinschaften bilden), gibt es

Berufstätige Ärzt:innen	392 400
Ambulant	157 300
Niedergelassen	117 500
Angestellt	39 800
Stationär	201 800
Leitend	15 900
Nichtleitend	185 900
Behörden oder Körperschaften	10 000
Andere Bereiche	23 300
Im Ruhestand bzw. ohne ärztl. Tätigkeit	123 200
Gesamt	**1 267 100**

Abb. 3.2: Struktur der Ärzteschaft 2018, in Tsd. (nach Bundesärztekammer 2020)

zunehmend mehr Gemeinschaftspraxen und Medizinische Versorgungszentren MVZ). Die Weichen zur Bildung von Medizinischen Versorgungszentren, in denen Ärzte und andere Gesundheitsberufe zusammenarbeiten, wurden erst mit der Gesundheitsreform von 2004 gestellt. Danach können Ärzte medizinische Kooperationsgemeinschaften untereinander und mit Zahnärzten, Psychologen, Sozialpädagogen, Logopäden, Pflegefachkräften oder Diätassistenten bilden.

Mit der Gesundheitsreform von 2006 wurde eine grundlegende Veränderung der Vergütung eingeleitet: Statt des komplizierten und intransparenten Honorierungssystems mit floatenden Punktwerten wurde ein vereinfachtes Honorierungssystem mit einer Gebührenordnung mit festen – bei einer bestimmten Mengenüberschreitung – abgestaffelten Preisen eingeführt, weiterhin Pauschalvergütungen mit wenigen Einzelleistungsvergütungen und Honorarzuschläge für besondere Qualität sowie die Ablösung der sektoralen Budgets durch neue Instrumente der Mengensteuerung bei erhöhter Transparenz und weitgehender Kalkulationssicherheit.

Die Kassenärztlichen und Kassenzahnärztlichen Vereinigungen sind die Selbstverwaltungskörperschaften der Ärzte und Zahnärzte. Neben der Honorarabrechnung übernehmen sie weitere Funktionen. Dazu gehört auch die Bedarfsplanung für die regionalen Versorgungsgebiete. Damit soll eine flächendeckende, angemessene und wirtschaftliche Versorgung mit Ärzten erreicht werden. Doch es gibt weiterhin – so z. B. in ländlichen Gebieten Ostdeutschlands – eine deutliche Unterversorgung, wohingehend in größeren Städten und in Ballungsräumen häufig eine Überversorgung festzustellen ist.

Durch die Gesundheitsreformen der vergangenen Jahre sind die klassischen Strukturen und Grenzen der Versorgung (ambulante, stationäre und öffentliche Gesundheitsversorgung) in Bewegung geraten. Zwei Beispiele dafür sind Arztnetze und Vernetzungen durch Integrierte Versorgung. Arzt- oder Praxisnetze sind Zusammenschlüsse niedergelassener Ärzte einer Region, um den Patienten eine effizientere und verbesserte Versorgung zu ermöglichen. Um auf dem neuesten Stand der Medizin zu sein, tauschen sich Praxisnetz-Ärzte untereinander aus, treffen sich auf Netzkonferenzen und arbeiten nach festgelegten medizinischen Leitlinien.

Doppeluntersuchungen werden vermieden. Einige Arztnetze schließen zusätzlich noch Kooperationen mit Krankenhäusern, Altenheimen, Reha-Kliniken, Pflegediensten etc. in der Region mit ein.

Der Begriff »Integrierte Versorgung« steht für die Vernetzung zwischen den o. g. medizinischen Versorgungssektoren. Niedergelassene Haus- oder Fachärzte bieten gemeinsam mit stationären Einrichtungen eine medizinische Versorgung »aus einer Hand« an. Sie kooperieren bei der Behandlung ihrer Patienten und teilen sich ein gemeinsames Budget. Ambulante oder stationäre Rehabilitationsleistungen, Heil- oder Hilfsmittel, häusliche Krankenpflege etc. können im Versorgungsumfang berücksichtigt werden.

Im Zentrum dieser Idee stehen die *Disease-Management-Programme (DMP)*. DMP sind strukturierte Behandlungsprogramme, die dazu beigetragen haben, den Behandlungsablauf chronisch kranker Menschen durch eine qualitätsgesicherte und sektorübergreifende Versorgung zu verbessern. Träger der DMP sind die gesetzlichen Krankenkassen.Sie schließen regionale Verträge mit Vertragsärztinnen und Vertragsärzten und/oder Krankenhäusern. Bis Mitte 2020 waren 7,2 Millionen Versicherte in einem oder mehreren DMP eingeschrieben und 8.955 Programme vom Bundesamt für Soziale Sicherung zugelasssen. Zu folgenden chronischen Erkrankungen bestehen DMP:

- Asthma bronchiale
- Brustkrebs
- Chronische Herzinsuffizienz
- Chronischer Rückenschmerz
- COPD (Chronische Obstruktive Lungenerkrankung)
- Depression
- Diabetes mellitus Typ 1 und Typ 2
- Koronare Herzkrankheit
- Osteoporose
- Rheumatoide Arthritis (geplant) (Gemeinsamer Bundesausschuss 2020).

Das Gesundheitsamt

Der Arzt Johann Peter Frank (1745–1821) gilt als Begründer des Öffentlichen Gesundheitswesens, der Sozialhygiene und des Öffentlichen Gesundheitsdienstes (ÖGD). Der ÖGD nimmt eine Vielzahl von Aufgaben mit einer großen Bandbreite wahr. Im Unterschied zur ärztlichen Tätigkeit in Krankenhäusern oder ambulanten Praxen, die überwiegend individualmedizinisch ausgerichtet ist, stehen im ÖGD bevölkerungsmedizinische Aspekte (Public Health) im Vordergrund.

Gesundheitsämter sind »klassische« gemeindebezogene Einrichtungen, d. h., ihre Aufgaben beziehen sich auf Stadtteile, Städte oder Landkreise. Die *Aufgaben* der Gesundheitsämter lassen sich folgendermaßen skizzieren:

1. Aufsicht über Einrichtungen und Berufe des Gesundheitswesens (Medizinalaufsicht): Einrichtungen sind Krankenhäuser, Altenheime, Altenpflegeheime,

Kurheime usw., sie werden auf Einhaltung der Hygiene und des Gesundheitsrechtes überwacht. Die Aufsicht über Ärzte, Zahnärzte und Apotheker liegt in erster Linie bei den jeweiligen Kammern, die Gesundheitsämter arbeiten mit diesen zusammen.
2. Gesundheitsschutz, medizinischer Umweltschutz: Ortshygiene, Mitwirkung bei der Überwachung des Verkehrs mit Lebensmitteln und Bedarfsgegenständen, Trink- und Badewasserhygiene, Reinhaltung von Boden und Luft, Bodenbelastung (Altlasten), umweltmedizinische Beratung, Verhütung und Bekämpfung übertragbarer Krankheiten.
3. Gesundheitshilfe, Beratung und Betreuung einzelner Bevölkerungsgruppen: Kinder und Jugendliche, Mütterberatung, Schulgesundheit, Schwangerenberatung, Beratung und evtl. Untersuchungen für behinderte Menschen, psychisch Kranke, Suchtkranke, Tbc-Kranke, HIV-Infizierte, AIDS-Kranke, Prostituierte, Asylbewerber.
4. Gesundheitsberichterstattung, Gesundheitsplanung, Gesundheitsförderung: Statistiken (Todesbescheinigungen, meldepflichtige Erkrankungen, Impfstatistik), Jahresgesundheitsbericht, Gesundheitsberichterstattung, Planungstätigkeiten im Gesundheitsbereich.
5. Gutachterliche Aufgaben: Bundessozialhilfegesetz, Pflegebedürftigkeit, Unterbringung psychisch Kranker, gerichtsärztliche Gutachten, Gesundheitszeugnisse, amtsärztliche Gutachten nach den jeweiligen gesetzlichen Vorschriften.

Der Aufgabenbereich des öffentlichen Gesundheitswesens und damit auch seine Bedeutung im Bewusstsein der Bevölkerung ist in den vergangenen 50 Jahren ständig zurückgegangen. In der Corona-Pandemie wurde nicht nur deutlich, wie wichtig die Arbeit der Gesundheitsämter im Kontext der Eindämmung von Infektionskrankheiten ist, sondern auch, in welchem Ausmaß die Gesundheitsämter »kaputt-gespart« worden sind. Die Größenstruktur der insgesamt 380 Gesundheitsämter wurde zuletzt 2008 untersucht. Auf die Größenklassen »unter 20 Beschäftigte«, »zwischen 20 und 40 Beschäftigte« und »mehr als 40 Beschäftigte« entfielen je ein Drittel. Angesichts dieser personellen Unterversorgung hat der Bund 2020 zugesagt, die Gesundheitsämter in den kommenden 5 Jahren mit insgesamt 4 Milliarden Euro zu fördern.

Einrichtungen des Arbeitsschutzes

Während sich die Aufgaben der Gesundheitsämter auf den Gesundheitsschutz in der Gemeinde beziehen, obliegt der Arbeitsschutz den Betrieben.

Die Entwicklung des Arbeitsschutzes lässt sich an ihren *wichtigsten gesetzlichen Grundlagen ablesen.*

Von 1891 stammt das heute noch geltende Beschäftigungsverbot an Sonn- und Feiertagen. Es wurde 1938 durch die Arbeitszeitordnung (AZO) ergänzt. Die Arbeitszeitordnung enthält Regelungen zur werktäglichen Arbeitszeit, zur Höchstarbeitszeit, zu Mindestruhepausen und -zeiten sowie spezielle Vorschriften für weibliche Beschäftige hinsichtlich Arbeitszeit und Beschäftigung. Wesentliche

Schutzvorschriften für berufstätige Schwangere und Wöchnerinnen sind im Mutterschutzgesetz von 1968 enthalten. Die Schutzvorschriften für arbeitende Jugendliche finden sich im Jugendarbeitsschutzgesetz von 1976. Arbeitsschutzrechtliche Bestimmungen für Schwerbehinderte sind im Schwerbehindertengesetz von 1986 zusammengefasst. Zum Arbeitsschutz zählt auch der Kündigungsschutz. Kündigungsschutzregelungen finden sich in mehreren Gesetzen, hauptsächlich im Kündigungsschutzgesetz von 1969, im Mutterschutzgesetz von 1968 sowie im Schwerbehindertengesetz von 1986.

Die speziellen Bestimmungen zum Betriebsschutz finden sich in zahlreichen staatlichen Gesetzen und Verordnungen sowie in speziellen Unfallverhütungsvorschriften der Berufsgenossenschaften. Beispiele sind die Arbeitsstättenverordnung von 1975, die Gefahrstoffverordnung von 1986, die ebenfalls 1986 erlassene Strahlenschutzverordnung, die Gewerbeordnung von 1987 etc. Eine abschließende gesetzliche Regelung ist wegen der fortschreitenden technischen Entwicklung zwangsläufig nicht möglich.

Am 1. Juli 1994 wurde die AZO sodann durch das Arbeitszeitgesetz (ArbZG) abgelöst. Im August 1996 schließlich wurde das »Gesetz zur Umsetzung der EG-Rahmenrichtlinie Arbeitsschutz und weiterer Arbeitsschutz-Richtlinien« verabschiedet. Während die Artikel 2 bis 5 Angleichungen bereits bestehender Gesetze enthalten, liegt mit Artikel 1 ein neues Gesetz – das *Arbeitsschutzgesetz* (ArbSchG) – vor.

Der Unternehmer trägt die Verantwortung für die Umsetzung und Durchführung des betrieblichen Arbeitsschutzes. Das Gesetz verpflichtet ihn dazu, Arbeitsabläufe so zu organisieren und Arbeitsplätze, Maschinen, Geräte, Anlagen und sonstige Einrichtungen so einzurichten und zu betreiben, dass die Arbeitnehmer vor gesundheitlichen Schädigungen geschützt sind. Dazu muss er alle Vorschriften und Regeln des Arbeitsschutzes einhalten. Angesichts der vielen Regelungstatbestände kann er die für seinen Betrieb erforderlichen Maßnahmen i. d. R. nur ergreifen, wenn er sachkompetente Unterstützung hat. Deshalb regelt das Arbeitssicherheitsgesetz, dass der Arbeitgeber zu seiner Unterstützung und Beratung qualifizierte *Betriebsärzte, Sicherheitsingenieure und »andere Fachkräfte für Arbeitssicherheit«* bestellt. Die Unfallverhütungsvorschriften »Fachkräfte für Arbeitssicherheit« und »Betriebsärzte« regeln im Einzelnen, über welche Qualifikationen diese Mitarbeiter verfügen müssen (Fachkundennachweis), und welche Einsatzzeiten für sie vorgeschrieben sind. Über eine arbeitsmedizinische Fachkunde verfügten 2019 12.389 Ärztinnen und Ärzte (Bundesärztekammer 2019).

Die *staatliche Aufsicht* über den Arbeitsschutz wird durch Gewerbeaufsichtsämter und gewerbeärztliche Dienststellen bzw. durch Bergämter ausgeübt. Die Aufsichtsmaßnahmen umfassen Kontrollen, in der Regel durch unangemeldete Betriebsbesichtigungen, Beratungen, Anordnungen, Regelungen im Einzelfall und Erteilung von Ausnahmegenehmigungen.

Unfallversicherungsträger, vor allem Berufsgenossenschaften, aber auch Unfallversicherungsverbände sind mit der Durchführung von Arbeitsschutzmaßnahmen beauftragt. Tätigkeitsschwerpunkte der Berufsgenossenschaften sind Betriebsbesichtigungen, Aus- und Fortbildungsmaßnahmen zur Arbeitssicherheit und der

Erlass von Unfallverhütungsvorschriften und die Herausgabe von Merkblättern zum Arbeitsschutz.

Für die Koordinierung und Förderung des Arbeitsschutzes sind die 1971 gegründete Bundesanstalt für Arbeitsschutz sowie die 1991 errichtete Bundesanstalt für Arbeitsmedizin zuständig.

Sozialstationen, ambulante und mobile Dienste

Die ambulante gesundheitliche Versorgung der Bevölkerung durch niedergelassene Ärzte wird durch ein vielfältiges Angebot an gesundheits- und sozialpflegerischen Diensten ergänzt. Ziele dieser Dienste sind:

- Förderung der selbstständigen und unabhängigen Lebensführung sowie
- Betreuung bei Pflege- und Hilfsbedürftigkeit.

Die Bezeichnungen der Dienste – Sozialstationen, Ambulante oder Mobile Pflegedienste – sind unterschiedlich, die Aufgaben jedoch ähnlich. Sozialstationen sind gegen Ende der 60er-Jahre – zuerst in Rheinland-Pfalz – als *ambulante Einrichtungen der Sozial- und Gesundheitspflege* entstanden. Sozialstationen sollten die durch beginnende Unterversorgung charakterisierten Dienstleistungen der häuslichen Krankenpflege, der ambulanten Altenpflege und der Haus- und Familienpflege in einer neuen Organisationsform zusammenführen und für die Zukunft absichern.

Anfänglich war auch an die Einbindung von psychosozialer Beratung in die Sozialstationen gedacht. Damit hätten sich die Sozialstationen zu integrierten Zentren der Gesundheits-, Sozial- und Gemeindepflege entwickeln können. Wie aus einer Reihe empirischer Untersuchungen über das Dienstleistungsangebot von Sozialstationen entnommen werden kann, ist es zu dieser Integration pflegerischer und psychosozialer Leistungen nur selten gekommen.

Folgende *Aufgaben* können den Kernaufgaben der Sozialstationen zugerechnet werden: Kranken- und Altenpflege, Kinderkrankenpflege, Behindertenpflege, Familienpflege (Hauspflege), Gesundheitserziehung und -aufklärung und Schulung in häuslicher Krankenpflege sowie Ausleihe von Pflegehilfsmitteln. Weitere soziale Dienste können hinzukommen: z. B. Beratungs-, Besuchs-, Begleit-, Mahlzeiten-, Fahr- und Vorlesedienste, Hausnotruf und Aktivierung der Nachbarschaftshilfe (z. B. Telefonketten) und ehrenamtlicher Helfer einschließlich deren Schulung. Für den Mahlzeitendienst haben sich Bezeichnungen wie »Essen auf Rädern« oder »Stationärer Mittagstisch« herausgebildet.

In einigen Bundesländern werden bestimmte Aufgaben der »sozialen Dienste« in mehr oder weniger eigenständigen Organisationseinheiten, wie Mobile soziale Dienste, Dorfhelferstationen, Krankenpflegestationen oder Haus- und Familienpflegestationen, angeboten.

Den Sozialstationen sind z. T. auch Krankenwohnungen zugeordnet. Solche Krankenwohnungen sind dort notwendig, wo eine »Rund-um-die-Uhr-Versorgung« von Patienten nötig ist. Sie können helfen, unerwünschte und unnötige Krankenhaus- oder andere stationäre Langzeitaufenthalte zu vermeiden (bzw. abzukürzen), und den Patienten dazu befähigen, selbstständig/unabhängig zu bleiben.

Die Sozialstationen verfügen über das erforderliche *Fachpersonal* zur Erbringung ihrer sozialen Hilfen. Dazu gehören Angehörige der verschiedenen Gesundheitsberufe, wie z. B. Krankenpflegepersonal, Altenpfleger, Familienpfleger, Dorfhelfer, Krankenpflegehelfer, Sozialarbeiter und Zivildienstpflichtige.

Im Jahr 2019 wurden deutschlandweit 14.688 ambulante Pflegedienste gezählt (Statista 2019). Damit hat sich die Anzahl der Pflegedienste in den letzten zwanzig Jahren um rund 30 % erhöht.

Träger der ambulanten Pflegedienste sind die Verbände der Freien Wohlfahrtspflege, die Kirchen, Zusammenschlüsse von Kirchengemeinden und/oder Pflegevereinen und – subsidiär – die kommunalen Gebietskörperschaften bzw. Zweckverbände. Der Ausbau der Pflegeinfrastruktur wurde vor allem von privaten Trägern vorangetrieben.

Die *Finanzierung* der Sozialstationen erfolgt einmal durch den Trägeranteil und Zuschüsse von Ländern, Kreisen und Gemeinden, zum anderen durch die Abrechnung der erbrachten Hilfen mit den Krankenkassen (Pflegekassen), Sozialämtern und selbstzahlenden Patienten. Weitere Einnahmen können z. B. durch Spenden und Förderkreise aufkommen.

Schließlich sind an dieser Stelle noch die ambulanten Hospizdienste als multiprofessionelle Einrichtungen aus Ärzten, Pflegepersonal, Sozialarbeitern und Ehrenamtlichen zu erwähnen. Derzeit gibt es in Deutschland ca. 1.500 ambulante Hospizdienste (▶ Kap. 9.3).

Psychosoziale Dienste

Wir haben bislang folgende Sektoren der ambulanten Gesundheitsversorgung vorgestellt:

- medizinische Versorgung durch Arztpraxen, Gesundheitsämter, betriebsärztliche Dienste,
- pflegerische Versorgung durch Sozialstationen und vergleichbare Dienste.

Als dritten Sektor der ambulanten Gesundheitsversorgung wollen wir die *psychosozialen Dienste* behandeln. Hierzu gehört eine Vielzahl von Einrichtungen, wie z. B. Psychotherapeutische Praxen, Drogenberatungsstellen, AIDS-Beratungsstellen, Soziale Dienste der Krankenkassen, Psychosoziale Kontaktstellen, Sozialpsychiatrische Dienste, Selbsthilfekontaktstellen. Wir werden im zweiten Teil dieses Buches bei der Frage der Versorgung ausgewählter Patientengruppen wiederholt auf diese Einrichtungen hinweisen. Psychosoziale Dienste sind der Hauptarbeitsplatz für Sozialarbeiter und Psychologen im Gesundheitswesen.

Der psychosoziale Sektor der ambulanten Gesundheitsversorgung hat seit Anfang der 70er-Jahre stark expandiert. Bergold und Filsinger diskutieren verschiedene Erklärungen für diese Expansion (1993, S. 16 ff.):

»Eine Erklärung kann darin gesehen werden, dass *gestiegene Lebensrisiken und Belastungen* (z. B. infolge von erhöhter beruflicher Beanspruchung und Mobilitätsanforderungen), *soziokulturelle Veränderungen* bzw. Umbrüche (z. B. Zunahme gesellschaftlicher Komplexität, Verkleinerung der Haushalte, zunehmende Berufstätigkeit von Frauen) und neue *prekäre Lebens- und Problemlagen* (z. B. Armut, Migration, Pflegebedürftigkeit) einen wachsenden Bedarf an (kompensativ-kurativen) psychosozialen Dienstleistungen hervorbringen (systemischer Bedarf) ... Eine andere Erklärung sieht die Expansion als Resultat *einer gestiegenen Nachfrage*, als Ausdruck von geänderten ›Klientenbedürfnissen‹ (Keupp 1972). In dieser Argumentation reichen die alltagsweltlichen Bewältigungskapazitäten für Krisen und Belastungen nicht mehr aus, da traditionelle Sinnzusammenhänge und Normensysteme, bewährte Bewältigungsformen und soziale Netzwerke ›zerfallen‹. Deshalb werden professionelle Dienstleistungen (z. B. Beratung und Therapie) verstärkt nachgefragt ... Offe (1984) hat ferner auf *Arbeitsmarktentwicklungen* aufmerksam gemacht und gezeigt, dass der Arbeitskräftebedarf im industriellen Sektor im Zuge der Rationalisierung abnimmt und somit Beschäftigungsdefizite entstehen. Expansionschancen bestehen im Wesentlichen nur noch im Bereich der Dienstleistungen. Durch die wachsende Zahl von Absolventen psychologischer, pädagogischer und sozialarbeiterischer Ausbildungen entsteht überdies ein Expansionsdruck auf den psychosozialen Sektor, da erweiterte psychosoziale Angebote neue Bedürfnisse und Nachfragen provozieren ... Die hier diskutierten Erklärungen schließen sich einander nicht aus. Vielmehr können sie gemeinsam ein *Erklärungsmuster* für die Expansion professioneller Dienste bieten.«

Als Beispiel für einen psychosozialen Dienst wollen wir kurz den *Sozialpsychiatrischen Dienst* vorstellen: Sozialpsychiatrische Dienste sind im Zuge der sog. »PsychKGs« – also der Ländergesetze über Hilfen und Schutzmaßnahmen für psychisch Kranke – um 1978 an den Gesundheitsämtern entstanden. Herausgehobenes Ziel der Einrichtung Sozialpsychiatrischer Dienste ist die Verbesserung der Versorgung chronisch psychisch kranker Menschen und die Verhinderung oder zumindest »Humanisierung« von Zwangseinweisungen.

Die Aufgaben Sozialpsychiatrischer Dienste sind:

a) Beratung von Hilfesuchenden, Gespräche mit Angehörigen und Personen aus der sozialen Umgebung beziehungsweise Mitarbeiter*innen anderer Einrichtungen und Dienste;
b) Gewährung vorsorgender Hilfen mit dem Ziel der rechtzeitigen (ärztlichen) Behandlung und Inanspruchnahme von Hilfsangeboten bei begonnener bzw. erneuter Erkrankung;
c) Betreuung von Patient*innen nach einer Krankenhausbehandlung im Zuge der nachgehenden Hilfe zur Wiedereingliederung in die Gemeinschaft;
d) Erbringung dieser Aufgaben durch das Angebot von Sprechstunden sowie aufsuchender Hilfen;
e) Koordination von Hilfen für psychisch erkrankte Menschen, die von mehreren Einrichtungen oder Diensten betreut oder behandelt werden;
f) Zusammenarbeit mit anderen Diensten und Einrichtungen in der Region.

Im Rahmen der Novellierung der »PsychKGs« seit 1998 sind in den meisten Bundesländern als weitere Aufgaben die Erarbeitung des Psychiatrieplans und der Aufbau und die Leitung des Sozial- oder Gemeindepsychiatrischen Verbunds hinzugekommen. Mit »Anspruch und Wirklichkeit« der Arbeit Sozialpsychiatrischer Dienste haben sich Elgeti et al. (2018) in einer ausführlichen Studie befasst.

Last but not least wollen wir uns mit der ambulanten Gesundheitsversorgung durch Psychotherapeut*innen beschäftigen. Seit Inkrafttreten des Psychotherapeutengesetzes im Jahr 1999 tragen Psychotherapeut*innen einen relevanten Teil zur psychosozialen Gesundheitsversorgung bei, der für alle gesetzlich Versicherten zugänglich ist und im Rahmen des SGB V finanziert wird. Das ist eine international betrachtet nahezu einmalige Situation (Sachverständigenrat 2018: Gutachten 2018).

Wie dem Arztreport 2020 der BARMER zu entnehmen ist, gab es 2018 mehr als 36.500 Psychologische Psychotherapeut*innen und Ärzt*innen mit einer psychotherapeutischen Qualifikation. Fast drei Viertel sind den Psychologischen Psychotherapeut*innen (57,5%) und den Psychotherapeut*innen für Kinder und Jugendliche (15%) zuzuordnen (BARMER 2020). Seit dem Jahr 2009 stieg die Zahl der Psychologischen Psychotherapeut*innen um 54% von 13.700 auf 21.000. Die Zahl der Kinder- und Jugendpsychotherapeuten hat sich mehr als verdoppelt, von rund 2.600 auf etwa 5.500.

Nach Angaben der BARMER ist die Zahl derjenigen Versicherten, die eine Psychotherapie in Anspruch genommen haben, zwischen 2009 und 2018 um 41% gestiegen. So nahmen 2018 fast 4% der Bevölkerung Kontakt zu einem Psychotherapeuten auf. Diese Steigerung ist wesentlich auf die Änderungen der Psychotherapie-Richtlinie von 2017 zurückzuführen, welche die Psychotherapeut*innen zur Einrichtung von Sprechstunden und zu einer telefonischen Erreichbarkeit von 200 Minuten pro Woche verpflichteten. Darüber hinaus wurden probatorische Sitzungen, die psychotherapeutische Akutbehandlung, die Rezidivprophylaxe und die Förderung der Gruppentherapie eingeführt. Trotz dieser wichtigen versorgungspolitischen Maßnahmen gibt es nach dem BARMER Arztreport weiterhin gravierende Differenzen bei der regionalen Verteilung von Psychotherapeut*innen: während in dünnbesiedelten Gebieten 21 Psychotherapeut*innen auf 100.000 Einwohner kommen, sind es in dichtbesiedelten Regionen 69. Auch hinsichtlich der Wartezeiten gibt es noch weiteren Verbesserungsbedarf: so muss jeder dritte Patient nach dem Besuch einer psychotherapeutischen Sprechstunde immer noch mindestens einen Monat und jeder zehnte Patient mehr als drei Monate auf eine Richtlinienpsychotherapie warten. Schließlich sind auch die Zugangsbarrieren zu einer Psychotherapie für Patienten aus benachteiligten Bevölkerungsgruppen nach wie vor hoch (BARMER 2020).

Stationäre Versorgung

Die bisher skizzierten Einrichtungen der Gesundheitsversorgung haben gemeinsam, dass sie den Bürger bzw. Patienten im Rahmen seiner gewohnten Lebens- und Arbeitswelt zu erreichen versuchen, sie werden deshalb als *ambulante* Einrichtungen bezeichnet. Damit werden sie den jetzt darzustellenden Einrichtungen der *stationären* Versorgung gegenübergestellt, die den Patienten aus medizinischen und/oder sozialen Gründen für einen begrenzten oder unbegrenzten Zeitraum aus seinem Alltag herausnehmen.

»*Unterscheidung nach der betrieblichen Funktion:*
Allgemeinkrankenhäuser vereinen mehrere Fachabteilungen der allgemeinen ärztlichen

Disziplinen, ohne dass eine bestimmte Fachrichtung im Vordergrund steht. Sie dienen v. a. der Versorgung Akutkranker und sind durch eine überwiegend kurze Verweildauer gekennzeichnet.

Fachkrankenhäuser sind meist auf eine Fachrichtung spezialisiert und versorgen durch Gebietsärzte bestimmte Krankheitsarten oder Gruppen von Krankheitsarten der allgemeinen oder besonderen ärztlichen Disziplinen. Auch sie dienen v. a. der Versorgung Akutkranker; auch sie kennzeichnet eine überwiegend kurze Verweildauer.

Sonderkrankenhäuser sind Allgemein- oder Fachkrankenhäuser, die Sonderaufgaben wahrnehmen. Sie dienen entweder der Aufnahme bestimmter Personengruppen oder einer besonderen Unterbringung der Patienten oder der Durchführung besonderer Versorgungsmaßnahmen oder Behandlungsmethoden. Sie sind zumeist durch eine längere Verweildauer gekennzeichnet.

Belegkrankenhäuser bieten den Patienten nur Unterkunft, Verpflegung und Pflege an. Die ärztliche Behandlung wird durch niedergelassene Ärzte erbracht, die vom Krankenhausträger das Recht erhalten haben, ihre Patienten und die ihnen überwiesenen Patienten ihres Fachgebietes im Krankenhaus stationär (weiter) zu behandeln.

Tageskliniken werden v. a. im Bereich der psychiatrischen Versorgung eingerichtet. Sie sind Krankenhäusern angeschlossen und dienen der halbstationären Behandlung von Patienten, die den Abend und die Nacht im gewohnten familiären Bereich verbringen können. Tageskliniken verfügen über die gleichen Behandlungs- und Pflegemöglichkeiten wie die Krankenhäuser und unterscheiden sich von diesen nur durch die Beschränkung ihrer Inanspruchnahme auf die Tageszeit.

Nachsorgekliniken sollen Rekonvaleszenten, die nicht mehr der unmittelbaren Krankenhausbehandlung, wohl aber noch einer Krankenhausüberwachung bedürfen, einen nahtlosen Übergang von der stationären in die ambulante Versorgung ermöglichen. Sie werden in räumlicher und funktioneller Verbindung mit Krankenhäusern geschaffen und dienen der Risikoüberwachung sowie der Abwendung von Rückfällen, gesundheitlichen und sozialen Nachteilen.

Unterscheidungen *nach Anforderungs- und Versorgungsstufen:*
Krankenhäuser der Grundversorgung dienen der ortsnahen Krankenversorgung. Ihr medizinisches Leistungsangebot umfaßt bis zu 3 Fachrichtungen.
Krankenhäuser der Regelversorgung erfüllen überörtliche Aufgaben der Krankenhausversorgung und halten ein entsprechend differenziertes medizinisches Versorgungsangebot bereit. Krankenhäuser der Schwerpunktversorgung nehmen ebenfalls Aufgaben der überörtlichen Krankenhausversorgung wahr. Ihr medizinisches Leistungsangebot umfaßt gegenüber den Krankenhäusern der Regelversorgung weitere Fachrichtungen.
Krankenhäuser der Zentral- bzw. Maximalversorgung besitzen über die Ausstattung der Schwerpunkt-Krankenhäuser hinaus weitere Hauptfachabteilungen und versorgen Patienten, die hochdifferenzierter Diagnostik bedürfen.« (Schell 1995, S. 137 f.)

Das stationäre Behandlungsgeschehen wird durch das Vergütungssystem erheblich beeinflusst.

DRG-Fallpauschalensystem

Die Finanzierung der Krankenhäuser erfuhr eine elementare Umstrukturierung Ende der achtziger Jahre. Die konzeptionellen Grundlagen eines marktorientierten Umbaus der Krankenhäuser lieferte die Robert Bosch Stiftung und die von ihr einberufene »Kommission Krankenhausfinanzierung«. Diese Kommission plädierte für die Abschaffung der staatlichen Krankenhausplanung, des Selbstdeckungsprinzips und für Einführung eines Fallpauschalensystems. Das sogenannte Krankenhaus-Neuordnungsgesetz (KHNG) ermöglichte es den Krankenhäusern auf freiwilliger

3.1 Systemanalyse des Gesundheitswesens

Basis, Fallpauschalen anzuwenden, dies wurde jedoch nur wenig genutzt. Ein weiterer Schritt in Richtung DRG (Diagnosis Related Groups)-System war das Gesundheitsstrukturgesetz (GSG) aus dem Jahre 1992. Ein neues Entgeltsystem sollte zu einem vollständigen Fallpauschalensystem führen. Das GSG legte die Eckpunkte fest, die konkrete Ausgestaltung sollte in einer neugefassten Bundespflegesatzverordnung (BPflV) erfolgen. Dieses neue Entgeltsystem erforderte einen viel größeren Aufwand als das alte System im betrieblichen Rechnungswesen und den Budgetverhandlungen. Es war vorgesehen, dass ab dem 1. Januar 2002 alle Krankenhäuser mit Fallpauschalen abrechnen. Im ersten Jahr parallel zu den bisherigen Pflegesätzen, ab 2003 sollte diese dann vollständig durch Fallpauschalen ersetzt werden. Dieser Zeitplan war zu kurz angesetzt. Dieses ursprünglich australische DRG-System konnte in dieser kurzen Zeitspanne aufgrund fehlender Bewertungsrelationen nicht an die deutschen Verhältnisse angepasst werden. Die Anpassung des Zeitplans erfolgte durch das Fallpauschalengesetz aus dem Jahre 2002. Es war ein sogenanntes »Artikelgesetz« und bestand aus Änderungen bisheriger Rechtsvorschriften, zum Beispiel aus dem KHG oder dem BPflV. Der wichtigste Bestandteil dieser strukturellen Refinanzierungsänderung war jedoch das neue Krankenhausentgeltgesetz (KHEntgG). Dieses Gesetz regelt bis heute die Umsetzung des DRG-Vergütungssystems. Ab dem 1. Januar 2005 kam es zu der sogenannten »Scharfstellungsphase«. 2005 war somit das erste Jahr, bei dem die Krankenhäuser entweder Überschüsse oder Verluste erzielen konnten. Ausgehend vom Budget des Jahres 2004 sollten die verschiedenen Basisfallwerte langsam in den Jahren 2005–2007, in der sogenannten »Konvergenzphase«, schrittweise an den Landesdurchschnitt angepasst werden. Nach dem Fallpauschalengesetz sollten alle Krankenhäuser ab 2008 nur noch auf Grundlage des Landesbasisfallwertes abrechnen. Diese Kostenumstrukturierung hatte zur Folge, dass mehr als die Hälfte aller Krankenhäuser mit Kostenerstattungsdefiziten rechnen mussten, viele sogar bis zu Einnahmeverlusten von 30 %. Dies hatte dann wiederum in den Jahren 2002–2005 zur Folge, dass mehr als 28.000 Stellen für Pflegekräfte (ohne Psychiatrie) abgebaut wurden. Ab dem Jahr 2010 ging das DRG-System in den Regelbetrieb (Dietrich et al. 2018). Jedes Jahr vereinbaren die Vertragsparteien auf Bundesebene (GKV, PKV, DKG) einen aktualisierten Fallpauschalenkatalog, bei dem festgelegt wird, welche DRG-Fallgruppe mit welcher Fallpauschale abzurechnen ist. Jede Fallgruppe hat eine eigene Bewertungsrelation. Sie gibt das Verhältnis zwischen der ökonomischen Bewertung der Fallgruppe und einer Bezugsgröße an, und wird mit dem Wert 1,0 gekennzeichnet. Hierbei geht man von Patienten aus, deren Verweildauer innerhalb der Grenzverweildauer liegt. Der Fallpauschalenkatalog enthält somit nur ein Punktesystem, das das relative Kostengewicht angibt und keine Euro-Beträge. Die sogenannten Kalkulationskrankenhäuser (ca. 250) bilden die Grundlage zur Ermittlung der Bewertungsrelationen. Werden die definierten Verweildauergrenzen unter- oder überschritten, ist für jeden Tag der Abweichung ein tagesbezogener Abschlag oder Zuschlag auf die Fallpauschale vorzunehmen. Der Preis der Fallpauschale ergibt sich aus der Multiplikation der Bewertungsrelation mit dem jeweiligen Basisfallwert. Basisfallwert ist die finanzielle Bewertung der Bewertungsrelation 1,0. Jedes Krankenhaus erhielt einen individuellen Basisfallwert, der schrittweise an einen Landesbasisfallwert angeglichen werden sollte. Ab 2010 war nur noch der vereinte Landesbasisfallwert gültig. Dies dient als Übergangslösung, denn die Landesbasisfallwerte sollen wiederum von Bundesbasisfallwerten abgelöst werden. Diese Anpassung erfolgt in Jahresschritten. Ab dem 1. Januar 2021 soll es in Deutschland nur noch einen einheitlichen Bundesbasisfallwert geben. Die Finanzierung der Fallpauschalen entsprechen derzeit ca. 90 % des Krankenhausbudgets (Dietrich et al. 2018).

Krankenhäuser werden in der Bundesrepublik Deutschland von unterschiedlichen Institutionen und Personen betrieben. Nach der Trägerschaft gibt es öffentliche, freigemeinnützige und private Krankenhäuser.

2018 gab es in Deutschland 1925 Krankenhäuser mit 498.192 Betten. 29,3 % der Betten waren in öffentlichen, 33,9 % in freigemeinnützigen und 36,8 % in privaten Krankenhäusern. Der Anteil privater Krankenhäuser hat in den vergangenen Jahren deutlich zugenommen. Im gleichen Jahr gab es 1.126 Vorsorge- und Rehabilitationseinrichtungen mit 163.688 Betten. 16,7 % der Betten waren in öffentlicher, 16,1 % in freigemeinnütziger und 67,2 % in privater Trägerschaft (DKG 2020, Statistisches Bundesamt 2020).

2018 waren in den Krankenhäusern 910.366 Personen (Vollkräfte) beschäftigt. Unter ihnen waren das Pflegepersonal mit 331.370 Personen und das ärztliche Personal mit 164.636 Personen die größten Berufsgruppen. In den Vorsorge- und Rehabilitationseinrichtungen waren 91.663 Personen beschäftigt, auf das ärztliche Personal entfielen 8.801 Personen (DKG 2020, Statistisches Bundesamt 2020).

Mit den bisherigen Ausführungen ist der Bereich der stationären Gesundheitsversorgung noch lange nicht vollständig beschrieben. Wir müssen zum stationären Sektor der Gesundheitsversorgung u. a. noch hinzurechnen: Heime für psychisch Kranke, geistig behinderte Menschen, körperlich behinderte Menschen, Pflegeheime, Übergangsheime etc. Diese Einrichtungen haben keinen Krankenhausstatus und werden auch überwiegend aus anderen Mitteln als der gesetzlichen Krankenversicherung finanziert, sie betreuen aber – und dieses Definitionsmerkmal ist hier entscheidend – Menschen mit gesundheitlichen Problemen bzw. Behinderungen. 2017 gab es 952.367 Plätze in 14.480 Alten- und Pflegeheimen (Destatis 2017) und 201.939 Plätze in 6.891 stationären Einrichtungen für psychisch Kranke und behinderte Menschen (Bundesarbeitsgemeinschaft der freien Wohlfahrtspflege 2017). Schließlich sind noch die stationären Hospize zu nennen (▶ Kap. 9.3), deren Zahl in den letzten Jahren deutlich – auf 250 Hospize – zugenommen hat (Deutscher Hospiz- und PalliativVerband e. V. 2021).

Versorgung durch zivilgesellschaftliche Initiativen (NGO)

Unser deutsches Gesundheitsversorgungssystem zeigt immer häufiger gravierende Versorgungslücken auf. Der Staat kommt hier seiner Fürsorgeverpflichtung in vielen Bereichen nicht mehr adäquat nach. Daher sind zahlreiche hauptsächlich zivilgesellschaftliche Initiativen entstanden, die versuchen dennoch, eine menschenrechtskonforme Gesundheitsversorgung vulnerablen Personengruppen anzubieten. Auf der Internetplattform *www.gesundheit-ein-menschenrecht.de* haben sich Institutionen, die sich aktiv für gesundheitliche Chancengleichheit einsetzen, vernetzt. Das Bündnis setzt sich hauptsächlich aus niedrigschwellig, praktisch medizinisch tätigen und oder sozialrechtlich beratenden Praxen, Ambulanzen, Vereinen und Versorgungsinstitutionen zusammen. Aber auch Ärzteorganisationen, Behörden und Verbände sind Mitbegründer dieses Bündnisses. Zugleich finden benachteiligte Menschen dort konkrete Hilfsangebote, damit sie eine, wie alle anderen Menschen in unserer Gesellschaft, adäquate gesundheitliche Versorgung erhalten. Die Initiatoren schreiben auf ihrer Internetpräsenz, dass sie Mitglieder des bundesweiten Bündnisses »Gesundheit für alle« sind. Gegründet haben sie sich im Jahr 2015 auf dem 20. Kongress Armut und Gesundheit in Berlin (Kongress Armut und Gesundheit 2021). Seither setzen sie sich für eine Gesundheitsversorgung von nicht bzw. unzureichend krankenversicherten Menschen in Deutschland ein. Dafür haben sie sich vernetzt und kooperieren miteinander, informieren und fördern dabei eine betroffenenzentrierte Öffentlichkeitsarbeit zu dem Thema »Gesundheit ist ein Menschenrecht für alle« (▶ Kap. 7.1).

Zudem gibt es sehr gute Internet-Plattformen, auf denen sowohl für professionell Tätige als auch selbst Betroffene wichtige Informationen zu sozialrechtlichen aber auch krankenversicherungsrechtlichen Aspekten dargestellt werden. Beispielhaft sollen hier die Internetseite von *www.harald-thoma.de* (Informationen zu Arbeitslosen- und Sozialrecht), *www.tacheles-sozialhilfe.de* (Erwerbslosenverein Tacheles e.V. »Informationen rund um SGB II, Sozialrecht, soziale Ausgrenzung und Gegenwehr«, wie sie ihr Aktionsspektrum selbst umschreiben), oder auch die Homepage von *www.gegen-hartz.de*, die wichtige, immer aktuelle Informationen zur Rechtsprechung und der Rechte bezüglich des Arbeitslosengeldes II bzw. Sozialgeldes veröffentlichen.

3.1.2 Berufe im Gesundheitswesen

Die Gesundheitsversorgung wird im Rahmen bezahlter Dienstleistungen durch Gesundheitsberufe und – in bestimmten Bereichen – auch durch individuelle und soziale Selbsthilfe erbracht. Wir werden an dieser Stelle auf die professionellen Dienstleistungen und in den folgenden Abschnitten auch auf die Selbsthilfe eingehen.

Bevor wir uns mit den Gesundheitsberufen im Einzelnen beschäftigen, wollen wir einige berufssoziologische Aspekte diskutieren, die in diesem Zusammenhang von Interesse sind (vgl. insb. Freidson 1979, Siegrist 2005).

In der berufssoziologischen Literatur werden solche Berufe als »*Profession*« hervorgehoben, die

- über ein Spezialwissen verfügen, das in einer Hochschulausbildung vermittelt wird und wissenschaftlich fundiert ist;
- eine Monopolstellung in der praktischen Anwendung dieses Wissens erreicht haben; diese Monopolstellung wird zum Teil durch eine staatliche Anerkennung legitimiert und durch starke berufsständische Vereinigungen verteidigt;
- über herausgehobene berufsethische Normen und besonderes öffentliches Engagement verfügen. Im Gesundheitswesen beinhaltet dies die Zurückstellung

eigener Interessen zugunsten der Interessen des Patienten. Man spricht in diesem Zusammenhang auch von Professionalismus oder »Berufung«.

Ärzte werden in der berufssoziologischen Literatur als das »Paradebeispiel« eines voll-professionalisierten Berufs behandelt. Alle genannten Kriterien einer Profession treffen voll auf sie zu. Berufsgruppen, die Teile dieser Kriterien erfüllen, werden als *Semi-Profession* bezeichnet, wie z. B. das Krankenpflegepersonal, wobei dem dritten Kriterium »Berufung« kaum unterscheidende Bedeutung zukommt, da ein besonderes Berufsengagement für alle helfenden Berufe charakteristisch ist. Es wird weiter davon ausgegangen, dass jede Berufsgruppe das Ziel hat, eine Voll-Professionalisierung zu erreichen, um ein Optimum an gesellschaftlicher Anerkennung – in Form von Prestige und Bezahlung – und volle berufliche Autonomie zu erreichen. Wir bezeichnen diesen Prozess als »*Professionalisierung*«. Zur Kritik der traditionellen Professionalisierungsmodelle als Machtmodelle zum Erhalt der Kontrolle über Märkte und damit zur Sicherung von Einkommen, Prestige und Autonomie vgl. z. B. Siegrist 2005. Die sog. halb-professionalisierten (Semi-Profession) Berufe im Gesundheitswesen – wie z. B. Krankenpflegepersonal, Medizinisch-technische Assistent*innen, Krankengymnast*innen etc. – sind voll in die Hierarchie der Gesundheitsberufe eingeordnet. Auch wenn einige dieser Berufsgruppen es geschafft haben, auf dem Weg der Professionalisierung voranzukommen (z. B. durch eine längere und selbstkontrollierte Hochschulausbildung, staatliche Anerkennung und Fachautonomie), bleibt ihre Tätigkeit im Prinzip doch von der Anordnung des Arztes abhängig. Dies ist besonders deutlich in den klassischen medizinischen Einrichtungen wie im Krankenhaus oder in der Arztpraxis. Die Tätigkeit in der Gemeinde dagegen lässt eher eine berufliche Autonomie erreichen.

Sozusagen von außen in das Gesundheitswesen »eindringende« Berufe wie Psychologen und Sozialarbeiter können für die ärztlichen Dominanzansprüche dagegen eine Herausforderung darstellen, ein Faktum, das mögliche Schwierigkeiten der Zusammenarbeit z. B. zwischen Sozialarbeiter und Amtsarzt im Gesundheitsamt oder zwischen Psychiater und klinischem Psychologen im psychiatrischen Krankenhaus zum Teil erklären.

Wir haben uns bislang zur Hauptsache mit den *Unterschieden* zwischen den Gesundheitsberufen beschäftigt. Wir wollen jetzt noch einige Bemerkungen zu den *Folgen* der Professionalisierung machen. Der gesellschaftliche »Sinn« der Professionalisierung ist es, bestimmten Berufsgruppen bestimmte Aufgaben zu übertragen und deren qualifizierte Ausübung zu garantieren bzw. Scharlatanerie zu unterbinden. Dies wird umso wichtiger in solchen Bereichen, in denen der »Laie« nicht mehr imstande ist, die Qualität der Dienstleistungen selbst zu beurteilen; er ist dann auf staatliche Anerkennung von Qualifikationen etc. angewiesen.

Man könnte die Berufe im Gesundheitswesen weiterhin danach einteilen, ob sie eher »Gesundheitsberufe« oder eher »Heilberufe« sind, d. h., ob sie in ihrer Tätigkeit eher präventiv, gesundheitsfördernd und gesundheitsberatend sind oder ob sie es primär mit der Behandlung von Kranken und mit der Rehabilitation zu tun haben.

▶ Abb. 3.3 gibt einen Überblick über Gesundheitspersonal nach Berufen 2018.
▶ Abb. 3.4 zeigt die Gesundheitspersonalverteilung in den einzelnen Versorgungseinrichtungen im Jahr 2018.

Es gibt im Gesundheitswesen zahlreiche Berufsgruppen. Im Kontext der medizinisch pflegerischen Versorgung gibt es die Gesundheit- und Krankenpfleger*in, Gesundheit- und Kinderkrankenpfleger*in, Altenpfleger*in und Hebammen, die

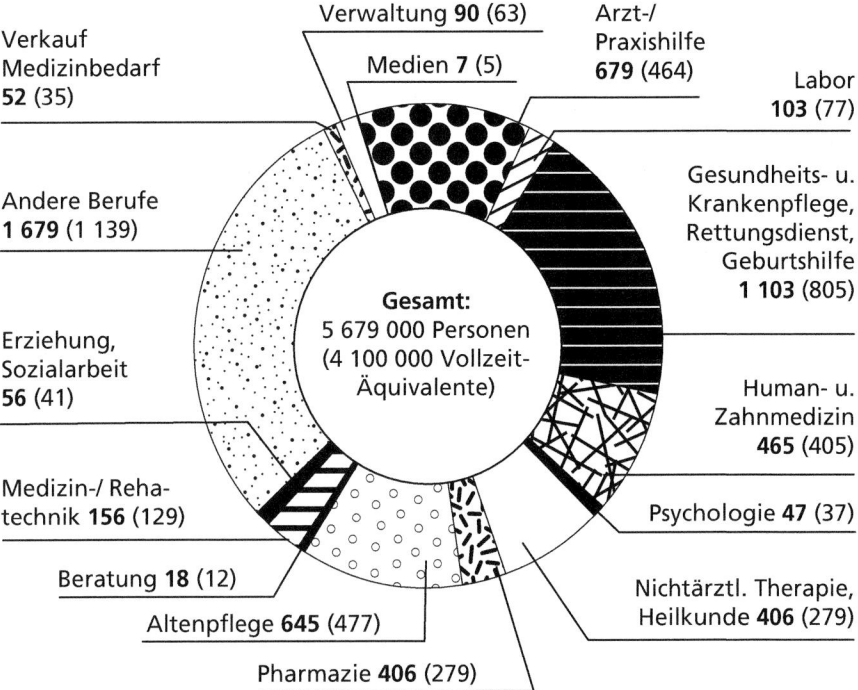

Abb. 3.3: Gesundheitspersonal nach Berufen 2018, nach Personen und Vollzeitäquivalenten in Tsd. (nach Statistischem Bundesamt/Destatis)

alle eine dreijährige Ausbildungszeit durchlaufen müssen mit einem staatlichen Abschluss.

Es gibt die Gruppe der Rettungsassistenten und seit dem Jahr 2014 der Notfallsanitäter mit einer zweijährigen Ausbildungszeit.

Des Weiteren gibt es Heilerziehungspfleger. Im Bereich der physikalischen und physiotherapeutischen Therapie gibt es das Berufsbild der Physiotherapeuten und Ergotherapeuten mit einer dreijährigen Ausbildungszeit und staatlicher Anerkennung, das der Masseure und medizinischen Bademeister mit einer 2,5- jährigen Ausbildung und staatlichen Anerkennung. Zudem Motopäd*innen (Voraussetzung ist eine Berufsausbildung als Sport- bzw. Gymnastiklehrer*innen), Sporttherapeut*innen und Podolog*innen.

Im Bereich gesundheitliche Ernährungsberatung gibt es die Diätassistentinnen mit dreijähriger Ausbildung und staatlicher Anerkennung, sowie die Diplom Oecotropholog*innen als Hochschulstudium. Im Arbeitsfeld Sprache, Sehen, Hören sowie das Gesundheitshandwerk betreffend finden wir folgende Berufsfelder: Logopäde*in, Atem-, Sprech- und Stimmlehrer*in, Dipl. Sprachheilpädagoge*in,

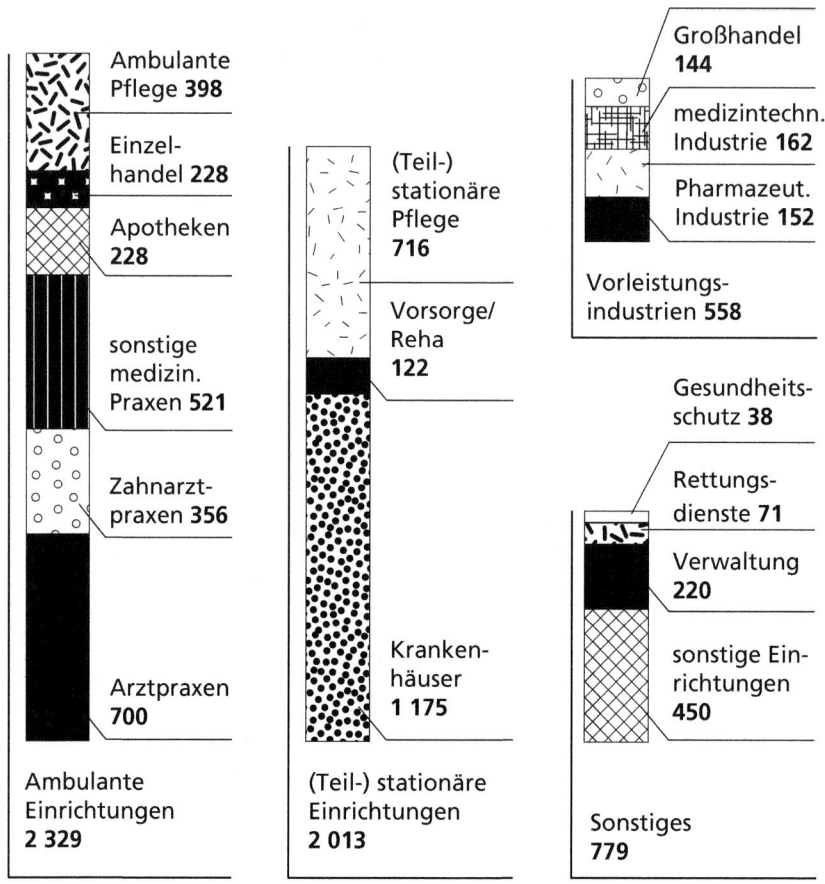

Abb. 3.4: Gesundheitspersonal nach Einrichtung 2018, in Tsd. Personen (nach Statistischem Bundesamt/Destatis)

Klinische Linguist*in, Augenoptiker*in, Zahntechniker*in, Orthopädietechnik-Mechaniker*in, Orthopädieschuhmacher*in, Hörgeräteakustiker*in, Chirurgiemechaniker*in, Pharmazeutisch-technische/r Assistent*in (PTA).

Im Arbeitsfeld der medizinisch-technischen Assistenz finden wir folgende Berufsgruppen: MT Labor Assistent*in (MTLA) und Radiologie Assistent*in (MTRA, MTAR), MTA für Funktionsdiagnostik (MTAF) und für den Operationsdienst (MTAO), Biologisch-technische Assistent*in (BTA), Arzthelfer*in, Zahnmedizinische Fachangestellt*in, Anästhesie-Techniker*in (ATA) und Operationstechnische Assistent*in, Assistent*in für medizinische Gerätetechnik, Biomedizintechniker*in (jeder der genannten MTA-Berufe beinhaltet eine Ausbildungszeit von 2–3 Jahren). Medizintechniker*in beinhaltet ein Hochschulstudium.

Im Arbeitsfeld des Gesundheitsmanagements finden wir insbesondere folgende Berufsgruppen: Kaufmann im Gesundheitswesen mit 3-jähriger Ausbildung und staatlicher Anerkennung, Public Health Manager*in, Gesundheitswissenschaftler*in (Hochschulstudium), Gerontologe*in 3–4-jähriges Studium, Gesundheits- und Sozialmanager*in (3–4-jähriges Hochschulstudium), Gesundheits- und Sozialökonom*in (3–4-jähriges berufsbegleitendes Hochschulstudium), International Health Care Manager*in (3–4-jähriges Hochschulstudium). Hierbei fällt auf, dass die meisten Berufe mit Studienabschlüssen im Gesundheitsmanagement-Bereich angeboten werden.

Eine bedeutsame Entwicklung im Bereich der Gesundheitspersonalausbildung der letzten Jahre stellt ihre zunehmende Akademisierung dar. Derzeit bieten immer mehr Universitäten und zahlreiche Fachhochschulen pflegewissenschaftliche und pflegepädagogische Studiengänge sowie neue gesundheitsassoziierte Studiengänge an, womit der große Nachholbedarf gegenüber anderen europäischen Ländern hinsichtlich einer akademischen gesundheitswissenschaftlichen Ausbildung zunehmend kompensiert wird.

Das *Krankenpflegepersonal* ist mit Abstand die größte Berufsgruppe im Gesundheitswesen. Hinzu kommt noch die Gruppe der Helfer in der Krankenpflege. Davon sind ca. die Hälfte im Krankenhausbereich beschäftigt, die andere Hälfte in der Gemeinde- und Altenpflege. Auch wenn die Berufsgruppe des Krankenpflegepersonals eine »typisch weibliche« Berufsgruppe ist, hat der relative Anteil der Männer unter dem Krankenpflegepersonal insbesondere in den höher eingestuften Positionen kontinuierlich zugenommen. Ähnlich wie in der Berufsgruppe der Ärzte gibt es auch unter dem Krankenpflegepersonal eine starke Arbeitsteilung und Spezialisierung (z. B. in Kinderkrankenschwestern/-pfleger, Operationsschwestern/-pfleger, Anästhesieschwestern/-pfleger, Psychiatrieschwestern/-pfleger), zu der noch die zunehmende Zahl von un- und angelernten Pflegekräften kommt.

Mit dem Gesetz zur Reform der Pflegeberufe (*Pflegeberufegesetz*), das im Juli 2017 verkündet wurde, soll der Grundstein für eine zukünftige und qualitativ hochwertige Pflegeausbildung für die Kranken-, Kinderkranken- und Altenpflege gelegt werden. Im Wesentlichen wurden folgende Regelungen getroffen:

- Die bisher im Altenpflegegesetz und im Krankenpflegegesetz getrennt geregelten Pflegeausbildungen werden in einem neuen Pflegeberufegesetz zusammengeführt.
- Alle Auszubildenden erhalten zwei Jahre lang eine gemeinsame generalistisch ausgerichtete Ausbildung, in der sie einen Vertiefungsbereich in der praktischen Ausbildung wählen. Auszubildende, die im dritten Ausbildungsjahr die generalistische Ausbildung fortsetzen, erwerben den Berufsabschluss »Pflegefachfrau« bzw. »Pflegefachmann«.
- Auszubildende, die ihren Schwerpunkt in der Pflege alter Menschen oder der Versorgung von Kindern und Jugendlichen sehen, können wählen, ob sie – statt die generalistische Ausbildung fortzusetzen – einen gesonderten Abschluss in der Altenpflege oder Gesundheits- und Kinderkrankenpflege erwerben wollen.
- Zukünftig wird kein Schulgeld mehr gezahlt. Zudem haben die Auszubildenden Anspruch auf eine angemessene Ausbildungsvergütung.
- Ergänzend zur beruflichen Pflegeausbildung wird ein Pflegestudium eingeführt.
- Die neuen Pflegeausbildungen werden im Jahr 2020 beginnen.

Die Zahl der berufstätigen *Ärztinnen und Ärzte* ist in den letzten Jahren weiter gestiegen.

Ende 2018 waren folgende nach Arztgruppen aufgeteilte Ärztinnen und Ärzte berufstätig (Statistik der BÄK 2018):

- Gesamtsumme der Ärztinnen und Ärzte   392.402
- Ärztinnen und Ärzte ohne Gebietsbezeichnung   115.466
- Innere Medizin   54.982
- Allgemeinmedizin   43.697
- Chirurgie   37.853
- Anästhesiologie   24.970
- Frauenheilkunde und Geburtshilfe   18.622
- Kinder- u. Jugendmedizin   14.999
- Psychiatrie u. Psychotherapeuten   11.346
- Radiologie   8.792
- Augenheilkunde   7.639
- Neurologie   7.537
- Hals-Nasen-Ohrenheilkunde   6.383
- Urologie   6.075
- Haut- u. Geschlechtskrankheiten   6.057

▶ Abb. 3.5 zeigt die Tätigkeitsbereiche von Ärztinnen und Ärzte im Jahre 2019

Im Jahre 2019 kamen auf einen berufstätigen Arzt bzw. eine berufstätige Ärztin 206 Einwohner. Damit liegt Deutschland hinsichtlich der Arztdichte im internationalen Vergleich im oberen Drittel.

Die Zahl der im Gesundheitswesen beschäftigten *Sozialarbeiter*innen* ist nicht genau bekannt. Es wird davon ausgegangen, dass 20 % aller diplomierten bzw. das Bachelorstudium absolvierten Sozialarbeiter*innen im Gesundheitswesen (ohne Behindertenarbeit) tätig sind, das wären ca. 40.000–50.000 Personen. Geißler-Piltz und Gerull (2009) gingen im Jahre 2009 von ca. 40.000 Stellen im Gesundheitssektor für Sozialarbeiter*innen und Sozialpädagog*innen aus. Adolph und Seibert (2016) kommen in einer neueren Untersuchung unter Heranziehung ganz verschiedener Datenquellen (Beschäftigungsstatistik der Bundesanstalt für Arbeit, Mikrozensus, Krankenhausstatistik, Gesundheitspersonalrechnung etc) auf ca. 56.000 Beschäftigte der Sozialen Arbeit im Gesundheitswesen. Zu den quantitativ größten Blöcken gehören die Pflegeheime mit über 23.100, die Kliniken mit gut 14.200 sowie die ambulanten Dienste mit gut 13.100 Beschäftigten.

Über das breite Spektrum der Methoden und Handlungsfelder der Sozialarbeit im Gesundheitswesen gibt die ▶ Tab. 3.6 Auskunft.

3.1 Systemanalyse des Gesundheitswesens

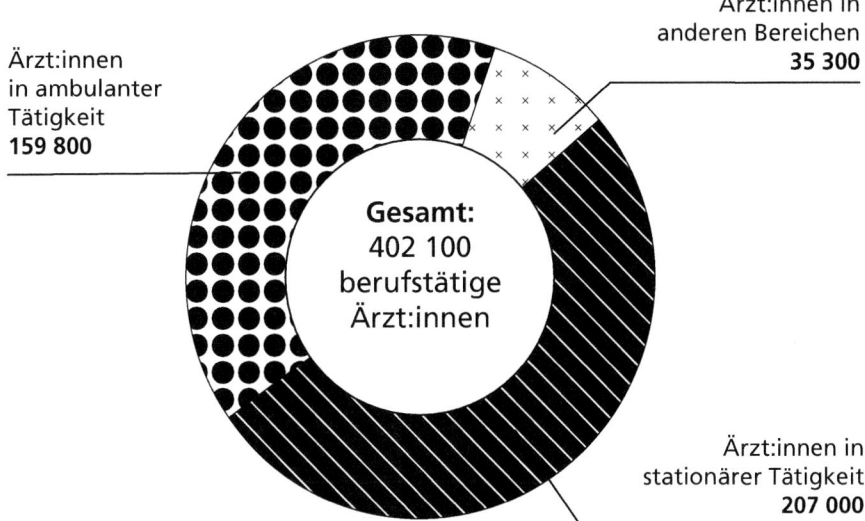

Einwohner:innen je Ärzt:in: **206**

Abb. 3.5: Ärztinnen und Ärzte nach Tätigkeitsbereichen 2019 (nach Bundesärztekammer 2020)

Tab. 3.6: Sozialarbeit im Gesundheitswesen

Einrichtung der Gesundheitshilfen	Rechtliche materielle Hilfen	Psychosoziale Hilfen	Gruppenarbeit	Therapie	Koordination/ Kooperation	Gemeinwesenarbeit
Suchtprävention	+	+			+	
Beratungsstellen						
• Sucht	+	+	+	+		(+)
• AIDS	+	+	+		+	(+)
• Selbsthilfe-Kontaktstellen	+	+	+		+	(+)
Gesundheitsämter	+	+			+	(+)
Krankenkassen	+	+	+			
Arztpraxen	+	+	+		+	
Sozialpsychiatr. Dienste	+	+	+	+	+	(+)
Sozialstationen	+	+			+	
Werkstätten für behinderte Menschen	+	+				

Tab. 3.6: Sozialarbeit im Gesundheitswesen – Fortsetzung

Einrichtung der Gesundheitshilfen	Rechtliche materielle Hilfen	Psychosoziale Hilfen	Gruppenarbeit	Therapie	Koordination/ Kooperation	Gemeinwesenarbeit
Tageskliniken	+	+	+	+		
Therapeutische WGs	+	+	+	(+)		
Übergangsheime	+	+	+	(+)		
Berufsförderungswerke/ Berufsbildungswerke	+	+	+		+	
Allg. Krankenhäuser	+	(+)			+	
Psychiatr. Kliniken	+	+	+	+		
Rehabilitationskliniken	+	+	+		+	
Heime	+	+			+	
Hospize	+	+			+	

3.2 Systemgestaltung des Gesundheitswesens

Die Gestaltung des Systems »Gesundheitswesen« erfolgt in erster Linie durch die Gesundheitspolitik. Rosenbrock bezeichnet Gesundheitspolitik als »bevölkerungsbezogenes Risikomanagement«:

> »Das Ziel von Gesundheitspolitik ist die Verbesserung der gesundheitlichen Lage der Bevölkerung durch die Minimierung krankheitsbedingter Einschränkungen der Lebensqualität und des vorzeitigen Todes. Dies schließt die Senkung von Erkrankungswahrscheinlichkeiten (Prävention) durch Minderung (pathogener) Belastungen und die Förderung (salutogener) Ressourcen ebenso ein wie die Gestaltung und Steuerung der Krankenversorgung und der Rehabilitation.« (Rosenbrock 2006, S. 707)

Es ist die Aufgabe der Gesundheitspolitik, die verschiedenen Elemente und Interessen eines Gesundheitssystems so zu steuern, dass die Ziele von Gesundheitssystemen – nämlich die Gesundheit der Bevölkerung zu erhalten und die Krankheiten zu behandeln – effektiv und effizient erreicht werden.

Die dabei zwangsläufig auftretenden »Steuerungsprobleme« hat Rosenbrock unter drei Leitfragen zusammengefasst:

> »1. Sind die Institutionen, Qualifikationen und Anreizsysteme so beschaffen, dass möglichst jeder Mensch mit Gesundheitsproblemen zum richtigen Zeitpunkt in das richtige (Teil-)System gelangt? *(Steuerziel: Zugangsrationalität)*

2. Gewährleisten Institutionen, Qualifikationen und Anreizsysteme in der Krankenversorgung, dass möglichst jeder Mensch eine kontinuierliche, integrierte, auf seine Individualität und auf seine soziale Lage zugeschnittene Versorgung seiner Gesundheitsprobleme erfährt? *(Steuerungsziele: Systemqualität; Effektivität; Versorgungsqualität)*

3. Werden die als notwendig erachteten Leistungen der Krankenversorgung mit möglichst wenig professioneller Intervention und möglichst kostengünstig erbracht? *(Steuerungsziele: Effizienz; Finanzierbarkeit)*« (ebd., S. 733).

Die am *gesundheitspolitischen Steuerungsprozess* beteiligten Akteure sind der Staat (Bund, Länder und Gemeinden), die Sozialparteien, die Kassen und Kassenverbände sowie die Leistungserbringer. Die Steuerung der Gesundheitsversorgung erfolgt als Interessenausgleich der genannten Akteure.

»Dabei geht es (…) im Kern darum, den marktgenerierten Tendenzen auf Expansion und Preisauftrieb unter staatlicher Aufsicht Gegengewichte zu setzen. Das Modell setzt auf die Entstehung von handlungsfähigen verbandlichen Akteuren auf Angebots- und Nachfrageseite (Selbstregulierung), die ihre Interessen miteinander aushandeln (Verbandsverhandlungen) und unter staatlicher Aufsicht dabei auch gemeinwohlbezogene Aspekte berücksichtigen sollen (gemeinsame Selbstverwaltung)« (ebd., S. 733).

Als häufigste *Instrumente* der Steuerung nennt Rosenbrock (ebd.):

- direkte Preis- und Tarifvereinbarungen,
- Plafondierung,
- Wirtschaftlichkeitsprüfung,
- Veränderungen im Leistungskatalog,
- direkte Zuzahlung der Versicherten,
- Veränderungen der Bezugsgrößen für Beitragszahlungen,
- Verbesserung der Informations-, Transparenz- und Koordinierungsinstrumente.

Der Sachverständigenrat zur Begutachtung der Entwicklung im Gesundheitswesen hat in seinem Gutachten zur »Bedarfsgerechten Steuerung der Gesundheitsversorgung« (2018) Empfehlungen zu folgenden Aspekten der Gesundheitsversorgung formuliert:

- Ambulante Angebotskapazitäten und Vergütung
- Planung und Finanzierung von Krankenhäusern
- Sektorübergreifende Versorgung
- Steuerung von Patientenwegen
- Zukünftige Ausgestaltung der Notfallversorgung
- Versorgung von Patienten mit Rückenschmerzen
- Versorgung von Patienten mit psychischen Erkrankungen

3.2.1 Das System der sozialen Sicherung in Deutschland

Beschäftigungs-/Einkommensverlust, bestimmte Risiken und Einschnitte im Leben, wie zum Beispiel unvorhersehbare Krankheiten, können zu materiellen, psychosozialen und/oder finanziellen Notlagen führen. Schmid (2007, S. 552) beschreibt in diesem Zusammenhang die soziale Sicherung in Deutschland als sozialstaatliche Maßnahme gegen »Zentrale Lebensrisiken« mit »unplanmäßigen Ausgaben«. Zur Bekämpfung der Notsituationen und gegen eine bedrohte Existenz soll das Sicherungs-System deshalb seinen Bürger*innen und gegebenenfalls ihren nicht erwerbstätigen Familienangehörigen absichernde Leistungen zur Verfügung stellen. Art, Umfang und Finanzierung der Leistungen hängen dabei von den jeweiligen Lebens- und Einkommensverhältnissen der (bedürftigen) Person ab und werden im nachfolgenden Abschnitt genauer beschrieben. Das deutsche Sozialleistungssystem ist heterogen organisiert und nach Tennstedt und Ortmann (2015, S. 308) »stehen Geld- und Dienstleistungen durch die Sozialversicherungen, durch staatliche Versorgung und durch die im Wesentlichen kommunale Fürsorge nebeneinander«. Zacher (2011, S. 951) ergänzt diese Beschreibung:

> »Eine neue Dreiteilung vereinigt demgegenüber Individualversicherung, Sozialversicherung und Versorgung zur ... Vorsorge, die zusammen mit ... sozialer Entschädigung und ... Hilfs- und Förderungssystemen ... das Gesamt öffentlich-rechtlicher sozialer Leistungen bildet.«

Zusammenfassend gibt es demnach in Deutschland drei Absicherungsmodelle:

1. das *Versicherungsmodell* (Absicherung erwerbstätiger Personen durch die Sozialversicherung sowie durch private freiwillige oder verpflichtende Versicherungen)
2. das *Versorgungsmodell* (Absicherung durch eine staatliche Grundversorgung, beitragsunabhängig, beispielsweise bei staatlicher Beschäftigung im besonderen Dienst)
3. das *Fürsorgemodell* (Absicherung bei Bedürftigkeit durch die Grundsicherung im Alter oder bei Erwerbsminderung sowie Sozial- und Arbeitslosengeld II)

Beitragsfinanzierte Leistungen zur sozialen Sicherung

Die momentane beitragsfinanzierte Sozialversicherung setzt sich aus fünf Säulen zusammen und findet ihren Ursprung Ende des 19. Jahrhunderts in der bismarckschen Sozialgesetzgebung. Mit der Einführung dieser Gesetze wurden erwerbstätige Bürger*innen, insbesondere Industriearbeiter*innen, erstmals gegen Krankheit, Unfälle sowie für das Alter und gegen ein damit einhergehendes existentielles Risiko abgesichert. Anfang des 20. Jahrhunderts folgte die Arbeitslosenversicherung und letztendlich 1995 die Pflegeversicherung (vgl. Dünn 2011, S. 854).

In der Gegenwart werden die Versicherungsbeiträge bei einer sozialversicherungspflichtigen Beschäftigung grundsätzlich zu gleichen Anteilen durch den/die Arbeitnehmer*in und den Arbeitgeber entrichtet und bemessen sich nach dem vorhandenen Einkommen der versicherten Person. Durch einen Wandel im System der sozialen Sicherung kommt es jedoch in den letzten Jahren zu einer Verschiebung dieser einst paritätischen Kostenaufteilung: immer mehr Leistungen müssen von den Arbeitnehmer*innen alleine getragen werden und der prozentuale Beitragssatz senkt sich zu Gunsten der Arbeitgeber*innen.

Im Gegensatz zur Kranken-, Pflege-, Renten- und Arbeitslosenversicherung werden die Kosten zur Unfallversicherung ausschließlich vom Arbeitgeber getragen (vgl. ebd.). Das Finanzierungsmodell richtet sich nach dem Umlageverfahren und dies bedeutet laut Schmid (2007: 553), »dass die aktuellen Leistungen aus den jeweiligen Beiträgen finanziert werden und kein Kapitalstock gebildet wird«. Schmid sieht das Umlageverfahren als eine maßgebliche und reformbedürftige Ursache für den Zusammenbruch der Sozialversicherungssysteme. Seiner Ansicht nach können die hohen Kosten der Sozialversicherung bei abnehmender Geburtenrate, steigender Lebenserwartung, zunehmender Arbeitslosigkeit und mit den steigenden Ausgaben im Gesundheitswesen durch das Umlageverfahren nicht mehr ausreichend abgedeckt werden (vgl. ebd.).

Die einzelnen Versicherungsträger handeln zwar selbstständig, jedoch unterliegen sie einer staatlichen Kontrolle. Für alle beteiligten Personen, die Beschäftigten, den Arbeitgeber und den Versicherungsträger, sind deshalb gesetzliche Richtlinien rechtsbindend. Diese sind in unterschiedlichen Sozialgesetzbüchern verankert:

- Arbeitslosenversicherung: SGB III
- Krankenversicherung: SGB V
- Rentenversicherung: SGB VI
- Unfallversicherung: SGB VII
- Pflegeversicherung: SGB XI

Im Gegensatz zu den Fürsorgeleistungen entsteht ein Anspruch auf Sozialversicherungsleistungen nicht nur bei Bedürftigkeit. Alleine durch das Zahlen der Versicherungsbeiträge können Sach- und/oder Geldleistungen gegenüber den Trägern geltend gemacht werden (vgl. Schmid 2007, S. 552).

Neben der gesetzlichen Sozialversicherung sind auch andere Versicherungen, wie beispielsweise Autohaftpflichtversicherungen, gesetzlich vorgeschrieben und müssen von der versicherten Person eigenständig finanziert werden (vgl. ebd.). Ergänzend können, laut Zacher (2011, S. 951), weitere beitragsfinanzierte Versicherungen privat und freiwillig abgeschlossen werden:

> »[Die] Individualversicherung ergänzt die Sozialversicherung im Hinblick auf Risiken, die von der Sozialversicherung nicht abgedeckt sind (…), im Hinblick auf Personenkreise, die von der Sozialversicherung nicht erfasst sind (…), und hinsichtlich ihrer Höhe (…)«.

Steuerfinanzierte Leistungen zur sozialen Sicherung

Charakteristisch für die staatlichen Fürsorgeleistungen sind drei Merkmale: die Leistungen werden aus Steuermitteln finanziert, es liegt eine ursachenunabhängige Hilfebedürftigkeit vor und sie unterliegen dem Prinzip der Subsidiarität (vgl. Fahlbusch 2011, S. 329). Mit dem Subsidiaritätsprinzip wird das Ziel verfolgt, zuerst eigene Mittel, in Form von Arbeitskraft, Einkommen und Vermögen sowie vorrangige Leistungen, wie Unterhalt oder Renten einzusetzen, bevor staatliche Fürsorgeleistungen beansprucht werden.

Nach vorangegangener Bedürftigkeitsprüfung zählen insbesondere die Grundsicherung im Alter und bei Erwerbsminderung sowie das Sozial- beziehungsweise Arbeitslosengeld II für Arbeitssuchende und ihre Familienangehörigen. Aber auch

Leistungen nach dem Asylbewerberleistungsgesetz sind in diesem Kontext zu benennen (vgl. Bäcker 2005, S. 817 f.). Die rechtlichen Grundlagen hierfür sind in folgenden Gesetzesbüchern festgehalten:

- Grundsicherung im Alter und bei Erwerbsminderung: SGB XII
- Grundsicherung für Arbeitssuchende: SGB II
- Leistungen für Asylsuchende: Asylbewerberleistungsgesetz (AsylbLG)

Arbeitnehmer*innen im besonderen Dienst, beispielsweise Beamte, Wehrpflichtige oder andere staatliche Amtsinhaber*innen, können gegenüber dem Staat Leistungen ohne vorausgegangene Beitragszahlungen in Anspruch nehmen. Ein Rechtsanspruch entsteht in diesem Zusammenhang aufgrund der vorher erbrachten Tätigkeiten für das Land und liegt mit einer fiktiven Bedürfnisermittlung in der Regel über dem Existenzminimum (vgl. Zacher 2011, S. 952 f.). Die sogenannten Versorgungsleistungen grenzen sich somit von den bereits beschriebenen Sozialversicherungs- und Fürsorgeleistungen ab.

Zu den weiteren steuerfinanzierten Maßnahmen zählen außerdem die »gehobenen Sozialleistungen«, wie beispielsweise das Kinder- und Elterngeld oder Mittel zur Finanzierung der Ausbildung- und Berufsförderung (vgl. ebd.). Gemäß Bäcker (2005: 808) begründen sich diese Leistungen aus gemischten Modellen: »Zwischen Versorgungs- und Fürsorgemodell stehen die steuerfinanzierten und einkommensabhängigen Sozialleistungen wie Wohngeld, Erziehungsgeld, Unterhaltsvorschuss, Ausbildungsförderung«.

Die grundlegenden Veränderungen des Systems zur sozialen Sicherung mit der Einführung der Agenda 2010

Seit dem Ende der 90er Jahre verfolgt die deutsche Bundesregierung mit der Umsetzung einer entscheidenden Reform in den Jahren 2003–2005 durch die regierenden Parteien (SPD und Bündnis90/Die Grünen) einen neuen Grundgedanken: das Sozialsystem richtet sich nun nach den wirtschaftlichen und sozialpolitischen Prinzipien eines aktivierenden Staates und soll somit einer zunehmenden Verschuldung bei steigenden Sozialausgaben entgegenwirken. Mit dieser Veränderung kommen die Maxime des führsorgenden Wohlfahrtsstaates, der Ausbau von Rechten und Schutzbestimmungen der Arbeitnehmer*innen, Verhinderung materieller Notlagen, Angleichung finanzieller Verhältnisse durch Umverteilung sowie der Anspruch auf soziale Absicherung ohne Sanktionen und Mitwirkungspflichten, nur noch in abgeschwächter Form zum Tragen (vgl. Dingeldey 2006, S. 4 ff.). Insbesondere durch die Einführung der »Agenda 2010«[1] und den daraus resultierenden arbeitsmarktpolitischen Reformen, den sogenannten »Hartz-Gesetzen«[2], werden in Deutschland neue sozialstaatliche Leitlinien verfolgt: der Abbau von staatlich finanzierten Sozialleistungen, mehr Übernahme von Selbstverantwortung und die Zumutbarkeit von Arbeit jeglicher Form, auch im Bereich des Niedriglohnsektors, mit einhergehenden Rechten und Pflichten der Bürger*innen stehen seither auf dem Programm. Hervorzuheben ist dabei die maßgebliche Veränderung im System der Arbeitslosenversicherung: der Zeitraum für das Arbeitslosengeld I wird verkürzt und durch das Arbeitslosengeld II abgelöst, welches sich jedoch auf dem finanziellen Niveau der Sozialhilfe befindet. Arbeitslosenhilfe und Sozialhilfe werden somit zusammengeführt (vgl. Bäcker 2005, S. 814). Kritische Stimmen, wie Galuske und Rietzke (vgl. 2008, S. 402) sprechen in diesem Zusammenhang von einem Sozialstaat, der sich zurückzieht und die soziale Absicherung unter dem beschönigenden Titel »Übernahme von mehr Selbstverantwortung« zunehmend der Bevölkerung überlässt. Im Vordergrund steht nun das Verhalten und das damit einhergehende eigene Verschulden der Bürger*innen bei Misserfolgen, hingegen werden Verhältnisse und Strukturen, wie beispielsweise politische Maßnahmen im Bereich des Steuerrechts, als eine Ursache für eine ungerechte Verteilung von Reichtum, weniger hinterfragt. »Nun ist nicht mehr der Staat für die Lösung sozialer Probleme zuständig, sondern der Bürger ist eigenverantwortlich und der Staat aktiviert den Bürger nur noch, damit dieser seine Probleme selber lösen kann (Fördern und Fordern)« (Koch 2005, S. 134). Außerdem, so Galuske und Rietzke (2008, S. 402), »...setzt der aktivierende Sozialstaat prinzipiell auf weniger staatliche Regulierung und mehr Markt und Konkurrenz« und verfolgt somit eine neoliberal orientierte politische Strategie. Infolgedessen verschlechtern sich die Rechte der Arbeitnehmer*innen: der Markt für prekäre Arbeitsverhältnisse, wie Zeit- und Leiharbeit, sowie Mini- und 1-Euro-Jobs wird geöffnet. Hingegen werden Unternehmen entlastet und profitieren von der Flexibilisierung der Arbeitsverhältnisse (vgl. ebd.).

Neben den bereits erwähnten arbeitsmarktpolitischen Veränderungen werden mit der Reform nicht nur die Arbeitslosengeldversicherung, sondern auch steuerfinanzierte Zuschüsse im Bereich der Renten- und Krankenversicherung gekürzt. Zudem zielt der Staat mehr auf private Zusatzversicherungen der Bevölkerung ab, das Leistungsniveau in einzelnen Bereichen der Sozialversicherung wird herabgesetzt und die einst paritätische Finanzierung besonders im Bereich der Krankenversicherung verschiebt sich zu Gunsten der Arbeitgeber*innen (vgl. Bäcker 2005, S. 814).

3.2.2 Das Krankenversicherungssystem

Das deutsche Gesundheitssystem setzt sich aus unterschiedlichen staatlichen und nichtstaatlichen Einrichtungen sowie Personen, die sich um die Förderung, Erhal-

---

1 Der Titel »Agenda 2010« bezieht sich ursprünglich auf einen europäischen Gipfel im Jahr 2000 in Portugal, auf dem die Mitgliedsstaaten beschließen, ihren Markt zu öffnen, um wettbewerbsfähiger zu werden. In den Jahren 2003–2005 werden die dazu nötigen sozialpolitischen und arbeitsmarktpolitischen Reformen von der damaligen Bundesregierung (SPD und Bündnis 90/Die Grünen) umgesetzt (vgl. Butterwegge 2015: 98).
2 Unter dem Vorsitz des Managers Peter Hartz wurde im Auftrag der Bundesregierung im Jahr 2002 eine Kommission zur Reformierung der Arbeitsmarktpolitik gegründet. P. Hartz führte 2005 das Arbeitslosengeld II (ALG II), die Grundsicherung für Arbeitsuchende, im SGB II ein. Durch diese vierte Maßnahme wurden Sozial- und Arbeitslosenhilfe erstmals zusammengelegt, so dass die materiellen Leistungen für Arbeitsuchende dem Sozialhilfesatz entsprachen. Seither wird der Begriff »Hartz IV« im allgemeinen Sprachgebrauch synonym für Leistungen nach dem SGB II verwendet (vgl. Peters 2011, S. 388 f.).

tung oder Wiederherstellung des Gesundheitszustandes der Bürger*innen kümmern, zusammen. In diesem System gibt der Staat,- die Bundesregierung, nur den rechtmäßigen Rahmen vor, für die medizinische Versorgung sind die selbstverwalteten Partner*innen zuständig. Sowohl im Bereich der Zuständigkeit als auch im Bereich der Finanzierung zeichnet sich das Gesundheitswesen durch unterschiedliche Träger aus. Im Jahr 2012 waren laut Angaben des Statistischen Bundesamtes (2014) nachfolgende Träger für die Finanzierung der Gesundheitsversorgung der Bevölkerung zuständig (Angaben in Prozent):

- gesetzliche Krankenversicherung (GKV): 57,4%
- private Haushalte/Organisationen ohne Erwerbszwecke: 13,5%
- gesetzliche Pflegeversicherung für ambulante und stationäre Pflege: 7,7%
- private Krankenversicherung (PKV): 9,3%
- öffentliche Haushalte: 4,8%
- Arbeitgeber*innen bei beispielsweise Lohnfortzahlung im Krankheitsfall: 4,3%
- gesetzliche Rentenversicherung bei Erwerbs- und Berufsunfähigkeit: 1,4%
- gesetzliche Unfallversicherung nach Arbeitsunfällen und bei Berufskrankheiten: 1,6%

25% des gesamten Sozialbudgets (782.439 Millionen Euro) wurde 2012 für die private und gesetzliche Krankenversicherung verwendet. Bezahlt wurden diese Gelder aus Anteilen der Sozialversicherungsbeiträge, privaten Leistungen, Beiträgen und Zuschüssen des Staates sowie sonstigen Einnahmen und betrug folglich 11,3% des gesamten Bruttoinlandsproduktes (vgl. Statistisches Bundesamt Jahrbuch 2014). Gemäß Busse et al. (2013) waren 2010 schätzungsweise 85% der Bevölkerung gesetzlich krankenversichert und nur 10,7% privat. Das Nebeneinander dieser zwei Krankenversicherungssysteme in Deutschland wird auch als *Duales System* bezeichnet und unter Berücksichtigung einer ungerechten, privilegierten Verteilung in Bezug auf das Einkommen und den Gesundheitszustand der Versicherten, als problematisch bewertet (vgl. ebd.: 255). Wendt (2013: 305) betont im internationalen Vergleich, dass »… die Möglichkeit der Absicherung außerhalb des Standardsystems für Beamte, Selbständige und höhere Einkommensgruppen dazu bei[trägt], dass die Beitragssätze der gesetzlichen Krankenversicherung fast doppel so hoch sind wie in Österreich«. Neben der Tatsache, dass »Beamte und Selbständige…nicht zur Solidarität mit den schwächeren Mitgliedern der Gesellschaft verpflichtet[sind]« (ebd., S. 135), können auch einkommensstarke Arbeitnehmer*innen die GKV verlassen und tragen somit nicht zu einer solidarischen Verteilung der Kosten bei.

Die gesetzliche Krankenversicherung (GKV)

Die GKV basiert als älteste Säule der Sozialversicherung auf dem Versicherungsprinzip (s.u. (*1 *Beitragsfinanzierte Leistungen zur sozialen Sicherung*). Die Anzahl der Krankenkassen hat sich im Laufe der Jahre ständig reduziert. Waren es 1970 noch 1.815 Krankenkassen, hatte sich 1990 die Anzahl bereits auf 1.147 reduziert. Im Jahr

2000 waren es noch 420. Heute gibt es nur noch 105 Kassen (Stand: 01. Januar 2020; GKV-Spitzenverband).

Neben dem *Subsidiaritätsprinzip* (s. u. (*2 *Steuerfinanzierte Leistungen zur sozialen Sicherung*) ist im Kontext der GKV vor allem das *Solidaritätsprinzip* als ein wesentliches Wirkungsprinzip zu erwähnen: obwohl sich die Beiträge zur Krankenversicherung in Abhängigkeit vom Einkommen unterschiedlich hoch bemessen, haben alle gesetzlich versicherten Personen in Abhängigkeit von ihrem Gesundheitszustand einen Anspruch auf gleiche Leistungen (vgl. Trabert und Waller 2013, S. 84). Außerdem, so Rau (2014, S. 24 f.), wird das Solidaritätsprinzip in der GKV in Bezug auf das Alter, die Generationssolidarität, und die Familienversicherung deutlich: Ehepartner*innen und Kinder, die nicht über ein eigenes Einkommen verfügen, sind somit beitragsfrei mitversichert. Ältere, berentete Menschen zahlen einen geringeren Beitragssatz, obwohl die Kosten gerade für diese Personengruppe grundsätzlich höher sind. In Bezugnahme auf das alljährliche *Sozialbudget* trägt die GKV im deutschen Gesundheitswesen von 1996–2010 mehr als die Hälfte der Gesamtkosten und wird deshalb als wichtigster Kostenträger gesehen (vgl. Rau 2014, S. 36). Für alle abhängig beschäftigten Bürger*innen, die in Deutschland leben, besteht seit 2007 in der gesetzlichen Krankenkasse eine Versicherungspflicht. Alle maßgeblichen Regelungen und Ansprüche für die Versicherten sowie die Leistungserbringer sind im SGB V festgehalten. So auch die Bestimmungen für den in der GKV zu versichernden Personenkreis.

»(*1 Beitragsfinanzierte Leistungen zur sozialen Sicherung:

In der Gegenwart werden die Versicherungsbeiträge bei einer sozialversicherungspflichtigen Beschäftigung grundsätzlich zu gleichen Anteilen durch den/die Arbeitnehmer*in und den Arbeitgeber entrichtet und bemessen sich nach dem vorhandenen Einkommen der versicherten Person. Durch einen Wandel im System der sozialen Sicherung kommt es jedoch in den letzten Jahren zu einer Verschiebung dieser einst paritätischen Kostenaufteilung: immer mehr Leistungen müssen von den Arbeitnehmer*innen alleine getragen werden und der prozentuale Beitragssatz senkt sich zu Gunsten der Arbeitgeber*innen. Derzeit wurde der Arbeitgeberanteil bei 7,3 % eingefroren, während der Arbeitnehmer-Anteil über diesem Prozentsatz liegt und weiter, allen Prognosen nach, ansteigen wird.)

(*2 Steuerfinanzierte Leistungen zur sozialen Sicherung:

Charakteristisch für die staatlichen Fürsorgeleistungen sind drei Merkmale: die Leistungen werden aus Steuermitteln finanziert, es liegt eine ursachenunabhängige Hilfebedürftigkeit vor und sie unterliegen dem Prinzip der Subsidiarität (vgl. Fahlbusch 2011:329). Mit dem Subsidiaritätsprinzip wird das Ziel verfolgt, zuerst eigene Mittel, in Form von Arbeitskraft, Einkommen und Vermögen sowie vorrangige Leistungen, wie Unterhalt oder Renten, einzusetzen, bevor staatliche Fürsorgeleistungen beansprucht werden.)«

In diesem Zusammenhang unterscheidet das System drei Gruppen: Pflichtversicherte, Freiwillig Versicherte und Familienversicherte. Pflichtversichert sind beispielsweise Angestellte, Auszubildende und Bezieher*innen von ALG I oder II. Freiwillig in der GKV versichern können sich Personen, die nach der aktuellen Versicherungspflicht-Grenze von 2021 mehr als 64.300 Euro jährlich verdienen (vgl. Bundesregierung 2021). Außerdem sind Selbständige, Beamte oder Personen, die ein regelmäßiges Arbeitsentgelt unter 450 Euro pro Monat erhalten, nicht zu einer Versicherung in der gesetzlichen Krankenkasse verpflichtet. Beitragsfrei versichert (Familienversicherung) sind beispielsweise Ehepartner*innen und Kinder bis zu einer bestimmten Altersgrenze eines Pflichtversicherten, sofern diese kein eigenes Einkommen über 450 Euro monatlich erzielen (vgl. Rau 2014: 38). Mit der Einführung des *GKV- Wettbewerbsstärkungsgesetz* veränderte sich 2009 auch die Finanzierung der GKV. Der *Gesundheitsfonds* wurde eingeführt und sollte für mehr Wettbewerb unter den Kassen, einer zunehmenden Transparenz und einen Verwaltungsabbau sorgen. Seither zahlen die Versicherten unabhängig von der Krankenkasse einen einheitlichen Satz, der direkt an den *Gesundheitsfonds* weitergeleitet wird. Bezuschusst wird dieser Fonds aus allgemeinen Steuermitteln vom Bund.

Monatlich erhalten dann die einzelnen Kassen aus diesem Topf einen festgelegten Anteil. Dieser Betrag ist nun gerechter verteilt, weil er nicht nur abhängig von der Anzahl der Versicherten einer Kasse, sondern beispielsweise auch dem gesundheitlichen Zustand und Versorgungsbedarf ihrer Mitglieder ist. Seit dem 01.01.2015 beträgt der Arbeitnehmer*innen- Beitragssatz 7,3 % und wurde im Vergleich zu den vorherigen Jahren (2011–2014) um 0,9 % gesenkt. Der Arbeitgeber*innen-Anteil beträgt konstant 7,3 %. Prozentuale durchschnittliche Zusatzbeiträge (2015: 0,9 %) werden durch das Bundesgesundheitsministerium als Richtwert für ein Jahr festgelegt und nun ausschließlich von den Versicherten gezahlt, sofern die Kassen zur Deckung ihrer Ausgaben zusätzliche Gelder benötigen. Sobald sich der Satz einer Krankenkasse zum ersten Mal erhöht, steht den Versicherten jedoch ein Sonder-

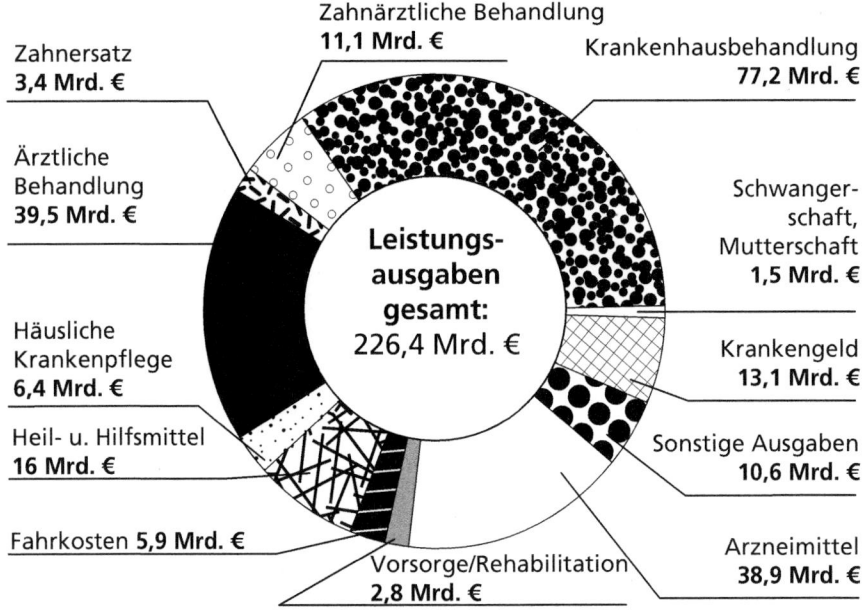

Abb. 3.6: Ausgaben der gesetzlichen Krankenversicherung nach Leistungsarten 2018 (nach Bundesministerium für Gesundheit 2019; Gesetzliche Krankenversicherung – Kennzahlen und Faustformeln)

kündigungsrecht zu. Mit dieser Gesetzesveränderung wurde die einst paritätische Finanzierung der Beiträge aufgehoben. Eingesparte Gelder der einzelnen Kassen können seit 2015 nun auch nicht mehr als Prämienrückzahlung an die versicherten Mitglieder ausgezahlt werden (vgl. GKV Spitzenverband 2015). ▶ Abb. 3.6 zeigt eine Übersicht bezüglich der Ausgaben der gesetzlichen Krankenversicherung differenziert nach verschiedenen Leistungsarten.

Die Private Krankenversicherung (PKV)

Seitdem das *GKV-Wettbewerbsstärkungsgesetz* 2009 eingeführt wurde, besteht in Deutschland für die Bevölkerung eine allgemeine, und nicht nur in der GKV, Pflicht, sich gegenüber Krankheitsrisiken abzusichern. Mit dieser Versicherungspflicht müssen die Krankenkassen im Umkehrschluss seither alle Nichtversicherten aufnehmen. Zu den aufnahmepflichtigen Personen in der PKV zählen Beihilfeberechtigte wie beispielsweise Beamt*innen, Selbständige und ehemals privat Versicherte (vgl. Fritze 2014, S. 47). Ein Großteil der Unternehmen, in etwa 50 private Krankenkassen sind derzeit in einem Verband zusammengeschlossen (vgl. Verband der Privaten Krankenversicherung e. V. 2021b). Neben Beamt*innen und Selbständigen können sich außerdem Personen mit einem Jahresgehalt von gegenwärtig (2021) 64.350 Euro (*Versicherungspflichtgrenze*) privat versichern lassen. Die privaten Versicherungsunternehmen bieten neben der Vollversicherung (auch *substitutive Krankenversicherung* genannt) außerdem Zusatzversicherungen für den gesetzlich versicherten Personenkreis an. Nachfolgend aufgezählte Merkmale arbeiten die Unterschiede zur GKV heraus und sind für die PKV charakteristisch:

- Der Vertragsabschluss und die Mitgliedschaft in der PKV sind freiwillig (*Vertragsfreiheit*).
- In der PKV können nur einzelne Mitglieder versichert werden, eine beitragsfreie Familienversicherung gibt es nicht.
- Die Beitragshöhe richtet sich nach dem individuellen Krankheitsrisiko, der Lebenserwartung, dem Eintrittsalter und den damit verbundenen geschätzten Kosten (*Risikoäquivalenz*) und nicht nach dem Einkommen. Bei bekannten Erkrankungen vor Vertragsabschluss werden Risikozuschläge erhoben.
- In jungen Jahren werden Rückstellungen für das Alter gebildet. Die PKV basiert somit nicht auf dem *Umlageprinzip* (siehe auch Beitragsfinanzierte Leistungen zur sozialen Sicherung).
- Die Leistungserbringer*innen schicken ihre Rechnung direkt an die Versicherten, die diese dann bei ihrer PKV einreichen (hier greift das *Kostenerstattungsprinzip*. In der GKV rechnen der/die Leistungserbringer*in nach dem *Sachleistungsprinzip* direkt mit der Krankenkasse bzw. über die Einrichtung der Kassenärztlichen Vereinigung mit den Krankenkassen ab).
- Der Umfang des Versicherungsschutzes kann nur durch den Versicherten verändert werden und nicht, wie in der GKV, durch veränderte Gesetze (vgl. Fritze 2014, S. 47 ff.; auch Busse et al. 2013, S. 130 ff.).

Mit Bestehen der allgemeinen Krankenversicherungspflicht müssen die Unternehmen der PKV seit 2009 den sogenannten *Basistarif* für ihre Versicherten anbieten. Ein Anrecht auf Aufnahme in den *Basistarif* besteht auch ohne übliche Risikoprüfung und den damit verbundenen Zuschlägen (Kontrahierungszwang). Alle Bestimmungen zum einheitlichen *Basistarif* sind gesetzlich vorgeschrieben und werden in § 12 des Versicherungsaufsichtsgesetzes festgehalten. Der Leistungsumfang entspricht, in Bezugnahme auf Art, Umfang und Höhe, dem der gesetzlichen Krankenversicherung. Die Beitragshöhe richtet sich nach dem durchschnittlichen Höchstbeitragssatz in der GKV und liegt demzufolge derzeit (2019) bei 928.80 Euro/ Monat (vgl. (Verband der Privaten Krankenversicherung e. V. 2021a). Laut Fritze (2014, S. 53) kann »der Beitrag ... bei Bedürftigkeit auf den halben Höchstbeitrag [begrenzt werden]«. Außerdem sind Zuschüsse zum halbierten Beitrag nach den Richtlinien des SGB II/XII möglich, sofern, aufgrund der hohen Krankenversicherungskosten, für den/die Versicherungsnehmer*in eine Hilfebedürftigkeit entsteht (vgl. ebd.). Bei einem Bezug von Arbeitslosengeld II können die privat versicherten Personen per Gesetz in den *Basistarif* wechseln und das Unternehmen darf lediglich den halbierten Beitrag berechnen. Das Jobcenter übernimmt dann die Kosten für den halbierten *Basistarif*, sodass ein Versicherungsschutz auch bei Arbeitslosigkeit in der PKV bestehen bleibt (vgl. Becker-Schwarze et al. 2013, S. 6).

Ein weiterer bedeutsamer Aspekt für die Versicherten im Bereich der PKV ist, dass ein Wechsel der Krankenversicherungssysteme nur begrenzt möglich ist: Privat Versicherte können seit Juli 2000 ab dem 55. Lebensjahr grundsätzlich nicht mehr in die gesetzliche Krankenversicherung wechseln. Durch diese gesetzliche Bestimmung soll verhindert werden, dass die Bürger*innen in jungen Jahren die Vorzüge (geringe Beiträge, hohes Leistungsniveau) der PKV genießen, im Alter mit steigenden Kosten in die GKV wechseln und sich an dem solidarischen und günstigeren Sozialversicherungs-Prinzip bereichern (vgl. § 6 Abs. 3a SGB V, in der Fassung der Bekanntmachung vom 20. Dezember 1988, BGBl. I, S. 2477).

Das Gesundheitssystem in Deutschland zeigt zunehmend Versorgungsdefizite und Lücken gegenüber verschiedenen Personengruppen auf. Dies hat strukturell bedingte gesundheitsgefährdende Auswirkungen. Die Morbidität und die Mortalität in bestimmten Bevölkerungsgruppen nehmen signifikant zu.

Das Gesetz zur Beseitigung sozialer Überforderung bei Beitragsschulden in der Krankenversicherung

Am 01.08.2013 wurde das *Gesetz zur Beseitigung sozialer Überforderung bei Beitragsschulden* in der Krankenversicherung von der Bundesregierung in Kraft gesetzt. Der Staat wollte mit diesem Erlass einerseits für Nichtversicherte einen Anreiz zur Rückkehr in die Krankenkasse schaffen und außerdem beitragssäumige Versicherte von ihren Schulden bedingt durch die hohen Säumniszuschläge entlasten (vgl. Bundesministerium für Gesundheit 2013). Trotz bestehender Versicherungspflicht in der GKV (seit 2007) und PKV (seit 2009) kam die Mikrozensuserhebung[3] 2019 zu dem Ergebnis, dass 143.000 Menschen ohne Krankenversicherung waren. Im Jahr

2015 waren es noch rund 79.000 (Destatis: Sozialleistungen Angaben zur Krankenversicherung (Mikrozensus) 2019).

Mit der Versicherungspflicht häuften sich für Nichtversicherte monatliche Beiträge und zusätzliche Säumniszuschläge beziehungsweise Prämien an, die auch ohne Inanspruchnahme von medizinischen Leistungen von den Krankenkassen erhoben werden konnten. Für diesen Personenkreis wollte die Bundesregierung in einem zeitlich begrenzten Rahmen (August-Dezember 2013) eine Rückkehr in die Krankenversicherung durch den Erlass angehäufter Schulden bei bestehender Versicherungspflicht erleichtern. Der begrenzte Zeitraum wurde im Nachhinein von vielen Wohlfahrtsverbänden kritisiert: in einer Presseerklärung der Nationalen Armutskonferenz (sozialnet 2014) fordert diese von der Bundesregierung und dem damaligen Gesundheitsminister Hermann Gröhe eine Verlängerung der Frist. Denn, so in der Pressemitteilung erläutert, haben »[n]ach Angaben des Spitzenverbandes der gesetzlichen Krankenversicherung (GKV) nur rund 5.000 Menschen, die bisher nicht krankenversichert waren, einen Aufnahmeantrag bei einer Krankenversicherung vor Ablauf der Frist gestellt« (sozialnet 2014). Laut Nationaler Armutskonferenz hat die Regelung mit einem Zeitraum von sechs Monaten zu wenig Menschen erreicht (vgl. ebd.).

Mit Ablauf der Frist müssen die Nichtversicherten, die der GKV zuzuordnen sind, nun wieder seit Bestehen der Versicherungspflicht ab 2007 für jeden säumigen Monat einen ermäßigten Beitrag in Höhe der Anwartschaftsversicherung (Rechte und Pflichten der Versicherung ruhen, Verwaltungskosten werden getragen) zahlen (vgl. ebd.). Voraussetzung für diese Ermäßigung ist jedoch, dass in dem Zeitraum, in dem keine Versicherung bestand, keine Versicherungsleistungen in Anspruch genommen wurden und medizinische Behandlungen auch nicht rückwirkend geltend gemacht werden. Privat Versicherte müssen seither wieder den vollen Prämienzuschlag zahlen, die Schulden können aber seit dem 01.01.2014 gestundet werden (vgl. Bundesministerium für Gesundheit 2013).

Neben den bereits erwähnten hohen Zuschlägen bei bestehenden Beitragsschulden der Versicherten und der rückwirkenden Beitragserhebung seit Bestehen der allgemeinen Krankenversicherungspflicht für Nichtversicherte müssen weitere Faktoren als Ursache für die scheinbar finanzielle Überforderung einzelner Bevölkerungsgruppen in Betracht gezogen werden. Das Statistische Bundesamt gab in seiner Pressemitteilung vom 20.08.2012 an, dass insbesondere Selbständige und Erwerbslose nicht über einen Krankenversicherungsschutz verfügten. Der Mindestbeitrag in der gesetzlichen Krankenversicherung für Selbständige und ehemals privatversicherte Personen ist mit 300 Euro zu hoch, nach Ansicht der Nationalen Armutskonferenz Deutschlands. Die Mitglieder der Armutskonferenz sehen vor allem die Schulden von einkommensarmen und mittellosen Menschen als ein großes Hindernis bezüglich ihrer Rückkehr in die Versicherung (sozialnet 2014).

---

3 In diesem Kontext ist zu beachten, dass die Mikrozensuserhebung weder Wohnungslose noch papierlose Flüchtlinge erfasst. Wohlfahrtsverbände und Flüchtlingsorganisationen gehen deshalb von einer weitaus höheren Anzahl Nichtversicherter aus (vgl. Bundesarbeitsgemeinschaft der freien Wohlfahrtspflege 2013).

3.2.3 Wesentliche Veränderungen im Gesundheitssystem durch die Gesundheitsreformen

Ein Großteil der Expert*innen sieht besonders im Bereich der Finanzierung der GKV eine sozialpolitische Herausforderung. Der demografische Wandel der Bevölkerung und die steigenden Ausgaben im Gesundheitswesen durch medizinisch/technische Fortschritte werden in diesem Kontext als maßgebliche Ursache der wachsenden Kosten gesehen.

Insgesamt ist ein Wandel vom einst fürsorgenden zum aktivierenden Sozialstaat auch im Gesundheitswesen festzustellen: Das *GKV-Modernisierungsgesetz* (GMG) nahm mit Inkrafttreten im November 2003 die Bürger*innen zusehends in die finanzielle Pflicht. Der Leistungskatalog im SGB V wurde zum Nachteil der Versicherten modifiziert: nicht verschreibungspflichtige Medikamente, Brillen und spezielle Krankentransporte wurden aus dem Katalog herausgenommen. Mit der Einführung von Zuzahlungen mussten bestimmte Kosten nun privat finanziert werden und wurden somit allein auf die Versicherten verlagert.

Weitere maßgebliche Veränderungen wurden mit dem *GKV-Wettbewerbsstärkungsgesetz* 2007 in Gang gesetzt (GKV-WSG):

- Der Gesundheitsfonds wurde eingeführt und sollte zu einer gerechteren Verteilung der finanziellen Mittel unter den Kassen führen.
- Der Beitragssatz wurde für alle Kassen vereinheitlicht und durch die Bundesregierung festgelegt. Zusatzbeiträge zur Refinanzierung ihrer Ausgaben können nun durch die Versicherungsunternehmen ausschließlich von den Versicherten erhoben werden *(siehe auch Abschnitt: Die gesetzliche Krankenversicherung (GKV))*.
- Die allgemeine Versicherungspflicht wurde eingeführt und sollte für einen Versicherungsschutz der gesamten Bevölkerung sorgen.
- Mit der gesetzlichen Versicherungspflicht in der PKV (2009) musste diese den *Basistarif* einführen *(siehe auch Abschnitt: Die Private Krankenversicherung (PKV))* (vgl. Busse et al. 2013, S. 242 ff.).

Schließlich wurde 2010 das *GKV-Finanzierungsgesetz* (GKV-FinG), welches 2011 in Kraft trat, von der damaligen Bundesregierung verabschiedet. Die Reform führte u. a. zu einem zu Ungunsten der Arbeitnehmer*innen festgelegten Beitragssatz im SGB V und damit einhergehenden Sonderkündigungsrecht bei erstmaliger Erhöhung der Zusatzbeiträge. Diese zusätzlichen Beiträge für die Versicherten werden seither als einkommensunabhängige Pauschale erhoben und in ihrer Höhe von der jeweiligen Krankenkasse selbst bestimmt (vgl. Busse et al. 2013, S. 246 ff.).

Zu den weiteren Veränderungen, in erster Linie Kostensenkungsmaßnahmen, im Gesundheitssystem zählen schließlich in den letzten Jahren:

- Eine Begrenzung und Einfrierung der Verwaltungsausgaben der Krankenkassen.
- Eine finanzielle Begrenzung der Ausgaben im Bereich der hausärztlichen Versorgung.

- Finanzielle Kürzungen in Bezug auf das Wachstum der Ausgaben der Krankenhäuser.
- Sparmaßnahmen im Bereich der Arzneimittelausgaben, sowie gesetzliche Vorgaben für die Pharmaindustrie durch das *Arzneimittelmarktneuordnungsgesetz* (AMNOG) 2012.
- Verbesserungen im Bereich einer flächendeckenden medizinischen Versorgung durch die Einführung *des Gesetzes zur Verbesserung der Versorgungsstrukturen in der GKV* (GKV-VStG) im Dezember 2011 (Busse et al. 2013, S. 248 f., auch Penter und Augurzky 2014: 180 f.).

Nach Auffassungen von Volker Penter und Boris Augrzky (2014, S. 181) wird es auch in Zukunft immer wieder neue Reformen im Gesundheitswesen geben: »Dies deswegen, weil das Gesundheitswesen immer noch Effizienzverbesserungen durch eine Anpassung des Regelwerks erlaubt und weil zweitens durch sich laufend ändernde Angebots- und Nachfragestrukturen das Regulierungswerk nachziehen muss«. In diesem Kontext erwähnen die Autoren beispielsweise Vergütungsprinzipien, die sich noch stärker an der Qualität der Leistungen bemessen und einen stärkeren finanziellen Wettbewerb zwischen einzelnen gesetzlichen Krankenkassen erlauben (vgl. Penter und Augurzky 2014, S. 181). Des Weiteren sprechen Busse, Blümel und Ognyanva (2013, S. 251) von zukünftigen Gesundheitsreformen zur Verbesserung der Patient*innenrechte und im Bereich der Pflegeversicherung. Eine weitere wesentliche Reform wurde am 20. März 2015 als Gesetzesentwurf im Bundestag vorgestellt: das *Präventionsgesetz,* welches 2016 in Kraft trat. Der damalige Gesundheitsminister Herrmann Gröhe (Bundesministerium für Gesundheit 2015) beschreibt das Gesetz wie folgt:

> »Ziel ist, Krankheiten zu vermeiden, bevor sie überhaupt entstehen. Deshalb müssen wir die Umgebung, in der wir leben, lernen und arbeiten, so gestalten, dass sie die Gesundheit unterstützt – in der Kita, der Schule, am Arbeitsplatz und im Pflegeheim. Mit dem Präventionsgesetz gehen wir jetzt einen wichtigen Schritt hin zu mehr Gesundheitsförderung. Dazu gehört auch, den Impfschutz zu verbessern. (…)« (▶ Kap. 6.4).

Rolf Rosenbrock vom Paritätischen Wohlfahrtsverband (2014), ausgewiesener deutscher Experte zu Fragen der Prävention, betonte in einer Presseerklärung vom 20. 03. 2015, dass es bei dem Gesetz nicht nur um eine Veränderung im Verhalten der Versicherten gehen darf, sondern auch Verhältnisse und Strukturen, wie beispielsweise gesundheitsförderliche, präventive Maßnahmen in Betrieben, reformbedürftig sind. Das Gesetz verdient zudem nur dann seinen Namen, so Rosenbrock, wenn es sich »unabhängig von Status und sozialer Herkunft« für die Gesundheit aller Menschen in unserer Bevölkerung einsetzt (vgl. Paritätischer Wohlfahrtsverband 2014).

3.3 Systembewertung des Gesundheitswesens

Die Bewertung des Gesundheitswesens ist ein sehr kompliziertes Gebiet, denn wie soll man z. B. die Wirksamkeit von Gesundheitssystemen messen? An der Lebenserwartung der Bevölkerung? An der Häufigkeit von Krankheiten in der Bevölkerung? An der Zufriedenheit der Patienten in ambulanten und stationären Einrichtungen des Gesundheitswesens? Und wie die Effizienz, d. h. die Wirtschaftlichkeit? An der Zahl der Ärzte, des Krankenpflegepersonals, der Krankenhausbetten bzw. den Ausgaben für Gesundheit insgesamt im Verhältnis zu der Gesundheitssituation der Bevölkerung?

So führen Schneider u. a. in ihrem Buch »Gesundheitssysteme im internationalen Vergleich« (1995, S. 12) aus:

> »Die Bestimmungsgründe für den Gesundheitszustand der Bevölkerung sind äußerst vielfältig und viele Einflußfaktoren, wenn nicht die meisten, liegen außerhalb des Gesundheitssektors eines Landes (Bildung, Arbeitswelt, Umwelt, wirtschaftliche Entwicklung und regionale und soziale Ungleichheit). Es ist daher sehr schwierig, die Zusammenhänge zwischen der Leistungserstellung (der »Produktion« von Sach- und Dienstleistungen des Gesundheitswesens) und dem Outcome (der Verbesserung bzw. dem Erhalt des Gesundheitszustandes der Bevölkerung) zu messen und damit die Effizienz (Wirtschaftlichkeit) des Mitteleinsatzes im Gesundheitswesen international zu vergleichen. Verschärft wird dies durch das weitgehende Fehlen aggregierter internationaler Vergleichsdaten zur Qualität medizinischer Interventionen.«

Der Sachverständigenrat für die Konzertierte Aktion im Gesundheitswesen hat sich in seinem Gutachten zur Bedarfsgerechtigkeit und Wirtschaftlichkeit (2000/2001) ebenfalls mit dieser Frage auseinandergesetzt. Er weist darauf hin, dass die medizinische Versorgung im engeren Sinne lediglich 10–40 % zur Bevölkerungsgesundheit beiträgt. Er »plädiert daher für eine Neuausrichtung hin auf eine intersektorale präventive Gesundheitspolitik, die über das Gesundheitswesen hinaus die Bildungs-, Vermögens- und Einkommenspolitik sowie die Felder Arbeit, Verkehr und Umwelt umfaßt« (ebd., S. 12). Welche exo- und endogenen Einflüsse insgesamt auf die Gesundheit einwirken, hat der Sachverständigenrat in ▶ Abb. 3.7 dargestellt.

International vergleichende Studien haben ergeben, dass Deutschland hinsichtlich der Gesundheitsausgaben zur Weltspitze gehört (hinter den USA und der Schweiz), hinsichtlich des Leistungsniveaus anhand ausgewählter Indikatoren (wie z. B. der durchschnittlichen Wachstumsrate der Lebenserwartung) jedoch nur im gehobenen Mittelfeld (vgl. z. B. Schölkopf und Pressel 2014).

Zu einem ähnlichen Ergebnis kommt auch die Studie von Koch et al. (2010): »Das deutsche Gesundheitswesen im internationalen Vergleich- Die Perspektive der Patienten«. Dabei wurden 9.633 zufällig ausgewählte Patienten aus Australien, Kanada, Deutschland, der Niederlande, Neuseeland, Großbritannien, Frankreich und den USA per Fragebogen interviewt. Teilnehmer waren Erwachsene, die angaben, einen schlechten Gesundheitszustand zu haben, an einer chronischen Erkrankung oder Behinderung zu leiden und/oder in den letzten zwei Jahren stationär behandelt oder operiert worden zu sein. Insgesamt bewerteten in Deutschland nur 34 % der

3.3 Systembewertung des Gesundheitswesens

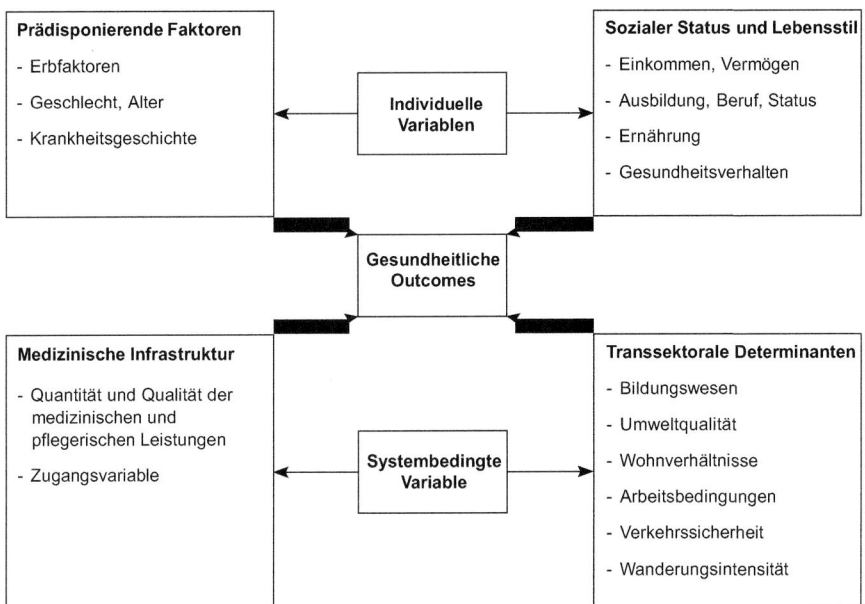

Abb. 3.7: Einflussgrößen gesundheitlicher Outcomes (Sachverständigenrat 2000/2001, S. 24)

Befragten die Qualität der Versorgung als »ausgezeichnet« oder »sehr gut«. In anderen Ländern war dieser Anteil deutlich höher (bis zu 66%).

4 Patienten im Gesundheitswesen

Nachdem wir die wichtigsten strukturellen Rahmenbedingungen des Gesundheitswesens kennengelernt haben, wollen wir uns im Folgenden mit der Situation der Patienten in den verschiedenen Einrichtungen der Gesundheitsversorgung beschäftigen.

4.1 Patienten zu Hause

Um zu verstehen, wann Gesundheitsprobleme im Rahmen der Selbstbehandlung bewältigt oder wann Sie zum Arzt »getragen« werden, ist eine kurze Beschäftigung mit den theoretischen und empirischen Grundlagen des Gesundheits- und Krankheitsverhaltens erforderlich.

Unter *Gesundheitsverhalten* versteht man das Verhalten, das darauf abzielt, Gesundheit zu erhalten und Krankheit durch gesundheitsgerechtes Verhalten vorzubeugen. Man spricht in diesem Zusammenhang auch von präventivem Verhalten. Hierzu gehört das Vermeiden von offensichtlich krankmachenden Verhaltensweisen wie Rauchen, übermäßigem Alkoholgenuss, fetthaltiger Nahrung, übermäßigem Stress und interpersonellen Konflikten etc., aber auch die Teilnahme an Impfprogrammen, Vorsorge- und Früherkennungsuntersuchungen etc.

Untersuchungen, die zu schichtenspezifischem Gesundheitsverhalten vorliegen, zeigen, dass Angehörige sozialer Unterschichten sich weitaus weniger gesundheitsbewusst verhalten als Angehörige privilegierter Sozialschichten (Robert Koch-Institut 2015). Es sind im Wesentlichen zwei Strategien entwickelt worden, um diese Benachteiligung zu verändern: Zum einen wurde versucht, durch gesundheitsfördernde Maßnahmen das Gesundheits- und Krankheitsverhalten benachteiligter Bevölkerungsgruppen positiv zu beeinflussen, zum anderen gibt es erste Versuche, die Gesundheitsversorgung organisatorisch dahingehend zu verändern, dass sie für die Bedürfnisse dieser Bevölkerungsgruppen angemessener ist. Kennzeichnend für diese Strategie ist die Veränderung der sogenannten »Patientensteuerung des Gesundheitswesens«, womit gemeint ist, dass es in unserem Gesundheitswesen dem Patienten überlassen bleibt, ob er die Angebote der Gesundheitsversorgung wahrnimmt oder nicht. Die entgegengesetzte Strategie besteht darin, die Gesundheitsdienste den Patienten so nahe wie möglich zu bringen, wie es z. B. im Konzept der Gemeindeversorgung versucht wird.

Als *Krankheitsverhalten* verstehen wir das Verhalten von Personen, die sich selber als krank definieren. Die Forschungsarbeiten zum Krankheitsverhalten stellen die naive Annahme in Frage, dass Menschen, wenn sie sich krank fühlen, auf dem direkten Wege den Arzt aufsuchen. Schon ein Blick in die Ergebnisse des Mikrozensus zeigt, dass von denjenigen Personen, die sich als krank oder als chronisch krank bezeichneten, ein Zehntel keine medizinischen Einrichtungen aufgesucht hatten. Bei allen diesen Personen ist es aber bereits zur Selbstdefinition »krank« bei bestimmten Beschwerden gekommen. Das ist aber ein Schritt im Krankheitsverhalten, der nicht unbedingt gemacht wird, es kann ebenso gut sein, dass bestimmte Beschwerden in einem ganz anderen Kontext als dem medizinischen definiert werden, so z. B. als »normale« Reaktion auf eine belastende Arbeit oder eine »normale« Alterserscheinung, oder aber sie werden aus Furcht vor einer unheilbaren Krankheit ignoriert.

In diesen Fällen kommt es gar nicht erst zur Definition »krank«, sodass zu den 10 %, die sich als krank definiert und keinen Arzt aufgesucht haben, noch eine große Zahl von Personen mit Beschwerden kommt, die gänzlich außerhalb der Krankheitsdefinition bleiben. Dies wird durch eine Vielzahl von Untersuchungen über das Krankheitsverhalten bestätigt (vgl. z. B. Siegrist, 2005).

Wenn wir die Ergebnisse der bisher zitierten Untersuchungen zusammenfassen, lässt sich also sagen, dass die Tatsache, ob Personen mit Gesundheitsstörungen den Arzt aufsuchen oder nicht, nicht allein eine Frage der Art und der Schwere der Symptome ist, sondern von vielerlei anderen Faktoren mitbestimmt wird. Bevor wir auf diese Faktoren eingehen, wollen wir die Stadien des Krankheitsverhaltens, die eine Person von der Wahrnehmung von Gesundheitsstörungen über das Aufsuchen des Arztes bis hin zur möglichen Genesung durchläuft, skizzieren. Dörner hat die diesbezügliche Literatur zu folgenden Phasen der *»Patientenkarriere«* zusammengefasst (Dörner 1975, S. 150–177):

- *Erstes Stadium:* »Etwas stimmt nicht« oder die Symptomerfahrung,
- *Zweites Stadium:* »Ich bin krank« oder die Annahme der Krankenrolle,
- *Drittes Stadium:* »Ich muss zum Arzt« oder die medizinische Diagnose als Definition,
- *Viertes Stadium:* »Ich bin Patient« oder die organisierte Krankheit,
- *Fünftes Stadium:* »Werde ich gesund?« oder der Ausgang der Patientenkarriere.

Ob diese Stadien durchlaufen werden oder nicht, hängt von einer Vielzahl von Faktoren ab, die das Krankheitsverhalten beeinflussen. Mechanic (1978, S. 268 f.) hat sie zu zehn Determinanten des Hilfesuchens (help-seeking-behavior) zusammengefasst:

1. Sichtbarkeit und Bedeutung von abweichenden Zeichen und Symptomen,
2. das Ausmaß, in dem diese Symptome als ernst anzusehen sind, und wie groß der ihnen zugeschriebene Grad an Gefährlichkeit ist,
3. das Ausmaß, in dem diese Symptome das Familienleben, die Arbeit und andere soziale Aktivitäten beeinträchtigen,
4. die Häufigkeit der abweichenden Zeichen oder Symptome, ihre Dauer oder ihre Wiederkehr,

5. die Toleranzschwelle gegenüber diesen Symptomen,
6. vorhandene Informationen, Wissen und kulturelle Annahmen und Erklärungen der Betroffenen,
7. Bedürfnisse nach Verleugnung dieser Symptome,
8. Bedürfnisse, die mit dem Krankheitsverhalten konkurrieren,
9. konkurrierende Erklärungen der Beschwerden,
10. Vorhandensein von Behandlungseinrichtungen, ihre Nähe sowie die psychologischen und finanziellen Kosten, die mit ihrem Aufsuchen verbunden sind (damit sind nicht nur die physische Entfernung, die Frage der vorhandenen Zeit und der finanziellen Mittel gemeint, sondern auch die Probleme der sozialen Distanz und solche »Kosten« wie Stigma und Gefühle von Versagen, die mit einem Behandlungskontakt verbunden sein können).

Wir werden im Rahmen unserer Ausführungen zum Thema »Selbsthilfe im Gesundheitswesen« noch darauf eingehen, in welchem Maße sog. Alltagsbeschwerden durch Selbsthilfe – also ohne Konsultation professioneller Gesundheitsberufe – zu bewältigen versucht werden.

In der Pyramide des Gesundheitssystems der Weltbank wurden die Haushalte als Basis der Gesundheitsversorgung bezeichnet. Diese »Basisfunktion« erfüllen die Haushalte neben der Bewältigung von sog. Alltagsbeschwerden insbesondere gegenüber ihren chronisch kranken und pflegebedürftigen Mitgliedern. Denn auch der im Rahmen ambulanter Dienste behandelte Patientenkreis bleibt, von gelegentlichen Arztbesuchen und Hausbesuchen des Arztes abgesehen, Patient in der Familie. Und der stationäre Patient wird ebenfalls – insbesondere angesichts der immer kürzer werdenden Aufenthaltszeiten im Krankenhaus – als zu betreuender, zu pflegender, hilfsbedürftiger Patient in die Familie zurückkehren.

Wie groß die Belastung und der Unterstützungsbedarf von Familien durch zu pflegende Angehörige sind, werden wir ausführlicher im Kapitel 9.1 zu Pflege erörtern (▶ Kap. 9.1). Eng verbunden mit dem Problem der häuslichen Pflege chronisch kranker, alter und behinderter Menschen ist auch das Problem des Sterbens zu Hause (▶ Kap. 9.2).

4.2 Patienten in ambulanten Einrichtungen

Im Durchschnitt suchen pro Jahr ca. 90 % der Bevölkerung mindestens einmal einen niedergelassenen Arzt auf, wobei die Inanspruchnahme geschlechts- und schichtenspezifisch variiert. Frauen zeigen insgesamt eine höhere Inanspruchnahme, das Gleiche gilt für Angehörige höherer Sozialschichten (Rommel et al. 2017). Die durchschnittliche Inanspruchnahme niedergelassener Ärzte und Zahnärzte beträgt 11 Besuche im Jahr. Unter den Fachrichtungen der Ärzte wird der Allgemeinarzt am häufigsten aufgesucht.

4.2 Patienten in ambulanten Einrichtungen

▶ Tab. 4.1. zeigt die häufigsten Krankheiten in deutschen Arztpraxen, differenziert nach den fünf größten Erkrankungsgruppen und davon wiederum aufgeschlüsselt nach den häufigsten Krankheitsdiagnosen. Zudem wird die Entwicklung von 2010–2015 dargestellt.

Tab. 4.1: Die häufigsten Krankheiten in deutschen Arztpraxen (nach KBV, Stand 2015)

Die 5 größten Krankheitsgruppen	Patienten in Mio. 2015	Davon die häufigsten Diagnosegruppen	Patienten in Mio. 2015	Entwicklung seit 2010
Krankheiten des Muskel-Skelett-Systems und des Bindegewebes	36,7	Sonstige Krankheiten der Wirbelsäule und des Rückens, z. B. Rückenschmerzen	22,1	+ 5,7 %
Krankheiten des Atmungssystems	35,1	Akute Infektionen der oberen Atemwege, z. B. Nasennebenhöhlenentzündung	20,7	+ 16,2 %
Endokrine, Ernährungs- und Stoffwechselkrankheiten	29,5	Stoffwechselstörungen, z. B. Diabetes	16,9	+ 9,0 %
Krankheiten des Kreislaufsystems	28,5	Hypertonie, z. B. essenzieller Bluthochdruck	21,1	+ 8,6 %
Psychische Verhaltensstörungen	25,6	Neurotische, Belastungs- und somatoforme Störungen, z. B. Angststörungen	13,6	+ 19,6 %

Niedergelassene Ärzte und Psychotherapeuten in Deutschland stehen jährlich rund 552 Millionen Behandlungsfällen gegenüber: Rund 37 Millionen Patienten waren 2016 wegen Muskel-Skelett- oder Bindegewebserkrankungen in einer Praxis, unter anderem wurden die Patienten wegen Rückenschmerzen behandelt. Bei 35 Millionen Patienten waren Erkrankungen des Atmungssystems die Ursache. Wegen endokrinen, Ernährungs- und Stoffwechselkrankheiten waren 29,5 Millionen Patienten in Behandlung. Bluthochdruck und weitere Erkrankungen des Kreislaufsystems führten zu 28,5 Millionen Arztbesuchen. Wegen Angststörungen und anderen psychischen Verhaltensstörungen waren 25,6 Millionen Patienten in Behandlung (KBV 10/2016). Viele der genannten Erkrankungen sind chronischer Natur.

Inzwischen hat auch der Gesetzgeber mit einer am 1.1.2004 in Kraft getretenen »Richtlinie zur Definition schwerwiegender chronischer Krankheiten im Sinne des § 62 SGB V« auf die besondere Bedeutung von chronischen Erkrankungen reagiert. Darin heißt es:

»§ 2 Schwerwiegende chronische Krankheiten
Eine Krankheit im Sinne des § 62 Abs. 1 Satz 2 SGB V ist ein regelwidriger körperlicher oder geistiger Zustand, der Behandlungsbedürftigkeit zur Folge hat. Gleiches gilt für die Erkrankung nach § 62 Abs. 1 Satz 4 SGB V.

Eine Krankheit ist schwerwiegend chronisch, wenn sie wenigstens ein Jahr lang mindestens einmal pro Quartal ärztlich behandelt wurde (Dauerbehandlung) und eines der folgenden Merkmale vorhanden ist:
Es liegt eine Pflegebedürftigkeit der Pflegestufe 3,4 oder 5 nach dem zweiten Kapitel des Elften Buches Sozialgesetzbuch vor.
Es liegt ein Grad der Behinderung (GdB) von mindestens 60 % nach § 30 des Bundesversorgungsgesetzes oder eine Minderung der Erwerbsfähigkeit (MdE) von mindestens 60 % nach § 56 Abs. 2 des Siebten Buches Sozialgesetzbuch vor, wobei der GdB bzw. die MdE zumindest auch durch die Krankheit nach Satz 1 begründet sein muss.

a) Es ist eine kontinuierliche medizinische Versorgung (ärztliche oder psychotherapeutische Behandlung, Arzneimitteltherapie, Behandlungspflege, Versorgung mit Heil- und Hilfsmitteln) erforderlich, ohne die nach ärztlicher Einschätzung eine lebensbedrohliche Verschlimmerung, eine Verminderung der Lebenserwartung oder eine dauerhafte Beeinträchtigung der Lebensqualität durch die aufgrund der Krankheit nach Satz 1 verursachte Gesundheitsstörung zu erwarten ist.«

(Vgl. auch den umfassenden Report über chronische Krankheiten der Robert Bosch Stiftung 2020)

4.3 Patienten in stationären Einrichtungen

Heute erfolgen ca. 99 % aller Geburten und ca. 70 % aller Sterbefälle im Krankenhaus. Etwa jeder fünfte Bürger wird einmal jährlich in einem Krankenhaus behandelt. Hinzu kommt noch eine große Zahl von Menschen in Alten- und Pflegeheimen sowie von geistig, körperlich und seelisch behinderten Menschen in stationären Behinderteneinrichtungen. Erwartungsgemäß nimmt ihr Anteil mit zunehmendem Alter zu. Da nicht nur die absolute Zahl älterer Menschen, sondern auch der Anteil der sehr alten Menschen unter ihnen zunehmen wird, wird die Bedeutung stationärer Versorgungseinrichtungen zwangsläufig zunehmen.

Im Jahre 2018 wurden fast 20 Millionen stationäre Behandlungsfälle registriert. Im Vergleich zum Jahre 1991 entspricht dies einer Zunahme von 30 %. Parallel hierzu ist die Anzahl der Betten je Einwohner deutlich gesunken unter anderem auch deshalb, weil sich in diesem Zeitraum die stationäre Behandlungsverweildauer halbiert hat.

▶ Abb. 4.1 zeigt die 10 häufigsten Diagnosen bei vollstationären Patienten im Jahr 2015.

Diese wenigen Zahlen belegen die große Bedeutung stationärer Einrichtungen in der Behandlung und Pflege von Patienten im Gesundheitswesen.

Nach Coe lassen sich stationäre Einrichtungen im Gesundheitswesen in folgende drei Typen einteilen:

4.3 Patienten in stationären Einrichtungen

- Stationäre Einrichtungen zur *Behandlung* von Patienten,
- Stationäre Einrichtungen zur *Rehabilitation* von Patienten,
- Stationäre Einrichtungen zur *Verwahrung* von Patienten.

Diese Typen unterscheiden sich in mehrerer Hinsicht (▶ Tab. 4.2):

Tab. 4.2: Typen stationärer Versorgung (Coe 1970, S. 283)

	Verwahrung	Versorgung	Rehabilitation
Ziele	Betreuung	Behandlung	Wiederherstellung
Krankheitsprognose	Unheilbar	Heilbar	Veränderbar
Therapie	Gelegentlich	Zentral	Zusätzlich
Krankenrolle	Permanent	Temporär	Intermittierend
Patienten-Motivation	Befolgung institutioneller Regeln	Befolgung ärztlicher Anordnungen	Erlangen von Unabhängigkeit
Institution	Totale Institution	Allgemeines Krankenhaus	Rehabilitationszentrum

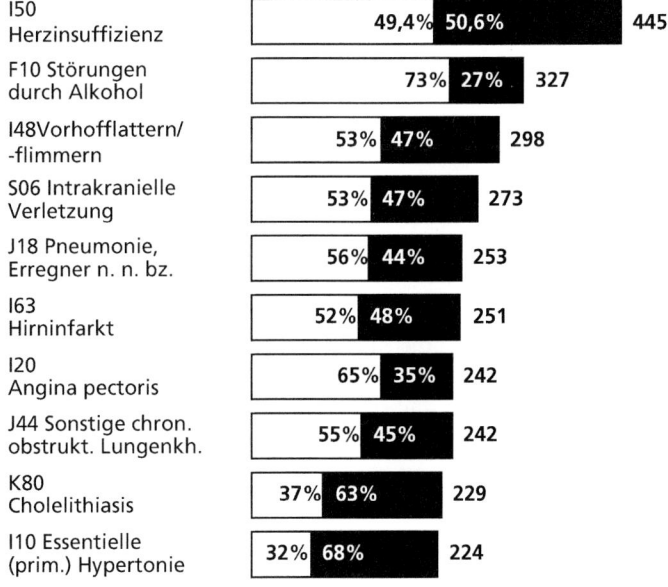

Abb. 4.1: Die 10 häufigsten Diagnosen bei vollstationären Patienten im Jahr 2015, in Tsd., nach Geschlecht (weiß = männlich, schwarz = weiblich) (nach Statistischem Bundesamt 2015)

4 Patienten im Gesundheitswesen

Auch die uns in diesem Kapitel besonders interessierende psychosoziale Lage der Patienten ist wesentlich abhängig von dem Typ der Einrichtungen, wenn auch die folgenden Hauptmerkmale der psychosozialen Probleme im Krankenhaus sich in abgeschwächter Form in allen Einrichtungen finden lassen. Es lassen sich unter anderem folgende Hauptprobleme identifizieren (vgl. Siegrist 2006):

- Angst, Informationsdefizite und Kommunikationsprobleme
- Unpersönlichkeit
- Hospitalismus
- Fehlplazierung

Eine Krankenhauseinweisung ist in hohem Maße mit Angst verbunden, Angst vor dem Ausgang der Krankheit, Angst vor der eigenen Zukunft bzw. der Zukunft der Familie etc. und Angst vor der Bedeutung von Untersuchungsmaßnahmen, Behandlungen usw. Dies ist in empirischen Arbeiten häufig dokumentiert worden. Diese Analysen beziehen sich auf die Zeit der Einweisung, auf den Krankenhausaufenthalt und die Zeit der Entlassung, die ebenfalls für viele Patienten deshalb eine belastende Situation darstellt, weil sie befürchten, nach der Entlassung ohne Hilfen nicht zurechtzukommen.

Die der Angst unter anderem zugrunde liegende Unsicherheit des Patienten in der Institution Krankenhaus kann wesentlich bedingt oder aber verstärkt werden durch das Ausmaß der geringen *Information,* die dem Patienten von Seiten des Krankenhauspersonals zuteilwird. Die hier zu diesem Problem vorliegenden Untersuchungen zeigen, dass das Bedürfnis der Patienten, über Diagnose und Therapie seiner Erkrankung informiert und aufgeklärt zu werden, im Allgemeinen sehr groß ist, die tatsächliche Informiertheit dagegen aber eher gering. Doch ist nicht nur das Wissen des Patienten über seine Krankheit gering, auch das Wissen des Arztes über die Sozialanamnese des Patienten ist – insbesondere bei Patienten unterer Sozialschichten – oft lückenhaft.

Diese »*gestörte*« *Kommunikation* zwischen Krankenhauspersonal und Patienten ist nicht nur Gegenstand vieler Berichte von Patienten über ihre Krankenhauserfahrungen, sondern Thema einer Reihe medizinsoziologischer Untersuchungen, insbesondere auch im Hinblick auf die Auswirkungen auf den therapeutischen Prozess und das Krankheitsverhalten der Betroffenen (vgl. Siegrist 2005). Dabei gestaltet sich die Interaktion mit todkranken und sterbenden Patienten besonders schwierig. Mit diesem Thema und den in der Hospizbewegung realisierten Alternativen werden wir uns ausführlicher in Kapitel 9 beschäftigen (▶ Kap. 9).

Eng verbunden mit dem Problem der gestörten Kommunikation zwischen Patient und Personal ist das Problem der Unpersönlichkeit in stationären Einrichtungen. Die Reduzierung eines Patienten auf seine Diagnose (»die Galle in Zimmer 8«) ist dafür ein anschauliches Beispiel. Ebenfalls bedeutsam ist die Einschränkung der Privatsphäre des Patienten, die sich in der Unterbringung in großen, unpersönlichen Krankenzimmern, in der Verordnung unnötigen Liegezwangs, in der Begrenzung von Außenkontakten, in der Verordnung von Krankenhauskleidung etc. realisieren kann.

Wenn die Begrenzung des Informations- und Kontaktbedürfnisses und die Unpersönlichkeit des Patienten über längere Zeit und in ausgeprägtem Maße erfolgen, kommt es zu einer schwerwiegenden als *Hospitalismus* bezeichneten Reaktion des Patienten. Diese Reaktion besteht in einer ausgeprägten Apathie, in Interesselosigkeit und in einer Überanpassung an Krankenhausnormen und -regeln mit der Konsequenz der Unfähigkeit, außerhalb der Krankenhausmauern zu existieren. In stationären Einrichtungen vom Typ »Verwahrung«, wie z. B. in großen psychiatrischen Einrichtungen, Altenpflegeheimen, Behindertenheimen, war dies eine zu beobachtende Reaktion. In psychiatrischen Einrichtungen ist der Prozess des Institutionalismus bzw. Hospitalismus häufig untersucht worden. Von Goffman stammt auch der Begriff der »totalen Institution« für diese Einrichtungen.

Ein weiteres Problem stationärer Versorgung ist das Problem der *Fehlplatzierung* (misplacement). Damit ist gemeint, dass Patienten entweder gänzlich im Krankenhaus »fehl am Platze« sind, d. h. besser außerhalb stationärer Einrichtungen in der Gemeinde bei chronisch psychisch Kranken z. B. in Wohngemeinschaften versorgt werden könnten, oder aber, dass Patienten im »falschen« Krankenhaus sind, weil sie z. B. anstatt in einem Akutkrankenhaus bedürfnisgerechter in einer Rehabilitationsklinik versorgt werden müssten. Wie leicht einzusehen ist, hat dieses Misplacement sowohl psychosoziale wie auch ökonomische Aspekte.

4.4 Selbsthilfe und Mitbestimmung im Gesundheitswesen

Wir haben uns bislang primär mit dem *passiven* Patienten beschäftigt, mit dem Patienten also, der nicht nur seine Krankheit erleidet, sondern ggf. auch noch die Defizite seiner gesundheitlichen Versorgung in ambulanten oder stationären Einrichtungen. Obwohl Passivität nicht zu den Charakteristika der Krankenrolle nach Parsons (1951) (▶ Kap. 1) gehört – er nennt im Gegenteil u. a. die Merkmale, aktiv seine Gesundung zu betreiben und dazu professionelle ärztliche Hilfe aufzusuchen und zu kooperieren – haben wir doch in der Beschreibung des Arzt-Patienten-Kontaktes insbesondere in stationären Einrichtungen die passive, gehorsame, ja unterwürfige Haltung des Patienten häufiger als Realität, man könnte sogar sagen als Verhalten eines »guten Patienten« kennen gelernt. Unser Interesse gilt nun den Patienten bzw. Personen, die zu ihrer Gesunderhaltung oder Krankheitsbewältigung neben dem professionellen medizinischen System einen weiteren aktiven Beitrag leisten, sei es, dass sie sich in Gruppen zusammenschließen, um ihre Gesundheitsprobleme gemeinsam zu lösen, sei es, dass sie gemeinsam aktiv werden, um Gesundheitsgefährdungen abzuwenden oder um eine bedürfnisgerechtere medizinische Versorgung zu erreichen.

4.4.1 Selbsthilfe im Gesundheitswesen

Dem Thema »Selbsthilfe im Gesundheitswesen« wird in der Medizinsoziologie und Gesundheitspolitik seit vielen Jahren eine besondere Aufmerksamkeit zuteil.

Die erste größere empirische Untersuchung über Gesundheitsselbsthilfe wurde von Trojan und Mitarbeitern in Hamburg durchgeführt. Nach den Vorschlägen von Trojan (1986) müssen folgende *Definitionsmerkmale* vorhanden sein, wenn von Gesundheitsselbsthilfezusammenschlüssen gesprochen werden soll:

- Betroffenheit durch ein gemeinsames Problem,
- keine oder geringe Mitwirkung professioneller Helfer,
- keine Gewinnorientierung,
- gemeinsames Ziel: Selbst- und/oder soziale Veränderung,
- Arbeitsweise: Betonung gleichberechtigter Zusammenarbeit und gegenseitiger Hilfe.

Aktuelle Informationen zu der Selbsthilfelandschaft, zum Selbsthilfethemenfeld, zur Finanzierung und aktuellen Entwicklungen im Selbsthilfe-Setting gibt die Homepage von NAKOS (Nationale Kontakt- und Informationsstelle zur Anregung und Unterstützung von Selbsthilfegruppen): www.nakos.de. Die NAKOS mit Sitz in Berlin ist die bundesweite Information- und Vermittlungsstelle im Feld der Selbsthilfe in Deutschland. Die Trägerorganisationen von NAKOS ist die Deutsche Arbeitsgemeinschaft Selbsthilfegruppen (DAG SHG).

Unter der Überschrift »Selbsthilfezusammenschlüsse« werden Selbsthilfegruppen und Selbsthilfeorganisationen unterschieden (vgl. Trojan und Kofahl 2018):

In *Selbsthilfegruppen* helfen sich Betroffene weitgehend gegenseitig, indem vor allem über Gespräche eine Veränderung von Problemdeutungen erreicht werden soll. Die Gruppen sind eher innenorientiert. Beispiele: Frauenselbsthilfe nach Krebs, Parkinson-Gruppe, Gruppe pflegender Angehöriger, Stillgruppen, Männergruppen. Von den Selbsthilfegruppen gibt es fließende Übergänge zu Bürgerinitiativen, zu alternativen (Selbsthilfe-)Projekten und zu bestimmten Formen von Laienhelfergruppen, die häufig aus Selbsthilfegruppen entstanden sind. Die Zahl der Selbsthilfegruppen in der Bundesrepublik wird auf bis zu 100.000 mit ca. 3–3,5 Mio. Mitgliedern geschätzt. Laut den telefonischen Gesundheitssurveys 2003 und 2004 des Robert-Koch-Instituts waren zwischen 7 und 9 % aller Menschen in Deutschland im Laufe ihres Lebens schon einmal Mitglied einer Selbsthilfegruppe, etwa die Hälfte von ihnen in ihrer Rolle als Angehörige/r eines betroffenen Familienmitglieds.

Von *Selbsthilfeorganisationen* spricht man, wenn diese Gruppen einen höheren Grad an organisatorischer Komplexität haben. Am ältesten und bekanntesten sind die Selbsthilfeorganisationen bzw. Selbsthilfeverbände von Behinderten und chronisch Erkrankten, von denen einige bereits Ende des 19. Jahrhunderts gegründet wurden und manche heute über 100.000 Mitglieder ausweisen. Inzwischen gibt es nicht nur für fast alle chronischen Krankheiten wie z. B. Diabetes, Rheuma, Multiple Sklerose oder Zöliakie solche Organisationen bzw. Verbände, sondern insbesondere seit den 1990er-Jahren zunehmend mehr, meist kleinere Selbsthilfeorganisationen für seltene Erkrankungen sowohl auf Bundes- wie auch auf Landesebene. Ein weiterer großer Bereich mit langjähriger Tradition ist das Gebiet der psychischen Erkrankungen und der Suchterkrankungen. Auf Bundesebene existieren heute über 300 gesundheitsbezogene Selbsthilfeorganisationen. Der größte Teil von ihnen ist in Dachverbänden wie der Bundesarbeitsgemeinschaft SELBSTHILFE e.V., beim PARITÄTISCHEN oder in der Deutschen Hauptstelle für Suchtfragen e.V. organisiert. Für den Bereich der seltenen Erkrankungen ist hier die ACHSE (Allianz chronischer seltener Erkrankungen e.V.) hervorzuheben, für den Bereich chronisch kranker und behinderter Kinder und den entsprechenden Eltern-Initiativen das Kindernetzwerk e.V. Zu den Kernaufgaben der Selbsthilfeorganisationen gehören Informations- und Aufklärungsarbeit, Gruppeninitiierung und -betreuung, Beratung und Schulung der Mitglieder sowie Lobbyarbeit bis hin zur Patienteninteressenvertretung u. a. im Gemeinsamen Bundesausschuss und seinen Unterausschüssen (nach § 140 SGB V) (Trojan und Kofahl 2018).

Wir wollen noch einige Überlegungen über die Entstehungsursachen des Phänomens »Selbsthilfe im Gesundheitswesen« anstellen. Die zu nennenden möglichen Entstehungsbedingungen sind jedoch nicht isoliert nebeneinander, sondern als ein miteinander verflochtenes (und in diesem Rahmen nicht weiter herzuleitendes) Bündel von Faktoren zu betrachten:

- Die Veränderung des Krankheitsspektrums von akuten zu chronischen Krankheiten und die Erhöhung der Lebenserwartung haben dazu geführt, dass eine große Zahl von Menschen lebenslang durch Krankheiten behindert ist.
- Das Gesundheitssystem ist primär auf die Behandlung kurzfristiger Krankheitsepisoden ausgerichtet und nicht auf die längerfristige und psychosoziale Betreuung von chronisch Kranken.
- Insbesondere in der Mittelschicht gibt es zunehmend aufgeklärte Gruppierungen, die die Qualität von Gesundheitsleistungen kritisch hinterfragen.
- Die schützenden und versorgenden sozialen Netze (Familie, Nachbarschaft, Gemeinde etc.) sind zunehmend überfordert.
- Das Gesundheits- und Sozialsystem lässt sich – insbesondere in wirtschaftlichen Krisenzeiten – kaum noch finanzieren. Von daher begründet sich die Suche nach kostenneutralen Versorgungsmöglichkeiten, wie sie z. B. Selbsthilfezusammenschlüsse darstellen.

Selbsthilfezusammenschlüsse entstehen jedoch nicht nur aus der Kompensation defizitärer Gesundheitsversorgung, sondern entwickeln – primär aus der Betroffenheit der Beteiligten heraus – auch eine »neue Qualität« von Gesundheitsleistungen, die im professionellen System aus Expertenwissen allein nicht entstehen könnte.

Abschließend wollen wir noch auf die Möglichkeiten der *Unterstützung von Selbsthilfegruppen* eingehen. Folgende drei Förderinstrumente werden unterschieden:

- die direkte Unterstützung einzelner Selbsthilfegruppen durch finanzielle Zuwendungen und die kostenlose Bereitstellung von Räumen,

- die infrastrukturelle Unterstützung der Selbsthilfe durch Kontaktstellen,
- die institutionelle Unterstützung der Selbsthilfe durch örtliche Beiräte bzw. Kuratorien für die Selbsthilfe.

Insbesondere die *Selbsthilfekontaktstellen* haben sich als ein wirksames Instrument der Selbsthilfeförderung erwiesen. Selbsthilfekontaktstellen stellen somit auch ein neues interessantes Handlungsfeld für psychosoziale Berufe dar (ihre Zahl wird mit ca. 270 angegeben). Das Aufgabenprofil der Selbsthilfekontaktstellen umfasst die folgenden fünf Bereiche:

- Organisation und Dokumentation: Informationssammlung, Arbeitsorganisation, Fortbildung,
- Öffentlichkeitsarbeit, allgemeine Selbsthilfeunterstützung: z. B. Veranstaltungen, Weiterbildungsangebote,
- Beratung von Selbsthilfeinteressenten: Information, Kontaktvermittlung,
- Beratung von Selbsthilfegruppen: Hilfe bei Neugründungen, Vernetzung, individuelle Beratung,
- Kooperation mit Fachleuten: Beratung in Fragen der Selbsthilfe, Verbesserung der Kooperation mit Selbsthilfegruppen.

Die Krankenkassen sind inzwischen verpflichtet, die Gesundheitsselbsthilfe zu unterstützen und finanziell zu fördern. So heißt es im § 20 h SGB V:

> »Die Krankenkassen und ihre Verbände fördern Selbsthilfegruppen und- organisationen, die sich die gesundheitliche Prävention und die Rehabilitation von Versicherten bei einer der im Verzeichnis nach Satz 2 aufgeführten Krankheiten zum Ziel gesetzt haben, sowie Selbsthilfekontaktstellen im Rahmen der Festlegung des Absatzes 4. Der Spitzenverband Bund der Krankenkassen beschließt ein Verzeichnis der Krankheitsbilder, bei deren gesundheitlicher Prävention und Rehabilitation eine Förderung zulässig ist; sie haben die Kassenärztliche Bundesvereinigung und die Vertretungen der für die Wahrnehmung der Interessen Selbsthilfe maßgeblichen Spitzenorganisationen zu beteiligen. Selbsthilfekontaktstellen müssen für eine Förderung ihrer gesundheitsbezogenen Arbeit themen-, bereichs- und indikationsgruppen-übergreifend tätig sein.«

4.4.2 Mitbestimmung im Gesundheitswesen

Zu diesem Thema haben wir einige Beispiele für Mitbestimmungsmodelle auf unterschiedlichen orgnisatorischen Ebenen zusammengetragen:

Besuchskommission:
Nach den ›PsychKG‹– den nach Bundesländern verschiedenen Psychisch-Kranken-Gesetzen – bestehen in einigen Bundesländern Kommissionen zur Kontrolle von Krankenhäusern, in die Zwangseinweisungen erfolgen. Das geschieht z.B. in Nordrhein-Westfalen durch einen einmal im Jahr stattfindenden, vorher angemeldeten Besuch einer dreiköpfigen Besuchskommission. Dabei werden zufällig ausgewählte Krankenakten eingesehen, Patienten befragt und Räume begutachtet. Sie

wirkt als externe Qualitätskontrolle bei der Behandlung zwangsuntergebrachter Patienten.

Heimbeirat:
Heimbeiräte sind im Heimgesetz geregelt, das für alle Heime gilt, z. B. für geistig behinderte oder alte Menschen, nicht aber für Wohneinrichtungen wie betreute Wohngruppen oder die Langzeitbereiche psychiatrischer Kliniken.

Der Heimbeirat soll von den Bewohnern in demokratischer Wahl gebildet werden. Er ist nur ehrenamtlich tätig. In der Praxis haben Heimbeiräte eine allgemeine Sprecherfunktion für Bewohnerwünsche; zum Teil vermitteln sie auch bei Beschwerden. Eine Mitwirkung beim Heimbetrieb oder weitergehende Qualitätskontrolle wird selten erreicht. Wegen seiner gesetzlichen Verankerung mit klaren Mitwirkungsrechten ist das Modell Heimbeirat aber gut geeignet, zu einem wirkungsvollen Bewohnerrat weiterentwickelt zu werden.

Patientenfürsprecher:
In einigen Bundesländern sind im jeweiligen Krankenhausgesetz ehrenamtliche Patientenfürsprecher für die psychiatrischen Krankenhäuser vorgeschrieben. In der Regel handelt es sich um nebenberuflich tätige an der Psychiatrie interessierte Personen, z. B. Angehörige, die von den Kommunalparlamenten berufen werden.

In Berlin gibt es ein besonders dichtes Netz von Patientenfürsprechern, deren Tätigkeit durch die Hilfe sachkundiger Bürger ergänzt wird. Hier wie in den anderen Bundesländern sind die Patientenfürsprecher für Beschwerden von Patienten zuständig. Sie bieten Sprechstunden an und führen Besuche durch.

Zur *Stärkung* der *Bürger-Partizipation* haben sich verschiedene Strukturen herausgebildet: Zu unterscheiden sind Strukturen, in denen sich die Bürger ein eigenes Forum schaffen (wie z. B. Gesundheitszentren), Strukturen, in denen die Leistungserbringer »unter sich sind« (wie die »Gesundheitskonferenzen«), sowie Strukturen, in denen sich Bürger und Leistungserbringer »gemeinsam an einen Tisch setzen«, wie z. B. Arbeitskreise Gesundheit (Landesverein für Gesundheit Niedersachsen e. V. o. J.) und Gesundheitszirkel in Betrieben. Hinsichtlich der Bürger-Partizipation sind andere Länder Europas wesentlich weiter: So haben beispielsweise die Niederlande die Vertragsbeziehungen zwischen Patienten und Behandlern im Zivilgesetzbuch, das sie um einen neuen Abschnitt zur medizinischen Versorgung ergänzten, geregelt. Zur gleichen Zeit trat dort auch das Gesetz zum Beschwerderecht im Gesundheitswesen in Kraft. Auch das Spektrum der Einrichtungen, die Patienten helfen, ihre Rechte durchzusetzen, ist in anderen Ländern weitaus breiter: So gibt es z. B. Patientenanwaltschaften in Österreich und Beschwerdebeauftragte und Patientenverbände in den Niederlanden.

Hinsichtlich der *Verbraucher- bzw. der Patientenberatung* gibt es auch in Deutschland Fortschritte. Im § 65 b des SGB V wird die Förderung von Einrichtungen zur Verbraucher- und Patientenberatung geregelt: »Die Spitzenverbände der Krankenkassen fördern mit jährlich insgesamt 9 Millionen Euro (2016) je Kalenderjahr im Rahmen von Modellvorhaben gemeinsam und einheitlich Einrichtungen zur Verbraucher- oder Patientenberatung, die sich die gesundheitliche Information, Beratung und Aufklärung von Versicherten zum Ziel gesetzt haben«.

Auf der Basis des GKV-Modernisierungsgesetzes (GMG) vom 1.1.2004 wurden Vertreter von Bürger- und Patienteninteressen, wenn auch zunächst nur in beratender Funktion, in zentrale Steuerungs- und Entscheidungsgremien des Gesundheitswesens (wie z. B. dem Gemeinsamen Bundesausschuss) integriert. Ebenfalls mit Inkrafttreten des GMG wurde das Amt der Patientenbeauftragten der Bundesregierung neu geschaffen.

Dieser kurze Überblick über Partizipationsmodelle lässt sich noch um die sog. *Behandlungsvereinbarungen* ergänzen. Die Behandlungsvereinbarung beinhaltet Erklärungen und Absprachen für den Fall einer psychiatrischen Behandlung unter Berücksichtigung folgender Bereiche:

- Kontakte
- Aufnahme und Behandlung
- Medikamente/Zwangsbehandlung
- Soziale Situation

Selbst wenn diese Vereinbarung nur für einen begrenzten Personenkreis anwendbar ist, kann sie zu einer stärkeren Sensibilisierung für die Bedürfnisse und Wünsche der akut erkrankten Menschen bei einer Wiederaufnahme führen.

5 Besonders vulnerable Patientengruppen, Gender-Aspekte, Diversität, Umweltaspekte und Krankheit

5.1 Soziale Schicht, Einkommensarmut und Krankheit

Der Faktor »Soziale Schicht« besteht – je nach seiner soziologischen Definition bzw. Operationalisierung – aus einer Kombination unterschiedlicher Indikatoren der sozialen Lage von Bevölkerungsgruppen (wie z. B. Beruf, Einkommen, Ausbildung, Wohngegend). Dabei ist es häufig schwierig, den Einfluss der einzelnen Faktoren (ökonomische Faktoren wie z. B. Einkommen, Wohnsituation, Arbeit; kulturelle und subkulturelle Faktoren wie z. B. Ernährungsgewohnheiten, Krankheitsverhalten) in ihrer jeweiligen Bedeutung für die Krankheitsentstehung zu unterscheiden.

Die umfassendste Arbeit über den Zusammenhang von sozialer Benachteiligung und Gesundheit wurde vor 40 Jahren von einer Arbeitsgruppe vorgelegt, die vom britischen Ministerium für Gesundheit und Soziales eingerichtet und von Douglas Black geleitet worden war. Der 1980 abgeschlossene und 1982 als Buch veröffentlichte Ergebnisbericht über »Inequalities in Health« wird deshalb auch »Black-Report« (Townsend und Davidson 1982) genannt.

Der Bericht enthält eine Fülle von Informationen über den Zusammenhang von Sozialschicht, Alter, Geschlecht, Region etc. und Krankheitsarten, Todesursachen sowie über die Gesundheitsversorgung in Großbritannien und im internationalen Vergleich, die auch heute noch relevant sind. Die wichtigsten Ergebnisse des Berichts lassen sich folgendermaßen zusammenfassen:

- Die unteren Sozialschichten sind – in allen Altersklassen – gesundheitlich benachteiligt (das gilt für alle wichtigen Erkrankungen).
- Während die Lebenserwartung in den oberen Sozialschichten zugenommen hat, ist sie in den unteren Sozialschichten gleich geblieben oder hat sich sogar verringert (so hatten Männer und Frauen der untersten Sozialschicht im Vergleich zur höchsten Sozialschicht ein zweieinhalbmal größeres Risiko, vor dem 65. Lebensjahr zu sterben).
- Angehörige unterer Sozialschichten nutzen die Gesundheitsdienste im Verhältnis zu ihren größeren Gesundheitsproblemen seltener.

Einige Fragestellungen der Studie sind acht Jahre später erneut untersucht worden. Das Hauptergebnis dieser von Whitehead (1987) veröffentlichten Arbeit mit dem bezeichnenden Titel »The Health Divide« ist, dass sich die Schere zwischen armen und reichen Bevölkerungsgruppen hinsichtlich ihrer Gesundheitschancen noch weiter geöffnet hatte.

Diese Ergebnisse sind inzwischen auch in anderen europäischen Ländern wiederholt nachgewiesen worden (vgl. z. B. Mackenbach und Bakker 2002), und auch für Deutschland gibt es inzwischen eine Fülle von Untersuchungen zu diesem Thema (vgl. insbesondere Mielck 2005; Helmert 2003; Robert Koch-Institut 2005–2019; Sachverständigenrat 2005).

In einer neueren Studie des Robert Koch-Instituts aus dem Jahr 2014 über »Soziale Unterschiede in der Mortalität- und Lebenserwartung« kommen die Autoren zu folgenden Kernaussagen:

- Ein niedriger sozioökonomischer Status geht mit einem erhöhten Mortalitätsrisiko und einer verringerten Lebenserwartung einher.
- Frauen und Männer aus den höheren Statusgruppen leben nicht nur länger, sie können auch mehr Lebensjahre in guter Gesundheit verbringen.
- Regionale Unterschiede in der Lebenserwartung sind in engem Zusammenhang mit den Lebensbedingungen in den Regionen zu sehen.
- In fast allen europäischen Ländern sind soziale Unterschiede in der Mortalität und Lebenserwartung zu beobachten.
- Für einzelne Länder wird berichtet, dass sich die sozialen Unterschiede in der Mortalität und Lebenserwartung in den letzten Jahrzehnten ausgeweitet haben (RKI 2014).

Wie lassen sich nun diese auffälligen Unterschiede zwischen den sozialen Schichten erklären? Die Autoren des Black-Reports haben drei *verschiedene Erklärungshypothesen* aufgestellt und überprüft:

- Die Unterschiede entstehen aufgrund von biologischen oder sozialen Selektionsprozessen.
- Die Unterschiede entstehen durch unterschiedliches gesundheitsbezogenes Verhalten der Individuen.
- Die Unterschiede entstehen aufgrund sozioökonomischer Verursachungsprozesse.

Die Autoren des Black-Reports halten die dritte These über die sozioökonomische Verursachung für die wichtigste Hypothese zur Erklärung der Unterschiede im Gesundheitszustand zwischen den Sozialschichten. Sie betonen, dass dabei eine Vielzahl von Faktoren aus den sozioökonomisch determinierten Arbeits-, Lebens- und Umweltbedingungen sowie der Gesundheitsversorgung berücksichtigt werden müsse.

Diese Erklärungspfade hat auch Mielck (auf der Basis von Elkeles und Mielck 1993) in seinem Erklärungsmodell zur gesundheitlichen Ungleichheit aufgegriffen (Mielck 2005, S. 173).

Wilkinson hat dagegen die viel beachtete These aufgestellt, dass die negativen Auswirkungen der gesellschaftlichen Lage auf die Gesundheit in denjenigen Ländern am größten sind, die auch die größten *Einkommensunterschiede* aufweisen (Wilkinson 2001).

> »Vielmehr löse die relative, sprich: deprivilegierte soziale Stellung in allen sozialen Schichten individuellen, chronischen Streß und Sozialangst aus, was zu Verhaltensweisen führe, die sowohl unmittelbar (Konsum) als auch mittelbar (Sozialverhalten) der Gesundheit Schaden zufüge. Gesellschaften mit ausgeprägter sozialer Ungleichheit leiden unter einer Erosion des sozialen Zusammenhalts bzw. ihres Sozialkapitals, was gesundheitliche Nachteile gegenüber stärker egalitär ausgerichteten Gesellschaften mit sich bringe, selbst wenn letztere ökonomisch schlechter dastehen« (Streich 2001, S. 83).

Es lässt sich in der sozialepidemiologischen und medizinsoziologischen Forschung beobachten, dass – ausgehend von Untersuchungen über die ökologische und schichtenspezifische Abhängigkeit diverser Erkrankungen – nach und nach Einzelfaktoren aus diesen Konzepten isoliert und intensiv untersucht wurden (z. B. Wohnsituation) bis hin zu sozialpsychologischen Merkmalen (wie z. B. Isolation). Dieses wissenschaftlich sinnvolle Vorgehen beinhaltet allerdings die Gefahr, größere soziale Zusammenhänge aus dem Blickwinkel zu verlieren. Mit der Wiederentdeckung der »Gemeinde« in der Medizin, Psychologie und Sozialarbeit und ihrer spezifischen Bedeutung für die Verursachung aber auch Versorgungsmöglichkeit von Krankheiten ist diese parzellierte Sichtweise zum Teil wieder aufgegeben worden.

In diesem Zusammenhang ist eine Richtung der Sozialepidemiologie von Interesse, die sich mit der räumlichen Verteilung von Krankheiten beschäftigt. So geben Analysen über regionale Unterschiede z. B. in der Krebssterblichkeit weitere Hinweise auf Ursachenkomplexe von Krankheiten und Todesfällen (vgl. z. B. Kroll et al. 2017 zum Thema »Regionale Unterschiede in der Gesundheit- Entwicklung eines sozioökonomischen Deprivationsindex in Deutschland«).

Auf die Konzentration von Gesundheitsrisiken in den Arbeits- und Lebensbedingungen sozial benachteiligter Bevölkerungsgruppen weist auch Beck hin. In seinem Buch »Risikogesellschaft« geht er ausführlich auf den komplexen Zusammenhang zwischen »Klassengesellschaft und Risikogesellschaft« ein:

> »Die Geschichte der Risikoverteilung zeigt, dass diese sich wie Reichtümer an das Klassenschema halten – nur umgekehrt: Reichtümer sammeln sich oben, Risiken unten (…). Dieses Gesetz der klassenspezifischen Verteilung von Risiken und damit der Verschärfung der Klassengegensätze durch die Konzentration der Risiken bei den Armen und Schwachen galt lange Zeit und gilt auch heute noch für einige zentrale Risikodimensionen: Das Risiko, arbeitslos zu werden, ist gegenwärtig für Ungelernte erheblich höher als für Hochqualifizierte. Belastungs-, Bestrahlungs- und Vergiftungsrisiken, die an den Arbeitsvollzug in den entsprechenden Industriebetrieben gebunden sind, sind berufsspezifisch ungleich verteilt. Es sind Bevölkerungsgruppen in der Nähe der industriellen Produktionszentren, die durch verschiedene Schadstoffe in Luft, Wasser und Boden dauerbelastet sind (…). Auch die Möglichkeiten und Fähigkeiten, mit Risikolagen umzugehen, ihnen auszuweichen, sie zu kompensieren, dürften für verschiedene Einkommens- und Bildungsschichten ungleich verteilt sein« (Beck 1986, S. 46).

5.1.1 Armut und Gesundheit in Deutschland

> *»Armut ist die schlimmste Form von Gewalt.« (Mahatma Gandhi)*

Armut und deren Beziehung, deren Auswirkungen auf die Gesundheit, auf die Entstehung von Krankheit ist im Kontext der Armutsdebatte immer noch ein unterschätztes und vernachlässigtes Teilgebiet. Obwohl gerade an diesen engen Korrelationen deutlich wird, dass Armut in einem der reichsten Länder der Erde nicht lediglich ein Verzicht auf Konsumgüter, auf Annehmlichkeiten, auf gesellschaftliche Teilhabe bedeutet. Sondern häufig mit physischem und psychischem Leid, mit höheren Erkrankungsraten, bis zu einer signifikant geringeren Lebenserwartung einhergeht.

Wie wird Armut definiert?

Es wird zwischen absoluter Armut, die physische Existenz bedrohend, und relativer Armut differenziert. Definitionsversuche relativer Armut orientieren sich schwerpunktmäßig an der finanziellen Ausstattung. Es wird daher von **Einkommensarmut** gesprochen. Folgende Definitionen werden diesbezüglich angewandt:

- **Armutsgefährdet ist, wer 60 % oder weniger des durchschnittlichen monatlichen Haushaltseinkommens eines Landes besitzt;** (Empfehlung der Europäischen Union) entspricht in Deutschland im Jahre 2021: ca. 1148 Euro, da das Durchschnittseinkommen bei ca.1913 Euro lag)
- **Strenge Armut ist, wer 40 % oder weniger des durchschnittlichen monatlichen Haushaltseinkommens besitzt** (2021 entspricht dies einem Betrag von ca. 765 Euro)
- **Äquivalenzeinkommen** dient zur Berechnung des Einkommens der sonstigen Haushaltsmitglieder: Hauptverdiener Faktor 1,0; alle übrigen Mitglieder ab dem 14. Lebensjahr erhalten den Faktor 0,5 und Kinder unter 14. Jahren den Faktor 0,3.
- **Sozialgeld bzw. *Arbeitslosengeld II (sogenanntes »Hartz IV«)*** nach der Zusammenlegung von Sozialhilfe und Arbeitslosenhilfe im Jahre 2004 (2022 = 449 Euro; 17,14 Euro für Gesundheitspflege)

Regelbedarfe für das Jahr 2022 sind durch das Bundesministerium für Arbeit und Soziales (BMAS) im Regel-Bedarfsermittlungsgesetz festgelegt (▶ Tab. 5.1, ▶ Abb. 5.1):

Tab. 5.1: Regelbedarfe für das Jahr 2022

Kategorie	Regelbedarfe in Euro	Regelbedarfsstufe
Alleinstehende/Alleinerziehende	449 Euro (+ 3 Euro)	Regelbedarfsstufe 1
Paare je Partner/Bedarfsgemeinschaften	404 Euro (+ 3 Euro)	Regelbedarfsstufe 2
Volljährige in Einrichtungen (nach SGB XII)	360 Euro (+ 3 Euro)	Regelbedarfsstufe 3
Nicht-erwerbstätige Erwachsene unter 25 Jahre im Haushalt der Eltern	360 Euro (+ 3 Euro)	Regelbedarfsstufe 3

5.1 Soziale Schicht, Einkommensarmut und Krankheit

Tab. 5.1: Regelbedarfe für das Jahr 2022 – Fortsetzung

Kategorie	Regelbedarfe in Euro	Regelbedarfsstufe
Jugendliche von 14 bis 17 Jahren	376 Euro (+ 3 Euro)	Regelbedarfsstufe 4
Kinder von 6 bis 13 Jahren	311 Euro (+ 2 Euro)	Regelbedarfsstufe 5
Kinder von 0 bis 5 Jahren	285 Euro (+ 2 Euro)	Regelbedarfsstufe 6

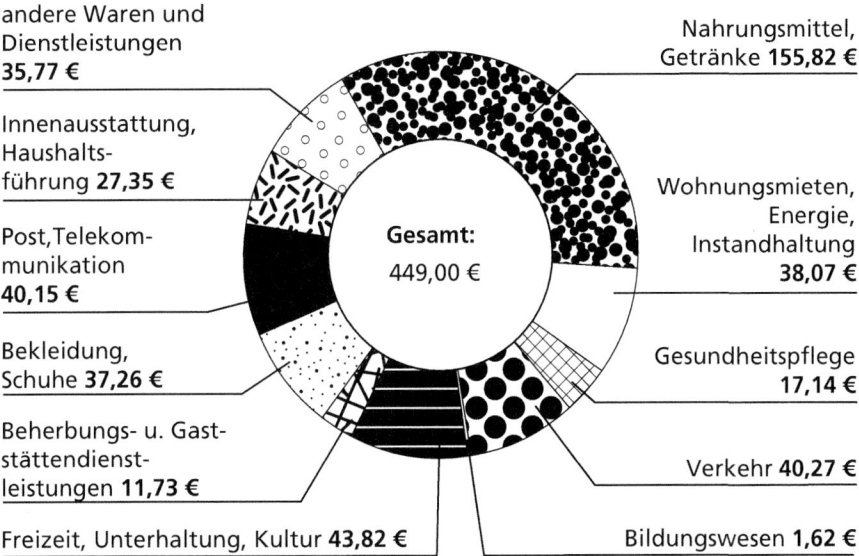

Abb. 5.1: Hartz IV-Regelsatz 2022

Die Regelbedarfe sind nach Meinung vieler Experten und der Nationalen Armutskonferenz nicht bedarfsdeckend. Alleine für das Jahr 2021 steht eine Stromkostensteigerung in Höhe von 10–15 % an. Das Bundesverfassungsgericht sagt hierzu: liegen solche Preissteigerungen vor, hat der Gesetzgeber auch kurzfristig Anpassungen vorzunehmen (Aust 2020).

Da eine formale Heranziehung des Einkommens, als bestimmende Determinante von Armut, die Komplexität dieses gesellschaftlichen Status nicht genügend wiedergibt, wurde das sogenannte *Lebenslagenkonzept* entwickelt. Es interpretiert Armut als ein mehrdimensionales Geschehen im Sinne einer Kumulation von Unterversorgungslagen, u. a. in den Bereichen Wohnen, Bildung, Arbeit, Arbeitsbedingungen, Einkommen und der Versorgung mit technischer und sozialer Infrastruktur.

5 Besonders vulnerable Patientengruppen

Wer ist von Armut betroffen?

In Deutschland sind Kinder zwischen 0 und 15 Jahren, alleinerziehende Elternteile (in der Regel Mütter), Familien mit mehr als 3 Kindern, arbeitslose Menschen, wohnungslose Menschen, ausländische Mitbürger sowie in Zukunft verstärkt alte Menschen, chronisch Kranke und Behinderte besonders von Einkommensarmut betroffen.

Wie viele Menschen sind in Deutschland von Armut betroffen und wer sind sie?

Nach Berechnungen des Armutsberichtes des Paritätischen Wohlfahrtsbandes aus dem Jahre 2022 für das Berechnungsjahr 2019 lag die Armutsquote bei 15,9 % (Anteil der Personen, die mit weniger als 60 % des mittleren Einkommens der Gesamtbevölkerung Deutschlands auskommen mussten). Besonders von Einkommensarmut betroffen sind Menschen mit Migrationshintergrund, Alleinerziehende, Arbeitslose und die Personengruppe der über 65-Jährigen. Nach dem Bericht des Statistischen Bundesamtes aus dem Jahre 2020 sind im Jahre 2018 18,7 % der Menschen in Deutschland von Armut und sozialer Ausgrenzung betroffen.

▶ Abb. 5.2 zeigt die Armutsgefährdungsquote für das Jahr 2018 in den einzelnen Bundesländern in Deutschland.

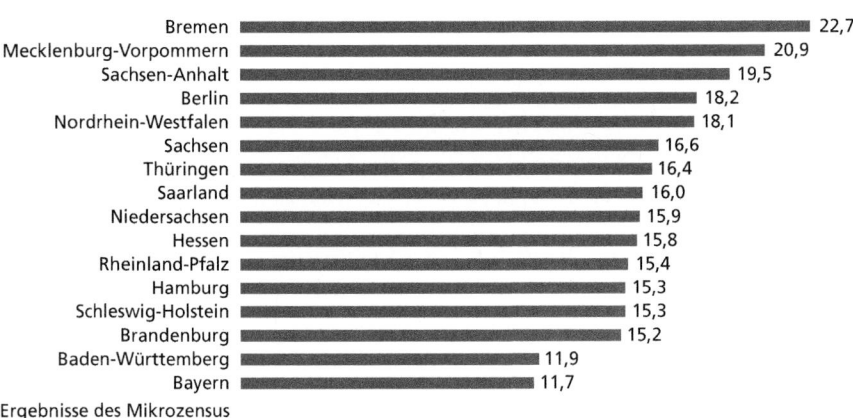

Abb. 5.2: Armutsgefährdungsquote für das Jahr 2018 in den einzelnen Bundesländern in Deutschland (nach Statistischem Bundesamt (Destatis) 2019)

Korrelation zwischen Armut und Krankheit sowie Lebenserwartung

Schon Goethe stellte fest: »Arm im Beutel, krank am Herzen«. Dass es einen Zusammenhang zwischen Sozialer Lage und Krankheit gibt, haben zahlreiche sozial- und naturwissenschaftliche Untersuchungen belegt.

Die social inequality untersucht Strukturen, die bei ähnlich verfügbaren sozialen Ressourcen und gesellschaftlichen Chancen, zu Benachteiligungen aufgrund unterschiedlicher Erkrankungsgefährdungen führen. Hier spielen z. B. der individuelle Lebensstil, die berufliche Tätigkeit und Umweltfaktoren eine wichtige Rolle. Die social inequity berücksichtigt ungleiche soziale Chancen und gesellschaftliche Ressourcen, wie z. B. den Zugang zu medizinischen Versorgungseinrichtungen. Des Weiteren ist in diesem Kontext die Beantwortung der Frage, ob Kranke eher verarmen (Selektionseffekt) oder ob Arme eher erkranken (Kausationseffekt), bedeutend. Verschiedene Untersuchungen deuten darauf hin, dass bei Erwachsenen vorwiegend eine soziale Selektion vorliegt (chronisch schlechte Gesundheit erhöht das Armutsrisiko) und bei Kindern Hinweise für einen Kausationseffekt vorliegen (wer in Armut aufwächst, hat als Erwachsener eine schlechtere Gesundheit).

Konkrete Zusammenhänge zwischen dem sozialen Status und Krankheit konnten u. a. für das Auftreten von koronaren Herzkrankheiten (Herzinfarkt – 2–3-fach erhöhtes Risiko), Schlaganfall (ebenfalls 2–3-fach erhöhtes Risiko), Krebserkrankungen und Lebererkrankungen festgestellt werden. Erkrankungen der Verdauungsorgane (Magengeschwüre) und der Atmungsorgane (Lungenentzündungen, chronische Bronchitis) findet man ebenfalls häufiger als im Bevölkerungsdurchschnitt. Des Weiteren ist die Infektanfälligkeit erhöht. Bei von Armut betroffenen Kindern treten gehäuft Zahnerkrankungen und psychosomatische Beschwerdekomplexe auf. Zusätzlich zum Kontext der Psychosomatik treten psychiatrische Erkrankungen in den Vordergrund und hier besonders Depressionen bis zum Suizid. Armut verursacht Stress und die damit assoziierten Erkrankungen (Mielck 2000, 2002, 2005; Helmert et al. 2000, Mackenbach 2006, Bauer et al. 2008; Sachverständigenrat 2005, Walther 2011, Kasten 2012).

Neben der Morbidität ist auch die Mortalität von Armut betroffener Menschen in unserer Gesellschaft erhöht. So besteht ein Lebenserwartungsunterschied von 11 Jahren bei den Männern und von 8 Jahren bei den Frauen zwischen dem reichsten und dem ärmsten Viertel der deutschen Bevölkerung (Lampert 2019, Lampert und Kroll 2010, Kroll et al. 2008). Die Daten des Sozialberichtes-Datenreport 2011 bestätigen diese signifikant niedrigere Lebenserwartung Armutsbetroffener. 31 % der von Einkommensarmut betroffenen Männer erreicht nicht das 65. Lebensjahr. Im Hinblick auf die Zahlen zur »gesunden Lebenserwartung« liegt der Unterschied zwischen der »Armutsgruppe« (Einkommen < 60 %) zur »Reichtumsgruppe« (Einkommen > 150 % in Bezug zum Durchschnittseinkommen) bei den Frauen bei 10,2 Jahren und bei den Männern bei 14,3 Jahren. Arm zu sein bedeutet, einer großen psychosozialen Belastung ausgesetzt zu sein, besonders in unserer leistungsbezogenen Gesellschaft. Erschwerend kommt zudem hinzu, dass es immer noch eine Unkultur der Diffamierung und Schuldzuweisung gegenüber sozial benachteiligten Menschen gibt, die häufig zu einem ausgeprägten Selbstwertverlust der Betroffenen führt.

5 Besonders vulnerable Patientengruppen

Die Deutsche AIDS-Hilfe und die Deutsche Krebshilfe bestätigen, dass es immer häufiger zu einer materiellen Verarmung im Kontext dieser Erkrankungen kommt. Die Anträge auf finanzielle Unterstützung haben in den letzten Jahren in diesen Organisationen deutlich zugenommen. Chronische Krankheit führt zunehmend zu materieller Armut.

Eine Studie des Hamburger Instituts für Finanzdienstleistungen (Knobloch 2011) zu den Überschuldungsrisiken in Deutschland kommt zu folgenden interessanten Ergebnissen: Krankheiten führen verstärkt zu Verschuldungen. So sind Krankheiten bei jeder zehnten Überschuldung der Hauptauslöser. Der Anteil stieg von 5 % aus dem Jahre 2005 auf 10,5 % im Jahre 2011. Bei der Gruppe der 40–50-Jährigen sind 19,4 %, also fast jeder Fünfte, davon betroffen. Dieser signifikante Anstieg fand parallel zur Einführung von Hartz IV und den Eigenbeteiligungen sowie Zuzahlungsregelungen im Gesundheitssektor statt.

Gesundheitsrisikofaktoren im Kontext sozialer Benachteiligung

Was beeinflusst, bestimmt die Gesundheit von Menschen, die von sozialer Benachteiligung betroffen sind? Was sind Gesundheitsrisikofaktoren? Natürlich ist von einem multikausalen Geschehen auszugehen. Individuelles Risikoverhalten (Ernährungsgewohnheiten, Zigarettenkonsum, Alkoholkonsum, Bewegungsmangel), Belastungen durch Arbeit oder auch Arbeitslosigkeit, einschneidende Lebensereignisse (Trennung, Scheidung, Tod des Partners usw.), Wohnort und damit einhergehenden Umweltbelastungen (Lärm, Luftverschmutzung), Bildung, aber auch gesellschaftsstrukturelle Faktoren sind beeinflussende, bestimmende Parameter. Die Lösung des Problems wird in großen Teilen der Politik, aber auch generell in der Öffentlichkeit, teilweise auch in der Fachöffentlichkeit, einseitig im Konzept einer Bildungsförderung gesehen, d. h. auch, dass das Armutsphänomen individualisiert wird. Es handelt sich demzufolge um einen Mangel, um Defizite des einzelnen Betroffenen, gesellschaftliche Korrelationsmechanismen werden negiert oder es wird zumindest davon abgelenkt. Der Gesundheitsrisikofaktor »Soziale Transferleistungen« und »Gesundheitsversorgungssystem« werden immer noch zu selten hinterfragt und kritisch reflektiert. Seit 1989 wurde und wird systematisch die Errungenschaft des gesundheitlichen Solidarprinzips ausgehöhlt und teilweise abgeschafft. Zuzahlungen und Zusatzbeiträge, Eigenbeteiligungen, komplizierte administrative Antragsverfahren behindern und verhindern den Zugang zum Gesundheitsversorgungssystem. Hieraus folgt die Erkenntnis: Die derzeitige Gesundheitsversorgung von zahlreichen Bevölkerungsgruppen ist absolut unzureichend. Zahnbehandlungen, notwendige Brillenanschaffungen, Hörgerätezusatzmaterialien (Hörgerätebatterien), physikalische Maßnahmen, um nur einige wenige zu benennen, sind für von Armut betroffene Menschen nicht finanzierbar! Das notwendige Geld kann von 439 Euro (soziale Transferleistung für einen Einpersonenhaushalt im Jahre 2021) nicht angespart werden. Diese – zum Leben bzw. zur gesellschaftlichen Teilhabe unbedingt notwendigen – Hilfsmittel bzw. medizinischen Maßnahmen müssen bei der Regelsatzberechnung des Arbeitslosengeldes II berücksichtigt werden. Ca. 17,02 Euro Gesundheitsbudget innerhalb des Regelsatzes (2021) sind für eine sinnvolle und notwendige Gesundheitsfürsorge zu wenig.

Armutsmedizin

Das Gesundheitssystem in Deutschland zeigt zunehmend Versorgungsdefizite und Lücken gegenüber verschiedenen Personengruppen auf. Dies hat strukturell bedingte gesundheitsgefährdende Auswirkungen. Gibt es so etwas wie Armutsmedizin? Wir denken nicht! Aber es gibt ein zielgruppenorientiertes sensibles Verhalten, eine notwendige betroffenenzentrierte Sensibilität, die insbesondere im Kontext von Gesundheit/Krankheit von einer adäquaten Gesundheitsversorgung eine zentrale Rolle einnehmen muss. Des Weiteren ist es wichtig zu erkennen, dass die Menschen, die von Einkommensarmut betroffen sind, eine absolut heterogene Gruppe von Mitbürgern darstellt. Dies haben die zuvor beschriebenen Gesundheitsrisikofaktoren verdeutlicht.

Innerhalb der Diskussion zur Gesundheitsversorgung von sozial benachteiligten Menschen in Deutschland sind 3 Handlungsebenen bzw. Aktionsbereiche von entscheidender Bedeutung:

Erstens ist eine von Respekt und Wertschätzung geprägte Diskussion zum Kontext Armut und Gesundheit einzufordern. Dies ist leider, gerade auch im Hinblick von Äußerungen politischer Entscheidungsträger, immer noch nicht der Fall. Armut als individuelles Versagen zu bezeichnen, ist inhaltlich falsch und diffamierend sowie stigmatisierend.

Zweitens muss auf der praktischen Ebene schnell, kompetent, betroffenenzentriert agiert werden. Aufgrund der Feststellung, dass das bestehende Gesundheitssystem zunehmend Menschen in besonderen Lebenslagen nicht erreicht, sind Überlegungen im Sinne einer Umstrukturierung der medizinischen Versorgung notwendig. Die klassische Komm-Struktur im ärztlichen Bereich (Patient kommt zum Arzt) ist durch die Praktizierung einer Geh-Struktur, der Arzt geht zum Patienten, zu ergänzen. Ein niedrigschwelliges medizinisches Versorgungsangebot »vor Ort«, innerhalb sozialer Brennpunkte, Wohnungsloseneinrichtungen, Drogenberatungsstellen, Arbeitsämtern, Schulen, Kindergärten muss verstärkt und konsequent realisiert und praktisch umgesetzt werden. Die Finanzierung muss staatlich gefördert werden.

Drittens sind die gesellschaftsstrukturellen Verursachungsmechanismen zu identifizieren und abzuschaffen. Entsprechend vorgegebene Rahmenbedingungen, sich widerspiegelnd in Gesetzestexten, Bestimmungen, Handlungsanweisungen usw., sind zu verändern. Beispiele hierfür wären die vollkommene Befreiung von Zuzahlungen und Eigenbeteiligungen im Gesundheitssektor für Empfänger von sozialen Transferleistungen. Finanzierung von Sehhilfen als Regelleistung durch die Krankenkassen. Umstrukturierung des dualen Krankenversicherungssystems in Richtung einheitlicher Bürgerversicherung. Jeder Mensch hat ein Recht auf eine menschenrechtskonforme Gesundheitsversorgung.

5 Besonders vulnerable Patientengruppen

Was ist konkret zu tun?

Untersucht man das Gesundheitsverhalten der von Armut betroffenen Menschen, so fällt auf, dass sie das bestehende medizinische Angebot aus den oben beschriebenen Gründen nicht ausreichend wahrnehmen, bzw. dass das medizinische Versorgungssystem diese Mitmenschen nicht mehr erreicht. Präventive Gesundheitsangebote wie z. B. Vorsorgeuntersuchungen und Impfmaßnahmen werden seltener wahrgenommen. Viele Angebote sind für die Betroffenen zu »hochschwellig«. Aufgrund der Feststellung, dass das bestehende Gesundheitssystem viele einkommensarme Menschen nicht erreicht, sind Überlegungen im Sinne einer Umstrukturierung der medizinischen Versorgung notwendig. Ein niedrigschwelliges medizinisches Versorgungsangebot »vor Ort«, innerhalb sozialer Brennpunkte, Wohnungsloseneinrichtungen, Drogenberatungsstellen, Arbeitsämter, Schulen, Kindergärten wurde partiell in den vergangenen Jahren verschiedentlich praktisch umgesetzt und zeigte durchweg eine hohe Inanspruchnahmequote durch die Zielgruppe. Dies sollte interdisziplinär durch eine enge Zusammenarbeit von Sozialarbeit und Medizin geschehen.

Praktisch Handeln und strukturelle Verbesserungen fordern

Die jahrzehntelangen Erfahrungen verschiedener niedrigschwelliger bio-psycho-sozialer Gesundheitsversorgungsangebote (▶ Kap. 7.1) zeigen, dass zunehmend sozial ausgegrenzte Menschen und von Armut Betroffene in diese spezifischen Sprechstunden kommen. Der zusätzliche hohe Versorgungsbedarf wird immer stärker sichtbar. Die Entwicklungen im Gesundheitssektor machen diese neuen Versorgungsstrukturen für sozial benachteiligte Menschen notwendig. Diese wissenschaftlichen und empirischen Erkenntnisse deuten auf einen dualen Handlungsbereich hin. Zum einen muss auf der praktischen Ebene schnell, kompetent, betroffenenzentriert agiert werden. Zum anderen sind die gesellschaftsstrukturellen Verursachungsmechanismen zu benennen, zu kritisieren und zu beheben, um hier nachhaltig eine Verbesserung der Versorgungsangebote, sich widerspiegelnd in Gesetzestexten, Bestimmungen, Handlungsanweisungen usw. zu erreichen, zu implementieren und zu manifestieren.

Eine menschenrechtskonforme und würdevolle gesundheitliche Versorgung am Beispiel der Medizinischen Ambulanz/Poliklinik ohne Grenzen in Mainz sowie des Mainzer Modells der Gesundheitsversorgung von Armut betroffener Menschen wird in Kapitel 7.1 exemplarisch ausführlich dargestellt (▶ Kap. 7.1).

Es soll mit diesen spezifischen Gesundheitsversorgungsangeboten keine Alternativversorgungsstruktur etabliert werden, sondern eine dringend notwendige komplementäre Versorgungseinrichtung für die Menschen geschaffen werden, die immer häufiger durch die Aushöhlung unseres Gesundheitsversorgungsnetzes nicht mehr menschenwürdig, kompetent und umfassend sozialmedizinisch betreut werden.

Deshalb ist ein wichtiger Bestandteil dieses Versorgungskonzeptes die enge Kooperation und Vernetzung mit niedergelassenen ärztlichen Kolleg*innen, den stationären Einrichtungen (Krankenhäuser, Institutsambulanzen), Beratungsstellen und Selbsthilfeeinrichtungen sowie dem Job-Center und dem Sozialamt.

Wertschätzung, Salutogenese, Resilienzförderung

Der dänische Therapeut Jesper Juul hat einen interessanten Begriff in die deutsche Sprache »eingeführt«, den Begriff der Gleichwürdigkeit. Diesen Begriff gibt es in der deutschen Sprache nicht, wohl aber in anderen Sprachen. Für uns drückt dieser Begriff eine fundamentale menschliche Beziehungs- und Kommunikationsebene aus. Menschen in Würde zu begegnen und ihnen damit ein Stück Würde, die bei armen Menschen oft verloren gegangen ist, wieder zurückzugeben. Diese Würde spiegelt sich gerade auch in einer für jedermann, unabhängig seines sozialen Status, zugänglichen und umfassenden Gesundheitsversorgung wider.

Richard Wilkinson und Kate Pickett veröffentlichen im Jahre 2009 die wissenschaftliche Expertise »The Spirit Level. Why More Equal Societies Almost Always Do Better« ins Deutsche, nicht ganz sinngemäß übersetzt: »Gleichheit ist Glück. Warum gerechte Gesellschaften für alle besser sind.« Darin belegen die Autoren anhand zahlreicher fundierter wissenschaftlicher Analysen, dass mit zunehmender Ungleichverteilung der vorhandenen gesellschaftlichen Ressourcen bei Armen, wie interessanterweise auch bei Reichen, die Problemkonstellationen ansteigen. Physische sowie psychische und soziale Probleme und im weitesten Sinne Störungen nehmen zu, wie Stress, Depressionen, Gewalt, Konkurrenz, soziale Verwahrlosung. Die Lebenserwartung fällt geringer aus als in weniger ungleichen Gesellschaften, Teenagerschwangerschaften kommen häufiger vor, das Wettrüsten der Statussymbole nimmt zu. Mehr Gleichheit hingegen fördert das gegenseitige Vertrauen mit der Folge, dass die Menschen glücklicher sind und damit in allen gesellschaftlichen Klassen die Lebenserwartung steigt, Depressionen deutlich seltener festgestellt werden, die Quote von Gewalttaten geringer ausfällt und vieles mehr. Sinngemäßes Fazit der Autoren: Wir benötigen nicht mehr Wachstum, wir benötigen mehr Gleichheit. In Deutschland nimmt die Ungleichheit in den letzten beiden Jahrzehnten, besonders in den letzten Jahren, deutlich zu. Dies wurde uns in Pandemie-Zeiten nochmals deutlich vor Augen geführt.

Exkurs: Armut und Corona-Pandemie

Zu Beginn der Pandemie hat sich deutlich gezeigt: Während sich Menschen, die über ausreichend finanzielle Mittel verfügen, mit Lebensmitteln und anderen zum Leben notwendigen Dingen eindecken konnten, war das für soziale Transferleistungsbezieher, also Bezieher von Arbeitslosengeld II, Sozialgeld oder ergänzenden finanziellen Hilfen, nicht möglich. Sie konnten nicht auf Vorrat kaufen, waren hierdurch auch gezwungen, öfter nach draußen zu gehen, öfter für wenig Geld wenige Artikel zu kaufen. Dadurch haben sie sich einem höheren Infektionsrisiko ausgesetzt. Hinzu kommt, dass diese Gruppe öfter öffentliche Transportmittel nutzen muss, da kein eigenes Auto zur Verfügung steht. Auch hierdurch resultierte ein höheres Ansteckungsrisiko. Zum Beispiel sind die Lebensmittelpreise in der

Corona-Krise deutlich angestiegen. Frische Lebensmittel sind um über 10% im Vergleich zum Vorjahreszeitraum gestiegen, Gemüse ist sogar bis zu 27% teurer geworden (siehe die Darstellung der finanziellen Ressourcen von Menschen, die von sozialen Transferleistungen abhängig sind, im vohergehenden Abschnitt, die in einer Ausnahmesituation, wie sie die Corona-Pandemie verkörpert, dann noch stärker als Unrechtsfaktor ins Gewicht fallen. Eine gesunde Ernährung ist dann noch weniger möglich!).

Es fehlt auch das Geld für die Bezahlung von Mund-Nasen-Schutzmasken. Zwar können auch handgefertigte oder, wie man sagt, »Alltagsmasken« sowie Tücher und Schals benutzt werden, aber diese bieten nicht den Schutz, den normale OP-Mundschutz-Masken und erst recht die FFP2-Masken besitzen. Wer über mehr Geld verfügt, hat also auch hier Vorteile. Er kann mehrere Masken kaufen, nach dem Gebrauch entsorgen, eine neue aufsetzen. Die Maskenpflicht ist wie eine Trennlinie zwischen Armen und den Wohlhabenden. Mund-Nasen-Schutzmasken müssen für einkommensarme Bürger unentgeltlich zur Verfügung gestellt werden. Von politischer Seite hätten in diesem Zusammenhang sofort Informationen in leichter Sprache an die Bevölkerung weitergegeben werden müssen. Ebenso klare Informationen, wie die Masken zu handhaben und benutzen sind. Eine Anleitung mit visualisierenden Piktogrammen wäre sinnvoll und notwendig. Wir dürfen nicht vergessen: In Deutschland gibt es fast 10 Millionen funktionelle Analphabeten, das heißt, das sind Menschen, die zwar lesen und schreiben können, dabei aber Schwierigkeiten haben, komplexere Inhalte zu verstehen. Aufgrund all dieser Faktoren forderten verschiedene Verbände und Initiativen die Bundesregierung auf, Beziehern von Arbeitslosengeld II bzw. Sozialgeld während der Pandemie-Zeit zusätzlich 100 Euro pro Monat auszuzahlen. Dies wurde unter anderem damit begründet, dass Menschen mit diesem geringen Einkommen im Preis gestiegene Lebensmittel oder sonstiger Artikel nicht auf Vorrat kaufen können. Es sind dann zusätzliche Fahrten mit öffentlichen Verkehrsmitteln notwendig, die ebenfalls nicht im sogenannten Hartz IV Budget vorgesehen sind (siehe Bemerkung zu den Regelbedarfen).

Wenn Politiker Ausgangsbeschränkungen beschließen, aber kaum ein Wort darüber verlieren, ja dies scheinbar überhaupt nicht bedenken, dass es einen großen Unterschied macht, ob sich ein finanziell gut ausgestatteter Bürger mit geräumiger Eigentumswohnung oder eigenem Haus an die Verfügungen hält, oder die alleinerziehende Mutter, die in der beengten Sozialwohnung ohne Balkon oder Garten lebt. Zudem werden und wurden, übrigens auch in der Vergangenheit, Kinder aus einkommensarmen Haushalten eindeutig benachteiligt. Kinder aus Elternhäusern, die keinen Internetzugang und keinen Laptop besitzen und sich auch aufgrund beengter Wohnverhältnisse nicht zurückziehen können, um in Ruhe im eigenen Zimmer Hausaufgaben zu machen, haben bei einem Schulunterricht im eigenen Zuhause einen klaren Lernnachteil.

Diesbezüglich haben das Landessozialgericht Nordrhein-Westfalen am 22.05.2020 (L AZ: 7AS 719/20 B ER, AZ: 7 AS 720/20 B ER) sowie das Sozialgericht Köln am 27.06.2020 (AZ: S 32 AS 2150/20 ER) einen pandemiebedingten Mehrbedarf für Schüler aus Hartz IV Bedarfsgemeinschaften für das Homeschooling anerkannt. Das Landessozialgericht NRW argumentierte, dass die Pandemie eine Sondersituation darstelle und Geräte wie Laptop und Drucker einen grundsicherungsrechtlich relevanten Bedarf für Bildung und Teilhabe wären. Das Sozialgericht in Köln bewilligte Anschaffungskosten für einen PC und Drucker für das Homeschooling in Höhe von 240 Euro.

Aber diese Verhältnisse sind nicht nur in der Corona-Pandemie ein Problem. Von Armut betroffene Kinder (▶ Kap. 5.1.2) leiden auch, wenn alles »normal« ist. Die Pandemie verstärkt die Bildungsbenachteiligung noch zusätzlich. Die OECD kritisiert schon seit Jahren, dass in keinem europäischen Land der soziale Status der Eltern so einen starken Einfluss auf die Schul- und Bildungskarriere von Kindern hat wie in Deutschland. Auch da muss Politik dringend handeln.

Es werden zunehmend Studien veröffentlicht, die eindeutig belegen, dass der soziale Status, das Beziehen von sozialen Transferleistungen wie Arbeitslosengeld II oder Sozialgeld, das Risiko einer Covid-19 Erkrankung bzw. das Risiko eines schweren Krankheitsverlaufs bzw. eines tödlichen Verlaufes deutlich erhöht. Eine Studie des Instituts für Medizinische Soziologie des Universitätsklinikums Düsseldorf gemeinsam mit der AOK Rheinland/Hamburg (Dragano 2020) analysierte die Daten von 1,3 Millionen Versicherten, die Bezieher von sozialen Transferleistungen waren. Das zentrale Ergebnis dieser Studie lautete, dass die von Einkommensarmut und Arbeitslosigkeit betroffene Personengruppe deutlich häufiger aufgrund einer Covid-19 Erkrankung im Krankenhaus behandelt werden musste als erwerbstätige Versicherte, dies traf besonders bei Langzeitarbeitslosen zu. Unabhängig von dem Alter und dem Geschlecht der Bezieher von Arbeitslosengeld II lag deren Risiko für einen schweren Krankheitsverlauf um 84 % höher als bei Erwerbstätigen. Bezieher von Arbeitslosengeld I hatten ein 17,5 % höheres Risiko eines schweren Krankheitsverlaufes. Von Armut betroffene Menschen haben eine deutlich höhere Vorerkrankungsrate und zählen damit zu einer Hochrisikogruppe. Einkommensarm zu sein in einer reichen Gesellschaft bedeutet immer auch, einem immensen psychischen Stress ausgesetzt zu sein.

Ein staatliches Unterstützung- und Rettungspaket für sozial benachteiligte Menschen hätte frühzeitig beschlossen werden müssen. Es fehlte an Solidarität und an dem politischen Willen, ein differenziertes staatlich finanziertes Schutz- und Unterstützungsprogramm in Pandemiezeiten zu entwickeln.

5.1.2 Kinderarmut und Krankheit

Einer der bedeutsamsten und zugleich tragischsten Bereiche im Kontext Soziale Schicht und Krankheit stellt der *Zusammenhang von Kinderarmut und Krankheit* dar. Im Zusammenhang mit der Armutsentwicklung in Deutschland spricht man mittlerweile von einer Infantilisierung bzw. Familialisierung von Armut. Dass sich die psychosoziale und sozioökonomische Lage auf die Gesundheit auswirkt, wurde in diesem Kapitel schon deutlich aufgezeigt. Gerade für Kinder und Jugendliche trifft dies in verstärktem Maße zu.

Laut Statista Research Department (2020) lag die Armutsgefährdungsquote im Jahr 2019 von Kindern in Deutschland bei 20,5 %, d. h. 20,5 % der Kinder waren von relativer Einkommensarmut betroffen. 2019 betrug die Armutsgefährdungsquote für die Gesamtbevölkerung in Deutschland insgesamt 15,9 %.

Eine Studie der Bertelsmann-Stiftung aus dem Jahre 2020 kommt zu folgenden Feststellungen:

»Das Wichtigste in 5 Punkten:

- Mehr als jedes fünfte Kind wächst in Deutschland in Armut auf. Das sind 2,8 Mio. Kinder und Jugendliche unter 18 Jahren.
- Die Kinder- und Jugendarmut verharrt seit Jahren auf diesem hohen Niveau. Trotz langer guter wirtschaftlicher Entwicklung sind die Zahlen kaum zurückgegangen. Kinderarmut ist seit Jahren ein ungelöstes strukturelles Problem in Deutschland.
- Die Corona-Krise wird die Situation für arme Kinder und ihre Familien weiter verschärfen. Es ist mit einem deutlichen Anstieg der Armutszahlen zu rechnen.
- Aufwachsen in Armut begrenzt, beschämt und bestimmt das Leben von Kindern und Jugendlichen – heute und mit Blick auf ihre Zukunft. Das hat auch für die Gesellschaft erhebliche negative Folgen.
- Die Vermeidung von Kinderarmut muss gerade jetzt politisch Priorität haben. Sie erfordert neue sozial- und familienpolitische Konzepte. Dazu gehören Strukturen für eine konsequente Beteiligung von Kindern und Jugendlichen und eine Absicherung ihrer finanziellen Bedarfe durch ein Teilhabegeld oder eine Grundsicherung« (Bertelsmann-Stiftung 2020).

Es kann weiter festgestellt werden, dass für ca. 66 % der betroffenen Kinder und Jugendlichen das Leben in Armut bzw. im Armutsgefährdungsbereich ein Dauerzustand ist, denn sie leben mindestens 5 Jahre durchgehend oder wiederkehrend in Armut (Tophoven et al. 2017). Obwohl es in den letzten Jahren eine teilweise sehr gute wirtschaftliche Entwicklung in Deutschland gab und von der Politik auch familienbezogene gesetzliche Reformen realisiert wurden, persistiert die Kinderarmutsquote konstant auf einem hohen Niveau.

Aus der Pränatalforschung ist bekannt, dass sich die sozialen Verhältnisse, die Lebensbedingungen der Eltern, speziell der werdenden Mutter, auf die Gesundheit des sich im Mutterleib befindlichen Embryos auswirken. Die Lebensweise und das Risikoverhalten der Eltern spielen hierbei eine wichtige Rolle. Dass sich Alkohol- und Zigarettenkonsum negativ auf die embryonale Entwicklung auswirkt bzw. dass es zu entsprechenden organischen Schädigungen kommen kann, ist genügend erforscht worden. Die Alkoholembryopathie kann exemplarisch diesbezüglich hervorgehoben werden. Die KIGGS-Studie (KIGGS-Studie 2007) zeigte, dass 31,1 % der schwangeren Frauen aus der niedrigen Sozialstatusgruppe rauchten. Dies waren etwa viermal so viele Raucherinnen wie in der hohen Statusgruppe (KIGGS-Studie 2007, S. 670–676). Das Risikoverhalten der Eltern bzw. der werdenden Mutter muss, wie in diesem Kapitel schon verdeutlicht, im sozialen Lebenskontext gesehen werden und darf nicht ohne diese Form der Reflexion individualisiert werden. Dem vorgeburtlichen Risikofaktor Umweltbelastung und dessen Korrelation zum ökonomischen Status betroffener Menschen, insbesondere von Schwangeren und Kindern, wird bisher zu wenig Beachtung geschenkt. Signifikante Luft- und Lärmbelastungen spielen diesbezüglich eine wichtige Gefahrenrolle. Der Abschnitt »Umwelt« (S. 183ff) geht auf Teilaspekte dieses Gesundheitsrisikos näher ein.

Was bedeutet es, von Arbeitslosengeld II leben zu müssen?

Die aktuellen Hartz IV-Regelsätze für Kinder im Jahre 2022 zeigen folgende Budgetierung auf:

Bedarf für Nahrungsmittel und alkoholfreie Getränke bei Kindern bis zum fünften Lebensjahr 99,89 Euro, bei Kindern zwischen dem 6.–13. Lebensjahr 125,64 Euro und bei Jugendlichen zwischen dem 14. und 17. Lebensjahr 176,98 Euro. Dies bedeutet, dass einem Kind bis zum fünften Lebensjahr pro Tag 3,33 Euro zur Verfügung stehen. Bei einem Kind zwischen dem 6.–13. Lebensjahr beläuft sich der Tagessatz auf 4,19 Euro, bei einem Jugendlichen zwischen dem 14.–17. Lebensjahr beträgt das Tagesbudget 5,90 Euro. Es bedarf keiner wissenschaftlichen Expertise um zu erkennen, dass dieses Budget für die tägliche Ernährung nicht für eine gesunde Ernährung ausreicht. Eine 2007 veröffentlichte Studie des Forschungsinstituts für Kinderernährung (FKE) der Universität Bonn, Fachbereich Ernährungswissenschaften, kommt zu dem Ergebnis, dass mit dem Ernährungsbudget für Hartz IV-Empfänger eine gesunde ausgewogene Ernährung nicht möglich sei. Für den Bedarfsposten Gesundheitspflege stehen den Kindern bis zum fünften Lebensjahr 9,01 Euro, den Kindern zwischen dem 6.–13. Lebensjahr 7,81 Euro und den Jugendlichen vom 14.–17. Lebensjahr 9,40 Euro pro Monat zur Verfügung. Auch bezüglich dieses Regelbedarfspostens wird deutlich, dass die ausgezahlten Geldbeträge für die monatliche Gesundheitspflege von Kindern und Jugendlichen in keinster Weise ausreichend sind.

Armut macht Kinder krank

Kinderarmut ist ein Phänomen, das wir in Deutschland seit Jahrzehnten kennen. Es gibt eine signifikante Beziehung zwischen Kinderarmut und einer erhöhten Erkrankungsrate.

Kinderarmut ist die Folge von Globalisierung und neoliberaler Modernisierung in den Bereichen materieller Produktion, privater Reproduktion und sozialen Interventionen. Die Ursachen für Kinderarmut sind nicht monokausal, sondern müssen mehrdimensional bekämpft werden. Es müssen Maßnahmen auf Kommunal-, Landes- und Bundesebene verzahnt umgesetzt werden.

Die Corona-Pandemie hat deutlich gezeigt, dass in gesundheitlichen Krisensituationen gerade einkommensschwache Menschen verstärkt benachteiligt werden. Dies trifft auf Kinder in besonderem Maße zu. Kinder, die aufgrund der wirtschaftlichen Situation ihrer Eltern räumlich beengt leben müssen, sind einerseits besonders erkrankungsgefährdet, andererseits wirkt sich diese räumliche Situation auch als erhöhter Risikofaktor im Hinblick auf eine Kindesmisshandlung bzw. einen Kindesmissbrauch aus. Zudem wird gerade durch eine solche gesundheitliche Herausforderung deutlich, dass die wirtschaftliche Situation der davon betroffenen Familie und damit insbesondere der Kinder im Bereich Bildung und Schule ein weiteres Benachteiligungssegment darstellt.

Gesundheits- bzw. Krankheitsfakten

Eine der wichtigsten Studien zur Beschreibung der gesundheitlichen Situation von Kindern und Jugendlichen stellt die bereits oben erwähnte KIGGS-Studie des Robert Koch-Instituts dar (Kurth 2007b, 2008, 2016). Die Grundlagenerhebung fand von 2003–2006 statt und umfasste körperliche Untersuchungen, Messungen und Tests sowie Befragungen. Von 2009–2012 folgte eine telefonische Folgebefragung (KiGGS Welle 1). Bei dieser Befragung wurden die ehemaligen Teilnehmenden der KiGGS-Grundlagenerhebung erneut eingeladen (Lange et al. 2014). Eine weitere wichtige Studie zur Kinder- und Jugendgesundheit ist die von der WHO koordinierte Untersuchungen »Health Behaviour in School-aged Children« (HBSC). In dieser Untersuchung wird ein Schwerpunkt auf das Gesundheitsverhalten und die psychosoziale Gesundheit von 11–15-jährigen Jugendlichen gelegt.

Die Telefonbefragung der Eltern zum Gesundheitszustand ihrer Kinder im Rahmen der KiGGS Welle 1-Studie ergab, dass Eltern mit niedrigem Sozialstatus den allgemeinen Gesundheitszustand ihrer Kinder am häufigsten als nur mittelmäßig bis sehr schlecht einschätzten (Lampert et al. 2014). Bei der Auswertung der gesamten Studienergebnisse kann festgestellt werden, je niedriger der Sozialstatus der Familie ist, desto häufiger wird der allgemeine Gesundheitszustand der Kinder von ihren Eltern als sehr schlecht, schlecht oder nur mittelmäßig beurteilt. Auch die Auswertung der HBSC-Studie zeigt, dass der Gesundheitszustand der Jugendlichen aus Familien mit einem niedrigen Sozialstatus deutlich häufiger als nur »einigermaßen« oder »schlecht« eingeschätzt wird (HBSC Studienverbund Deutschland 2015a). Bei beiden Studien trifft diese Bewertung sowohl auf Mädchen wie auf Jungen zu.

Gesundheitsverhalten

Diese bedeutsame Kinder- und Jugendgesundheitsstudie (KIGGS) aus dem Jahre 2006 belegt, dass Kinder in benachteiligten sozialen Schichten auffällig häufiger von Essstörungen, Adipositas und einem Mangel an körperlicher Aktivität betroffen sind (KIGGS-Studie, S. 794–799). Die Shell-Jugendstudie 2006 bestätigt die Feststellung, dass Jugendliche aus der sogenannten Unterschicht weit häufiger als in mittleren und oberen Sozialschichten gesundheitsgefährdende Verhaltensweisen, wie ungesunde Ernährung, Bewegungsmangel und regelmäßiges Zigarettenrauchen, aufweisen (Shell Deutschland 2006). Ein Grund für den Aspekt »ungenügende Bewegung« ist auch in dem Mangel an adäquaten Spielmöglichkeiten und Sportstätten in sozialen Brennpunkten zu finden. Diese sind häufig nur durch weite Anfahrtswege erreichbar. Dass zwischen sportlichen Aktivitäten und Gesundheit eine positive Beziehung besteht, ist bekannt. Die HBSC-Studie (2003) zeigt zudem einen geschlechtspezifischen Ausprägungsaspekt: das Risiko körperlicher Inaktivität stieg umso ausgeprägter an, je schlechter der soziale Status der Mädchen war. Am Rande, gerade auch räumlich gesehen, in unserer Gesellschaft zu leben, birgt zudem konkrete ökologische Gefahren. Dies bestätigt eindrucksvoll die sogenannte »Environmental-Justice-Forschung« (▶ Kap. 5.6).

Entwicklungsstörungen

Bezüglich einer Einschätzung im Hinblick auf vorliegende Entwicklungsstörungen im Kindesalter liefern die Einschulungsuntersuchungen des öffentlichen Gesundheitsdienstes wichtige Ergebnisse. Hierbei ergaben die Untersuchungen eindeutig, dass bei Kindern aus sozial benachteiligten Familien deutlich häufiger körperliche, sprachliche, kognitive und motorische Entwicklungsdefizite vorlagen, im Vergleich zu den Kindern aus sozial bessergestellten Familien (Landesamt für Verbraucherschutz Sachsen-Anhalt 2013, Niedersächsisches Landesgesundheitsamt 2015, Landesamt für Umwelt, Gesundheit und Verbraucherschutz Brandenburg 2016). Ein weiteres Ergebnis der KiGGS Welle 1-Studie zeigt, dass die Kinder und Jugendlichen aus der niedrigen Statusgruppe vermehrt an Asthma bronchiale leiden sowie eine höhere Auftrittsquote bezüglich einer Maserninfektion aufweisen (Lampert et al. 2015).

Die Daten der Deutschen Mundgesundheitsstudie (DMS) belegen, je niedriger der soziale Status der Familie ist, umso häufiger treten Karies und andere Zahnerkrankungen auf (Frühbuß und Schäfer 2009; Schwendicke et al. 2015). Während diese Studie im Jahresvergleich zwischen 2007–2015 insgesamt eine sukzessive Zahngesundheitsverbesserung bei den Kindern ergab, konnte dieser Trend bei den Kindern aus sozial benachteiligten Familien nicht verifiziert werden. Ganz im Gegensatz muss festgestellt werden, dass sich in diesem Zeitraum die Zahngesundheit bei Kindern aus Familien mit einem niedrigen Sozialstatus sogar noch verschlechtert hat.

Unfallverletzungen

Kinder aus sozial unterprivilegierten Verhältnissen sind häufiger an Unfällen, speziell Verkehrsunfällen, beteiligt. Auch hier ergab die KIGGS-Studie (S. 718–727) eindeutige Resultate: Bei Verkehrsunfällen konnten eindeutig höhere Unfallraten bei den Kindern und Jugendlichen der Eltern mit niedrigem Sozialstatus festgestellt werden.

Die schon erwähnte Einschulungsuntersuchung in Brandenburg kam zu dem Ergebnis, dass 15–20 % aller Kinder bis zu ihrer Einschulung an einem Unfall beteiligt waren, wobei Kinder aus sozial benachteiligten Familien bei Verbrühungs- und Verkehrsunfällen doppelt so häufig betroffen waren wie Kinder aus Familien mit einem höheren sozialen Status. Unfälle mit tödlichem Ausgang findet man ebenfalls häufiger bei von Armut betroffenen Kindern. Diese erhöhte Quote ist u. a. auf die Wohnverhältnisse sowie auf das Wohngebiet zurückzuführen (verkehrsreiche Wohngebiete, schlechte Anbindung durch öffentliche Verkehrsmittel, weite Wege zu Schule und Sportstätten; Bielikt 1996; Böhm und Kuhn 2000). Interessant ist ebenfalls, dass bei einem Unfall sozial benachteiligte Kinder länger im Krankenhaus behandelt werden als gleichaltrige aus einer höheren Statusgruppe. Dies könnte verschiedene Ursachen implizieren, jedoch muss dieses Behandlungsszenario, auch im Kontext etwaig höherer Schweregrade, was die Verletzungen angeht, interpretiert werden (Saß et al. 2014). Dies könnte auch im Zusammenhang mit den

Ergebnissen der KiGGS-Grundlagenstudie stehen, in der nachgewiesen wurde, dass Kinder und Jugendliche aus niedrigeren Statusgruppen seltener Helme und Protektoren beim Inlineskaten und Fahrradfahren nutzen (Kahl et al. 2007).

Kindesvernachlässigung und Kindesmisshandlung

Kindesmisshandlung wird in der Regel als übergeordneter Begriff für verschiedene Gewaltformen verwendet und als das direkte Zufügen eines physischen oder psychischen Schadens oder das Unterlassen bestimmter Handlungen durch die Eltern oder einer anderen Betreuungsperson des Kindes definiert (Lukesch 2016, Polizeiliche Kriminalprävention des Bundes und der Länder 2019) (▶ Kap. 5.5.2).

In Familien mit prekären sozioökonomischen Bedingungen treten Kindesmisshandlungen und Kindesvernachlässigungen häufiger auf. Hierbei sind verschiedene sozioökonomische Bedingungen innerhalb der Familie von zentraler Bedeutung. Dazu gehören Belastungsfaktoren, wie zum Beispiel niedrige finanzielle Ressourcen, Bildungs- und Ausbildungsdefizite, Arbeitslosigkeit, Alkohol- oder/und generell Drogenmissbrauch, psychosozialer Stress aufgrund der Lebenssituation, sowie auch psychische Erkrankungen und Verhaltensauffälligkeiten bei den Eltern (Lukesch 2016). Interessant ist in diesem Kontext, dass soziale Isolation und der Mangel an sozialer Unterstützung charakteristischer für vernachlässigende Eltern sind als für körperlich misshandelnde Eltern (Engfer 2016). Zahlreiche Studien bestätigen, dass Misshandlungen sich überzufällig häufig in einem Milieu finden, das durch Armut, Arbeitslosigkeit und soziale Deprivation gekennzeichnet ist, was jedoch Misshandlungen in sozial bessergestellten Milieus nicht ausschließt (Bender und Lösel 2016). Bei einer Risikoanalyse bezüglich des Verhaltens Erwachsener, Gewalt gegenüber Kindern auszuüben, ist ein zentraler Faktor das Thema eigener Gewalterfahrungen und Viktimisierungen, die Eltern bzw. generell Erwachsene in ihrer Kindheit oder zu einem anderen Zeitpunkt erlitten haben. So finden zahlreiche davon betroffene Eltern sozialisationsbedingt keine anderen Mittel außer dem Mechanismus der Übertragung eigener Gewalterfahrungen auf die nächste Generation, als pseudoerzieherische Maßnahme zu transformieren bzw. anzuwenden (Bender und Lösel 2016). Gleichzeitig muss allerdings auch festgestellt werden, dass mehr als die Hälfte der Personen, die Gewalt in ihrer Kindheit erfahren haben, diesen Kreislauf durchbrechen und sich dank ausreichender Ressourcen für eine gewaltfreie Erziehung ihrer Kinder entscheiden (Lukesch 2016).

Was ist konkret zu tun?

Zu Beginn erscheint es uns als wichtig festzustellen, dass Armutsbekämpfung und Gesundheitsförderung sowie Gesundheitskonsolidierung von sozial benachteiligten Menschen eine interdependente Herausforderung ist. Verantwortlich hierfür sind: der einzelne Betroffene, die Öffentlichkeit im engeren und weiteren Sinne (Freunde, Nachbarn, Lehrer, Arbeitgeber …), die professionell und ehrenamtlich Tätigen, Staat, Land, Kommune als den gesetzlichen Rahmen und die Versorgungsstrukturen Gestaltende. Eine zentrale Forderung muss eine Reformierung der Gesundheitsversorgung sein. Keine weitere Privatisierung, Einführung von Härtefallklauseln und finanzielle Befreiungen und Entlastungen von sozial benachteiligten Menschen. Die Konzepte der sogenannten Bürgerversicherung, die Ergebnisse der Reformkommission des DGB unter Beteiligung zahlreicher Experten, zeigen ein sozial gerechteres Versorgungssystem auf, das dem Zugang zu einer adäquaten Gesundheitsversorgung armer Menschen entgegenkommt. Ein weiterer wichtiger Beitrag zur Verbesserung der Gesundheitssituation ist die Verbesserung der finanziellen Versorgungssituation. Nach einer Expertise des Deutschen Paritätischen Wohlfahrtsverbandes sowie des Deutschen Caritasverbandes müssten, aufgrund der Preisentwicklung in Deutschland, die sozialen Transferleistungen (Arbeitslosengeld II, sowie Sozialgeld) um mindestens 20 % erhöht werden. Darüber hinaus gilt es konkret, praktische Versorgungskonzepte klientenzentriert und lebensraumorientiert zu verwirklichen.

Pathogenese versus Salutogenese, Resilienzförderung

Immer noch ist unser Gesundheitssystem zu sehr pathogenetisch ausgerichtet, d. h. es wird nach krankheitsverursachenden Faktoren gesucht. Hierbei wird der salutogenetische Aspekt, d. h. die Suche nach gesundheitsfördernden Faktoren vernachlässigt. Die Salutogenese muss mehr in den Mittelpunkt von Gesundheitsförderung und Prävention gerückt werden. Hierbei scheint die Resilienzforschung ein interessanter Ansatz zu sein, sie beschäftigt sich mit protektiven Faktoren. Was reduziert die psychische und physische Vulnerabilität von Kindern und Jugendlichen, was stärkt den Gesundheitsstatus, was macht sie weniger »verwundbar«? In diesem Zusammenhang spielen Begriffe wie Selbstvertrauen, positives Selbstkonzept, Gefühl der Selbstwirksamkeit, Fähigkeit zu konstruktivem Denken, Kohärenzsinn usw. eine zentrale Rolle. Die Resilienzentwicklung und -stärkung hat somit sehr viel mit Bildung und Wissensvermittlung, bzw. mit dem Zugang zu Bildung, zu Bildungsstätten zu tun. Parallel zur Ressourcenbildung, -förderung und -stärkung sind gesellschaftliche Strukturen der Teilhabe zu schaffen und gegebenenfalls zu fördern, die die Chance einer Verwirklichung dieser individuellen Ressourcen ermöglichen bzw. erhöhen. Genau hier ist der von Sen beschriebene »Capabilities«-Ansatz (Sen 2010, Oelkers et al. 2010) von wegweisender Bedeutung. Er sieht die Gesellschaft und besonders auch den Staat in der Hauptverantwortung, durch Schaffung von Rahmenbedingungen, die Gesellschaftsmitglieder zu befähigen, die eigenen Lebensziele zu verwirklichen. Unterschiede aufgrund des Sozialstatus, mit der Folge ungleicher Startbedingungen, dürfen sich nicht negativ auf die individuelle Lebensentwicklung bzw. Planung auswirken (Boecker und Schraad-Tischler 2012). Dieser sogenannte »Capabilities«-Ansatz von Sen wurde von Nussbaum weiterentwickelt. Hierbei werden drei zentrale Orientierungsleitlinien, und zwar Gleichheit, Freiheit (speziell Entscheidungsfreiheit) und Menschenwürde, als gesellschaftliche Handlungsbasis zu Grunde gelegt (Albus und Andresen 2009).

In diesem Kontext ist auch der Ansatz von Bourdieu (1983) im Hinblick auf soziales, kulturelles und ökonomisches Kapital als bestimmende Faktoren im Kontext der Gesundheit zu berücksichtigen. Untersucht man das Gesundheitsverhalten der von Armut betroffenen Familien, so fällt auf, dass sie das bestehende medizinische Angebot, aus verschiedenen Gründen, nicht ausreichend wahrnehmen bzw. dass das medizinische Versorgungssystem diese Mitmenschen nicht mehr erreicht. Präventive Gesundheitsangebote wie z. B. Vorsorgeuntersuchungen und Impfmaßnahmen werden seltener wahrgenommen. Viele Angebote sind für die Betroffenen zu »hochschwellig«. Aufgrund der Feststellung, dass das bestehende Gesundheitssystem viele arme Menschen nicht erreicht, sind Überlegungen im Sinne einer Umstrukturierung der medizinischen Versorgung notwendig. Die klassische Komm-Struktur im ärztlichen Bereich (Patient kommt zum Arzt) ist durch die Praktisierung einer Geh-Struktur, der Arzt geht zum Patienten, zu ergänzen. Ein niedrigschwelliges medizinisches Versorgungsangebot »vor Ort«, innerhalb sozialer Brennpunkte, Schulen, Kindergärten, wurde partiell in den vergangenen Jahren verschiedentlich praktisch umgesetzt. Dies sollte interdisziplinär durch eine enge Zusammenarbeit von Sozialarbeit und Medizin geschehen und ausgedehnt sowie erweitert werden. Auf der Internetplattform www.gesundheitliche-chancengleichheit.de sind zahlreiche Good practice –Projekte aufgeführt.

Die ersten Erfahrungen in derartig konzipierten Einrichtungen sind durchgehend positiv. Die Aufgabenbereiche des Öffentlichen Gesundheitsdienstes sind im Hinblick auf die Zunahme von Armut in unserer Gesellschaft zu erweitern bzw. als eine originäre Aufgabe anzusehen. Das Ziel dieser komplementären Versorgungsstrukturen ist neben der konkreten praktischen Hilfe, die Reintegration der Betroffenen in das bestehende Regelsystem, im Sinne einer Implementierung der Versorgungsangebote. Zusätzlich müssen neue kreative Zugangswege z. B. die Nutzung des Internets als Interventions-, Informations- und Präventionsmöglichkeit, gerade für Jugendliche und junge Erwachsene, verstärkt entwickelt und angeboten werden.

Ideenkatalog für eine betroffenenzentrierte Gesundheitsversorgung gerade im Hinblick auf von Armut betroffene Kinder und Jugendliche:

- eine stärkere Berücksichtigung des Problems Armut und Gesundheit speziell im Hinblick auf Kinder in Forschung und Lehre
- eine interdisziplinäre Ausbildung von Sozialpädagogen/-arbeitern und Ärzt*innen zum Beispiel in gemeinsamen Lehrveranstaltungen
- Einführung einer Screnning-Untersuchung im Kindergarten (Stichwort: Frühförderung)
- Gesundheitserziehung von Kindern im Kindergarten und in der Schule
- Gesundheitsbildung von Eltern sozialer Risikogruppen (z. B. alleinerziehender Eltern, arbeitsloser Eltern)
- das Angebot von Gesundheits- und insbesondere Ernährungsinformationen in sozialen Brennpunkten
- eine Gesundheitsförderung, die entsprechend der Bedürfnisse sozial benachteiligter Menschen konzipiert und strukturiert ist (Die »Komm«-Struktur der meisten Präventionsangebote ist eine Zugangsbarriere; Gesundheitsförderung und Prävention sind zu stark mittelschichtsorientiert)

- niedrigschwellig angelegte medizinischer Versorgung wie Impfangebote vor Ort, in sozialen Brennpunkten
- Impfscreeninguntersuchung in der Schule (z. B. in der Grundschule, nicht nur bei der Einschulung; bzw. Einschulungsuntersuchung wiedereinführen) gekoppelt mit einer Informationsveranstaltung für Eltern
- Vorsorgeuntersuchungen (U1–U11 und J1-J2) in sozialen Brennpunkten
- Stärkung von Selbsthilfe-Ressourcen und der Eigeninitiative von betroffenen Familien
- ein Angebot von Kurzzeit-Kinderbetreuungsmöglichkeiten bei Arztbesuchen der Eltern oder Geschwister; kostenfreie Fahrt zum Kinderarzt bzw. in die Kinderklinik (Beförderungsgutscheine)
- stärkere Vernetzung vorhandener zielgruppenorientierter Einrichtungen (KIGA, KITA, Schule, Jugendhilfe, Jugendamt, Landeszentrale für gesundheitliche Aufklärung, Gesundheitsamt usw.)

Nicht-Handeln trotz Wissen

- Obwohl das Bundesverfassungsgericht seit Jahren die Benachteiligung von Familien, von Eltern oder Elternteilen mit Kindern beanstandet und im Zusammenhang mit der Armutsentwicklung in Deutschland mittlerweile von einer Infantilisierung bzw. Familialisierung von Armut gesprochen wird;
- obwohl wir wissen, dass sich die psychosoziale und sozioökonomische Lage, in der Menschen leben, auf die Gesundheit auswirkt und dass dies insbesondere für Kinder und Jugendliche in verstärktem Maße zutrifft;
- obwohl Kinder, die in Armut aufwachsen, einer erhöhten Krankheitsbelastung ausgesetzt sind und obwohl es darüber hinaus Hinweise auf einen Kausationseffekt gibt (wer in Armut aufwächst hat als Erwachsener eine schlechtere Gesundheit), fehlt es bis heute in Deutschland an tiefgreifenden und nachhaltigen Konsequenzen.

Wir sollten, nein wir müssen Haltung einnehmen, uns über das Vorhandensein von Kinderarmut und deren Auswirkungen auf die kindliche Physis und Psyche empören. Fangen wir an, uns konstruktiv und konsequent zu engagieren, in Solidarität mit und Beteiligung von betroffenen Menschen.

Kinderarmut und psychische Erkrankung

Psychische Auffälligkeiten und Verhaltensstörungen sowie Erkrankungen spielen innerhalb des Gesundheitskontextes eine wichtige Rolle. Die Prävalenzangaben depressiver Störungen bei Kindern und Jugendlichen divergieren zum Teil erheblich. Sie liegen bei klinischen Stichproben in westlichen Industrienationen zwischen 8 und 25 %. Bei Jugendlichen liegen die Zahlen bei 3,2 bis 8,9 %, bei Grundschulkindern zwischen 1,9 und 3,4 % (Blanz et al. 2006).

Laut KIGGS-Studie sind ca. 11 % der Mädchen und 18 % der Jungen von psychischen Verhaltensauffälligkeiten in Deutschland betroffen. Haupterkrankungen bzw. Verhaltensauffälligkeiten sind: mangelnde Aufmerksamkeit, Hyperaktivität, Aggressivität, Depressionen.

Zur Erfassung psychischer Auffälligkeiten wurde in der KiGGS Welle 1-Studie (2006) ein Screening-Instrument eingesetzt, das unter anderem Hinweise auf emotionale Probleme, Verhaltensprobleme, Aufmerksamkeitsstörungen und Probleme im Umgang mit Gleichaltrigen liefert (Goodman 1997). Die Ergebnisse dieser Screening Methode lassen sich in einem Gesamtproblemwert ausdrücken, der es dann wiederum erlaubt, im Vergleich zu einer Normstichprobe Risikogruppen zu klassifizieren. Kinder und Jugendliche, die in sozial prekären Verhältnissen leben, sind zu einem Drittel der Risikogruppe zuzurechnen, während dies bei Kindern aus privilegierten gesellschaftlichen Schichten deutlich weniger häufig zutrifft (Hölling 2014). Bezüglich des Krankheitsbildes Aufmerksamkeitsdefizitsyndrom (ADHS) sind deutliche soziale Unterschiede festzustellen. Bei den Jugendlichen und Kindern aus der niedrigen Statusgruppe liegt die Erkrankungsprävalenz bei 8,1 %, wärend sie in der mittleren und hohen Statusgruppe bei 4,5 bzw. 3 % liegt.

Ab dem 13. Lebensjahr nimmt die Prävalenzquote bezüglich depressiver Persönlichkeitsstörungen kontinuierlich zu. Dies mag allerdings auch an der Schwierigkeit der eindeutigen Diagnosestellung liegen. Denn die Symptome einer Depression sind bei Kindern und Jugendlichen doch sehr mannigfaltig und weichen von den klassischen Verhaltensauffälligkeiten erwachsener Patienten zum Teil deutlich ab.

Nicht selten zeigen depressive Kinder Symptome, die dem ADHS ähneln, wie verminderte Aufmerksamkeit, Unruhe und aggressives Verhalten. Es ist daher die Hypothese erlaubt, dass gerade bei Kindern in sozial benachteiligten Lebensverhältnissen die häufig gestellte Erkrankungsdiagnose Aufmerksamkeitsdefizitsyndrom fehlerhaft sein könnte und die Kinder eventuell in Wahrheit unter einer Depression leiden. Hier müssen gezielte Untersuchungen und Studien durchgeführt werden.

▶ Tab. 5.2 gibt einen entsprechenden Überblick. Die beschriebenen Symptome müssen mindestens zwei Wochen bestehen. Bei depressiven Erkrankungen mit psychotischen Symptomen kommen diese besonders häufig durch Schuldfantasien, Versagensideen und Versündigungsvorstellungen zum Ausdruck (Mehler-Wex und Kölch 2008).

Was sind die Ursachen für das Auftreten von Depressionen, depressiven Verstimmungen und infolgedessen von Suizidversuchen und vollzogenen Suiziden bei Kindern und Jugendlichen? Die Ätiologie ist multifaktoriell. Hier spielen genetische, neurophysiologische, aber auch äußere Belastungsfaktoren eine wichtige Rolle. Die individuelle Vulnerabilität kann durch verschiedene Bedingungen und innerpersonelle Prozesse verändert werden. Generell kann man feststellen, dass die äußeren Belastungsfaktoren bei jüngeren Patienten eine größere Bedeutung einnehmen. Die folgende Auflistung stellt die wichtigsten als belastend einzuschätzenden psychosozialen Faktoren dar:

Tab. 5.2: Depressions-Symptome bei Kindern und Jugendlichen (zusammengestellt nach Schulte-Markwort und Forouther 2003, Essau und Petermann 2000, Warnke und Lehmkuhl 2006)

Altersstufe	Körperliche Symptome	Psychosoziale Symptome
Vorschulalter (4–6 Jahre)	Schlaf-Ess-Störungen, regressiver Sprachgebrauch bzw. regressive Verhaltensweisen, sekundäre Enuresis/Enkopresis	Freudlosigkeit, Weinen, Reizbarkeit, Interessenlosigkeit, geringe Frustrationstoleranz, Introversion, Aggressivität, soziale und kognitive Entwicklungsverzögerung
Schulalter (7–15 Jahre)	Schlaf-Ess-Störungen, regressiver Sprachgebrauch bzw. regressive Verhaltensweisen, unterschiedliche psychosomatische Beschwerden (u. a. Kopfschmerzen)	sozialer Rückzug, (auto-)aggressives Verhalten, Desinteresse, Traurigkeit, Weinen, Trotz, Leistungs- und Konzentrationsprobleme (Schulversagen), Suche nach Zuwendung
Jugendliche (16–18 Jahre)	Schlaf-Ess-Störungen, unterschiedliche psychosomatische Beschwerden (u. a. Kopfschmerzen), Entspannungs- und Erholungsprobleme	Selbstvorwürfe und -unsicherheit, Zukunftsängste, Lust- und Antriebslosigkeit, sozialer Rückzug, Teilnahmslosigkeit, Wut, Verzweiflung, Verweigerung, Angst, Apathie, Leistungs- und Konzentrationsprobleme, Suizidalität

Bedeutsame Belastungsfaktoren bei Kindern und Jugendlichen mit depressiven Erkrankungen sind (Herpertz-Dahlmann und Remschmidt 2000, Eley und Stevenson 2000):

- Verlust eines Elternteils
- Scheidung bzw. konfliktbesetzte Elternbeziehung
- körperliche oder psychische Erkrankung eines Elternteils
- niedriger Sozialstatus, alleinerziehender Elternteil, Migrationshintergrund
- schulische Über- oder Unterforderung
- Schulwechsel
- Teilleistungsschwächen
- Mangel an Zuwendung und Aufmerksamkeit, Wertschätzung

Die aufgeführten Belastungsfaktoren verdeutlichen den Zusammenhang von depressiver Erkrankung und Suizidalität und sozialem Status, sprich Armut.

Wiederum verifiziert die KIGGS-Studie einen deutlichen sozialen Gradienten beim Vorliegen verschiedener psychischer Verhaltensstörungen. Essstörungen werden laut dieser Studie bei 27,6 % der Jugendlichen mit niedrigem sozialen Status festgestellt, während »nur« 15,5 % in der oberen Sozialschicht hiervon betroffen waren. 22 % der Kinder und Jugendlichen leiden unter psychischen Auffälligkeiten. Ca. 14 % sind manifest psychisch erkrankt (Angststörungen, Depressionen usw.). Insgesamt sind 31,3 % der Kinder und Jugendlichen in der unteren Sozialschicht psychisch auffällig und »nur« 16,4 % in der oberen sowie 21 % in der Mittelschicht

(BELLA-Studie 2006a). Verschiedene Schuleingangsuntersuchungen belegten immer wieder, dass Kinder aus Familien mit niedrigem Sozialstatus deutlich häufiger von einer emotionalen bzw. sozialen Störung betroffen waren als Kinder aus Familien mit einem höheren sozialen Status (Landesamt für Umwelt, Gesundheit und Verbraucherschutz Brandenburg 2016). Schon 1996 stellt Klocke schließlich fest: »Es zeigte sich, dass die in Armut lebenden Kinder schlechter sozial integriert waren, ein geringeres Wohlbefinden mitteilten, weniger Selbstvertrauen besaßen und sich häufiger hilflos und einsam fühlten. Ferner gaben sie erheblich häufiger gesundheitliche Beeinträchtigungen und psychosomatische Beschwerden an.« Die Wissenschaftler fassen schließlich resümierend zusammen: »Schon für die Kinder gilt die Formel: Armut macht körperlich und seelisch krank« (Klocke 1996, S. 408 f.). An der Richtigkeit dieser Aussage hat sich in den vergangenen 25 Jahren nicht wirklich viel verändert (▶ Kap. 11).

5.1.3 Altersarmut und Krankheit

Armut nimmt in Deutschland immer mehr zu, neben dem Phänomen der Kinderarmut sind immer mehr ältere Menschen von Einkommensarmut betroffen. Die folgenden Abbildungen verdeutlichen diese skandalöse Armutsentwicklung im Alter in Deutschland.

▶ Abb. 5.3 zeigt die Armutsgefährdungsentwicklung von 2005 bis 2019 insgesamt in der Bevölkerung im Vergleich zu Menschen, die älter als 65 Jahre alt sind. Immer mehr ältere Menschen bekommen nach Erreichen des Rentenalters Grundsicherung. ▶ Abb. 5.4 zeigt die Altersarmutsentwicklung in Deutschland.

Lag die Armutsquote von Rentner*innen vor 15 Jahren noch weit unterhalb der durchschnittlichen Armutsquote, liegt sie nun deutlich darüber. Rentner*innen entwickeln sich, beachten wir den statistischen Trend, zu einer besonderen Risikogruppe der Armut. Von den rund drei Millionen altersarmen Rentnern beziehen ca. 560.000 eine Altersgrundsicherung. Ca. 2,5 Millionen liegen mit ihrem Einkommen nur knapp oberhalb dieser staatlichen Sozialleistung im Alter oder aber die Betroffenen gehören zu denjenigen, die zwar einen Anspruch auf staatliche Fürsorge hätten, ihn aber aus unterschiedlichen Gründen nicht geltend machen. Irene Becker (2012) kommt in ihren Berechnungen, die sich aus methodischen Gründen allerdings auf das Jahr 2007 beziehen, auf eine Dunkelzifferquote von 68 %. Das heißt von einer Million älterer Menschen, denen diese Leistung im Jahr 2007 zugestanden hätte, nahmen sie nur 336.000 in Anspruch. Die Zahl derer, die auf Grundsicherung im Alter angewiesen sind, hat sich von 2015 bis zum Jahre 2019 um 65 % erhöht. Die am 2. Juli 2020 im Deutschen Bundestag beschlossene Grundrente, die dann ab 1. Januar 2021 in Anspruch genommen werden kann, soll dazu führen, dass über eine Million Rentenbezieher einen finanziellen Aufschlag erhalten. Ab Januar 2021 sollen dann ca. 1,3 Millionen Menschen, davon ca. 70 % Frauen, von dieser Grundrente profitieren und damit ein Abgleiten in die Altersarmut verhindert werden. Beziehungsberechtigte sind insbesondere Menschen mit Minirenten, die mindestens 33 Jahre Rentenbeiträge aus Beschäftigung, Kindererziehung oder auch einer Pflegetätigkeit geltend machen können. Der Rentenzuschlag wird zunächst

5.1 Soziale Schicht, Einkommensarmut und Krankheit

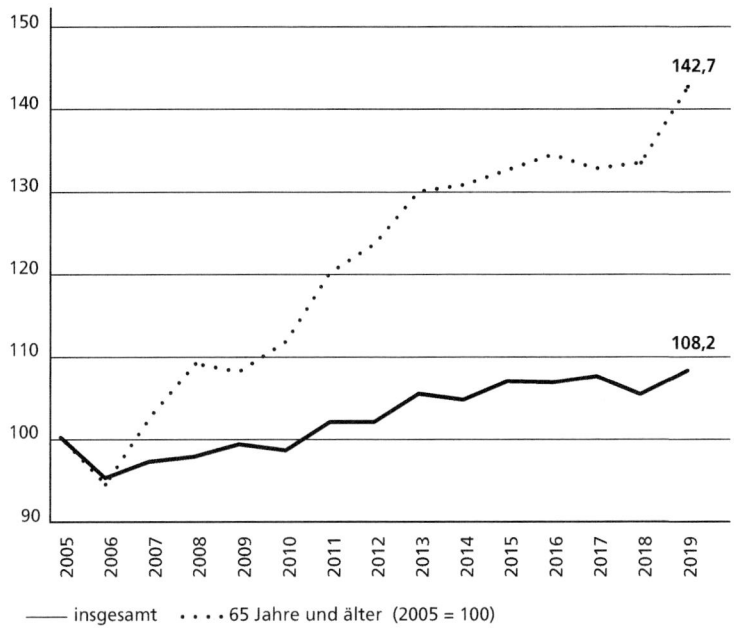

— insgesamt   · · · · 65 Jahre und älter (2005 = 100)

Abb. 5.3: Armutsgefährdungsentwicklung von 2005–2019 (Statistisches Bundesamt)

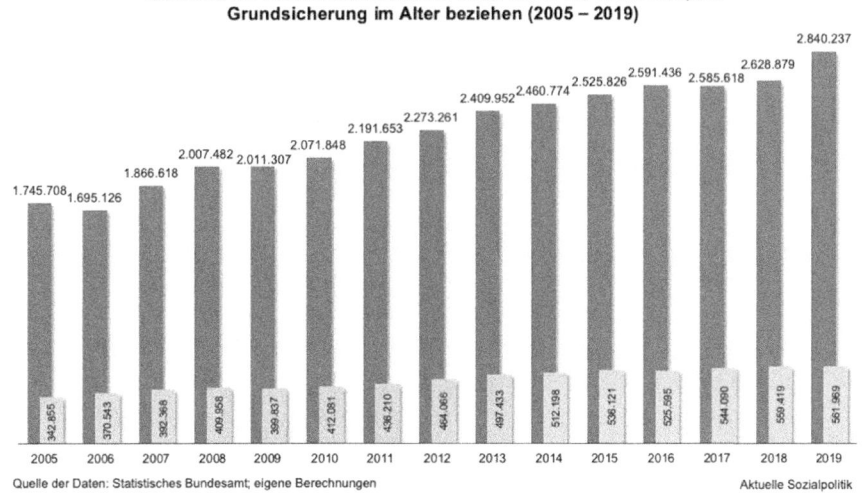

Abb. 5.4: Altersarmutsentwicklung in Deutschland (Statistisches Bundesamt)

gestaffelt ausgezahlt und soll dann bei 35 Beitragsjahren in voller Höhe ausgezahlt werden. Grundrente bekommen generell nur diejenigen, die ein Einkommen bis maximal 1.250 Euro (Alleinstehende) oder 1.950 Euro (Eheleute oder Lebenspartner) beziehen.

Alter und Krankheit sind nicht zwangsläufig verbunden. Insgesamt erleben im Vergleich zu früher immer mehr ältere Menschen ein längeres Leben mit gesünderen Lebensjahren. Dies trifft aber nicht auf Menschen zu, die von Armut betroffen sind. Wie im einführenden Beitrag dieses Kapitels schon aufgeführt, erreichen 31 % der von Einkommensarmut betroffenen Männer nicht das 65. Lebensjahr. Im Hinblick auf die Zahlen zur »gesunden Lebenserwartung« liegt der Unterschied zwischen der »Armutsgruppe« (Einkommen < 60 %) zur »Reichtumsgruppe« (Einkommen > 150 %) bei den Frauen bei 10,2 Jahren und bei den Männern bei 14,3 Jahren.

Ältere Menschen, die arm sind, erkranken häufig deutlich schwerer und leben deutlich kürzer als ältere Menschen mit gesichertem Einkommen. Im Vordergrund stehen dabei Herz-Kreislaufkrankheiten, Stoffwechselkrankheiten, Muskel- und Skelettkrankheiten sowie bösartige Neubildungen. Charakteristisch ist dabei das gleichzeitige Vorliegen mehrerer Gesundheitsstörungen oder Krankheiten (Multimorbidität). Viele Heil- und Hilfsmittel, aber vor allem auch viele Arzneimittel sind dabei nur gegen Zuzahlungen erhältlich oder – wie die nichtverschreibungspflichtigen Arzneimittel – ohnehin vollständig selbst zu zahlen. Bei vielen älteren Menschen kommen dabei leicht 50, 60 und mehr Euro monatlich zusammen: Beträge, die sie eben nicht nebenher finanzieren können, selbst wenn sie alle zur Verfügung stehenden Sozialleistungen in Anspruch nehmen (was oft wegen bürokratischer oder räumlicher Barrieren nicht möglich ist). Dabei bilden materielle Defizite nur einen Teil des Problems. Psychosoziale Faktoren, wie soziale Isolation, durch Einkommensarmut erzeugter Stress, mangelndes Selbstwertgefühl und vieles mehr tragen ebenfalls dazu bei, dass die Gesundheitsrisiken älterer Menschen besonders hoch sind. Nicht selten entwickelt sich dabei ein Teufelskreis aus gesundheitlichen Problemen, sozialer Isolation und mangelnder gesundheitlicher Versorgung, die dann in Erkrankungen wie »offenen Beinen« (Ulcus cruris) münden, die zu erheblichen Schmerzen beim Gehen und Stehen führen, die Mobilität der Menschen reduzieren und dadurch zusätzlich den Radius der Betroffenen einschränken. Zudem kommt es ihm Alter auch häufiger zu depressiven Erkrankungen.

5.2 Arbeitslosigkeit und Krankheit

Die Untersuchung der Beziehungen zwischen Arbeitsbedingungen und Krankheit gehört primär zu den Aufgaben der Arbeitsmedizin. Arbeit ist jedoch mehr als nur ein Merkmal unter anderen in der Ursache-Wirkung-Beziehung von Krankheit. Arbeit ist eine grundlegende soziale Kategorie. Sie prägt entscheidend die Beziehungen der Menschen untereinander wie auch die Persönlichkeitsentwicklung des einzelnen. Von daher begründet sich auch für die Sozialmedizin die Bedeutung von Arbeit und Arbeitslosigkeit für Gesundheit, Krankheit und Behinderung.

5.2 Arbeitslosigkeit und Krankheit

Wir werden uns im Folgenden mit der sozialmedizinisch wichtigen Frage beschäftigen, wie sich Arbeitslosigkeit auf die Gesundheit auswirkt.

Die psychischen und körperlichen Folgen von Arbeitslosigkeit sind in ihrer Tragweite nur dann richtig zu verstehen, wenn man sich noch einmal deutlich macht, welche grundsätzliche Bedeutung Arbeit für unsere soziale Existenz und die Persönlichkeitsentwicklung hat. Blohmke nennt folgende Verlusterlebnisse im Zusammenhang mit Arbeitslosigkeit (Blohmke, zit. n. Kofler und Lercher, o. J., S. 98):

- Verlust der Struktur des Tages durch die Arbeit
- Verlust der ökonomischen Sicherheit und der Möglichkeit der Bedürfnisbefriedigung durch finanzielle Mittel
- Verlust der Perspektive, die in individueller Form (Karriere) und sozialer Form (Anerkennung) mit dem Beruf verknüpft ist. Stattdessen richtet sich nun soziale Diskriminierung gegen den Arbeitnehmer
- Verlust der sozialen Kontakte mit Berufskollegen und zum Teil Gewerkschaftskollegen
- Verlust der Arbeit als Lebensäußerung und Verlust der Befriedigungsmöglichkeit des produktiven Bedürfnisses
- Verlust des Gefühls der eigenen Wichtigkeit in der Gesellschaft
- Verlust von Anregungen durch die soziale Umwelt und Verlust des Kontakts zur sozialen Umwelt
- Verlust der Ernährerrolle in der Familie

In der schon klassischen soziologischen Untersuchung von Jahoda, Lazarsfeld und Zeisel aus dem Jahre 1933 über die Arbeitslosen von Marienthal wurde zum ersten Mal umfassend versucht, die sozialen, psychischen und gesundheitlichen Auswirkungen der existenziell bedrohlichen Arbeitslosigkeit, die den Ort Marienthal 1929 erfasste, zu beschreiben (Jahoda et al. 1933).

Die Autoren beschreiben vier »*Haltungstypen*« als Reaktion bzw. Bewältigungsversuche der Arbeitslosigkeit: Ungebrochene, Resignierte, Verzweifelte, Apathische. Diese Haltungstypen stehen in enger Beziehung zur ökonomischen Lage: Die Ungebrochenen haben das höchste Einkommen, die Apathischen das geringste. Diese Beziehung wird auch für den Gesundheitszustand der Kinder hergestellt: Bei Kindern mit dem besten gesundheitlichen Befund stehen noch 38,4 % der Väter in Arbeit, bei Kindern mit dem schlechtesten Befund keiner der Väter.

Seit der Untersuchung von Jahoda u. a. sind eine Reihe von Analysen zum Zusammenhang von Arbeitslosigkeit und Krankheit erschienen, die – entsprechend der Weiterentwicklung der Epidemiologie – ungleich komplexere Zusammenhänge aufgezeigt haben (vgl. den Literaturüberblick bei Kroll et al. 2016). So zeigen z. B. die Untersuchungen in der niederländischen Stadt Breda, in der von Strotzka und Leitner in Österreich durchgeführten Studie und insbesondere in den von Copp und Kasl in Amerika im Kontext des Stress-Coping-Konzepts von Krankheit gemachten Arbeiten, dass bereits die Ankündigung von geplanten Werkschließungen bei den Beschäftigten, aber auch bei ihren Familien zu massiven psychosomatischen Beschwerden und Gesundheitsbeeinträchtigungen führen kann, insbesondere zu

Kopfschmerzen, Schlafstörungen, Magenbeschwerden, Herzbeschwerden, Blutdruckerhöhungen etc. Kommt es dann zur Arbeitslosigkeit und dauert diese länger an, so erhöht sich das Risiko der Gesundheitsbeeinträchtigungen der Betroffenen erheblich: Herzkrankheiten, Blutdruckkrankheiten, Gelenkerkrankungen und Störungen der Verdauungsorgane stehen im Vordergrund der durch Arbeitslosigkeit bedingten Krankheiten.

Brenner (1979b) kam in seiner vom amerikanischen Kongress in Auftrag gegebenen Studie zu dem Ergebnis, dass eine Steigerung der Arbeitslosenrate von 1 % fünf Jahre danach eine Erhöhung folgender Mortalitätsdaten etc. bewirkt:

- Gesamtmortalität von 1,9 %,
- Mortalität Herz-Kreislauf-Krankheiten von 1,9 %,
- Mortalität Leberzirrhose von 1,9 %,
- Zahl der Selbstmorde von 4,1 %,
- Zahl der Morde von 5,7 %,
- Aufnahme in Gefängnissen von 4,0 %,
- Aufnahme in psychiatrischen Kliniken von 3,4 %.

In einer früheren Arbeit hatte Brenner auf den Zusammenhang von ökonomischen Krisen (gemessen anhand der Arbeitslosenrate) und psychischen Krankheiten aufmerksam gemacht (Brenner 1979a). Er konnte zeigen, dass die Zahl der Neuaufnahmen in psychiatrische Krankenhäuser in New York besonders hoch war in der Folge ökonomischer Krisen und besonders niedrig in wirtschaftlichen Aufschwüngen. Dieser Zusammenhang galt besonders für die Diagnosegruppen Psychosen und Sucht.

Im Jahr 2020 sind ca. 5.5 % der Bevölkerung arbeitslos, von ihnen über $\frac{1}{3}$ länger als ein Jahr. Inzwischen liegen auch für Deutschland neuere Untersuchungen vor. So hat das Robert Koch-Institut die Daten aus dem Bundesgesundheitssurvey für das Thema »Arbeitslosigkeit und Gesundheit« aufbereitet (Kroll et al. 2016). Die Autoren gehen von zwei grundlegenden Hypothesen aus:

- Arbeitslosigkeit führt zu einem erhöhten Krankheitsrisiko (Kausalitätshypothese).
- Krankheit führt zu einem erhöhten Arbeitslosigkeitsrisiko (Selektionshypothese).

Für beide Hypothesen werden empirische Belege gefunden, wobei der Kausalitätshypothese die größere epidemiologische Bedeutung zugemessen wird. Doch auch die Selektionshypothese hat eine große gesundheitspolitische Brisanz.

Der gefundene Zusammenhang zwischen Arbeitslosigkeit (insbesondere Langzeitarbeitslosigkeit) und Krankheit gilt für alle Ebenen der epidemiologischen Betrachtung: Selbsteinschätzung des Gesundheitszustandes, gesundheitsbezogenes Verhalten, Morbidität, Inanspruchnahme ambulanter und stationärer Gesundheitsversorgung:

> »Arbeitslose Männer und Frauen haben einen ungünstigeren Gesundheitszustand und leben weniger gesundheitsbewusst als berufstätige Männer und Frauen (…) Die Wahrscheinlichkeit, die eigene Gesundheit weniger gut oder schlecht einzuschätzen, erhöht sich

mit der Dauer der Arbeitslosigkeit. Ein oder mehrere Jahre lang arbeitslose Männer geben bis vier Mal so häufig einen weniger guten oder schlechten Gesundheitszustand an wie berufstätige Männer ohne Zeiten von Arbeitslosigkeit. Auswertungen von aktuellen Krankenkassendaten belegen, dass die Inanspruchnahme stationärer Leistungen unter Arbeitslosen deutlich erhöht ist: arbeitslose Männer verbringen mehr als doppelt so viele Tage im Krankenhaus wie berufstätige Männer, bei arbeitslosen Frauen sind es, verglichen mit berufstätigen Frauen, 1,7-fach so viele Tage. Auch das Risiko der Sterblichkeit erhöht sich kontinuierlich in Abhängigkeit von der vorausgehenden Arbeitslosigkeitsdauer« (Robert Koch-Institut, 2003 d, S. 26).

Diese Ergebnisse wurden in einer neueren Studie des Robert-Koch-Instituts weitgehend bestätigt (Kroll et al. 2016)

Arbeitslosigkeit ist ebenfalls ein Risikofaktor für suizidales Verhalten. Suizidversuche sowie vollzogene Selbsttötungen sind generell bei arbeitslosen und insbesondere bei langzeitarbeitslosen Menschen erhöht. In einer neueren Studie wurde ein Anstieg des Suizidrisikos in Abhängigkeit von Arbeitslosigkeit um 20–30 % festgestellt (Klein 2015).

5.3 Migration und Krankheit

Die Sozialepidemiologie hat schon immer Interesse gezeigt für die Frage der Veränderung von Krankheiten und Todesursachen bei Menschen, die in ein anderes Land ausgewandert sind. So konnte z. B. Matsumoto (1970) zeigen, dass Japaner, die in die USA eingewandert sind und die amerikanische Lebensweise annahmen, sehr bald auch das für Amerika typische Krankheitsmuster (in diesem Falle Herzinfarkt) zeigten, obwohl sie in ihrer Heimat ganz andere Krankheitsraten hatten. Diese Arbeiten tragen zur These von der *Kulturabhängigkeit* von Krankheiten bei. Mindestens ebenso bedeutsam aber sind Zusammenhänge, die auf die kulturellen und sozialen *Benachteiligungen* von Migranten im Hinblick auf Gesundheitschancen schließen lassen. Diese Arbeiten (s. u.) zeigen, dass sich die Benachteiligung von Migranten und ihren Familien in unserer Gesellschaft auch in besonderen Gesundheitsproblemen und verminderten Chancen bedürfnisgerechter Gesundheitsversorgung ausdrückt. Allerdings beziehen sich die hier durchgeführten empirischen Arbeiten häufig nur auf einzelne Gesundheitseinrichtungen oder Gemeinden und sind nur selten repräsentative Erhebungen. Im Einzelnen lassen sich folgende sozialepidemiologische Ergebnisse über die Gesundheitssituation von Migranten und ihrer Familien anführen (vgl. Robert Koch-Institut 2008; BAMF 2011; Frank et al. 2017):

- Die Säuglingssterblichkeit ist erhöht.
- Die Rate von Unfällen bei Kindern und Erwachsenen ist erhöht.
- Die Häufigkeit von Behinderungen bei Kindern ist erhöht.
- Die Tuberkulosehäufigkeit von Kindern und Erwachsenen ist erhöht.
- Kinder weisen eine höhere Rate an Krankenhauseinweisungen auf.

- Die Häufigkeit funktioneller und psychosomatischer Erkrankungen ist erhöht.
- Arbeitnehmer mit Migrationshintergrund zeigen (ab 1975) einen höheren Krankenstand als deutsche Arbeitnehmer.
- Frauen haben eine höhere Rate von *geburtshilflichen* Komplikationen.
- Migranten sind mit ihrer Gesundheit weniger zufrieden.
- Migranten nutzen die Versorgung durch niedergelassene Ärzte seltener, Rettungsstellen der Krankenhäuser häufiger.

Die sozialepidemiologischen Ergebnisse zur Gesundheitssituation ausländischer Arbeitnehmer und ihrer Familien lassen sich als Ergebnisbündel unterschiedlichster Faktoren erklären. Die soziale Lage der Migranten ist dadurch gekennzeichnet, dass sie häufig noch benachteiligter sind als die deutschen Unterschichten-Angehörigen (man spricht deshalb auch von »*Unterschichtung*«). Hinzu kommen die spezifischen Folgen der Migration (Entwurzelung, »Kulturgespaltenheit«, Sprachbarrieren, fehlende Kenntnisse über und mangelhafte Unterstützung durch das deutsche Gesundheits- und Sozialsystem, Angst vor Ausweisung sowie Angst vor der Gewalt ausländerfeindlicher Gruppierungen etc.). Deshalb möchten wir die gesundheitliche Versorgungssituation von ausländischen Mitbürgern noch genauer beschreiben und die deutlich zunehmenden defizitären strukturell implementierten staatlichen Versorgungsstrategien thematisieren.

Migrationsmedizin

Gibt es so etwas wie Migrationsmedizin? Wir denken nicht! Aber es gibt ein kultursensibles Verhalten, eine transkulturelle Sensibilität, die insbesondere im Kontext von Gesundheit/Krankheit und einer adäquaten Gesundheitsversorgung eine zentrale Rolle einnehmen muss. Die Menschen, die mit einem Migrationshintergrund bei uns leben, stellen keine absolut heterogene Gruppe von Mitbürgern dar. Dies spiegelt sich einerseits in der kulturellen Vielfalt ihrer lebensgeschichtlichen Wurzeln wider und andererseits in dem Status, den wir ihnen in Deutschland zuschreiben, bzw. den sie stigmatisierend und diskriminierend aufgedrückt bekommen. Um Krankheitssymptome und anamnestische Angaben richtig interpretieren und bewerten zu können, ist ein Wissen um kulturelle Hintergründe der Patienten, z. B. bei denjenigen, die in Deutschland mit einem Migrationshintergrund leben, essenziell. Das psychische Erleben von Menschen ist geprägt von kulturellen Sozialisationsprozessen. Dies führt häufig zu unterschiedlichen Vorstellungen, Wahrnehmungen und Interpretationen der Lebenswelt und muss bei der Diagnose von »psychisch abweichendem, verrücktem Verhalten« oder dem Schildern von Symptomen bei somatischen Erkrankungen berücksichtigt werden. Zusätzlich ist ein kritischer Reflexionsprozess über die Beeinflussung von Diagnostik und Therapie durch die eigenen, die Medizin prägenden, kulturellen Vorgaben und Werteorientierungen notwendig. Dies nennt man *transkulturelles Wissen* und eine dadurch geschaffene *transkulturelle Sensibilität*. Es geht um konkrete Sprachbarrieren, aber auch um Verständigungsbarrieren jenseits der konkreten Sprache. Reine Übersetzungen geben den wahren Informationsgehalt oft nicht wirklich und korrekt wie-

5.3 Migration und Krankheit

der, wenn man kein fundiertes Wissen über umgangssprachliche Äußerungen in anderen Kulturen besitzt und um deren kulturspezifische Metaphorik weiß. Eine klare Forderung lautet demnach: Es muss eine kultursensiblere Medizin praktiziert werden! Als besonders gesundheitsgefährdete und von Armut betroffene Gruppe ist die der ausländischen Mitbürger aufzuführen. Nach Berechnungen des Statistischen Bundesamtes (2017) sind Menschen mit einem Migrationshintergrund deutlich stärker armutsgefährdet. Auch hier liegen seit Jahren eindeutige Untersuchungsergebnisse vor, die eine deutlich erhöhte Erkrankungsquote dieser heterogenen Personengruppe belegen. ▶ Abb. 5.5 zeigt die Zunahme von Armut bei Menschen mit Migrationshintergrund in Deutschland, u. a. differenziert nach Menschen mit Migrationshintergrund, die in Deutschland geboren wurden oder eingewandert sind.

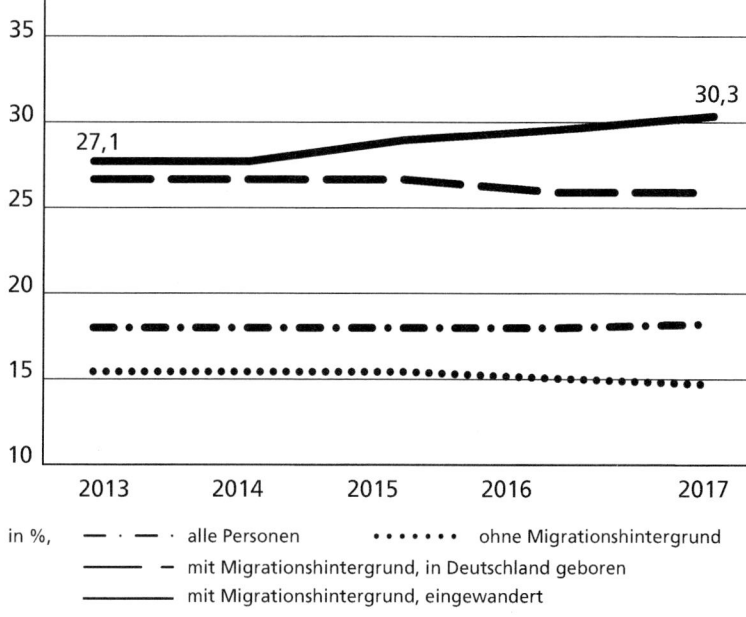

Abb. 5.5: Anteil der von Einkommensarmut bedrohten Menschen 2013–2017 (Statistisches Bundesamt)

Bei der gesundheitlichen Versorgung von Menschen mit Migrationshintergrund muss zwischen verschiedenen Gruppen unterschieden werden. Es gibt die Menschen, die offiziell mit einem Migrationshintergrund in Deutschland leben und beruflich integriert sind. Des Weiteren gibt es die Gruppe der legal in Deutschland sich aufhaltenden Menschen, die im Rahmen der europäischen Freizügigkeitsrichtlinie, aber ohne sozialversicherungsrechtliche Arbeit bei uns leben. Es gibt die zunehmende Personengruppe der Asylbewerber, sowie die Gruppe der Flüchtlinge, insbesondere aus Kriegsregionen wie Syrien, die aufgrund der Verpflichtungserklärungsregelung zu Verwandten in Deutschland einreisen dürfen. Und es gibt die Gruppe der papierlosen Menschen, die illegalisiert in Deutschland leben.

1.) Menschen mit Migrationshintergrund beruflich/gesellschaftlich integriert

Haupterkrankungsgruppen bei Menschen, die mit einem Migrationshintergrund in Deutschland leben, sind Erkrankungen der Verdauungsorgane, Erkrankungen der Atmungsorgane bzw. Infektionskrankheiten (z. B. Tbc), psychosomatische sowie psychiatrische Erkrankungen und Beschwerdekomplexe (Angststörungen, Depressionen, Schlafstörungen) und Erkrankungen des Bewegungs- und Stützapparates.

In diesem Kontext muss die fehlende Infrastruktur einer muttersprachlichen Kommunikation im Kontext von Krankheitsdiagnose und Behandlung kritisiert werden. Eine Forderung muss demnach sein, schnell und unkompliziert verfügbare Dolmetscherdienste einzurichten.

2.) Menschen, hauptsächlich aus Osteuropa stammend, im Rahmen der Freizügigkeitsvereinbarung legal in Deutschland lebend, allerdings ohne Versicherungsschutz.

Zunehmend werden Gesundheitsversorgungslücken deutlich hinsichtlich Patienten aus EU-Mitgliedsländern, die unter die Freizügigkeitsrichtlinie 2004/38/EG der EU fallen und keinen ausreichenden bzw. keinen Versicherungsschutz besitzen. Eine adäquate ärztliche Versorgung ist in Deutschland nicht vorhanden. Selbst die ärztliche Betreuung von schwangeren Frauen und die Entbindung (Geburt) sind nicht strukturell geregelt, und entsprechende medizinische Dienstleistungen müssen von den Betroffenen selbst bezahlt werden. Dies ist für die betroffenen Menschen häufig nicht leistbar. Diese katastrophale Versorgungssituation möchten die Autoren durch die Darstellung eines Fallbeispiels verdeutlichen (Erfahrung eines Autors im Rahmen der Tätigkeit im Verein Armut und Gesundheit 2015):

Fallbeispiel

Ein 57-jähriger, aus Rumänien stammender Patient, lebt seit ca. 20 Jahren, mit kurzen Unterbrechungen, in Deutschland. Er leistete mehrere, auch längere, Arbeitstätigkeiten, jedoch ohne offizielle sozialversicherungsrechtliche Anmeldung. Er wurde als Schwarzarbeiter angestellt und ausgenutzt. Im Jahre 2004 sterben seine Frau und zwei seiner drei Kinder in Spanien durch den islamistisch motivierten Terroranschlag in Madrid.

Das Vincenz-Krankenhaus in Mainz stellt die Verdachtsdiagnose auf ein Lungenkarzinom und bittet mich (Mainzer Modell der Versorgung Wohnungsloser, Vertreter von A&G), den Patienten weiter zu betreuen, da der Patient aufgrund eines fehlenden Krankenversicherungsschutzes im Krankenhaus nicht weiterbehandelt werden könne. Jobcenter und Sozialamt lehnen eine Versicherung des Patienten ab. Es werden keinerlei Kosten übernommen, auch nicht bezüglich der Übernachtung in einem Wohnheim für Wohnungslose. Der Patient müsste also auf die Straße entlassen werden. Die Diagnose eines Lungenkarzinoms sowie einer arteriellen Verschlusskrankheit wird bestätigt.

Der Verein A&G übernimmt die medizinische Versorgung des Patienten im Thaddäusheim Mainz (Wohnheim für wohnungslose Menschen). U. a. benötigt der Patient eine adäquate Schmerztherapie (Morphin-Therapie, also BTM pflichtige Medikamente,

für einen nicht krankenversicherten Patienten!!??). Das Thaddäusheim sowie der Verein A&G übernehmen die Kosten für die Unterbringung im Wohnheim.
 Wiederum werden die stationären Behandlungskosten des Patienten durch eine zivilgesellschaftliche Organisation übernommen. U. a. muss der Patient aufgrund einer Lungenentzündung zwischenzeitlich stationär behandelt werden. Auch die Kosten für die dringend notwendige weitergehende bronchoskopische und histologische Untersuchung werden nicht von kommunalen oder staatlichen Versorgungsstellen übernommen. Die Untersuchungen ergeben ein Lungenkarzinom, das operiert werden kann, operiert werden muss, mit Aussicht auf Heilung. Um dies einleiten zu können, muss eine MRT sowie PET CT-Untersuchung durchgeführt werden. Die Organisation dieser dringend notwendigen Untersuchungen gestaltet sich als schwierig, da wiederum lediglich der Verein A&G als Kostenerstatter in Frage kommt. Nach erfolgten Screening-Untersuchungen soll die medizinische Situation im Tumorboard des Vincenz-Hildegardis-Krankenhauses besprochen werden. Zentrale Frage: Wie kann eine etwaige Operation (lebenserhaltend!) finanziert werden? Die Ethikkommission der Uni-Klinik Mainz erklärt sich bereit, die OP-Kosten zu übernehmen. Es erfolgt eine Vorsprache in der Thoraxchirurgie der Universitätsklinik. Ergebnis: Eine Operation ist nicht mehr möglich, da der Tumor mittlerweile zu groß sei. Kurz darauf wird eine Knochenmetastasierung festgestellt. Es wird eine palliative Bestrahlung empfohlen. Wer übernimmt die Kosten für diese Bestrahlungstherapie? Kurze Zeit später stirbt der Patient in einem Wohnheim für wohnungslose Menschen. Die Beisetzung findet als Urnenbestattung statt. Die Gedenkfeier findet vor der Kapelle statt!!!!! Selbst im Tod ausgegrenzt!

3.) Geflüchtete Menschen

Die Terminologie ist gerade in diesem Kontext von Bedeutung. Der Flüchtlingsbegriff hat in Deutschland zunehmend eine negative Konnotation erfahren, u. a. da dieses Wort eine Wortstruktur mit der Endung -ling besitzt, die verniedlichend und negativ besetzt ist. Deshalb wird in diesem Buch der Begriff Geflüchtete benutzt, da diese Begrifflichkeit inhaltlich fundierter den Status von Menschen auf der Flucht ausdrückt.
 In der Genfer Flüchtlingskonvention Art. 1 (Migrationsrecht.net 2019) wird eine Person als Geflüchtete Person definiert, wenn diese sich außerhalb des Landes befindet, dessen Staatsangehörigkeit sie besitzt oder in dem sie ihren ständigen Wohnsitz hat, und aufgrund ihrer Rasse, Religion, Nationalität, Zugehörigkeit zu einer Minderheit oder wegen ihrer politischen Überzeugung fürchtet, verfolgt zu werden, und dabei nicht den Schutz des Landes in Anspruch nehmen kann. Nach dieser Definition reicht die begründete Furcht vor Verfolgung als berechtigter Fluchtmigrationsaspekt aus (Schneck 2017).
 Die gesundheitliche Versorgungssituation von insbesondere Asylbewerber*innen in Deutschland:
 Innerhalb der Debatte zur gesundheitlichen Versorgungssituation von Flüchtlingen in Deutschland muss zunächst zwischen verschiedenen »Flüchtlingsgruppen« unterschieden werden, da deren Status und somit deren Versorgungssituation sich als sehr heterogen darstellt. So gibt es einerseits die wachsende Gruppe der Personen, die in Deutschland einen Asylantrag stellt (Asylbewerber*innen), andererseits die

Gruppe der sogenannten Kontingentflüchtlinge, insbesondere aus Kriegsregionen wie Syrien, die aufgrund der Verpflichtungserklärungsregelung zu Verwandten nach Deutschland einreisen dürfen. Eine dritte Gruppe bilden die papierlosen Menschen, die ohne einen gültigen Aufenthaltstitel illegalisiert in Deutschland leben (► Tab. 5.3).

Die bestehende Gesundheitsversorgung dieser drei Gruppen muss in vielen Bereichen als defizitär und teilweise auch als überhaupt nicht vorhanden bezeichnet werden. Das medizinische Leistungsspektrum, das Geflüchtete in Anspruch nehmen können, ist gekennzeichnet von Begrenzungen, Ausschlüssen und Zugangsverweigerungen.

Eine besonders relevante Personengruppe, die keinen adäquaten Zugang zu einer medizinischen Versorgung hat, sind Asylbewerber. Hier muss die Entscheidung über die Notwendigkeit einer ärztlichen Untersuchung und Behandlung bei Ärztinnen und Ärzten verbleiben. Die Praxis, eine Genehmigung und die Ausstellung eines Krankenbehandlungsscheines durch eine nicht medizinisch kompetente Person einholen zu müssen, ist abzulehnen. Artikel 12 des Internationalen Paktes über wirtschaftliche, soziale und kulturelle Menschenrechte normiert den diskriminierungsfreien Zugang zu bestehenden Strukturen des Gesundheitssystems.

Eine diesbezügliche notwendige Versorgungsmaßnahme muss daher die Ausstellung einer Krankenversichertenkarte für jeden Asylbewerber sein! In einigen Städten und Kommunen (Hamburg, Rostock, Bremen waren die ersten) wurde dies, durch Verträge mit den Krankenkassen, schon eingeführt (gemäß § 264 Abs. 1 SGB V). Die Erfahrungen sind sehr positiv. Bürokratie und Bevormundung werden abgebaut und die notwendige medizinische Hilfe kann schnell erfolgen, damit es bei der Behandlung von Erkrankungen nicht zu lebensbedrohlichen Verzögerungen oder gar einer Verhinderung kommt. Dies kann zu tödlichen Folgen führen, wie dies leider im April 2014 in Hannover geschehen ist. Ein Kind einer asylsuchenden Mutter starb, da ein Krankenhaus eine Aufnahme ohne Krankenbehandlungsschein ablehnte (Flüchtlingsrat Niedersachen vom 15.04.2014).

Derzeit wird in den landesweiten niedrigschwelligen medizinischen Anlaufstellen für Menschen am Rande unserer Gesellschaft immer wieder festgestellt, dass Menschen, die in Deutschland Asyl suchen, abgeschoben werden. Das europäische Dublin III-Abkommen, nach dem Asylsuchende jederzeit in das europäische Ersteinreiseland abgeschoben werden können, ist abzulehnen. Jedem ist und muss klar sein, dass Abschiebungen nach Bulgarien, Griechenland oder auch Italien zur Folge haben, dass diese notleidenden, hilfesuchenden Menschen in menschenunwürdigen Unterkünften untergebracht, oft sogar inhaftiert oder in die Obdachlosigkeit »entlassen« werden. Die europäischen Bestimmungen und die damit verbundene Abschiebepraxis sind ungerecht, unsozial und gefährden das Leben vieler notleidender Menschen. Die Anwendung des Kirchenasyls leistet hier einen wichtigen Beitrag, diese unmenschliche Abschiebepraxis zu verhindern.

5.3 Migration und Krankheit

Tab. 5.3: Tabellarischer Überblick über die Möglichkeiten und Grenzen der Gesundheitsversorgung der unterschiedlichen Flüchtlingspersonengruppen

Personengruppe	Möglichkeiten	Grenzen
Asylbewerber*innen	• Die medizinische Versorgung erfolgt über die §§ 4 und 6 AsylbLG • Krankenversicherungschipkarte in einigen Kommunen/Stadtstaaten (Hamburg, Bremen, in anderen Bundesländern vereinzelt).	• Leistungseinschränkungen und strittige Fälle in Bezug auf Kostenübernahme • Krankenbehandlungsscheine werden durch fachfremdes, nicht medizinisches Personal ausgestellt • Bürokratische Wege verzögern den Behandlungsbeginn • Fehlende Psychotherapeut*innen und Dolmetscher*innen bei hoher Anzahl traumatisierter Menschen • Aufenthaltsrechtliche Lebensbedingungen können zu weiteren traumatischen Belastungsstörungen führen
Kontingentflüchtlinge im Rahmen der Verpflichtungsregelung	• Nach unseren Kenntnissen haben bislang folgende Länder die Krankenkosten von der Verpflichtungserklärung ausgenommen und übernehmen diese: Brandenburg, Berlin, Bremen, NRW, Sachsen Anhalt, Thüringen, Schleswig-Holstein, Niedersachsen und Hessen.	• In folgenden Bundesländern müssen die Beiträge zum Krankenschutz bzw. die Behandlungskosten im Falle einer Erkrankung durch den Unterzeichner der Verpflichtungserklärung bezahlt werden: Hamburg, Mecklenburg-Vorpommern, Sachsen, Rheinland-Pfalz, Baden-Württemberg, Bayern, Saarland.
Menschen ohne gültigen Aufenthaltsstatus (Papierlose oder Illegalisierte)	• Anonymisierte Behandlung und Kostenerstattung für die Leistungserbringer über den *Nothelferparagrafen* möglich. • Implementierte niedrigschwellige, medizinische Versorgungseinrichtungen bundesweit.	• Angst vor Aufdeckung und Abschiebung führt durch prekäre Lebensbedingungen zu bestimmten Erkrankungen und deren Chronifizierungen. • Medizinische Versorgung wird nur in Notfällen in Anspruch genommen. • Finanzielle Mittel für Behandlungskosten und Medikamente fehlen. • Leistungen nach § 4 AsylbLG werden aus Angst vor einer Abschiebung nicht in Anspruch genommen.

Nach dem Asylbewerberleistungsgesetz (AsylbLG) §§ 4 und 6 wird eine stark eingeschränkte medizinische Versorgung/Krankenhilfe nur unter folgenden Voraussetzungen gewährt:

- bei *akuten* Erkrankungen,
- bei akuten oder chronischen *Schmerzzuständen* und
- bei Erkrankungen, deren Behandlung *zur Sicherung der Gesundheit unerlässlich* ist (§ 6).

Die Einschränkung auf einen Behandlungsanspruch lediglich bei akuten Erkrankungen ist nicht sinnvoll. In der Praxis ist die Unterscheidung zwischen chronischen und akuten Krankheiten häufig schwierig. Bei chronischen Erkrankungen ohne Schmerzen besteht in der Regel kein Anspruch auf Behandlung. Muss ein Arzt/eine Ärztin bei einer Bluthochdruckerkrankung oder der Zuckerkrankheit erst warten, bis es zu einer akuten Notsituation kommt, um behandeln zu dürfen?!

Aufgrund zahlreicher Hürden und der bestehenden restriktiven Gesetzgebung ist aus unserer Sicht ein aufsuchendes, interdisziplinäres Versorgungskonzept notwendig, denn die Gesundheitsversorgungsrealität von Flüchtlingen ist mit den Standards einer menschrechtskonformen Versorgungsstruktur nicht vereinbar! Dies darf aber nicht ohne eine kritische Auseinandersetzung mit den derzeit bestehenden, strukturell bedingt und scheinbar gewollt, defizitären Gesundheitsversorgungsstrategien ausländischen, insbesondere geflüchteten Menschen gegenüber geschehen. Die Erfahrungen vieler Organisationen (Malteser, Armut und Gesundheit, Ärzte der Welt usw.) zeigen innerhalb der Gesundheitsversorgung einerseits die dringende Notwendigkeit eines niedrigschwelligen, aufsuchenden Versorgungskonzeptes auf, und andererseits wird weiterhin auf die schnellstmögliche Abschaffung hinderlicher Strukturen innerhalb unseres Sozial- und Gesundheitswesens hingewiesen.

Eine interdisziplinäre Vernetzung ist innerhalb der praktischen Arbeit essenziell. Die zuständigen Akteure müssen sich in einem regelmäßigen Erfahrungsaustausch befinden. Diese enge Kooperation fördert die Sicherstellung der derzeitigen bürokratischen Erfordernisse, beispielsweise die Beschaffung der Krankenbehandlungsscheine, und sorgt außerdem dafür, dass vorhandene Kräfte vernetzt und gebündelt werden. Die muttersprachliche Kommunikation während einer medizinischen Behandlung oder psychosozialen Beratung muss durch Dolmetscher*innen gewährleistet sein. Außerdem ist eine Verständigung über medizinische Anamnesebögen in verschiedenen Sprachen sinnvoll (zu finden auf www.armut-gesundheit.de unter Tipps und Infos).

Kreativität und eine kultursensible »Willkommenskultur« sind immer wieder gefragt. So entwickelte z. B. eine Projektgruppe der Hochschule RheinMain Fachbereich Sozialwesen einen speziellen Stadtplan mit den wichtigsten Adressen gemeinsam mit geflüchteten Menschen. Er wird Patient*innen ausgehändigt und soll die Suche nach wichtigen Anlaufstellen erleichtern. Hierdurch werden gesellschaftliche Partizipation, Mobilität und Selbständigkeit gefördert. Die Matrix dieses Stadtplans wurde bisher von über 25 Städten und Kommunen im In- und Ausland übernommen! ▶ Abb. 5.6 zeigt einen Stadtplan mit zahlreichen Piktogrammen.

Zudem ist es wichtig, Asylsuchende bei der Wahrnehmung ihrer Rechte zu unterstützen, da nachvollziehbarerweise die Betroffenen die Funktionsweise des deutschen gesundheitlichen Versorgungssystems nicht kennen.

5.3 Migration und Krankheit

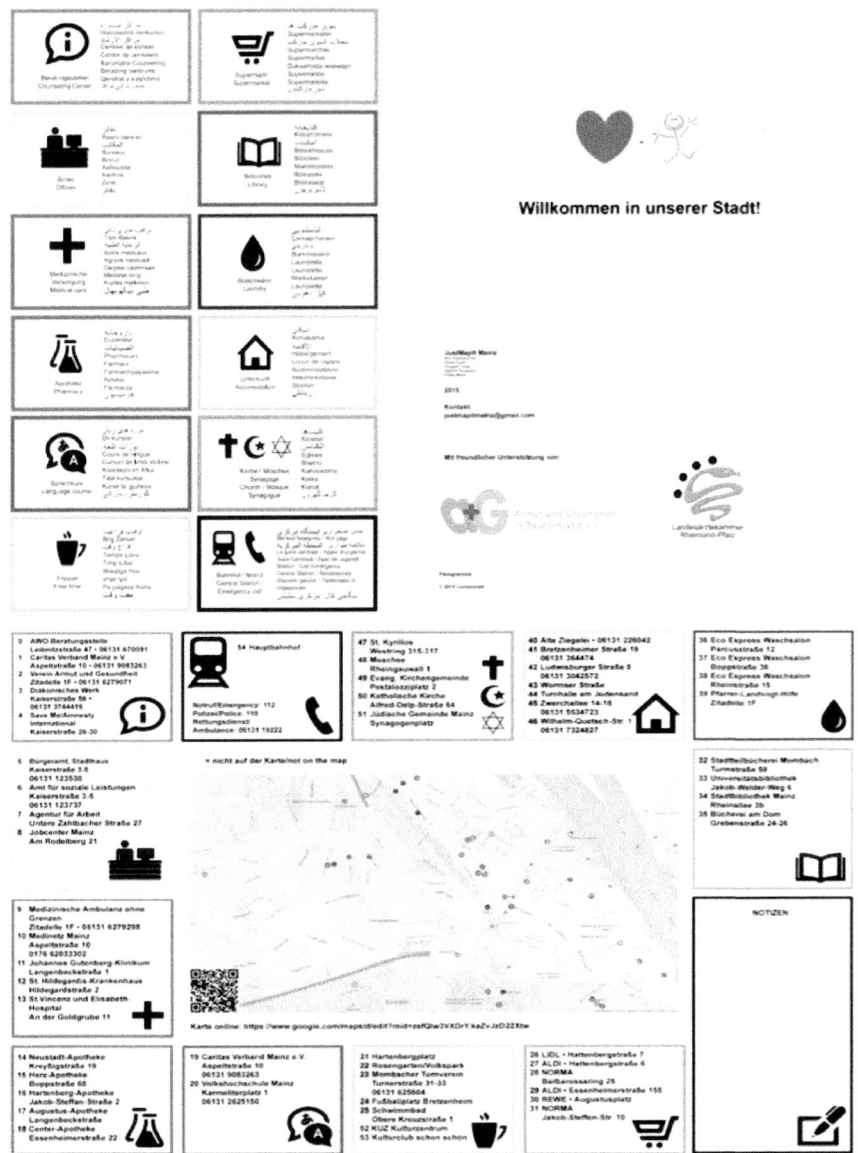

Abb. 5.6: Stadtplan mit Piktogrammen (Hochschule RheinMain 2015)

So zeigten die Erfahrungen verschiedener Hilfsorganisationen, dass die Inanspruchnahme des niedergelassenen ärztlichen Versorgungsangebotes für Flüchtlinge nur erschwert oder gar nicht möglich war. Es ist naiv, davon auszugehen, dass ein Mensch, der fremd in unserem Land ist, sich einen Krankenschein von der Sozialbehörde besorgen, einen Termin bei einem Arzt vereinbaren, den Weg dorthin ohne Probleme finden und dann in unserer Sprache seine Beschwerden vermitteln kann.

Aus diesem Grund fand gerade zu Beginn der Ankunft zahlreicher geflüchteter Menschen, und findet auch teilweise jetzt noch, die Gesundheitsversorgung auch akuter Erkrankungen oft erst verzögert statt. Medizinische Sprechstunden vor Ort in den Flüchtlingsunterkünften zeigten den wirklichen Behandlungsbedarf immer wieder auf: Es wurden häufig akute Erkrankungen der Atemwege, des Herz-Kreislauf-Systems und der Verdauungsorgane diagnostiziert. Zahlreiche Hautinfektionen und parasitäre Erkrankungen konnten genauso wie Stoffwechselentgleisungen, speziell im Kontext einer Blutzuckerkrankheit, oft festgestellt werden. Akute psychiatrische Erkrankungen, wie die Posttraumatische Belastungsstörung, gehören ebenfalls zum immer wieder diagnostizierten Erkrankungsspektrum (Erfahrungen speziell des Vereins Armut und Gesundheit in Deutschland www.armut-gesundheit.de).

Auch die kontinuierliche Behandlung chronischer Erkrankungen findet nicht oder nur rudimentär statt. Eine Informationsweitergabe von medizinischen Befunden aus Erstaufnahmeeinrichtungen des Landes in die weiterbetreuenden Flüchtlingseinrichtungen der Kommune erfolgt oft nur in Einzelfällen. Gerade in den Jahren 2015 und 2016 wurden bestehende Gesundheitsleistungsansprüche durch die Sozialbehörde immer wieder verweigert oder massiv verzögert. Eine adäquate psychiatrische und psychologische Versorgung von Patient*innen mit posttraumatischen Belastungsstörungen findet häufig aufgrund mangelnder Behandlungskapazitäten oder auch fehlender behördlicher Behandlungsgenehmigungen nur in Ausnahmefällen statt. Zudem beschrieben und beschreiben zahlreiche Hilfsorganisationen, dass die Gesundheitsversorgung von Schwangeren und Neugeborenen und deren Müttern Defizite aufweist. In diesem Zusammenhang haben sich, gerade aufgrund eines kultursensiblen Vorgehens, spezielle »Frauen für Frauen«-Sprechstunden bewährt.

Handlungsvorschläge

Aufgrund der praktischen Erfahrungen zahlreicher Hilfsorganisationen schlagen die Autoren die Realisierung folgender Maßnahmen zur Verbesserung der Gesundheitsversorgung von Asylbewerber*innen vor:

- Sprechstunde vor Ort, zumindest in Asylbewerberunterkünften mit mehr als 100 Flüchtlingen
- Es sollte eine allgemeinmedizinische und kinderärztliche Sprechstunde in Zusammenarbeit mit der Sozialarbeit mindestens einmal wöchentlich stattfinden.
- Bestandteil dieser Sprechstunden sollte eine ärztliche Diagnostik und gegebenenfalls Erstbehandlung sowie, falls notwendig, die direkte Weitervermittlung zu einem niedergelassenen Haus- oder Facharzt sein.
- Die Aufgabe der Sozialen Arbeit in diesem Gatekeeper-Angebot ist es einerseits, falls noch nicht geschehen, detaillierte Informationen zum sehr umständlichen Procedere der Beantragung von Krankenscheinen zur Verfügung zu stellen. Andererseits spielen auch die konkrete Vermittlung, Vereinbarung und Sicherstellung einer Weiterbehandlung eine wichtige Rolle. Hierbei müssen Aspekte der

Erreichbarkeit mit öffentlichen Verkehrsmitteln und der muttersprachlichen Kommunikation geklärt und wenn nötig organisiert werden.
- Bei diesem interdisziplinären Gesundheitsversorgungskontakt sollte generell der Impfstatus, insbesondere von Kindern überprüft und eventuelle Impflücken geschlossen werden, sofern die Patient*innen dies wünschen.
- Zusätzlich müssen Grippeschutzimpfungsmaßnahmen sowie Pneumokokken-Impfungen bei besonders gefährdeten Personen und Menschen, die älter als 65 Jahre sind, angeboten werden. Dies bezieht sich insbesondere auch auf eine Covid-19 Impfung, wenn ein entsprechender Impfstoff zur Verfügung steht.
- Des Weiteren sollte den Menschen eine Gesundheitsversorgungsmappe (bestehend aus einem Impfausweis, individuellem Patientenheft, evtl. Vorsorgeheft (bei Kindern), evtl. Mutterpass) ausgehändigt werden, falls dies in der Erstaufnahmeeinrichtung noch nicht geschehen ist.
- Soweit möglich, muss von den Patient*innen ein muttersprachlicher Anamnesebogen ausgefüllt und in der Gesundheitsmappe aufbewahrt werden. Den Patient*innen wird dringend empfohlen, diese Gesundheitsmappe bei jedem Arztbesuch vorzulegen, damit ein Informationsfluss zur Gesundheitssituation des betroffenen Patienten realisiert werden kann.
- Im Kontext der Versorgung traumatisierter Geflüchteter sollte die Vernetzung zu psychiatrisch-psychologischen Behandlungszentren garantiert sein.
- Auch chronische Erkrankungen müssen behandelt werden: Ein anderer Umgang ist mit der ärztlichen Ethik sowie der Menschenrechtskonvention nicht vereinbar. Hieraus folgt konsequenterweise die Forderung nach Abschaffung des Asylbewerberleistungsgesetzes, insbesondere der §§ 4 und 6, mit der nicht menschenrechtskonformen Einschränkung des Leistungsspektrums, im Krankheitsfall nur akute Erkrankungen und Schmerzzustände behandeln zu dürfen.
- Einbindung aller Asylsuchenden sowie Flüchtlinge, die im Rahmen der Kontingentregelung (Verpflichtungserklärungsverfahren) nach Deutschland kommen, gemäß § 264 Abs. 2 SGB V in die Gesetzliche Krankenversicherung (GKV).
- Einführung einer Krankenversichertenkarte für Geflüchtete und damit Abschaffung der bürokratischen und sehr umständlichen Krankenscheinbeschaffung bei Sozialbehörden.
- Konsequente Anwendung des § 6a AsylblG (Nothelferparagraf), der eine anonymisierte Behandlung und Kostenerstattung für die Leistungserbringer von papierlosen (illegalisierten) Menschen[4] in Deutschland ermöglicht.

---

4 Die gesundheitliche Versorgung illegalisierter Menschen, sogenannter »Papierloser«, ist ein weitestgehend weiterhin nicht strukturell gelöstes Problem. Die deutsche Ärzteschaft forderte auf dem 117. Deutschen Ärztetag im Mai 2014 die Einführung eines anonymen Krankenbehandlungsscheines, sowie die gesetzliche Einführung eines »Nothelferparagrafen« für den Personenkreis der Papierlosen, entsprechend den Bestimmungen im SGB XII. Die betroffenen Menschen haben so gut wie keinen Zugang zum Gesundheitsversorgungssystem in Deutschland. Auch hier gibt es lediglich zivilgesellschaftliche Organisationen (www.gesundheit-ist-ein-menschenrecht.de), die eine ärztliche Versorgung sowie ein Bemühen um eine, falls notwendig, weitergehende ambulante oder stationäre Gesundheitsversorgung und deren Kostenübernahme anbieten. Nur durch Erfüllung dieser Maßnahmen ist eine ganzheitliche, ärztlichen Standards folgende Gesundheitsversorgung möglich: eine Gesundheitsversorgung entsprechend den Menschenrechten.

- Abschaffung des § 87 des Aufenthaltsgesetzes (AufenthG), der sogenannte »Übermittlungsparagraph«. Dieser Paragraf besagt, dass öffentliche Stellen verpflichtet sind, die Personendaten von illegalisierten Patienten der Ausländerbehörde zu vermitteln, was eine Abschiebung nach sich ziehen kann. Aufgrund dieser drohenden Abschiebung verzichten immer wieder erkrankte Menschen, den ihnen zustehenden Krankenschein (ausgestellt vom zuständigen Sozialamt) in Anspruch zu nehmen. Und dies auch bei gravierenden Erkrankungen.

Das Gesundheitssystem wird im Rahmen von politischen Strategien instrumentalisiert. Diesbezüglich muss der Begriff des *hostile environment* genannt werden (Edmond-Pettitt 2019). Seit Jahren ist in Deutschland eine zunehmende restriktive Migrationspolitik zu beobachten. Hostile environment beschreibt diese Politik, die unter anderem durch drei Charaktermerkmale besonders gekennzeichnet ist:

1. Es findet eine Entmenschlichung von ausländischen Menschen statt. Menschen werden illegalisiert, sie bekommen einen prekären Aufenthaltstitel, sie werden nur geduldet, sie müssen als Saisonarbeiter unter menschenunwürdigen Bedingungen arbeiten. Somit werden Ihnen demokratische Grundrechte entzogen.
2. Der behördlich ausgegebene Aufenthaltstitel entscheidet über die Einhaltung von Menschenrechten. Es findet eine deutliche Senkung der Anzahl bewilligter Aufenthaltstitel statt, damit steigt der Anteil illegalisierter Menschen.
3. Die Ausgabe von Sozialleistungen wird von nationalistischen Prinzipien, zum Beispiel der Staatsangehörigkeit, abhängig gemacht.

Diese systematische und politisch gewollte sozial ungerechte und mit der Einhaltung der Menschenrechte nicht kompatible Gesetzgebung muss auch im Kontext eines strukturellen Rassismus kritisch hinterfragt werden. Obwohl Deutschland internationale Menschenrechtskonventionen unterschrieben hat, wie zum Beispiel den UN-Pakt für wirtschaftliche, soziale und kulturelle Rechte, die EU-Grundrechte-Charta, die Europäische Sozialcharta und auch den WHO-Strategieplan bis 2030: *universal health coverage*, in denen unter anderem das Recht auf den Zugang zur medizinischen Grundversorgung für alle festgeschrieben ist, verletzt sie diese Vereinbarungen massiv.

Traumatisierung von geflüchteten Menschen

Insbesondere bei Migrant*innen und Asylant*innen stellen psychische Folgen, ausgelöst durch traumatisierende Erlebnisse wie Krieg, Verfolgung, Flucht, Folter oder sexuellen Missbrauch, ein erhöhtes Erkrankungsrisiko für Depressionen, Suizidalität und einer posttraumatischen Belastungsstörung dar. Diese werden häufig nicht erkannt und anerkannt und dann noch verschärft, aufgrund der repressiven ablehnenden Behandlung in den Zufluchtsländern. Die notwendige psychologische bzw. psychiatrische adäquate Versorgung ist nicht gewährleistet. Wartezeiten von 6 Monaten und mehr bis zur Konsultation eines Facharztes sind gängige Praxis.

Die tertiäre Traumatisierung (▶ Kap. 5.5.4) oder auch das Modell der sequenziellen Traumatisierung (Kettentraumatisierung) nach Hans Keilson (2005) ist gerade im Kontext der Behandlung Traumatisierter von Bedeutung. So hat die Art und Weise der Berücksichtigung und Therapie des Traumas durch die zuständigen Kontaktstellen auf die Traumaverarbeitung und Bearbeitung einen gravierenden Einfluss. Diesbezügliche Defizite, die zu einer eventuell stattfindenden tertiären Traumatisierung führen können, haben entscheidende Auswirkungen für die Ausbildung einer Traumatisierungsreaktion bzw. Chronifizierung psychischer und physischer Beeinträchtigungen. Entscheidend in dieser Phase der Traumaarbeit ist es, dass ein neues Leben mit sozialer Sicherheit und Stabilität aufgebaut werden kann und wird. Der Patient muss sich wertgeschätzt und ernst genommen fühlen. Kommt es im Kontext der professionellen Begleitung und Behandlung nicht zu einer entsprechenden Verarbeitung, sind die Traumabegleiter somit aktiv am Traumaprozess an einer tertiären Traumatisierung beteiligt. Genau dies geschieht aber tagtäglich in Deutschland bei der Begegnung mit Migranten, Asylbewerbern und Flüchtlingen. Es geschieht auf eine brutale Art und Weise durch häufig rechtsradikal motivierte Übergriffe, aber auch durch die sogenannte PEGIDA-Bewegung mit ihren rassistischen Parolen. Etwas subtiler, aber genauso nachhaltig wiederum traumatisierend, sind häufig der repressive bürokratische, behördliche Umgang und die praktizierte Kommunikation mit Menschen, die zu uns flüchten. Menschen, die schwere Formen seelischer, körperlicher und/oder sexueller Gewalt erlitten haben, gehören laut der EU-Richtlinie 2013/33/EU zu den besonders schutzbedürftigen Personen. Nach dieser Richtlinie haben sämtliche EU-Staaten die Pflicht, die besondere und spezifische Lebenssituation dieser schutzbedürftigen Menschen zu berücksichtigen. Anamnese, Diagnostik und Therapie müssen zeitnah und kompetent, d.h. fachärztlich erfolgen. Patient*innen, bei denen eine Posttraumatische Belastungsstörung oder eine andere psychische Erkrankung festgestellt wurde, sollen nach den EU-Richtlinien nicht abgeschoben werden. Es wird eindeutig darauf hingewiesen, dass eine Abschiebung in diesen Fällen allein durch die Maßnahme und/oder die Ankunft im Heimatland bzw. Einreiseland (Dublin III-Problematik) zu einer erheblichen Krankheitsverschlimmerung führen kann.

Die posttraumatische Belastungsstörung bei Geflüchteten in Deutschland

2015 beantragten 441.800 Menschen Asyl in Deutschland. 2016 waren es fast doppelt so viele. 2017 und 2018 lagen die Zahlen jeweils bei ca.160.000 Antragstellungen (vgl. Bundeszentrale für politische Bildung 2020). Die große Herausforderung bei dieser hohen Zahl an Geflüchteten besteht für Deutschland darin, »eine gesundheitliche Versorgung für Flüchtlinge zu gewährleisten, die auch psychische Vulnerabilitäten berücksichtigt« (Schellong et al. 2016, S. 434). Viele Geflüchtete werden in ihrem Herkunftsland, auf ihrer Flucht oder auch im Aufnahmeland mit schwer belastenden Ereignissen konfrontiert. Die Folge davon sind Traumafolgestörungen, zu der vor allem die Posttraumatische Belastungsstörung (PTBS) gehört. Laut der International Statistical Classification of Diseases and Related Health Problems (ICD-10) gilt »ein kurz oder lang anhaltendes Ereignis oder Geschehen von außergewöhnlicher Bedrohung oder mit katastrophalem Ausmaß, das nahezu bei jedem eine tiefgreifende Verzweiflung auslösen würde« (Schellong et al. 2016, S. 435), als traumatisch. Die DSM 5 (Diagnostic and Statistical Manual of Mental Disorders) konkretisiert die Erklärung der ICD-10 und fügt hinzu, dass Auslöser für die PTBS die Konfrontation oder Zeugenschaft mit tatsächlichem oder drohendem Tod ist. Wird diese Definition auf die Situation bei Geflüchteten bezogen, können als Auslöser der Entstehung einer PTBS Krieg, Folter, Haft, Zerstörung, Zeugenschaft von Gewalt oder der Verlust von Familienangehörigen auf der Flucht oder im Heimatland benannt werden. Dazu gehören ebenfalls die Umstände im Aufnahmeland, wie schlechte Bedingungen und Versorgungen in Unterkünften, lange Wartezeiten für Asylanträge, Ungewissheiten über den Aufenthaltsstatus oder Hass und Diskriminierung (vgl. Schellong et al. 2016, S. 434). Nach dem Erleben eines Traumas gibt es weitere Hauptsymptome für die Diagnose einer PTBS:

Bei Intrusionen erleben Betroffene einzelne Momente der traumatischen Erinnerung immer wieder. Ausgelöst werden diese unkontrollierten und unvollständigen Erinnerungen meist unbewusst durch sogenannte »Trigger«, dies sind häufig sensorische Reize wie z. B. Bilder (enge und dunkle Keller), Geräusche (Silvesterknaller), Gerüche usw. Es kommt zu einem ungewollten Wiedererleben (Intrusion) des Traumas mit dem Zeigen der gleichen körperlichen und emotionalen Reaktionen wie zum Zeitpunkt des Ereignisses (Tagay et al. 2016, S. 44).

Ein weiterer zentraler Symptomkomplex ist das Vermeidungsverhalten. Hier kommen typische Strategiemuster zum Einsatz, um die Erinnerungen und Gedanken, die man in Verbindung mit der traumatischen Erfahrung hat, zu vermeiden. Dies kann auf der Verhaltensebene (keine Gespräche zu führen, die Erinnerungen an das Trauma hervorrufen können) und auf kognitiver Ebene (Flucht vor dem Auftreten von Intrusionen) geschehen. Viele äußerten ein Gefühl des Betäubtseins oder fielen in eine emotionale Starre (vgl. Maercker 2019, S. 15).

Die dritte typische Symptomatik im Kontext einer PTSB ist das sogenannte Hyperarousal, welches eine Form von Übererregbarkeit des autonomen Nervensystems darstellt. Der Körper der Betroffenen steht in ständiger Alarmbereitschaft, was zu Unruhe, Konzentrations- und Schlafstörungen sowie zu Reizbarkeit und Schreckhaftigkeit führen kann (Tagay et al. 2016, S. 44).

Die Wahrscheinlichkeit, an PTBS zu erkranken, ist bei Flüchtlingen im Vergleich zur Allgemeinbevölkerung deutlich erhöht (vgl. Schellong et al. 2016, S. 436). Jedes fünfte geflüchtete Kind in Deutschland erfüllt das Vollbild einer PTBS (Ruf et al. 2010, S. 7).

Wird PTBS nicht diagnostiziert und angemessen therapiert, kann dies verheerende Folgen für das Leben der betroffenen Menschen haben. Dissoziationen sind ein Beispiel dafür. Dabei »[geht] der Realitätsbezug im Hier und Jetzt (...) verloren und die Betroffenen fühlen sich in das traumatische Geschehen zurückversetzt« (Maercker 2019, S. 23). Es kommt zum einen zu Fehlwahrnehmungen und -deutungen der Umgebung, zum anderen verspüren sie Scham, Schuld, Ekel und Ärger. Dies stellt ein großes Problem dar, da die Leidtragenden bei Schuld und Schamgefühlen oftmals die Ursache bei sich selbst suchen, befürchten von anderen bloßgestellt und abgewiesen zu werden, und das Gefühl bekommen, nicht genug getan zu haben, um das Trauma zu verhindern. Befinden sich an PTBS-Erkrankte noch nicht in Behandlung, ist eine Alkohol- und Drogensucht eine gravierende Gefahr. Betroffene sehen im Konsum starker Mittel die einzige Lösung, um mit den Schmerzen des Traumas oder den Folgen des fortgesetzten Hyperarousal, wie bspw. Schlaf- und Konzentrationsstörungen, Reizbarkeit etc. fertig zu werden. Dies kann bis hin zu Suizidabsichten und Selbstverletzungen führen, wobei ein schnelles und sensibles Vorgehen von großer Bedeutung ist (BAfF 2019, S. 63; siehe auch die Ausführungen zur tertiären Traumatisierung in diesem Kapitel). Besonders Kinder sind der Gefahr ausgesetzt, in Folge von PTBS »gravierende kognitive und sozio-emotionale Störungen zu entwickeln und in ihrem weiteren Entwicklungsverlauf nachhaltig beeinträchtigt zu sein« (vgl BMFSFJ 2017, S. 6). Die Symptome äußern sich vor allem in einer neuen Angst vor »Monstern«, Dunkelheit oder dem Alleinsein, wenn ein Kind anklammerndes, aggressives Verhalten zeigt oder schon erworbene Fähigkeiten in Sprache und Kontingenz verliert. Auch Ess- und Schlafstörungen, selbstschädigendes Verhalten oder ein fehlendes Selbstbewusstsein sind Anzeichen für psychische Störungen. Eltern sind oftmals überfordert, mit den psychischen Auffälligkeiten angemessen umzugehen, und wenden aus Hilflosigkeit physische und verbale Gewalt an (BMFSJ 2017, S. 6). Sind Familienangehörige der Kinder von PTBS betroffen, sind diese ebenfalls hohen Risiken ausgesetzt. Aufgrund ihrer Erkrankung sind Eltern meist nicht mehr in der Lage, ihren elterlichen Aufgaben ausreichend nachzugehen, sowie ein sicheres und liebevolles Umfeld zu schaffen. Immer noch bestehen große Barrieren im Zugang zu psychiatrischer Behandlung für geflüchtete Menschen. In Deutschland ist es für traumatisierte Flüchtlinge nach wie vor schwierig, psychosoziale Behandlung und Beratung zu bekommen, die sie für ihre Genesung brauchen. So wird der Zugang zu psychiatrischer Behandlung durch strukturelle Barrieren, wie etwa die Bewilligung der Leistungsträger (Sozialamt, Jugendamt, Krankenkasse), sowie der eingeschränkten Autonomie und Bewegungsfreiheit des Asylrechts besonders erschwert (BAfF 2017, S. 35). Ebenfalls sind Kommunikation und Interaktion erhebliche Hürden, da es in Deutschland nur wenig bedarfsgerechte Angebote gibt. Es stellt eine enorme Wichtigkeit dar, psychiatrische Hilfe schnell nach Ankunft im Aufnahmeland in Anspruch zu nehmen, da sonst irreparable psychische Schäden entstehen können. Ein großes Problem ist, dass betroffene Menschen zu Beginn die deutsche Sprache nicht beherrschen und oftmals nur niederschwellig Englisch oder Französisch sprechen (BAfF 2017, S. 37). Ebenfalls sind in Deutschland immer noch nicht genügend sprachlich geschulte Therapeuten vorhanden, die die Muttersprache der Flüchtlinge sprechen, damit die Therapie erfolgreich sein kann.

Verstecken wir uns wieder hinter Gesetzen, Vorschriften und Bestimmungen und sehen nicht mehr das individuelle Leid, dass wir durch die Verwirklichung dieser oftmals ungerechten Bestimmungen schaffen? Pierre Abbé, französischer Geistlicher, der u. a. die Emmaus-Bewegung gründete, sagte einmal: »Habe Respekt vor Gesetzen, wenn diese respektvoll in der Anwendung für die Menschen sich zeigen.« Zahlreiche gesetzliche Bestimmungen im Kontext der Asyl- und Flüchtlingspolitik tun dies nicht.

Der Infodienst »Migration, Flucht und Gesundheit« der Bundeszentrale für gesundheitliche Aufklärung informiert regelmäßig über neue Veröffentlichungen, Fortbildungen und Praxisprojekte zum Thema (www.infodienst.bzga.de).

5.4 Geschlecht, Geschlechtsrollen, Familienfaktoren und Krankheit

Diese Faktoren beschreiben den Einfluss von Geschlechtsrollen, Ehe, Scheidung, Verwitwung etc. auf den Gesundheitszustand der Betroffenen. Wir haben in der bisherigen Diskussion von Ergebnissen der Sozialepidemiologie schon kurz auf die Unterschiede in der Lebenserwartung, Mortalität und Morbidität zwischen Männern und Frauen hingewiesen. Danach haben (2020) Frauen mit 83,6 Jahren eine um fast fünf Jahre höhere durchschnittliche Lebenserwartung als Männer. Während die Sterberaten für Krebserkrankungen, Erkrankungen der Atmungs-, Verdauungs-, Harn- und Geschlechtsorgane sowie Infektionskrankheiten wenig Unterschiede zeigen, überwiegt bei Frauen die Sterberate für Herz-Kreislauf-Erkrankungen und Diabetes und bei Männern die Sterberate an sogenannten unnatürlichen Todesursachen (Unfälle, Selbstmorde etc.). Insgesamt zeigt sich aber eine ähnliche Reihenfolge in der Todesursachenstatistik (▶ Kap. 2.2).

Die vorhandenen Unterschiede insbesondere in der Lebenserwartung zwischen Männern und Frauen sind lange Zeit primär biologisch erklärt worden. Eine eingehende Analyse zeigt aber, dass viele psychosoziale Faktoren diese Unterschiede zumindest mitbedingen, wenn nicht gar wesentlich verursachen. Die höhere Sterblichkeit bei Männern sei bedingt durch die in Beruf und Freizeit vorhandenen größeren Gesundheitsrisiken (Arbeitsunfälle, Kfz-Unfälle, Rauchen, Alkohol etc.). Die höhere Morbiditätsrate von Frauen lasse sich mit der größeren Kompatibilität von Frauenrolle und Patientenrolle erklären, d. h., Frauen haben eine größere Symptomaufmerksamkeit und ein medizingerechteres Krankheitsverhalten als Männer. Diese Erklärungen lassen allerdings außer Acht, dass Frauen häufig in einer durch außerhäusliche Berufstätigkeit und Hausarbeit doppelt belasteten Lebenssituation stehen, eine Tatsache, die die höhere Krankheitsrate ebenfalls plausibel macht (vgl. z. B. Hurrelmann und Kolip 2002).

Auch im Hinblick auf den Familienstand sind eine Reihe von Analysen von Mortalitäts- und Morbiditätsdaten gemacht worden. Diese Untersuchungen zeigen ziemlich einheitlich, dass verheiratete Personen eine niedrigere Mortalitätsrate haben als geschiedene, verwitwete oder alleinlebende. Diese Beziehung gilt für viele körperliche (Leberzirrhose, Lungenkrebs, Diabetes, Herzkrankheiten, Tuberkulose) und psychische Krankheiten (Selbstmord, Depression). Dabei ist der »*protektive Effekt*« der Ehe für Männer ausgeprägter als für Frauen. Diese Unterschiede sind sehr ausführlich im Rahmen des Stress-Coping-Ansatzes von Krankheit thematisiert worden und zwar dahingehend, dass eine Ehe/Familie gegenüber der Krankheitsentstehung durch psychologische Stressoren eine abschirmende Funktion und im Hinblick auf die Krankheitsgenesung eine fördernde Rolle hat. Trotz dieser eingehenden Analysen bleiben noch viele Fragen über den Zusammenhang von Familiensituation und Krankheit offen. Oakley hat angesichts der Tatsache, dass die überwiegende Zahl von Haushalten nicht dem Idealbild einer Kleinfamilie entspricht, zu Recht davor gewarnt, bei der Suche nach wissenschaftlichen Erklärungen dem »sentimental model« der Familie zu verfallen (Oakley 1976).

5.4 Geschlecht, Geschlechtsrollen, Familienfaktoren und Krankheit

Trotzdem bleiben die Untersuchungsergebnisse über die Zunahme von Todesfällen und Krankheiten nach einer Scheidung oder den Verlust einer nahen Bezugsperson durch Tod eindrucksvolle Beispiele für die psychosoziale Prägung von Krankheit und Tod. Darüber hinaus sind sie für die psychosoziale Arbeit im Gesundheitswesen Grundlagen für Prävention und sozialtherapeutisches Handeln: Parkes u. a. (zitiert nach Siegrist 2005) fanden z. B. in einer Untersuchung bei über 55-jährigen Witwern in den ersten sechs Monaten nach dem Tod der Ehefrau eine Erhöhung der Mortalitätsraten von 40 %.

Die Familienbeziehungen sind aber nicht nur als »protektive Faktoren« im Zusammenhang mit Krankheit thematisiert worden, sondern auch als ursächliche pathogene Faktoren. Diese Betrachtungsweise bezieht sich wesentlich auf die Soziogenese psychischer Erkrankungen und hatte ihren Höhepunkt in den 1950er- und 1960er-Jahren. Englische und amerikanische Autoren wie Laing und Esterson (1964), Cooper (1967), Bateson u. a. (1970) und Watzlawick (1978) haben insbesondere bei der Untersuchung von schizophrenen Verhaltensweisen bestimmte Familienbedingungen (»schizophrenogene Mutter«) und Kommunikationsstrukturen (»double bind«) analysiert. Allerdings ist diese Forschung nie in das Stadium empirischer Überprüfbarkeit getreten.

Eine andere familiensoziologische Forschungsrichtung hebt die *Sozialisationsfunktion* der Familie hervor und untersucht z. B. psychische Störungen oder Suchten aus der Sicht von Sozialisationsdefiziten oder -problemen. So wird zum Beispiel immer wieder eine hohe Korrelation von »broken-home-Situationen« mit der späteren Entwicklung von Sucht, Depression, Selbstmord (▶ Kap. 11.2.1, ▶ Kap. 11.3), aber auch Kriminalität, Prostitution und anderen abweichenden Verhaltensweisen festgestellt, ohne dass im Einzelnen deutlich wird, wie diese Beziehungen zustande kommen. Es sind ganz unterschiedliche Mechanismen denkbar, die im Verlaufe der Sozialisation wirksam werden, wie z. B. die Prägung »verletzlicher« Persönlichkeitsstrukturen, Mängel in der Ausbildung von Bewältigungsmöglichkeiten bis hin zu sozialer und ökonomischer Benachteiligung (vgl. Hurrelmann 2000).

Eine besonders von Gesundheitsproblemen belastete Gruppe sind die alleinerziehenden Mütter:

Rattay et al. (2017) gehen den Fragen nach, wie gesund alleinerziehende Mütter und Väter im Vergleich zu in Partnerschaft lebenden Eltern sind und inwieweit die Gesundheit von Alleinerziehenden mit dem sozioökonomischen Status, dem Erwerbsstatus sowie der sozialen Unterstützung variiert. Gesundheitsindikatoren waren: mittelmäßig bis schlecht eingeschätzte allgemeine Gesundheit, Depressionen, Rückenschmerzen, Adipositas, Rauchen, sportliche Inaktivität und Nicht-Inanspruchnahme der Zahnvorsorgeuntersuchungen. Bei alleinerziehenden Müttern finden sich für alle einbezogenen Indikatoren der gesundheitlichen Lage (außer Adipositas) signifikant höhere Prävalenzen als bei in Partnerschaft lebenden Müttern. Für alleinerziehende Väter trifft dies auf Depressionen, Rauchen und die nicht-Inanspruchnahme der Zahnvorsorge zu. Bei den Frauen kann der im Mittel niedrigere sozioökonomische Status einen Teil der gesundheitlichen Belastung der Alleinerziehenden erklären, bei den Männern nicht.

5 Besonders vulnerable Patientengruppen

▶ Abb. 5.7 zeigt den hohen Anteil alleinerziehender Mütter unten den Alleinerziehenden sowie den Anteil Alleinerziehender an allen Familien mit minderjährigen Kindern in den einzelnen Bundesländern.

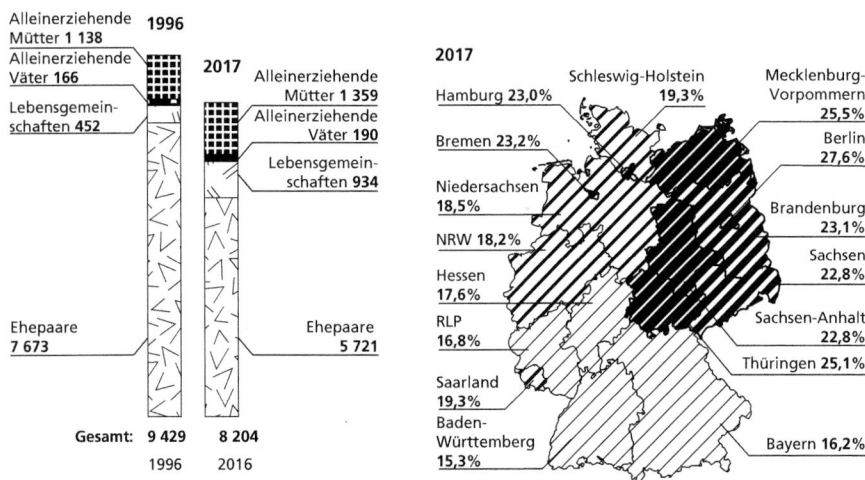

Abb. 5.7: Alleinerziehende in Deutschland (nach Statistischem Bundesamt)

Allan Guggenbühl (2006) weist in seinem vielbeachteten Buch: »Kleine Machos in der Krise« auf die prekäre Situation von *Jungen* im Schulsystem hin. Er bezeichnet, aufgrund seiner Analyse, Jungs als die Verlierer unseres Schulsystems. So würden typische Jungencharakteristika häufig pathologisiert. Jungs würden infolgedessen oftmals dem Kinder- und Jugendpsychiater vorgestellt, so wären ca. 66% aller Patienten mittlerweile Jungs. In diesem Kontext spielen depressive Erkrankungen und Angststörungen eine wichtige Rolle. »Das Einzige, was ich intensiv in der Schule beigebracht bekommen habe, war, dass ich ein Verlierer bin«, stand im Abschiedsbrief von Sebastian, der 2006 in der Geschwister-Scholl-Realschule in Emsdetten ein Blutbad anrichtete und sich schließlich selbst tötete. Es ist ein Faktum, dass die meisten jugendlichen Amokläufer männlichen Geschlechts sind. Zumindest nachdenklich sollte uns dies stimmen, wenn zugleich die Schule fast immer den Ort der Tat darstellt. Die vorschnellen Ursachenanalysen werden dem wahren Problem nicht gerecht. Hier muss die Verliererrolle von Jungs im Setting Schule näher analysiert werden. Guggenbühl nennt die Schule ein »weibliches Biotop«, ohne dies abzuqualifizieren bzw. verurteilen zu wollen, aber er führt sehr deutlich aus, dass Jungs mit ihren Kommunikationsstrukturen, mit ihren Verhaltensweisen, die durch ihre Geschlechterrolle mitbedingt sind, in der Schule oftmals anecken und negativ beurteilt werden. Zum Beispiel bevorzugen Jungs eine Berichtssprache und können mit der »schulkonformen« Beziehungssprache, die Mädchen bevorzugen, wenig anfangen. Jungs provozieren Widerstand, neigen zu Grandiositäten und Selbstüberschätzung, denken in Systemen, was letztlich der Suche nach der eigenen Rolle und dem Platz in Hierarchien dient. Genau dies wird weitestgehend verkannt bzw. negativ beurteilt. Hier wäre ein wichtiger Präventionsansatz, diese Kommunikationsbarrieren und -hindernisse geschlechtssensibel zu thematisieren, um vorhandene Ressourcen und Fähigkeiten zu erkennen und zu fördern. »Die Hauptinteressen von Jungen werden in der Schule entweder marginal erwähnt, pathologisiert oder kommen überhaupt nicht vor«, fasst Guggenbühl zusammen (S. 145). Bei Kindersuiziden steht die Angst, nicht akzeptiert zu werden, im Vordergrund der Motivation (Brunnhuber 2008). Diese Analyse ermöglicht in einem zweiten Schritt entsprechend notwendige Präventionsmaßnahmen.

Den Gender-Aspekt berücksichtigend, muss festgestellt werden, dass Frauen im späteren Berufsleben die Verlierer sind, da es eine weiterhin bestehende Benachteiligung des weiblichen Geschlechts in Bezug auf berufliche Aufstiegschancen und Bezahlung gibt. Zum einen werden Frauen noch immer schlechter bezahlt als Männer. Der als Gender-Pay-Gap bezeichnete Gehaltsunterschied zwischen angestellten Männern und Frauen beträgt derzeit 20 %. Der durchschnittliche Bruttoverdienst im Jahre 2019 lag bei den Männern bei 22,16 Euro und bei den Frauen bei 17,72 Euro pro Stunde. Damit verdienen Frauen durchschnittlich 4,44 Euro weniger als Männer pro Arbeitsstunde (Statistisches Bundesamt 2020).

Dies liegt unter anderem an schlechter bezahlten Tätigkeiten, die typischerweise von Frauen geleistet werden. Man kann ohne weiteres feststellen, dass mit der Berufswahl schon eine Grundlage für eine finanzielle Benachteiligung im Lebenslauf einer Frau angelegt wird. Ein Beispiel für schlecht oder oft kaum bezahlte, überwiegend von Frauen ausgeübte Tätigkeit, stellt die Care-Arbeit dar. Care-Arbeit beinhaltet Versorgung, Erziehen und Pflegen der Kinder, aber auch die pflegerische Versorgung von chronisch Kranken und älteren Angehörigen. Somit stellt diese Form der Familienarbeit für Frauen ein soziales ökonomisches Risiko dar. Die Gesellschaft weist ihnen die Verantwortung zu, unentgeltliche Arbeit im Haus und für die Familie zu leisten. Die Folge davon sind eine diskontinuierliche Berufslaufbahn sowie Teilzeitbeschäftigung (BAG kommunaler Frauen- und Gleichstellungsbeauftragter 2015). Aufgrund der Tatsache, dass es gerade auch Frauen sind, die im Niedriglohnsektor oder in Teilzeit beschäftigt sind, kommt es zu einer Verfestigung dieser sozioökonomischen Schieflage bzw. einer Verfestigung der Armut von Frauen (Statistisches Bundesamt 2017 nach Bodenmüller 2020). Darüber hinaus hat die Armutsgefährdung für Alleinerziehende in den letzten Jahren ein erschreckendes Ausmaß angenommen. Ca. 45 % der Alleinerziehenden gelten als armutsgefährdet. 90 % der Alleinerziehenden in Deutschland sind Frauen, wodurch ein Armutsrisiko vor allem für Frauen besteht (Lutz 2017). Somit rückt auch die Aussicht auf eine existenzsichernde Rente in weite Ferne. Denn statistisch gesehen erhalten Frauen 60 % weniger Rente als Männer, was der Entscheidung, ein Kind zu bekommen, noch einmal eine ganz andere Gewichtung gibt (BAG kommunaler Frauen- und Gleichstellungsbeauftragter 2015).

Bezüglich der spezifischen Form von Gewalt gegenüber Frauen siehe Kapitel 5.5.1 (▶ Kap. 5.5.1).

5.5 Gewalt, Misshandlung und deren Auswirkungen

Die WHO definiert den Begriff Gewalt als:

> »Der absichtliche Gebrauch von angedrohtem oder tatsächlichem körperlichen Zwang oder physischer Macht gegen die eigene oder eine andere Person, gegen eine Gruppe oder Gemeinschaft, der entweder konkret oder mit hoher Wahrscheinlichkeit zu Verletzungen, Tod, psychischen Schäden, Fehlentwicklung oder Deprivation führt.« (WHO 2003, S. 6)

»Gewalt« kann laut der WHO in drei Typen eingeteilt werden:

1. Die gegen sich selbst gerichtete Gewalt, wie z. B. suizidales oder selbstschädigendes Verhalten.
2. Der interpersonale Gewalttypus, der sich in Gewalt gegen Familienmitglieder, wie z. B. Partner, Kinder und Ältere, und in Gewalt in der Gemeinde gegen Bekannte aber auch Fremde einteilen lässt.
3. Die kollektive und strukturelle Gewalt eingeteilt in die soziale, die ökonomische und die politische Gewalt.

Steiner (2011) stellt die interessante These auf, dass jede ausgeübte Gewalt aus einer in der Vergangenheit selbst erlittenen Gewalterfahrung hervorgehen würde. So gibt es seiner Ansicht nach keine »spontane Gewalt ohne Vorgeschichte« (Steiner 2011, S. 22). Er definiert Gewalt als eine »soziale und zeitliche Verkettung von Schädigungen, die auf individueller, institutioneller oder struktureller Ebene erfolgen kann« (Steiner 2011, S. 25).

Den Bezug zwischen Gewalt und Gesundheit und auch die Schwierigkeit, interkulturell Gewalt zu definieren, beschreibt die WHO in ihrem Weltbericht zu Gewalt und Gesundheit mit folgenden Worten:

> »Gewalt als die Gesundheit der Bevölkerung gefährdendes Problem wurde bisher u. a. deshalb weitgehend ignoriert, weil keine eindeutige Problemdefinition vorliegt. Gewalt ist ein äußerst diffuses und komplexes Phänomen, das sich einer exakten wissenschaftlichen Definition entzieht und dessen Definition eher dem Urteil des Einzelnen überlassen bleibt. Die Vorstellung von akzeptablen und nicht akzeptablen Verhaltensweisen und die Grenzen dessen, was als Gefährdung empfunden wird, unterliegen kulturellen Einflüssen und sind fließend, da sich Wertvorstellungen und gesellschaftliche Normen ständig wandeln« (WHO 2003, S. 5).

Weiter heißt es:

> »Es muss der Versuch unternommen werden, zu einem einvernehmlichen Verständnis der Problematik zu gelangen und durch die gründliche Auseinandersetzung mit dem Stellenwert der Menschenrechte globale Verhaltensstandards festzulegen, die dazu beitragen können, in unserer sich rasch verändernden Welt Leben und Würde des Menschen zu schützen« (WHO 2003, S. 5).

Fath (2011) differenziert zwischen folgenden Formen von Gewalt: physischer Gewalt, psychischer Gewalt, subtiler Gewalt, struktureller Gewalt, legitimer/nicht sanktionierter Gewalt (Fath 2011, S. 52). Interessant ist hierbei besonders der Aspekt der strukturellen Gewalt sowie der legitimen bzw. nicht sanktionierten Gewalt. Beide Gewaltformen unterliegen immer noch einer gewissen Tabuisierung in unserer Gesellschaft. So kann Chancenungleichheit und strukturell bedingte soziale Benachteiligung, die gesellschaftlich-kulturelle Partizipation des einzelnen Individuums häufig stark einschränkt oder auch unmöglich macht, als strukturelle oder auch legitimierte Gewalt bezeichnet werden. Rechtlich problematisch sind z. B. Gewaltanwendungen durch Vertreter der Exekutive (Polizei) bei Demonstrationen zum Schutz von angeblichen Eigentumsrechten Dritter verbunden mit umstrittenen Einschränkungen des Demonstrationsrechtes – Gewalt, die quasi staatlich legitimiert und häufig auch beim Nachweis von ungerechtfertigten Übergriffen nicht sanktioniert wird. Diese Gewaltformen müssen stärker wissenschaftlich untersucht und differenziert reflektiert werden.

5.5.1 Häusliche Gewalt gegenüber Frauen

Die aktuellen Zahlen der Polizeilichen Kriminalstatistik zeigen, dass von 138.893 Personen, die durch Anzeige- und Meldebereitschaft (sprich Hellfeldzahlen) erfasst wurden, 113.965 Frauen sind. Im Hellfeld ist bekannt, dass jede vierte Frau von häuslicher Gewalt in Form von Partnergewalt betroffen ist. Über 82 % der Opfer von Partnerschaftsgewalt sind Frauen. Dabei sind 69.000 einfache Köperverletzungen, über 16.700 Bedrohungen, rund 11.800 gefährliche Körperverletzungen, knapp 29.000 Bedrohungen, Stalking und Nötigungen, über 1.500 Freiheitsberaubungen und 364 bekannte Fälle von Mord und Totschlag. Bei Vergewaltigungen und sexueller Nötigungen sind es fast 100 % Frauen (BMFSFJ 2018). Um die Dunkelfeldzahlen zu erforschen, gibt es mehrere Möglichkeiten: zum einen gibt es quantitative wissenschaftliche Dunkelfeldstudien, die durch Self-Reports oder Victim Surveys durchgeführt werden. Dabei ist das Ziel, die »Gewaltbelastung in Partnerschaften möglichst repräsentativ zu erfassen.« Und zum anderen gibt es qualitative wissenschaftliche Dunkelfeldstudien, die die Lebenswelt zwischen Opfer und Täter aus ihrer subjektiven Sichtweise erforschen (vgl. Lamnek et al. 2012, S. 117).

Gerade die Gewalt gegenüber Frauen war früher eine private und versteckte Angelegenheit und konnte dank feministischer Bewegungen in die Öffentlichkeit gelangen. »Weltweit sahen es Frauen als ihre Aufgabe, Gewalttaten an ›Geschlechtsgenossinnen‹ aufzuzeigen und das Phänomen ›Gewalt gegen Frauen‹ in ein Problem umzuwandeln« (Lamnek et al. 2012, S. 26). »Gewalt gegen Frauen« wurde zu einem sozialen Problem und durch die Enttabuisierung und die Sensibilisierung für diese Thematik konnte professionalisiertes Bekämpfen des Problems eingeleitet werden.

Unter häuslicher Gewalt wird die Gewalt in Partnerschaften verstanden. Meist handelt es sich hierbei um Gewalt, die Männer gegenüber Frauen ausüben. Bei fast 90 % der Gewalttaten sind die Kinder während der Gewaltanwendung anwesend oder in unmittelbarer Nähe (z. B. in einem Wohnnebenraum). Bei dieser Gewaltkonstellation werden ca. ein Drittel der Kinder dieser Lebensgemeinschaften ebenfalls körperlich oder sexuell misshandelt (Weiß 2009).

Wie kann man den Begriff »Gewalt« vom Begriff »häuslicher Gewalt« abgrenzen? »Häusliche Gewalt bezieht sich auf Gewalt unter Personen, die intim oder eng verwandt sind und ständig oder zyklisch zusammen wohn(t)en« (Lamnek et al. 2012, S. 113). Es handelt sich also um die Gewalt, die innerhalb eines Haushaltes ausgeübt wird, zwischen Menschen, die ständig oder die meiste Zeit in einem Haushalt leben. Es ist also der Ort, der die häusliche Gewalt vom Obergriff »Gewalt« abgrenzt. Aber diese Begrifflichkeit gibt keine Anzeichen für die Opfer- und Täterstrukturen. Denn man kann davon ausgehen, dass häusliche Gewalt in folgenden Kombinationen erscheinen kann:

- Partnergewalt zwischen Eheleuten oder Partnern einer nichtehelichen Lebensgemeinschaft.
- Eltern-Kind-Gewalt oder Gewalt der Groß-, Stief- oder Pflegeeltern gegen Kinder.
- Geschwistergewalt
- Kind-Eltern-Gewalt oder Gewalt der Kinder gegen Groß-, Stief- oder Pflegeeltern.

Häusliche Gewalt bzw. intime Partnergewalt kann in vier grundlegenden Formen erfolgen: In psychischer, physischer, sexualisierter und ökonomischer Form. Dabei können diese Formen auch ineinanderfließen und in Kombinationen vorkommen.

Psychische Gewalt

Die psychische Gewalt kann sowohl in verbaler als auch in nonverbaler Art erfolgen (vgl. Ueckeroth 2014, S. 22). »Verbale Gewalt« kann als eine Form der psychischen Gewaltanwendung verstanden werden. Beispiele für verbale Gewalt sind Beleidigungen, Beschimpfungen, Anschreien, Nötigungen, Drohen zu verlassen und Erpressungen mit dem Ziel, das Opfer einzuschüchtern, zu beängstigen, zu verletzen und ihre Persönlichkeit abzuwerten. Aussagen, wie:»Ich bringe dich um, wenn du mich verlässt«, »Ich bringe die ganze Familie um«, »Ich zerschneide dir das Gesicht« und »Ich nehme dir die Kinder weg« (Lamnek et al. 2012, S. 182) bringen das Opfer bzw. hier die Frau dazu, gefügig zu werden. Es handelt sich um ein patriarchalisches Machtverhalten, durch Manipulieren und Kontrollieren das Selbstwertgefühl von Frauen zu beschädigen. Es geht um Unterdrückung. Zur nonverbalen Gewalt gehören z. B. Ignorieren und der »Liebesentzug«.

Physische Gewalt

Die physische Gewalt tritt meistens nach einer langen Phase der psychischen Gewaltanwendung ein, die darauf abzielt, die Macht des Täters durch die Körperverletzungen sichtbar zu machen (vgl. Ueckeroth 2014, S. 23). Die physische Gewalt kann gegen Sachen wie z. B. das Einschlagen von Türen, das Umwerfen von Möbelstücken, das Werfen mit Gegenständen, aber auch durch Handgreiflichkeiten erfolgen, wie z. B. Stoßen, Treten, Schlagen, Boxen, an den Haaren ziehen, mit dem Kopf gegen die Wand schlagen und mit Zigaretten verbrennen (vgl. Lamnek et al. 2012, S. 114). Die physische Gewalt ist die Gewaltform, die am ehesten als Gewalt wahrgenommen wird und kann auch als psychische Gewalt gelten, wenn z. B. dabei Eigentum beschädigt wird, das für das Opfer einen besonderen Wert hat.

Sexualisierte Gewalt

Die sexualisierte Gewalt wird oft synonym für Vergewaltigung verwendet. Eine Vergewaltigung ist »ein sexuelles, gewaltsames Eindringen in den Körper, ein Einbruch in den privaten, persönlichen Innenraum, ohne dass die Frau ihr Einverständnis dazu gegeben hätte – kurz, ein gegen das Innere gerichteter schwerer körperlicher Angriff (...).« (Brownmiller 1991, S. 285 zit. nach Ueckenroth 2014, S. 24). Man spricht dabei also von Gewalt, bei der das Opfer zum Sex oder sexuellen Praktiken gezwungen wird. Wenn die Frau durch psychische Gewalt zum Sex gezwungen wird, bei der ihr z. B. mit Entzug der Kinder oder dem Verlassen gedroht wird, stellt dies eine Form sexueller Nötigung dar. Sexuelle Nötigung, sexuelle Belästigung, sexuelle Ausbeutung und auch der Zwang zur Prostitution (▶ Kap. 5.7) gehören zur sexuellen Gewalt. Die strafrechtliche Verfolgung kann nur durch eine Anzeige- und Meldebereitschaft erfolgen. Aufgrund unterschiedlichster Faktoren geschieht dies leider nur selten, so dass die Dunkelfeldzahlen sehr hoch liegen werden (vgl. Lamnek et al. 2012, S. 116).

Die »Me too«-Bewegung hat in den letzten Jahren für einen gewissen Umbruch bezüglich Verschleierung und Relativierung sexueller Gewalttaten gegenüber Frauen geführt.

Ökonomische Gewalt

Die ökonomische Gewalt kennzeichnet sich durch die patriarchalisch eingeforderten Arbeitsverbote oder den Arbeitszwang, die darauf abzielen, die »alleinige Verfügungsmacht über finanzielle Ressourcen durch den Partner« zu haben und eine ökonomische Abhängigkeit herzustellen und aufrechtzuerhalten (vgl. Brzank 2011, S. 32). Dadurch kann die Macht gegenüber den Frauen (noch) stärker ausgeübt werden. Beispiele dafür sind das Kontrollieren und Überprüfen der Konten und die Verweigerung des Zugangs zum Konto. Aufgrund der finanziellen Abhängigkeit haben die Frauen oft Bedenken und Angst, ihre gewaltausübenden Männer zu verlassen (vgl. Ueckeroth 2014, S. 23).

Soziale Gewalt

Eine weitere Form der Gewalt ist die »soziale Gewalt«, die bewusst darauf abzielt, die Frau von ihrem Umfeld zu isolieren und sie dadurch emotional und sozial abhängig von ihrem Partner zu machen. Ein weiteres Ziel ist es, jegliche Anzeichen von Gewaltausübungen vor Außenstehenden zu verstecken und die Suche nach Unterstützungsmöglichkeiten zu unterbinden. Durch den hohen psychischen Stress kommt es auch vor, dass Frauen den Forderungen ihres Partners nachgeben und keine Versuche der Kontaktaufnahme zu Familienangehörigen, Freundinnen und Freunden unternehmen (vgl. Ueckeroth 2014, S. 25). Beispiele für die soziale Gewalt sind z. B. Kontaktverbot zu wichtigen Bezugspersonen, das Abschirmen vor möglichen Enthüllungskontakten, das Einsperren zuhause und das Wegnehmen von Kommunikationsmittel wie z. B. das Handy. Eine weitere Kontrollstrategie ist es, bei

Frauen, die einer Berufstätigkeit nachgehen, die sich außerhalb des häuslichen Umfeldes aufhalten, diese als »fürsorglicher Partner« ständig zu begleiten. Die Vorstellung scheint einer romantischen Geste gleich zu sein, ist in Wirklichkeit aber das Verhalten von kontroll- und eifersüchtigen Männern, die ihren Frauen nicht vertrauen.

Folgen der Gewalt

Die öffentlich bekannten und dann eben sichtbaren Folgen von Gewalt hängen meistens mit körperlichen Verletzungen zusammen, die die Macht der Täter sichtbar machen. Doch die Folgen kann man auf verschiedenen Ebenen betrachten. Sie werden in physische, psychische und psychosoziale Folgen eingeteilt. Linda Ueckeroth berichtet in ihrem Buch »Partnergewalt gegen Frauen und deren Gewaltbewältigung« (2014), dass die einzige Studie, die repräsentativen Wert hat, die Studie »Lebenssituation, Sicherheit und Gesundheit von Frauen in Deutschland« von Müller und Schöttle (2004) ist. In dieser Studie wurden 1.712 Frauen befragt, von denen 17% Verletzungen durch körperliche Gewalt erlitten (die folgenden Ausführungen basieren auf Ueckeroth 2014, S. 37 ff.):

> »Die häufigste Verletzungsfolge sind blaue Flecken und Prellungen, welche häufig in Verbindungen mit anderen Verletzungen auftreten. Zu 26,4% gaben die Frauen an, Schmerzen im Körper gehabt zu haben und zu 22,2% offene Wunden. Verstauchungen, Muskelrisse und Zerrungen erlitten 19,2% der Befragten. Hingegen waren innere Verletzungen, Fehlgeburten und Knochenbrüche relativ selten Folge von Gewalt«.

Außerdem werden in der gleichen Studie die gesundheitlichen Folgen der Frauen erfasst, welche

> »in Form von Kopf-, Bauch-, Rücken-, Brust-, und Gliederschmerzen, Problemen im Magen-Darm-Bereich, Ess- und Durchblutungsstörungen, Lähmungserscheinungen, Herz-Kreislauf-Erkrankungen, nervösen Zuckungen, Beeinträchtigungen der Sinnesorgane, Haarausfall, eingeschränkte sexuelle Lust, Menstruationsstörungen, Probleme innerer Organe, etc. auftreten«

können. In derselben Studie werden auch die psychischen Folgen der Frauen bearbeitet. Dabei wurde erforscht, welche Gewalthandlungen mit welchen psychischen Folgen zusammenhängen. Beispiele für psychische Folgen sind z. B. Niedergeschlagenheit/Depression, Schlafstörungen, erhöhte Anfälligkeit für Krankheiten, geringes Selbstwertgefühl, Ängste, Ärger- oder Rachegefühle, Probleme im Umgang mit Männern, Probleme in Partnerschaften, Scham- und Schuldgefühle, Antriebslosigkeit, Suizidgedanken, Essstörungen und dauerndes Grübeln. Dabei sind die Werte für die Folgen »geringes Selbstwertgefühl« und »Ärger- und Rachegefühle« besonders hoch. Psychosoziale Folgen sind z. B. Umzug (Verlust der Wohnung), Trennung vom Lebenspartner, Kontaktabbruch mit der Herkunftsfamilie, berufliche Veränderung, Therapie und stationäre Behandlung, Einschränkung der Arbeitsleistung, die wiederum zum Verlust des Arbeitsplatzes führt, Schwierigkeiten, sich neuen Partnern bzw. Männern zu öffnen. Sie entstanden zu 30% aus körperlicher Gewalt, zu 34% aus sexualisierter Gewalt und circa 30% aus psychischer Gewalt.

Gründe, die zur häuslichen Gewalt führen

Die wesentlichen Gründe für häusliche Gewalt sind die Machtdemonstration und Kontrolle gegenüber der Frau. Dafür sind patriarchale Gesellschaftsstrukturen und geschlechtsspezifische, gesellschaftliche Rollenbeziehungen verantwortlich, die Männern eine privilegierte Stellung in der Gesellschaft schaffen. Dies zeigt sich in Gründen, wie (vgl. Ueckeroth 2014, S. 181 ff.):

- Besitzansprüche und Eifersucht des Mannes,
- Uneinigkeit bzw. widersprüchliche Erwartungen bezüglich Hausarbeit und hinsichtlich der Verwendung von Ressourcen,
- das angestammte »Recht« des Mannes, die Frau für »Fehlverhalten« zu bestrafen,
- die Wichtigkeit für den Mann, die Macht und Kontrolle in der Familie zu behalten,
- sexuelle Verfügbarkeit und sexuelle Praktiken,
- der Grad der emotionalen Investition in die jeweilige Beziehung und
- die Treue und Besitzansprüche der jeweiligen Partner.

Außerdem entsteht häusliche Gewalt, wenn die Machtverteilung zwischen den Geschlechtern ungleich ist. Beim Mann, der eine bestimmte Vorstellung über seine Vormachtstellung hat und seine dominante Rolle, eventuell im Streit, verliert, kann es durch Frustration zum Gewaltverhalten des Mannes führen. Denn »Menschen, die gerne über Macht verfügen, diese aber aufgrund mangelnder Ressourcen nicht besitzen, suchen sich andere Möglichkeiten, diese zum Ausdruck zu bringen« (Ueckeroth 2014, S. 30). Gewalt wird angewendet, wenn Wünsche und Bedürfnisse nicht formuliert werden können. Weitere Gründe sind Sozialisationsprozesse der Kinder, die gängige Gewaltformen der Familie übernehmen und lernen, sie anzuwenden und sie sich nützlich zu machen. Weitere gewaltfördernde Aspekte sind Stressfaktoren, die durch äußere Belastungsfaktoren, wie z. B. Arbeitsstress, Alkohol- und Drogenabhängigkeit und Familienkonflikte hervorgerufen werden (vgl. Ueckeroth 2014, S. 26–31).

Hilfsangebote

Hilfe zur Selbsthilfe für misshandelte und von gesellschaftlicher Benachteiligung betroffener Frauen ist ein wichtiger Baustein von Hilfs- und Unterstützungsangeboten.

Zunehmend gibt es Hilfsangebote, die Frauen Rat und Unterstützung bieten und um sich vertraulich, anonym, kostenlos und ergebnisoffen sowohl auf psychosozialer Ebene als auch über rechtliche Fragen beraten zu lassen. Ebenso gibt es proaktive Beratung durch Informationen bei polizeilichen Einsätzen. Folgende Hilfsmöglichkeiten werden Frauen angeboten:

- Beratung von Frauen, die Opfer von Belästigung (Stalking) sind
- Beratung von Frauen, die sexuelle Gewalt erlebt haben

- Psychosoziale Beratung in Trennungs- und Scheidungssituationen
- Information und Begleitung in Rechtsangelegenheiten
- Gewaltschutzgesetz/Wegweisung, Familienrecht, Aufenthaltsrecht, Strafrecht
- Rechtsberatung in Ehe- und Familienangelegenheiten für Mitgliedsfrauen
- Beratung in Fragen der Existenzsicherung
- Allgemeine Lebensberatung für Frauen – Krisenberatung
- Grundberatung Schulden
- Beratung nach dem Frauenhausaufenthalt
- Vermittlung an Frauenhäuser

Durch die Einrichtung können Frauen ggf. mit ihren Kindern in Notfällen auch in Frauenhäuser aufgenommen werden, welche eine Unterkunft und Sicherheit bietet, sowie die Möglichkeit von Beratungsgesprächen, um über die persönliche Situation in einem geschützten Setting zu sprechen. Außerdem wird die Begleitung bei Antragstellungen, Behördengängen, zum Gericht und zur Polizei angeboten. Allgemein betrachtet zeigt die deutsche Prävalenzstudie, dass

> »therapeutische und allgemeine Beratungsstellen von gewaltbetroffenen Frauen am ehesten aufgesucht werden. Diesen folgen Frauenhäuser und auf Gewalt spezialisierte Frauenberatungsstellen sowie psychiatrische Einrichtungen. Jeweils ein geringer Anteil an Frauen sucht außerdem Hilfe bei Opferberatungsstellen, Krisendiensten, kirchlicher Seelsorge u. a.« (vgl. Lehmann 2015, S. 44 f.)

Aber auch für Männer, die nicht mehr gewalttätig sein wollen bzw. sich von ihrem Gewaltverhalten lösen wollen, gibt es zunehmend ein Beratungsangebot. Dieses Angebot gilt auch für Männer, die befürchten, gewalttätig zu werden oder von der Polizei nach einer Gewalttat aus der gemeinsamen Wohnung entfernt wurden. Dabei wird Tätern geholfen, sich vom Gewaltverhalten zu lösen und gleichzeitig Perspektiven für Opfer und Kindern geschaffen, sich davor zu schützen.

5.5.2 Gewalt gegenüber Kindern

Das Thema Kindesmisshandlung rückt, besonders in den letzten Jahren (Nachweis zahlreicher Kindesmisshandlungen sowohl in pädagogischen Institutionen – Kinderheimen – als auch im institutionellen christlich-katholischen Erziehungskontext) immer stärker in den Fokus der (Fach-)Öffentlichkeit.

> »Kindesmisshandlung ist eine nicht zufällige (bewusste oder unbewusste) gewaltsame körperliche und/oder seelische Schädigung, die in Familien oder Institutionen (z. B. Kindergärten, Schulen, Heimen) geschieht und die zu Verletzungen, Entwicklungsverzögerungen oder sogar zum Tode führt, und die somit das Wohl und die Rechte eines Kindes beeinträchtigt oder bedroht« (Bast 1978).

Der Deutsche Bundestag (1986, Drucksache 10/4560) bezieht sich bei seinen Ausführungen auf diese Definition, die zwar den strafrechtlichen Bestimmungen nicht entspricht, aber als Orientierung gelten kann, ab wann von Gewalt gegen Kinder zu sprechen ist. Diese Definition geht von folgenden Formen der Gewalt gegenüber Kindern aus: körperliche Gewalt, seelische Gewalt, Vernachlässigung, sexuelle Gewalt/sexueller Missbrauch, häusliche Gewalt (Miterleben von Gewalt zwischen Erwachsenen). Als aktive Formen zählen physische, psychische und sexuelle Gewalt, passive Formen sind Vernachlässigung und häusliche Gewalt.

Nach § 1631 Abs. 2 BGB hat jedes Kind in Deutschland das Recht auf eine gewaltfreie Erziehung. In diesem § heißt es weiterhin »Körperliche Bestrafungen, seelische Verletzungen und andere entwürdigende Maßnahmen sind unzulässig.«

Doch auch fast 20 Jahre nach Erlass des § 1631 Abs. 2 BGB verzeichnet die polizeiliche Kriminalstatistik allein für das Jahr 2019 3.430 Fälle von Kindesmisshandlung in Deutschland. Von den 4.100 betroffenen Kindern standen 3.322 in einem Verwandtschaftsverhältnis zu der tatverdächtigen Person (Polizeiliche Kriminalprävention des Bundes und der Länder 2019). So zeigt sich schnell, dass die meisten misshandelten Kinder einem Täter oder einer Täterin ausgesetzt sind, dem oder der sie nahestehen. Mit dieser Tatsache hängt auch die Dunkelziffer von Kindesmisshandlungen zusammen, die auf ein Vielfaches höher geschätzt wird als die tatsächlich verzeichneten Fälle (vgl. Polizeiliche Kriminalprävention der Länder und des Bundes 2019). So finden die Misshandlungen innerhalb der Familie in einem eher hierarchisch angelegten Umfeld statt, in dem sich Kinder in einer untergeordneten Position und in einem Abhängigkeitsverhältnis zu den Eltern befinden (vgl. Kreft und Mielenz 2017, S. 430).

2019 wurden 15.701 Kinder in Deutschland polizeilich erfasst, welche Opfer von sexuellem Missbrauch wurden (vgl. Statista 2021).

Hier ist einerseits eine problemorientierte Thematisierung von Gewalt innerhalb der Familie unter Berücksichtigung des Lebenskontextes notwendig. Andererseits müssen Kinder und Jugendliche stärker vor Gewalt geschützt werden. Dies bedeutet Auf- und Ausbau betroffenenzentrierter Hilfsangebote und gesetzgeberischer Schutzmaßnahmen. Eine Vernetzung medizinischer und sozialpädagogischer Dienstleistungen wird in den letzten Jahren, durch die Konzeption präventiver Maßnahmen, immer häufiger praktisch umgesetzt. Einige Beispiele hierfür sind (siehe Brisch 2008):

- Projekt *»SAFE – Sichere Ausbildung für Eltern«*: Es handelt sich um ein Trainingsprogramm mit dem Ziel, eine sichere Bindung zwischen Eltern und Kind zu fördern. Zielgruppe: Alle werdenden Eltern bis etwa zum 7. *Schwangerschaftsmonat*. Förderdauer: Bis zum Ende des ersten Lebensjahres. Förder-Setting: Eine geschlossene Gruppe. Das SAFE-Programm ist in vier Module unterteilt. Berufsgruppen, die zu SAFE-Mentor*innen ausgebildet werden können, sind u. a. Frauenärztinnen und -ärzte, Sozialpädagog*innen, Erzieher*innen
- *»B.A.S.E. – Babywatching in Kindergarten und Schule«*
- *»Opstapje – Schritt für Schritt«*: Dies ist ein niedrigschwelliges Präventionsprogramm, das in den Niederlanden entwickelt wurde. Die Zielgruppe sind alle Kinder ab dem 18. *Lebensmonat*. Einmal wöchentlich finden Hausbesuche durch Multiplikatorinnen aus dem Zielgruppenmilieu statt. Sie bieten Interaktionsanregungen für die Kinder an. Dadurch sollen die Kompetenzen der Eltern und die Beziehung zu den Kindern positiv gestärkt werden. Die »Hausbesucherinnen« werden von Sozialarbeiterinnen angeleitet und treffen sich wöchentlich zur gemeinsamen Reflexion.

- Das Projekt »*Keiner fällt durchs Netz*« knüpft an bereits bestehende Präventionsangebote an, bemüht sich jedoch um einen besseren Zugang zu den Risikofamilien, da es dort an adäquaten Angeboten mangelt. Bereits in der frühen Kindheit können Störungen der Eltern-Kind-Beziehung durch mangelnde Fürsorge, fehlende Wertschätzung und unsichere Bindung an die Bezugspersonen entstehen. Häufig wenden sich diese Familien allerdings nicht an Hilfe anbietende Institutionen, daher ist es Ziel von »Keiner fällt durchs Netz«, dass die bestehenden Hilfestellungen in der frühen Kindheit bei belasteten Familien ankommen. Die Familienhebamme ist während des Projektes zentrale Bezugs- und Unterstützungsperson. Da, in der Regel, jede Familie im ersten Jahr nach der Geburt von einer Hebamme betreut wird, wird die intensivere Betreuung von den Risikofamilien nicht als Diskriminierung wahrgenommen.
- »*Starke Eltern – Starke Kinder*«: Dieser Elternkurs wurde vom Finnischen Kinderschutzbund entwickelt und seit dem Jahre 2000 vom Deutschen Kinderschutzbund umgesetzt. Es handelt sich um einen ressourcenorientierten Handlungsansatz den Eltern und Kindern gegenüber (Sonnenbaum 2008).
- *Triple P – Erziehungsprogramm:* Triple P steht für »Positive Parenting Program«, wurde in Australien von Matthew Sanders an der Universität Queensland entwickelt und von Kurt Hahlweg ins Deutsche adaptiert. Es handelt sich um ein die Fähigkeiten von Kindern förderndes, wertschätzendes und damit das Selbstgefühl der Kinder verstärkendes Erziehungsprogramm. So stellen »liebevolle Zuwendung« und »angemessene Kommunikation« wesentliche Grundlagen dar (Sonnenbaum 2008, S. 57).

Resilienzförderung, die Aufklärung und Selbststärkung der Kinder sind ebenfalls geeignete Präventionselemente.

Tab. 5.4: Symptome, die bei der Erfahrung psychischer Gewalt bei Kindern unterschiedlichen Alters auftreten können (Techniker Krankenkasse, Landesvertretung NRW 2011, S. 24)

Im Säuglingsalter	Im Kleinkindalter	Im Schulalter
- Gedeihstörung - Motorische Unruhe - Apathie - »Schreikind« - Nahrungsverweigerung, Erbrechen, Verdauungsprobleme - Psychomotorische Retardation	- (Sekundäre) Enuresis - (Sekundäre) Enkopresis - Daumenlutschen - Trichotillomanie - Nägelbeißen - Spielstörung - Freudlosigkeit - Furchtsamkeit - Passivität, Zurückgezogenheit - Aggressivität, Autoaggressionen - Distanzschwäche - Sprachstörung - Motorische Störungen und Jactationen	- Kontaktstörungen - Schulverweigerung, Abnahme der Schulleistungen, Konzentrationsstörungen - Mangel an Ausdauer, Initiativverlust - Hyperaktivität, »Störenfried«-Verhalten - Ängstlichkeit, Schüchternheit, Misstrauen - Suizidgedanken, Versagensängste - Narzisstische Größenfantasien, Tagträumereien

Für die Praxis lassen sich zusammenfassend als Risikokonstellationen folgende Umstände charakterisieren, die dann mit einer erhöhten Vernachlässigungsgefahr korrelieren. Einerseits findet man häufig ein schwieriges soziales Umfeld vor, verbunden mit eingeschränkten finanziellen und personellen Ressourcen, die dann wiederum zu einer desorganisierten Familiensituation und einer belasteten persönlichen Situation der Eltern führen können. Andererseits kann ein herausforderndes Verhalten der Kinder das Risiko erhöhen. Dies alles kann, muss aber nicht im Kontext einer Misshandlung vorzufinden sein.

Physische Gewalt

Körperliche Gewalt an Kindern hat viele Facetten. Häufig kommt es zu Schlägen, Beißen, Treten, Würgen, Schütteln, Verbrennungen, Unterkühlungen usw. In ca. 95 % der Fälle handelt es sich um Vielfach- oder/und Wiederholungstaten. Besonders Säuglinge und Kleinkinder sind die Opfer dieser Gewalt (Leitfaden 1999). Studien belegen, dass ca. 10 % dieser wiederholten körperlichen Misshandlungen tödlich enden oder oft auch zu bleibenden Schädigungen der Gesundheit der betroffenen Kinder führen (Jacobi 1995).

Psychische Gewalt

> »Unter psychischer Misshandlung versteht man alle Handlungen oder Unterlassungen von Eltern oder Bezugspersonen, die Kinder ängstigen, überfordern, ihnen das Gefühl der Wertlosigkeit vermitteln« (Egle et al. 2005, S. 6).

Die Palette seelischer Gewaltformen ist mannigfaltig. Sie reicht von Ablehnung und Demütigungen, überzogenen z. B. schulischen oder sportlichen Anforderungen, Instrumentalisierung der Kinder bei Partnerschaftskonflikten der Eltern, Liebesentzug bis hin zu überbehütendem Verhalten durch die Bezugspersonen im Zuge der Vermittlung von Abhängigkeit (▶ Tab. 5.4).

Kindesvernachlässigung

Die Kindesvernachlässigung stellt die häufigste Form der Kindesmisshandlung dar. Verschiedene Studien zeigen, dass ca. 10–12 % aller Kinder in Deutschland vernachlässigt werden. Die Dunkelziffer dürfte noch weit höher liegen (Egle et al., 2005). Deegener und Körner (2005) schreiben:

> »Vernachlässigung ist die (ausgeprägte, d. h. andauernde oder wiederholte) Beeinträchtigung oder Schädigung der Entwicklung von Kindern durch die sorgeberechtigten und -verpflichteten Personen (…) auf Grund unzureichender Pflege und Kleidung, mangelnder Ernährung und gesundheitlicher Fürsorge, zu geringer Beaufsichtigung und Zuwendung, nachlässigem Schutz vor Gefahren sowie nicht hinreichender Anregung und Förderung motorischer, geistiger, emotionaler und sozialer Fähigkeiten« (Deegener und Körner 2005, S. 37).

Eine weitere Differenzierung unterscheidet zwischen der emotionalen, kognitiven, körperlichen und medizinischen Vernachlässigung sowie der unzureichenden Beaufsichtigung (Deegener und Körner 2005).

Sexueller Missbrauch

Sexuelle Handlungen an unter 14-jährigen Kindern sind grundsätzlich strafbar. Sie verletzen das Recht auf eine ungestörte Entwicklung eines Kindes.

> »Sexueller Missbrauch ist immer dann gegeben, wenn ein Mädchen oder Junge von einem Erwachsenen oder einem älteren Jugendlichen als Objekt der eigenen sexuellen Bedürfnisse benutzt wird. Kinder und Jugendliche sind auf Grund ihrer kognitiven und emotionalen Entwicklung nicht in der Lage, sexuellen Beziehungen zu Erwachsenen wissentlich zuzustimmen« (Enders 1990, S. 21).

Neben konkreten körperlich sexuellen Taten (Geschlechtsverkehr, Penetration mit Gegenständen, Berühren der Geschlechtsteile usw.) zählen auch Handlungen ohne Körperkontakt zur sexuellen Gewalt. Beispiele hierfür wären das Darbieten von Pornographie, sexualisierte Sprache oder auch exhibitionistische Handlungen. Das Internet als Gewaltplattform, z. B. durch das Anlegen kinderpornographischer Webseiten, tritt hierbei immer häufiger in den Vordergrund (Engfer 2005). In diesem Zusammenhang sind Jugendschutzmaßnahmen, die diese Kommunikationsmedien überwachen und entsprechende Webseiten lokalisieren, sperren und die strafrechtliche Verfolgung der Betreiber initiieren, von großer Bedeutung. Jugendschutz.net ist hier eine entsprechend handelnde Internetplattform, die Jugendschutzverstöße im Internet recherchiert und dann entsprechend agiert.

Anzeichen für Kindesmissbrauch

Neben den oben aufgeführten Präventions- und Hilfemaßnahmen ist das Erkennen von Kindesmisshandlungen entscheidend. Eine interdisziplinäre Kooperation zwischen verschiedenen Akteuren wie z. B. Kinderärzte, Sozialpädagogen, Lehrer, Psychologen ist notwendig.

Auf der operanten Ebene haben sich hauptsächlich vier Beurteilungskriterien herauskristallisiert, die eine Einschätzung bzw. Unterscheidung zwischen Verletzungen aufgrund von Unfällen und Kindesmisshandlungen möglich machen. Diese vier Kriterien werden durch folgende Begriffe zum Ausdruck gebracht: Lokalisation, Gruppierung, Formung, Mehrzeitigkeit.

- *Lokalisation:* Verletzungsmuster, die besonders dann Auftreten, wenn z. B. das Opfer geschlagen wird. So sind Verletzungen an den Streckseiten der Extremitäten häufig die Folge von Abwehr- bzw. Parierbewegungen und entstehen ausgesprochen selten bei einem Sturz. Die sogenannte »Hutkrempenregelung« besagt, dass bei einer imaginär angenommenen Linie am Kopf, entsprechend dem Verlauf einer Hutkrempe bei einem aufsitzenden Hut, Verletzungen oberhalb

dieser Linie häufig durch Schläge entstehen, darunter häufiger die Folge eines Sturzes sein können.
- *Gruppierung:* Hier stellt die Anordnung von Verletzungen eine wichtige Beurteilungsebene dar. So sind z. B. Verbrennungen an beiden Füßen nicht damit erklärbar, dass das Kind in ein zu heißes Bad steigen wollte, da immer erst mit einem Fuß die Badewanne bestiegen wird. Verbrennungen an beiden Füssen deuten dann auf einen Misshandlungsakt hin.
- *Formung:* Wie geformt stellt sich das Verletzungsmuster dar? Zum Beispiel im Hinblick auf Blutergüsse ist darauf zu achten, ob die Formung der Verletzung einen Handabdruck zeigt, ob Doppelstriemen auf Stockschläge oder kreisförmige Verbrennungen auf das Ausdrücken einer brennenden Zigarette schließen lassen usw.
- *Mehrzeitigkeit:* Hierbei werden Verletzungen erkannt, die zu unterschiedlichen Zeiten stattgefunden haben müssen (zum Beispiel multiple Blutergüsse in verschiedenen Phasen des körperlichen Abbaus bzw. Regenerationsprozesses (unterschiedliche farbliche Gestaltung)).

Eine Plausibilitätsprüfung bezüglich der Schilderung eines Unfallgeschehens muss immer gründlich erfolgen. Eine Dokumentation und detaillierte Beschreibung ist entscheidend für die Interpretation von Verletzungen. So können aufgrund dieser Maßnahme zu einem späteren Zeitpunkt Schlussfolgerungen getroffen werden, die anfänglich nicht offenbar und eindeutig erschienen. Zudem können bestimmte Symptome, Erkrankungen oder Verhaltensweisen einen Hinweis auf eine Misshandlung darstellen:

- *Verletzungen des eigenen Körpers* (z. B. beißen, kratzen, Haare ausreißen, Gegenstände in Darm oder Vagina einführen, aggressives Verhalten, Prügeleien, Brand- und Schnittwunden, Drogen- und Alkoholabhängigkeit, Selbstmordversuche)
- *Krankheiten, Verletzungen, Schmerzen* (z. B. ansteckende Geschlechtskrankheiten, anale, orale oder vaginale Verletzungen, Entzündungen, Wunden, chronischer vaginaler Ausfluss, Blasenentzündungen ohne organische Ursache, verschiedene psychosomatische Erkrankungen)
- *Psychische Symptome* (z. B. Depressionen, langanhaltende Schlafstörungen, Interessenlosigkeit, Arbeits-/Lernstörungen, Appetitlosigkeit, Selbstmordgedanken/-versuche, aggressives Verhalten bzw. in sich gekehrte Wut)
- *Sexualverhalten* (z. B. auffällige, erzwungene sexuelle Spiele mit anderen Kindern, wiederholtes Zeigen der Genitalien, Malen von Figuren mit Geschlechtsorganen, Prostitution, pornographisches Modellstehen)
- *Entwicklung und Verhalten* (z. B. Regression, frühreifes Benehmen, starke Verantwortungsübernahme, Verweigerungen, Ausreißen, Konflikte mit dem Gesetz, Lernstörungen) (siehe Leitfäden »Gewalt gegen Kinder«, Techniker Krankenkasse, Landesvertretung NRW 2011 sowie gegen-missbrauch e. V. 2021)

Es gibt Anzeichen für Kindesmissbrauch, die sich in jedem Fall immer wiederholen. Natürlich reagiert jedes Kind anders auf das, was mit ihm gemacht wird. Und doch sollte man bei einigen Dingen genau zuhören oder genauer hinsehen:

- *Rückzug:* Das Kind zieht sich von allen Menschen, die ihm was bedeuten könnten, zurück: erstens aus Angst, dass jemand nachfragt, warum es sich z. B. verändert hat; zweitens aus Angst, dass dieser Mensch nicht auf den Gedanken kommt, dass es mehr von ihm möchte als Freundschaft; drittens aus Angst vor Missbrauch durch einen weiteren Menschen, dem es nahesteht.
- *Äußeres:* Das Äußere wird vernachlässigt. Das Kind versucht, sich unattraktiv für andere zu machen: Zu große, weite, alte Kleidung, die Hygiene lässt extrem nach. Im Kopf sitzt der Gedanke fest: »Wenn ich nicht mehr hübsch bin, lässt er es vielleicht bleiben, lässt mich in Ruhe.«
- *Verschlossenheit:* Das Kind erzählt nicht mehr, was es gemacht hat, wie sein Tag war. Obwohl es früher munter drauflos geplappert hat, schließt es sich jetzt Stunden in einem Zimmer ein, ist mit den Gedanken nicht bei der Sache.
- *Verschlüsselte Signale:* Durch manche Kleinigkeiten versucht ein missbrauchtes Kind, das Gegenüber dazu zu bewegen, nachzuhaken, ohne dass es etwas sagen muss. Zum Beispiel kommen Fragen nach sexuellen Handlungen, die es eigentlich noch gar nicht kennen kann. Oder es weigert sich, alleine irgendwohin zu gehen (und hofft dabei im Stillen, dass man es fragt, warum es das nicht möchte).
- *Schlaf:* Kinder, die missbraucht wurden, haben oft Angst vor der Nacht, nicht, weil der Missbrauch dann vielleicht stattfindet, sondern weil die Träume kommen – Träume, vor denen es nur flüchten kann, wenn es nicht mehr schläft.
- *Leistungsabfall:* Schulische Leistungen fallen ab, die Lust auf Kindergarten oder Vereine vergeht. Opfer von Missbrauch haben irgendwann nur noch den Gedanken im Kopf, wie sie einem nächsten Missbrauch ausweichen können, und somit keine Energie mehr für Aktivitäten wie Schule oder Sport.
- *Zärtlichkeiten:* Schmusen, Liebkosen, Küsschen geben – alles das lässt nach. Ein Mensch, der missbraucht wird, hat irgendwann nur noch Ekel für all das übrig. Das Kind will zu niemandem mehr lieb sein müssen und auch der Tante X jetzt keinen Kuss geben.
- *Geheimnis:* »Durch die Blume« wird gefragt, wie wichtig es ist, ein Geheimnis für sich zu bewahren. Fragen wie: »Kann man sterben, wenn man ein Geheimnis erzählt, Mama?« oder »Darf ich Geheimnisse erzählen?« kommen immer öfter. Wenn man als Mutter dann sagt: »Ein Geheimnis muss immer ein Geheimnis bleiben«, hat man dem Kind jede Möglichkeit, sich anzuvertrauen, genommen, ohne dass man es wollte.
- *Angst:* Das Kind hat Angst vor einer bestimmten Person. Es will nichts mehr über die Person erzählen, geschweige denn zu ihr hingehen. Es wird aber nicht so sein, dass ein Kind sagt: »Ich habe Angst vor xy.« Es wird Ausreden suchen, damit es mit dieser Person nichts mehr zu tun haben muss (gegen-missbrauch e. V. 2021).

Eine besonders schlimme Art der Kindesmisshandlung stellt das *Shaken-baby-Syndrom/Schütteltrauma-Syndrom* dar. Dies führt mitunter zum Tod des Säuglings. »[…] das Schütteltrauma-Syndrom ist die schwerste Form der Kindesmisshandlung mit einer Mortalität von 8–25 %. Einen Säugling zu schütteln, stellt somit ein potenziell lebensgefährliches Ereignis dar und ist in den USA im 2. Lebenshalbjahr die häufigste Todesursache bei Kindern« (Herrmann et al. 2016, S. 55).

Exkurs: Das Münchhausen-by-proxy-Syndrom

Das *Münchhausen-by-proxy-Syndrom* (Helfer et al. 2002) ist eine besondere Form der Kindesmisshandlung. Es wird auch Münchhausen-Stellvertretersyndrom genannt, bei dem Erwachsene, häufig die Eltern und hier wiederum meist die Mütter, bei ihren Kindern Krankheiten vortäuschen, bzw. Krankheitssymptome durch Manipulation hervorrufen und dann eine medizinische Behandlung einfordern. Diese Form der Kindesmisshandlung kann bis zum Tode des Kindes führen. Warum es zu diesem Verhalten kommt, ist nicht eindeutig verifiziert. Ziel der Täter*innen ist es wohl, über diese Handlungen Aufmerksamkeit und Fürsorge im sozialen Umfeld zu erfahren. Die Täter*innen selbst zeigen sich nach außen sehr fürsorglich und besorgt um ihr Kind. Es wird angenommen, dass diese selbst Traumata in der eigenen Kindheit erlebten und dies in diesem Verhalten als Weitergabe oder als eine Form der Verarbeitung zu bewerten ist. Teilweise werden auch psychiatrische Erkrankungshypothesen aufgestellt. Weiterhin ist bezüglich der Krankheitssymptome charakteristisch, dass diese bei Anwesenheit der Bezugsperson auftreten, bei Abwesenheit, z. B. im Rahmen eines Klinikaufenthaltes, nicht auftreten bzw. abklingen. Sehr differenzierte intensive diagnostische Maßnahmen führen zu keiner Verifizierung der angeblichen Symptome. Es ist gut nachvollziehbar, dass es schwierig ist, diesen Misshandlungsmechanismus nachzuweisen. Zudem ist es natürlich ein hochsensibler Bereich, der zu tiefgreifenden Konsequenzen führen kann, die im Rahmen einer falschen Beschuldigung auftreten können. Die Hinzuziehung von Fachleuten sowie Kinderschutzinstitutionen mit Erfahrungen in diesem Bereich ist daher dringend notwendig.

Das Münchhausen-Syndrom, bei dem ein Betroffener bei sich selbst eine Krankheit vortäuscht, ähnelt dem Münchhausen-by-proxy-Syndrom. Die Erstbeschreibung wurde von Roy Meadow im Jahre 1977 vorgenommen. Der Name orientiert sich an dem auch in England bekannten Lügenbaron Münchhausen (Meadow 1977).

5.5.3 Mobbing und Cybermobbing

Mit der Implementierung der neuen Kommunikationstechnologien in unseren Alltag (Internet, Handyfunktionen usw.) nimmt auch deren Missbrauch zu. Die bewusste Verunglimpfung, Demütigung, Beschuldigung anderer – kurz: ein Mobbingverhalten, das über diese Kommunikationsmöglichkeiten verbreitet wird – nennt man Cybermobbing (Katzer 2009, Klicksafe 2021). Es werden von Willard (2007 in: Techniker Krankenkasse, Landesvertretung NRW S. 30) folgende Formen unterschieden:

> »*Schikane (engl. Harassment)*: direkte (teilweise nichtöffentliche) Beleidigungen und Drohungen bzw. Zusenden von unhöflichen oder verletzenden Nachrichten, beispielsweise E-Mails, *Verunglimpfung (engl. Denigration)*: öffentliches Verbreiten unwahrer Gerüchte über einen Dritten, die dessen Ansehen schaden, beispielsweise über Soziale Netzwerke wie Facebook, *Betrug (engl. Impersonation)*: unbefugtes Auftreten unter falscher Identität, das dem Ansehen der betroffenen Person schadet, beispielsweise in einem Chat, *Verrat (engl. Outing & Trickery)*: öffentliches Verbreiten von Geheimnissen oder privaten Fotos/Videos

gegen den Willen des Betroffenen, um den Betroffenen bloßzustellen, beispielsweise auf YouTube, *Ausgrenzung (engl. Exclusion)*: systematischer Ausschluss einer Person von einer Online-Gruppe, deren Kommunikationskanälen und Online-Aktivitäten, beispielsweise aus einer Gruppe bei Facebook. Anhand dieser Auflistung wird deutlich, dass Cybermobbing nicht zwangsläufig vom Opfer bemerkt werden muss, sondern hinter dem Rücken der Betroffenen stattfinden kann.«

Der Begriff »*Mobbing*« entwickelte sich aus dem englischen Verb »to mob somebody« und lässt sich mit »jemanden angreifen« oder »jemanden bedrängen« übersetzen. Dabei handelt es sich um einen eskalierenden Konflikt zwischen einem oder wenigen Opfern und einer Gruppe von Tätern, welche systematisch gegen die Opfer vorgehen (Malteser 2021, Fehlau 2012). Mobbing wird wie folgt definiert: »Den mittlerweile zahlreichen – allerdings auch sehr heterogenen – Definitionsansätzen gemeinsam ist, dass Mobbing als eine unfaire Form der Auseinandersetzung gesehen wird, die in der Regel anonym und zumeist zielgerichtet erfolgt« (Fehlau 2012). Um einen Konflikt als Mobbing bezeichnen zu können, müssen bestimmte Voraussetzungen erfüllt sein. Angriffe gegen eine Person müssen wiederholt, regelmäßig und langfristig erfolgen. Diese müssen den Konflikt früher oder später eskalieren lassen und das Opfer in eine unterlegene Position führen. Mobbing ist somit ein systematischer Prozess, der nicht willkürlich erfolgt, sondern eine geplante Vorgehensweise aufzeigt (Stock 2011).

Verschiedene Studien, bezüglich einer arbeitsplatzbezogenen Belästigung, ergaben, dass in Deutschland die Mobbinghäufigkeit bei 2,7–2,9 % liegt. Demnach sind von ca. 39 Millionen Berufstätigen ca. 1 Million Opfer von Mobbing (Stock 2011).

Neben der größten Mobbingopfergruppe, nämlich den Personen im Berufsalltag, bilden Schüler*innen, Student*innen und Personen in Ausbildung die zweitgrößte Gruppe der von Mobbing betroffenen Personen (Schneider et al. 2014).

Gerade im digitalen Zeitalter findet das Leben immer mehr online statt. So beschränkt sich Mobbing nicht nur auf das Leben abseits des Internets und allen sozialen Netzwerken, sondern findet gerade dort immer häufiger statt. Diese Art von Mobbing nennt sich *Cybermobbing*. »Unter Cybermobbing (Synonym zu Cyber-Bullying) versteht man das absichtliche Beleidigen, Bedrohen, Bloßstellen oder Belästigen anderer mithilfe von Internet- und Mobiltelefondiensten über einen längeren Zeitraum hinweg« (LMK Rheinland Pfalz 2019). Beim Cybermobbing kommt im Unterschied zur Beschreibung der Kriterien für Mobbing der Umstand der möglichen Anonymität hinzu (Fehlau 2012). Grundsätzlich lässt sich sagen, dass für Cybermobbing die meisten Voraussetzungen gelten wie auch für die Form des traditionellen Mobbings. Auch bei Cybermobbing liegt eine länger andauernde Schädigungsabsicht vor und die Tatsache, dass jemand gezielt angegriffen wird. Auch bei Cybermobbing sind meist mehrere Personen oder Gruppen beteiligt: der oder die Täter, das Opfer, die Unterstützer und die Zuschauer. Meist besteht auch ein Machtungleichgewicht zwischen Täter*innen und Opfer (Katzer 2014). Eines der wichtigsten Merkmale von Cybermobbing weist bereits der Name auf: Cybermobbing findet in der virtuellen Welt, über das Internet oder Handy statt (2015). Cybermobbing gewinnt in den letzten Jahren immer mehr an Bedeutung. »Der Alltag von Kindern und Jugendlichen ist heute immer stärker von Internet, Smartphones, iPads und iPods geprägt. Ohne simsen (SMS per Handy verschicken) oder chatten (miteinander virtuell kommunizieren zum Beispiel über Chatrooms oder Chat-Portale) ist soziale Interaktion für sie gar nicht mehr vorstellbar« (Katzer 2014). Die Anonymität, leichte Handhabung des Internets und die steigende Medienausstattung und Nutzung werden als ideale Bedingungen für Cybermobbing, Cyber-Stalking und Cybercrime deutlich. Zudem kann Cybermobbing jederzeit und überall, im Unterschied zu dem klassischen Mobbing, stattfinden (Fawzi 2015).

Auswirkungen von Mobbing bzw. Cybermobbing auf Betroffene

Die verschiedenen Formen des Mobbings können gravierende psychische und körperliche Erkrankungsprävalenzen zur Folge haben. Dies wird schon im sogenannten Mobbing-Report aus dem Jahre 2002 von den Autoren Langenhoff, Meschkutat und Stackelbeck festgestellt:

»Es kann sich auf die Gesundheit, die berufliche und private Situation auswirken. Welche dieser drei Bereiche zum Tragen kommt, ist individuell unterschiedlich. Dies ist zum einen abhängig von der Dauer und der Intensität des Mobbings, zum anderen auch von persönlichen Bewältigungsstrategien und der Unterstützung durch andere Personen. Im Extremfall erleben Mobbing-Betroffene negative Auswirkungen in allen drei Bereichen« (Meschkutat et al. 2002, S. 76).

Das »Bündnis gegen Cybermobbing e. V.« differenzierte in einer Studie aus dem Jahre 2014 die Auswirkungen von Mobbing und Cybermobbing (Schneider et al. 2014). So gaben 48 % der befragten Mobbingopfer und 31 % der Cybermobbing-Opfer an, unter Persönlichkeitsveränderungen zu leiden. 47 % der Mobbingopfer und 29 % der Cybermobbing Opfer berichteten von Depressionen. Im Kontext dieser psychischen Erkrankung stuften sich 13 % der Mobbingopfer und 10 % der Cybermobbingopfer als latent suizidgefährdet ein. 35 % der Mobbingopfer und 20 % der Cybermobbingopfer berichteten von aufgetretenen Zwangsstörungen (Schneider et al. 2014).

Die Auswirkungen auf den Arbeitsplatz und die berufliche Lebenssituation sind gravierend. 30,8 % haben, nach dem Mobbing-Report 2002, freiwillig den Arbeitsplatz im Unternehmen gewechselt, 8,2 % wurden unfreiwillig in eine andere Abteilung oder einen anderen Arbeitsplatz versetzt. Weitere 22,5 % kündigten das Arbeitsverhältnis und 14,8 % wurden vom Arbeitgeber gekündigt (Meschkutat et al. 2002). Die Studie aus dem Jahre 2014 von Schneider et al. kommt zu ähnlichen Ergebnissen. Die Mobbing- bzw. Cybermobbingopfer denken signifikant häufiger über eine Versetzung in eine andere Abteilung bzw. einen Arbeitgeberwechsel nach. Im Vergleich zu nicht betroffenen Arbeitnehmern entspricht dies einer 89 %-igen Auftrittserhöhung bei Mobbing- und einer 121 %-igen Auftrittserhöhung bei Cybermobbinopfern. Bezüglich des Wechsels des Arbeitgebers denken 31,7 % der Opfer von Mobbing und 36,4 % der Opfer von Cybermobbing über einen Arbeitsplatzwechsel nach. Somit ist das Risiko, den Arbeitsplatz zu verlieren bzw. zu wechseln, bei Mobbingopfer um ein 1,7-faches und bei Cybermobbingopfern um ein 1,9-faches höher als bei nicht betroffenen Kolleg*innen (Schneider et al. 2014).

Cybermobbing in verschiedenen Lebensbereichen

Cybermobbing in Schulen

Nach der Studie »Meinungspuls Cybermobbing« der Techniker Krankenkasse (2011) sind von den oben aufgeführten Cybermobbingformen 18 % von »Schikane«, 13 % von »Verunglimpfung«, 8 % von »Betrug«, 5 % von »Ausgrenzung« und 3 % von »Verrat« betroffen (Techniker Krankenkasse 2011).

Bei dieser Studie wurde auch danach gefragt, wie ein solches Cybermobbing per Internet oder Handy von den betroffenen Jugendlichen (14.–20. Lebensjahr) empfunden wird. Hierbei waren Mehrfachnennungen möglich. Folgende Aussagen der Betroffenen konnten verifiziert werden:

- 66 %: »Ich war sehr wütend.«
- 35 %: »Ich war sehr verletzt.«
- 21 %: »Ich war sehr verzweifelt.«
- 20 %: »Ich fühlte mich hilflos.«
- 18 %: »Ich konnte schlecht schlafen.«
- 6 %: »Ich hatte Kopfschmerzen.«
- 6 %: »Ich hatte Bauchschmerzen.«

Die psychische Belastungsdimension, auch im Kontext psychosomatischer Erkrankungen, wird deutlich.

Laut der JIM-Studie aus dem Jahre 2017 des Medienpädagogischen Forschungsverbundes Südwest nutzen 89 % der Jugendlichen und jungen Erwachsenen täglich das Internet und 93 % ein Smartphone (Feierabend et al. 2017). Das »Bündnis gegen Mobbing e.V.« ermittelte in der 2017 durchgeführten Studie »Cybermobbing bei Schülerinnen und Schülern« eine durchschnittliche Internetnutzung bei Kindern und Jugendlichen von 2,3 Stunden pro Tag. Diese Stundenanzahl steigt bis zum 18. Lebensjahr auf 3,4 Stunden pro Tag an und sinkt danach wieder leicht und pendelt sich bei 3,2 Stunden pro Tag ein (Leest und Schneider 2017). Mit zunehmender Internetnutzung nimmt auch die Gefahr zu, Opfer von Cybermobbingattacken zu werden. Bei den Kindern unter zehn Jahren sind derartige Vorkommnisse, nach den Aussagen der Eltern, eher selten der Fall: Am häufigsten werden Jugendliche im Alter von 14 Jahren Opfer von Cybermobbing- Angriffen (17 %) (Leest und Schneider 2017).

Leest und Schneider (2017) vergleichen bei ihrer Untersuchung Daten aus dem Jahre 2013 mit denen aus dem Jahre 2017. Sie stellen dabei einen deutlichen Anstieg von Cybermobbing-Fällen in allen Altersgruppen fest. Mit zunehmender Internetnutzung nimmt die Cybermobbing-Rate ebenfalls zu. Dieser Anstieg beträgt innerhalb von vier Jahren 160 %. Gleichzeitig sind 2017 Cybermobbing-Fälle bei Kindern im 9. Lebensjahr festzustellen. Ab dem 15. Lebensjahr nehmen die Cybermobbing-Fälle wieder ab. Das Fazit der Autoren: generell nehmen die Cybermobbing-Übergriffe deutlich zu und es sind immer häufiger auch jüngere Kinder davon betroffen (Leest und Schneider 2017). Die verschiedenen Schulformen korrelieren mit einer unterschiedlichen Auftrittsquote von Cybermobbing-Vorfällen.

Die höchste Cybermobbing-Quote findet man in Haupt- und Werkrealschulen mit 17,4%, an zweiter Stelle folgen die Gesamt- und Berufsschulen mit 11,8% und an dritter die Gymnasien mit 11,3%. In den Grundschulen finden wir eine Cybermobbingquote von 5,2%, in Realschulen liegt sie bei 10,7% (Leest und Schneider 2017). Die Art und Weise des Cybermobbings beinhaltet folgende Verhaltensweisen:

- Beschimpfungen und Beleidigungen (60% bei Jungs, 77% bei Mädchen),
- Verbreitung von Lügen und Gerüchten (32% Jungs, 58% Mädchen),
- Unter Druck gesetzt/erpresst/bedroht zu werden (21% Jungs, 27% Mädchen),
- Ausgrenzung/Ablehnung von Kontaktanfragen (23% Jungs, 24% Mädchen),
- Private Fotos wurden kopiert und woanders veröffentlicht (23% Jungs, 21% Mädchen),
- Verbreitung unangenehmer/peinlicher Fotos/Filme (26% Jungs, 17% Mädchen). (Leest und Schneider 2017).

Cybermobbing im Berufsalltag

Eine Studie der Hong Kong Baptist University aus dem Jahre 2013 ergab, dass von den verschiedenen Arten des Cybermobbings bei Erwachsenen 44% der Opfer durch die Verbreitung höchst privater Informationen und Nachrichten und unerlaubter Fotos und Videos betroffen sind (Schneider et al. 2014). Eine Umfrage zum Thema Cybermobbing bei Erwachsenen durch das »Bündnis gegen Cybermobbing e.V.« ergab, dass ein zentraler Risikofaktor generell, von Mobbing betroffen zu sein, die Hierarchien der Arbeitswelt darstellen, die häufig eine Machtungleichheit bzw. ein Machtgefälle bezüglich des beruflichen Status beinhalten. Bei dieser durchgeführten Befragung gaben 28% der Teilnehmer an, bereits Opfer von Mobbing und 8% Opfer von Cybermobbing gewesen zu sein (Schneider et al. 2014). Mobbing und Cybermobbing spielen demnach auch eine bedeutsame Rolle bei Erwachsenen und speziell im Berufsleben.

Präventionsmaßnahmen

Zunehmend ist ein Bewusstsein für diese neue Form von Gewalt in der Gesellschaft entwickelt worden. Dies hat zur Folge, dass immer häufiger und differenzierter Präventionsmaßnahmen vor Mobbing und Cybermobbing in Schule und dem beruflichen Alltag angeboten und durchgeführt werden. Neben dieser Form der Präventionsarbeit kann aber auch das persönliche und familiäre Umfeld und die politische legislative und judikative Rahmensetzung von Beziehungsstrukturen bzw. das Verfolgen von Straftaten zu einer Reduzierung der Mobbing-Gewalt beitragen.

Im Kontext einer persönlichen bzw. familiären Präventionsarbeit stehen Verhaltensweisen von Kindern und Jugendlichen, die als mögliche Warnhinweise auf stattgefundenes oder stattfindendes Cybermobbing interpretiert werden könnten. Dies könnten unter anderem folgende Verhaltensauffälligkeiten der betroffenen Kinder/Jugendlichen sein:

- Verschlechterung von schulischen Leistungen,
- sozialer Rückzug,
- neu zu beobachtendes aggressives oder depressives Verhalten,
- Rückzug von Freunden,
- Verhaltensvariation, was die Nutzung des Internets angeht etc. (Katzer 2014).

Bei der Wahrnehmung solcher Verhaltensveränderungen sollte immer auch an Mobbing bzw. Cybermobbing gedacht werden und das Gespräch mit dem Kind bzw. den Jugendlichen gesucht werden. Davon betroffene Eltern sollten dann die Kommunikation mit der Schule, Lehrern, Schulpsychologen und Schulsozialarbeitern suchen. Gemeinsam sind Strategien der Prävention zu entwickeln und durchzuführen. Hierbei nimmt die Schulsozialarbeit eine besonders bedeutsame Rolle ein. Teilweise gibt es auch sogenannte Anti-Mobbing-Beauftragte an Schulen. In Form von Schüler- und Elternveranstaltungen sollen die Gefahren des Internets und der sozialen Medien näher beschrieben und eine richtige respektvolle und wertschätzende Mediennutzung vermittelt werden, um hierdurch u.a. aktiv Cybermobbing zu verhindern und vorzubeugen. Befragungen zeigten, dass Eltern bei konkreten Vorkommnissen von den Schulen disziplinarische Konsequenzen (68%) und die Inanspruchnahme von externer Hilfe z.B. durch die Polizei oder psychologische Dienste (73%) erwarten. Auf schulischer Seite werden bei einem Konfliktfall immer häufiger im Vorfeld entwickelte Interventionsstrategien vermittelt (66% der Schulen) sowie Jugendliche Streitschlichter (in 63% der Schulen) eingesetzt. Zudem werden immer häufiger Workshops rund um die Themen Medienerziehung sowie Risiken und Nutzen des Internets sowie Informationsveranstaltungen zum Thema Cybermobbing angeboten (Leest und Schneider 2017). Die Landesanstalt für Medien Nordrhein-Westfalen hat ein interessantes bildungspolitisches Projekt installiert mit dem Namen »Medienscouts an Schulen«. Zentraler Bestandteil dieses Projektes ist die Aufklärung der Schüler*innen der 5.–7. Klassen durch die Schüler*innen der 9. Klasse bezüglich der Gefahren der Nutzung sozialer Netzwerke, der Bedeutung des Cybermobbings und der vorhandenen selbstschützenden Fähigkeiten aller Mitschüler*innen in diesem Kommunikationsbereich (Katzer 2014).

Im beruflichen Kontext gibt es zum Thema Mobbing und Cybermobbing nur vereinzelt betrieblich vorgesehene Präventionsstrategien. So ergab die Studie »Mobbing und Cybermobbing bei Erwachsenen«, dass bei weit über der Hälfte aller deutschen Unternehmen keine Präventionsmaßnahmen zu dieser Gewaltform bestehen. Nur wenige Unternehmen haben Anlaufstellen für Mobbingvorfälle oder schulen ihre Führungskräfte zu diesem Thema. Von den Angestellten wünschen sich 74% eine schärfere Gesetzgebung, 73% öffentliche Hilfe- und Beratungsstellen und 63% mehr Hilfestellung durch die Politik (Schneider et al. 2014).

Unterstützungs- und Hilfsinterventionen

Rechtliche Interventionsmaßnahmen für betroffene Opfer stellen der § 186 Strafgesetzbuch zum Straftatbestand »der üblen Nachrede« sowie der § 185 Strafgesetzbuch zum Straftatbestand »der Beleidigung« dar.

Eine Befragung betroffener Opfer hat ergeben, dass das Outen, von Mobbing oder Cybermobbing betroffen zu sein, häufig mit sehr viel Scham verbunden ist. Am häufigsten wenden sich die Opfer, um Hilfe zu erhalten, an Partner oder die Familie, gefolgt von dem Freundeskreis, dem Hausarzt und erst danach wird spezifische professionelle Unterstützung in Form von Psychotherapeuten und Beratungsstellen sowie Selbsthilfegruppen in Anspruch genommen (Stock 2011). Immer häufiger werden von Fachberatungsstellen Selbsthilfemaßnahmen vermittelt. Zum Beispiel wird ein »Anti-Mobbing-Fahrplan« empfohlen. Dieser Leitfaden des Umgangs mit dieser Gewalterfahrung beinhaltet die Empfehlung, dass Betroffene die Situation nicht verdrängen sollen, mögliche Beweise sammeln, vorzugsweise ein Tagebuch führen und zunächst ein Gespräch mit dem Verursacher suchen sollten. Ziel ist es, frühzeitig Ursachen und Lösungen zu entwickeln und Mobbinghandlungen zu unterbinden. Falls dies nicht zu einer Unterlassung des Mobbings führt, sollte professionelle Hilfe in Anspruch genommen werden. Weiterhin wird die Schaffung von Ausgleichsituationen für die Betroffenen empfohlen, worunter man Entspannungsübungen, Sport, Gespräche mit Freunden usw. versteht (Stock 2011). Ein weiteres mögliches Handlungsszenario ist ein persönliches Energiediagramm zu zeichnen. Dies soll als Reflexionsbasis dienen, um Energie gewinnende und Energie verbrauchende Aspekte bei der Lebensgestaltung zu identifizieren. Anschließend sollen sich die Betroffenen durch einen Reflexionsprozess fragen, ob sie mit ihrer Verteilung zufrieden sind, welche Bereiche des Diagramms sie verändern könnten und wie die Verteilung vor einer Mobbingsituation ausgesehen hat (Kolodej 2018). Zusätzlich wird immer häufiger eine Opferberatung im Internet durch sozialpädagogische Fachkräfte angeboten. Hier sind die Onlineberatungsstellen Wildwasser e. V. und Dunkelziffer e. V. beispielhaft zu nennen (Katzer 2014).

5.5.4 Trauma-Theorien

Fischer (1996) definiert ein extremes psychisches Trauma mit der Umschreibung: »Ein Trauma ist ein vitales Diskrepanzerlebnis zwischen bedrohlichen Situationsfaktoren und individuellen Bewältigungsmöglichkeiten, das mit Gefühlen von Hilflosigkeit und schutzloser Preisgabe einhergeht und so eine dauerhafte Erschütterung von Selbst- und Weltverständnis bewirkt« (Fischer et al. 1996).

Die WHO definiert Traumata im ICD-10 als »…ein belastendes Ereignis oder eine Situation außergewöhnlicher Bedrohung oder katastrophenartigen Ausmaßes (kurz- oder langanhaltend), die bei fast jedem eine tiefe Verstörung hervorrufen würde« (Landolt 2004, S. 31).

Es wird zwischen einer *primären, sekundären und tertiären Traumatisierung* differenziert (Figley und Mitchell 1995). Eine *primäre Traumatisierung* liegt dann vor, wenn das traumatische Ereignis selbst miterlebt wurde, es handelt sich demzufolge um das direkte Opfer des Trauma-Ereignisses, es besteht ein direkter zeitlicher Zusammenhang, es werden unmittelbare sensorische Erfahrungen gemacht. Bei der *sekundären Traumatisierung* sind anwesende Beobachter, Angehörige oder auch das Rettungspersonal bis hin zu Therapeuten des direkt Traumatisierten betroffen. Es besteht ein zeitlicher Abstand zum Geschehen, es wurden keine eigenen sensorischen Eindrücke erfahren, aber es kann zu einer Übertragung der Gefühle des primär Betroffenen kommen. Es handelt sich sozusagen um eine Übertragung der Traumatisierung vom Betroffenen auf eine andere primär nicht beteiligte Person aufgrund der Schilderung des Erlebten. Ebenfalls in diesem Zusammenhang verwendete Begriffe wären »vicarious traumatization« (stellvertretende Traumatisierung) oder auch »compassion fatigue« (Mitempfindungs-Müdigkeit) (siehe auch Daniels 2006).

Es wird zudem zwischen zwei Trauma-Typen differenziert (Landolt 2004). Traumatisierungen nach Typ-1 sind einmalige Ereignisse, die spontan, akut und unvorhersehbar geschehen wie z. B. ein Verkehrsunfall. Typ-2-Traumatisierungen treten wiederholt auf und sind teilweise auch vorhersehbar. Diesbezügliche Beispiele wären Kriegseinsätze oder auch wiederholt stattfindender sexueller Missbrauch. Des Weiteren wird zwischen »man-made disaster« und Naturkatastrophen bzw. technischen Katastrophen unterschieden. Bei »man-made disaster« ist der Katastrophenverursacher ein Mensch. Typ-2-Traumata und von Menschen verursachte Traumatisierungen gelten als schwerwiegender, da das Vertrauen in menschliche Beziehungen fundamental erschüttert würde (Landolt 2004).

Die Art des Traumas sowie die Verarbeitung und Bewältigung des Erfahrenen sind dann wiederum entscheidend für die Entwicklung eines *Posttraumatischen Belastungssyndroms (PTB)*. Besonders dann, wenn der Betroffene Ohnmacht, Hilflosigkeit und starke Angst während des Trauma-Ereignisses empfunden hat, kann es zu einer PTB kommen. Dies geschieht dann wiederum häufig, wenn das Ereignis mit einer unmittelbar empfundenen Todesgefahr, aus Angst vor einer schweren Verletzung oder der Beobachtung bzw. der Angst, dass eine dritte Person schwer verletzt oder getötet wird, verbunden war.

Die *tertiäre Traumatisierung* oder auch das *Modell der sequenziellen Traumatisierung* nach Hans Keilson (2005) ist gerade im Kontext der Behandlung Traumatisierter von Bedeutung. So kann die Art und Weise der Traumaver- und bearbeitung in Bezug auf die Traumabegleiter ausschlaggebender sein als das traumatische Ereignis selbst. Diese eventuell stattfindende *tertiäre Traumatisierung* ist entscheidend für die Ausbildung einer Traumatisierungsreaktion bzw. Chronifizierung psychischer und physischer Beeinträchtigungen. Traumaverarbeitung ist ein Prozess, den die Behandelnden mitgestalten und begleiten können, es ist kein abgeschlossenes Ereignis. Entscheidend in dieser »dritten Phase« der Traumaarbeit ist es, dass ein neues Leben mit sozialer Sicherheit und Stabilität aufgebaut werden kann und wird. Dies beinhaltet ein empathisches, authentisches von Ernsthaftigkeit geprägtes Therapiekonzept. Dies ist eine interdisziplinäre Aufgabe, in der besonders auch die Sozialarbeit eine wichtige Rolle spielen kann (Gahleitner und Schulze 2009). Der Patient muss sich wertgeschätzt und ernstgenommen fühlen. Kommt es im Kontext der professionellen Begleitung und Behandlung nicht zu einer entsprechenden Verarbeitung, sind die Traumabegleiter somit aktiv am Traumaprozess, an einer tertiären Traumatisierung beteiligt.

5.6 Umwelt und Krankheit

Die Berücksichtigung von Umweltaspekten von Gesundheit und Krankheit sprengt den traditionellen Rahmen der Sozialmedizin. Ähnlich wie die Arbeitsmedizin hat sich auch die Umweltmedizin als eigene Disziplin etabliert. Und doch ist die Beziehung zwischen Umwelt und Gesundheit natürlich auch ein Thema der Sozialmedizin, wenn nicht in ihren toxikologischen Details, so doch in ihrem Verständnis davon, dass »unsere Umwelt« von uns gesellschaftlich geprägt, verändert und tagtäglich beeinflusst wird. Selbst die »natürlichen« Umwelteinflüsse wie Klima und Wetter stellen sich heute als durch gesellschaftliche Bedingungen verändert und somit für die Gesundheit der Menschen bedrohlich dar. Als Schlagworte dieser Bedrohung gelten z. B. »Zerstörung der Ozonschicht«, »Treibhauseffekt«, »Luftverschmutzung«, »saurer Regen«. Auch wenn es sich dabei um »*globale* Probleme« handelt, handelt es sich doch auch um Ergebnisse unendlich vieler einzelner *lokaler* Verstöße gegen die Natur, die von uns selber zu verantworten sind und auch nur von uns verändert werden können: im individuellen Verhalten, in der kommunalen Politik oder in nationalen sowie internationalen Entscheidungen, die von uns mitzubestimmen sind.

Klimawandel

»Geänderte Klimabedingungen können das Auftreten, Verhalten oder die Entwicklung von Pflanzen und Tieren beeinflussen, die gesundheitliche Risiken mit sich bringen« (Hübener 2018, S. 4). Der Klimawandel führt besonders auf der nördlichen Halbkugel zu einer Temperaturerhöhung. Hitze und Kälte haben einen sehr starken Einfluss auf das Wohlbefinden und die Gesundheit des Menschen. Besonders hohe Temperaturen führen zu Unbehagen und können lebensbedrohlich sein. Bei Hitzeereignissen sind insbesondere ältere Menschen, kranke Menschen, Säuglinge und Kleinkinder gefährdet. Temperaturen von über 30 °C gehen mit einer erhöhten Letalitätsrate einher (Hübener 2018). Die veränderten klimatischen Verhältnisse führen auf der nördlichen Halbkugel zunehmend zur Ausbreitung und Ansiedlung von Krankheitserregern und Krankheitsüberträgern, die bisher nur auf der südlichen Halbkugel bekannt waren. Als Beispiel können hier bestimmte Arten von Stechmücken aufgeführt werden, wie zum Beispiel die asiatische Tigermücke. Sie kommt mittlerweile auch in Deutschland vor und verursacht das gefährliche Dengue-Fieber, eine hochfieberhafte Viruserkrankung (Hübener 2018). Auch die Auswirkungen des Klimawandels auf die Pflanzenwelt stellen ein Gesundheitsrisiko für den Menschen dar. Aufgrund der hohen Temperaturen verfrüht sich der Blütenbeginn verschiedener Pflanzen und führt zu einer Verlängerung des Pollenflugs, was dann wiederum zu einer Zunahme von Allergien führt. Bisher in Deutschland unbekannte Pflanzen wie zum Beispiel das Traubenkraut gedeihen und verursachen ebenfalls vermehrt allergische Reaktionen (Hübener 2018). Die erhöhten Temperaturen führen auch zu einer erhöhten Ozonbelastung, auf die ca. 10% der Menschen mit Atembeschwerden, Atemwegsentzündungen, Kopfschmerzen und anderen Symptomen reagieren.

In ▶ Tab. 5.5 werden einige Beispiele über die vielfältigen Beziehungen zwischen Umweltbedingungen (Klima, Luft, Wasser, Boden) und ausgewählten Krankheiten gegeben.

Tab. 5.5: Umweltprobleme und gesundheitliche Folgen

Umweltproblem	Ursachen	Gesundheitliche Folgen
Zerstörung der Ozonschicht	Spurengase wie industriell produzierte Fluorchlorkohlenwasserstoffe (FCKW), Stickstoffoxyd, Methan, Kohlendioxyd	Zunahme der UV-Bestrahlung und damit insbesondere von Hautkrebserkrankungen und Augenerkrankungen
Treibhauseffekt	Spurengase wie Kohlendioxyd (insbesondere durch Verbrennung fossiler Energieträger), Methan, FCKW, Ozon, Stickstoffoxyd	Temperaturanstieg mit Auswirkungen auf die Landwirtschaft und damit die Ernährungssituation, Klimaveränderungen mit der Gefahr von Klimakatastrophen
Luftverschmutzung	Schadstoffbelastung mit Schwefeldioxyd (insbesondere aus Kraftwerken und Fernheizwerken), Stickstoffoxyd (insbesondere durch Verkehr), Kohlenmonoxyd (insbesondere durch Verkehr), Staub (insbesondere durch Industrie), organische Verbindungen (insbesondere durch Verkehr)	Insbesondere Erkrankungen der Atemwege (chronische Bronchitis, Allergien, Krebserkrankungen)
Wasserverschmutzung	Industriechemikalien, Pflanzenschutzmittel, Düngung mit Nitratverbindungen	Direkt und durch Eindringen in die Nahrungskette indirekt verursachte Erkrankungen insbes. Vergiftungen, Allergien, Krebserkrankungen
Schadstoffbelastung der Böden	Abfälle, Bodenversauerung (siehe Luft- und Wasserverschmutzung), Düngung	Insbesondere durch Eindringen in die Nahrungskette verursachte Erkrankungen (Allergien, Krebserkrankungen)

Umwelthormone

Ein zunehmendes Gesundheitsgefahrenpotenzial stellen sogenannte Umwelthormone für den Menschen dar. Eine Quelle dieser sogenannten Umwelthormone oder auch als endokrine Disruptoren bezeichnet finden wir in der Nahrung, in verschiedenen Lebensmitteln und dem Trinkwasser. Aufgrund der Beeinflussung hormoneller Vorgänge im menschlichen Organismus ist davon auszugehen, dass endokrine Disruptoren für das Auftreten zahlreicher, vor allem hormonabhängiger Erkrankungen, mitverantwortlich sind. Dies wird insbesondere bei hormonabhängigen Krebserkrankungen wie Brustkrebs und Hodenkrebs diskutiert. Des Weiteren scheinen endokrine Disruptoren auch neurologische Erkrankungen mit zu verursachen, wie Demenz, Stoffwechselerkrankungen wie Diabetes mellitus und Verhaltensauffälligkeiten wie das Aufmerksamkeitsdefizitsyndrom. Dies müsste aber noch intensiver wissenschaftlich untersucht und verifiziert werden. Wissenschaftlich bestätigt ist hingegen, dass diese Umwelthormone zu einer erhöhten Fehlbildungsrate von Geschlechtsorganen führen und die Spermienqualität des Mannes erniedrigen (Umweltbundesamt 2009: Umwelthormone).

Luftverschmutzung

Die zunehmende Luftverschmutzung ist einer der größten Risikofaktoren für umweltbedingte Gesundheitsschäden. So wird die Anzahl vorzeitiger Todesfälle im Kontext einer Außenluftbelastung bei chronisch obstruktiven Lungenerkrankungen, Herz- Kreislauferkrankungen und Lungenkrebs auf ca. 500.000 pro Jahr geschätzt. Besonders in einkommensschwächeren Ländern geht man von ca. 120.000 Todesfällen durch eine Innenraumluftbelastung im Zusammenhang mit der Verfeuerung fester Brennstoffe aus (Werschkun 2017).

Eine zu hohe Konzentration bestimmter Inhaltsstoffe der Luft kann ebenfalls zu gesundheitsgefährdenden Auswirkungen für den Menschen führen. Feinstaubemissionen haben hierbei eine besondere Bedeutung. Feinstaub entsteht durch Verbrennungsmechanismen unter anderem durch Verbrennungsanlagen und durch Kraftfahrzeuge, besonders diejenigen, die mit Dieselmotoren ausgestattet sind. Die Feinstaubpartikel geraten in den oberen und unteren Atmungstrakt, also in Nasenhöhle, Rachen- und Kehlkopfbereich bis in die Bronchien und die kleinsten Sauerstoffaustauschorte, die Alveolen. Über diesen Weg können Sie dann auch direkt in den Blutkreislauf gelangen. Die hierdurch bedingten möglichen gesundheitlichen Folgen sind mannigfaltig, Entzündungen der Schleimhäute, der Luftröhre und der Lunge, sowie eine verstärkte Plaquebildung in den Blutgefäßen und vieles mehr. Benzol ist im Benzin enthalten und entweicht beim Tanken des Kraftfahrzeugs sowie beim Fahren. Schon die Aufnahme von geringen Mengen ist schädlich. Bei einer längeren Kontamination können innere Organe sowie das Knochenmark geschädigt werden. Benzol wird als eine krebserregende Substanz eingeordnet. Stickstoffoxide entstehen ebenfalls bei Verbrennungsprozessen, wie zum Beispiel bei Verbrennungsmotoren von Kraftfahrzeugen. In Verbindung mit Kohlenwasserstoff sind Stickstoffoxide für die hohe Ozonbelastung besonders im Sommer verantwortlich. Sie stellen somit auch einen Teil der Feinstaubbelastung in unserer Umwelt dar. Besonders in städtischen Ballungszentren stellen Kraftfahrzeuge die größte Stickstoffoxidquelle dar. Für Menschen mit Lungenerkrankungen, wie zum Beispiel Asthmatiker, sind Stickstoffoxide eine zusätzliche umweltbedingte krankheitsverschlimmernde Komponente. Ob Stickstoffoxide auch bei der Entstehung von Lungenerkrankungen eine wesentliche Rolle spielen, muss wissenschaftlich noch weiter untersucht werden. Vieles deutet jedoch darauf hin (Umweltbundesamt 2009: Stickstoffoxide).

So gibt es Hinweise darauf, dass es bei Kindern und Jugendlichen einen Zusammenhang zwischen der Häufigkeit des Auftretens von Asthma bronchiale, Bronchitis und Allergien gibt, je geringer der Abstand ihrer Wohnung zu einer verkehrsreichen Straße ist (RKI 2015, S. 185). Zudem konnte ein Zusammenhang von der regelmäßigen Exposition durch den Straßenverkehr verursachter Luftverschmutzung mit dem häufigeren Auftreten von Frühgeburten festgestellt werden (Bolte und Kohlhuber 2008, S. 731).

Da der Mensch in den Industrienationen über 80 % des Tages in Innenräumen verbringt, und davon wiederum im Durchschnitt zwei Drittel in der eigenen Wohnung (RKI 2015), ist die Luftqualität dort besonders wichtig. Einerseits gibt es in den Räumen bestimmte Emissionsquellen, andererseits können beim Lüften Schadstoffe aus der Außenluft in die Innenräume gelangen. Besonders in der Nähe von verkehrsreichen Straßen kann dies ein gesundheitliches Risiko darstellen (Reichl 2011). Emissionsquellen für die Innenraumluft sind zum Beispiel das Rauchen von Tabak, das toxische Stoffe freisetzt, die Verwendung von Gasherden oder Heizungssysteme im Innenraum, wie Ofenheizungen, aber auch die Verwendung von Baumaterialien zur Raumausstattung (Baustoffe und Möbel, Farben), wie Formaldehyd, Lindan und PVC (Polyvinylchlorid). Das körperliche Beschwerde- und Krankheitsspektrum geht von Antriebslosigkeit, Müdigkeit, Kopfschmerzen bis zu Atem- und Herzbeschwerden sowie Leber- und Nierenfunktionsstörungen (Reichl 2011).

Insbesondere Raucherhaushalte sind von einer gesundheitsgefährdenden Konzentration von schädlichen Substanzen betroffen. Gerade Kinder reagieren sehr sensibel auf die Inhaltsstoffe des Tabakrauchs. Menschen, die regelmäßig mit Passivrauch in Kontakt treten, haben ein erhöhtes Risiko, dadurch Krankheiten und Beschwerden zu bekommen. Hierzu zählen insbesondere Herz-Kreislauf-, Krebs- und Atemwegserkrankungen (RKI 2015, S. 186). Ein weiterer gesundheitsschädigender Faktor ist die Schimmelpilzbildung innerhalb des Wohnbereichs. Diese entstehen, wenn nicht genügend gelüftet wird, aber auch, wenn bauliche Mängel am Gebäude bestehen, die den notwendigen Luftaustausch verhindern. Eine spezielle Studie zu dieser Gefahrenkonstellation (DEDS1, 2008–2011) ergab, dass bei 11,3 % der Erwachsenen in deren Wohnung muffiger Geruch oder ein Schimmelpilzbefall wahrgenommen wurde. Zudem wurde in dieser Studie festgestellt, dass bei Kindern zwischen dem 3.–14. Lebensjahr bei 6 % eine Sensibilisierung gegenüber verschiedenen Schimmelpilzarten festzustellen war. Als gesundheitliche Beschwerden können allergische Sensibilisierungen und auch allergische Erkrankungen entstehen (RKI 2015, S. 187).

Lärmbelastung

Ein weiterer Einflussfaktor, der die Gesundheit gefährden kann, ist die Belastung durch Lärm. Auch hier ist es der motorisierte Straßenverkehr, gerade in städtischen Gebieten, der besonders eine Lärmbelastung darstellt. Aber auch Menschen, die in Wohngebieten leben, die sich in den Landeflug- und Abflug-Schneisen von größeren Flughäfen befinden, sind einer besonderen Lärmbelastung ausgesetzt. Unter anderem kann durch den ständigen Geräuschpegel das Schlafen negativ beeinflusst werden. Denn regelmäßiger nächtlicher Lärm stimuliert die Adrenalin-Ausschüttung, dadurch können auch gesunde Menschen gesundheitliche Probleme bekommen, da hierdurch das Herz-Kreislauf-System belastet wird. Neben dem Verkehrslärm gibt es gerade im städtischen Raum auch andere Geräuschquellen, die als Belastung wahrgenommen werden können. Dies können zum Beispiel Lärmemissionen durch Gewerbebetriebe, Industrieanlagen und die Nachbarschaft sein (RKI 2015, S. 185).

Umwelt und Sozialstatus

Die sogenannte Environmental-Justice-Forschung belegt eindrucksvoll die erhöhte Umweltbelastung sozial benachteiligter Bevölkerungsgruppen. So leben z. B. in Deutschland Menschen der unteren sozialen Schichten häufiger in Wohngebieten mit erhöhter Luftschmutzbelastung (Becker 2003, Maschewsky 2004). Alleinerziehende Eltern, und dies sind zu über 90 % Mütter, gehören zu einer Personengruppe, die häufig von Einkommensarmut betroffen ist (ca. 35 %). Die betroffenen Mütter und deren Kinder sind somit auf billigen Wohnraum angewiesen, was sie dann wiederum zu einer besonders gefährdeten Gruppe im Hinblick auf erhöhte Luftbelastungen macht. Man kann durchaus von einer gender-relevanten Problemkonstellation in diesem Zusammenhang sprechen (Buchholz 2005).

Ähnlich verhält es sich bei dem Umweltbelastungsfaktor Lärm. Wiederum sind es sozial benachteiligte Menschen, die häufiger einer erhöhten Lärmbelastung ausgesetzt sind. Derartig exponierte Wohngebiete haben einen niedrigeren Mietspiegel und werden daher häufiger von Menschen, die über wenig finanzielle Ressourcen verfügen, angemietet. Lärmbelastungen durch z. B. Verkehrslärm (Autoverkehr, Bahnverkehr oder auch Fluglärm) haben gerade für Kinder mannigfaltige negative Auswirkungen. Sie führen zu Schlafstörungen, Konzentrationsstörungen und multiplen psychosomatischen Beschwerden. Die »Münchner Fluglärmstudie« belegte eindeutig die negativen Auswirkungen auf die kognitive Leistungsfähigkeit von Kindern aufgrund der Fluglärmbelastung durch den Münchner Flughafen (Sachverständigenrat für Umweltfragen 2002; Deutscher Bundestag 2002, S. 271–285). Der Lärm bzw. die Ursache des Lärms haben somit konkret gesundheitliche, aber auch soziale und psychosoziale Folgen. Umweltbelastungen sind im Kontext von Schwangerschaft und Geburt besonders zu berücksichtigen. So zählen Schwangere, Kinder, Kranke und alte Menschen zu den besonders gegenüber Lärm schutzbedürftigen Personen (Jansen 2004). Lärmbelastung korreliert mit einer erhöhten Komplikationsrate in der Schwangerschaft und einem niedrigeren Geburtsgewicht (Maschke 2001).

U. a. die erwähnten, schon seit Jahrzehnten vorliegenden Studien, belegen eindeutig eine hohe Korrelation zwischen sozioökonomischem Status und umweltbedingten Gesundheitsbelastungen. Hierbei spielt eine nähere Betrachtung der sogenannten Mikroebene (individuelle Ebene), Mesoebene (zum Beispiel dem Wohngebiet) und der Makroebene (insbesondere z. B. die politischen Gegebenheiten) eine wichtige Rolle. Natürlich ist die individuelle Ebene, das individuelle Verhalten eine ausschlaggebende Komponente. Dennoch empfinden wir im Kontext von Prävention und Gesundheitsverhalten die Fokussierung auf die Verhaltensprävention als problematisch. Das Verhalten der Menschen hängt von Informationen und einem chancengleichen Bildungszugang ab. Gerade Menschen, die in sozioökonomisch prekären Verhältnissen leben, ist dieser Zugang oft nicht möglich. Es soll niemand aus seiner Selbstverantwortung entlassen werden, dennoch sind für uns die Meso- und Makroebene entscheidende Stellschrauben im Hinblick auf eine Gesundheitsgefährdung durch Umwelteinflüsse in Beziehung zu dem sozialen Status von Menschen. Bolge und Kohlhuber beschreiben dies in folgendem Zitat nachhaltig: »Letztlich ist nicht die individuelle, sondern die kommunale, regionale bzw. staatliche Ebene entscheidend für Interventionen und politische Maßnahmen zur Durchsetzung von Umweltgerechtigkeit« (Bolge und Kohlhuber 2008, S. 732).

5.7 Sexarbeit und Krankheit

Eine zentrale Feststellung schon zu Beginn dieses Kapitels: Die meisten Frauen und Männer prostituieren sich, weil sie von Armut betroffen sind! Armutsprostitution nimmt weltweit und besonders auch in Deutschland zu. Dieses Phänomen wird in unserer Gesellschaft und weltweit tabuisiert. Prostitution in Deutschland ist sehr oft im Kontext von Menschenhandel zu sehen. Zudem nimmt die Prostitution von Bürgern zu, die aufgrund ihrer finanziellen Situation in eine Notlage geraden sind, u. a. auch durch zu niedrige soziale Transferleistungen bedingt. Viele praktische Erfahrungen deuten darauf hin!

Das Bundesfamilienministerium führte im Jahre 2004 eine groß angelegte Befragung von 10.000 Frauen zum Thema Gewaltbetroffenheit durch. Innerhalb dieser Studie wurden auch 110 Prostituierte hinsichtlich der Erfahrung von Gewalt befragt. 82 % der befragten Prostituierten nannten Formen von psychischer Gewalt, 92 % erlebten sexuelle Belästigungen, 87 % erlebten körperliche Gewalt und 59 % erlebten sexuelle Gewalt (Bundesministerium für Familie 2004).

Eine Studie aus dem Jahre 2001 von Zumbeck (2001) befragte 54 Prostituierte zum Kontext Gewalterfahrung. Sämtliche Frauen berichteten von erlebten Traumata. 70 % waren körperlich angegriffen und 68 % vergewaltigt worden. Die Frauen gaben weiterhin an, dass 65 % in ihrer Kindheit körperlich und 50 % sexuell misshandelt wurden.

Frau Dr. Kraus stellt während ihres Vortrages am 25.11.2016 zum Thema Prostitution und Gesundheit folgendes fest:

> »Die ›freiwillige‹ Entscheidung in die Prostitution zu gehen, setzt gewisse Bedingungen voraus. Prostituierte Frauen, die meine Praxis aufgesucht haben, wiesen alle eine Geschichte von mangelndem Schutz in ihrer Kindheit auf und daraus folgend mangelndem Selbstschutz. Diese Frauen haben sehr früh gelernt, sich ›abzuschalten‹«.

Auch hier gibt es vielzählige Studien, die diesen Zusammenhang zwischen Gewalterfahrungen in der Kindheit und Prostitution aufweisen… Die Gewalt in der Prostitution hat viele Gesichter: Es fängt mit einer leichten Bekleidung in der Kälte an oder auch mit dem völligen Nacktsein. In der Straßenprostitution herrschen mangelnde Hygienezustände, keine Waschmöglichkeiten, kein Schutz, keine Sicherheit, Dunkelheit, Kälte, man ist den Blicken der Sexkäufer und Passanten ausgesetzt, die taxieren, abwerten, einen beschimpfen usw.

In den Bordellen sind die Frauen zuerst einmal »eingesperrt«. Das Weisungsrecht hat der Bordellbetreiber, was bedeutet, dass er entscheidet, wer rein darf und wer nicht. Wenn man einen Kontakt zu den Frauen sucht, muss man sich mit den Betreibern »gut stellen«. Der Kontakt zur Außenwelt wird streng reglementiert. Nicht jeder darf mit den Frauen sprechen. Die Frauen sind nicht frei. Die Situation der Frauen in Bordellen ist von keinerlei Selbstbestimmung, von keinerlei Rechten, von Respekt- und Würdelosigkeit dominiert. Paulus (2014) beschreibt die Situation von Sexarbeiterinnen in seinem Buch »Menschenhandel«: Sie sind »von Anfang an Gefangene dieser in weiten Teilen kriminellen Subkulturen im Rotlicht. In der Hierarchie dieser Milieus sind sie ganz unten angesiedelt. Sie sind entrechtet, wehrlos, hilflos ausgeliefert.«

Die Sozialarbeiterin Sabine Constabel, die über 20 Jahre Sexarbeiterinnen begleitet hat, berichtet in einem Interview:

> »Heute sieht die Prostitution so aus, dass ca. 90 % der Frauen aus den ärmeren EU-Ländern aus dem Osten kommen. Circa 30 % sind unter 21 Jahre alt. Die Mehrheit spricht kein Deutsch, manche sind noch nicht einmal alphabetisiert. Sie praktizieren keinen Safer Sex, können keine Grenzen setzen, nicht verhandeln. Sie sind in einer sehr unterlegenen Situation. Sie haben nicht die Macht, ihre Ansprüche durchzusetzen. Für 30 Euro machen sie alles, was die Freier möchten. Sie sind komplett überfordert, komplett traumatisiert« (SWR1 Leute 2013).

Sexarbeiterinnen in Deutschland kommen hauptsächlich aus dem Ausland. Gerade aus Osteuropa werden Frauen unter falschen Versprechen nach Deutschland gelockt, um sie dann in die Prostitution zu zwingen. Besonders häufig kommen die Frauen aus Rumänien (25 %), aus Bulgarien (17 %) und aus Ungarn (11 %).

Im Kontext der Armutsprostitution muss auch erwähnt werden, dass viele der Frauen, die sich prostituieren, von ihren eigenen Familien quasi geopfert werden. Ihre finanziellen Einnahmen gehen häufig an ihre Familien in den Herkunftsländern. Dies bedeutet für die betroffenen Frauen, dass ein Ausstieg aus der Prostitution mit massiven innerpsychischen Auseinandersetzungsprozessen zu tun hat. Sie befreien sich bei einem Ausstieg aus der Prostitution eben dann nicht nur von einem fremden Zuhälter, sondern sie verlassen und trennen sich von ihrer eigenen Familie. Zudem ist die finanzielle Ausbeutung aufgrund hoher Tagesmieten (bis zu 180 Euro Tagesmiete) immens. Dies bedeutet für viele betroffene Frauen, dass sie mehr als sechs Freier bedienen müssen, bevor sie überhaupt etwas verdienen. Sogenannte Flatrate-Bordelle dokumentieren die menschenunwürdige Realität in vielen Bordellen. Die Frauen werden als Komplett-Paket neben dem Konsum von alkoholischen Getränken und Nahrungsmitteln verkauft. Eine besonders abscheuliche Form der Erniedrigung. Die Frauen als Ware anzubieten hat auch dazu geführt, dass Gewalt und die Legalisierung perverser Sexualpraktiken deutlich zugenommen haben. In zahlreichen Freier-Foren (www.freiersblick.de) berichten Männer, wie sie Prostituierte sexuell benutzt haben und interpretieren diese Form von Gewalt als ihr erkauftes Männerrecht.

Aufgrund der teilweise sehr riskanten Sexpraktiken sind die Infektionsraten, insbesondere bezüglich sexuell übertragbarer Erkrankungen, der betroffenen Frauen deutlich angestiegen.

Eine wissenschaftliche Studie aus dem Jahre 2007 (Wolff 2007) zum Gesundheitszustand von Sexarbeiterinnen mit dem Schwerpunkt auf sexuell übertragbare Krankheiten ergab, dass 26 % unter einer behandlungsbedürftigen sexuell übertragbaren Krankheit litten und 42 % der untersuchten Frauen an einer akuten Infektion erkrankt waren.

70 % der Prostituierten haben eine Posttraumatische Belastungsstörung (PTBS) aufgrund von Gewalterfahrungen entwickelt. Somit ist die PTBS bei Sexarbeiterinnen doppelt so hoch wie bei Soldaten aus Kriegsregionen. Weitere häufig feststellbare Erkrankungen sind Suchtkrankheiten (Alkoholkrankheit und illegale Drogenabhängigkeit) sowie Geschlechtskrankheiten (Hepatitis B, Hepatitis C, AIDS, Syphilis, Gonorrhoe; STD = Sexually transmitted disease).

Nach einer Studie vom Minister of Supply and Services Canada (veröffentlicht im American Journal of Epidemiology) ist die Sterblichkeitsrate bei Sexarbeiterinnen/Prostituierten 40-mal höher als in der Normalbevölkerung. Die Ursachen sind Mord, Unfall, Alkoholkrankheit und illegaler Drogenmissbrauch. Das Mordrisiko ist 18-mal höher als in der Normalbevölkerung.

Deutschland ist durch das Gesetz von 2002 sowie die gesetzlichen Vorgaben aus dem Jahre 2016 ein Land, in dem Menschenhandel und Armutsprostitution in vielen Facetten auch staatlich gefördert betrieben werden kann. Frau Dr. Heiliger:

> »Die Normalisierung der Prostitution hat auch gesamtgesellschaftlich verheerende Auswirkungen: sie stützt und zementiert eine diskriminierende geschlechterhierarchische Einstellung von Männern gegenüber Frauen in der Bundesrepublik. Prostitution ist Gewalt gegen Frauen! Sie festigt und fördert die patriarchalen Geschlechterverhältnisse, sie ist Symbol männlicher Herrschaft über Frauen sowie kollektiver Entwürdigung von Frauen« (Heiliger 2015).

Das Nordische Modell

Das Nordische Modell verbietet Prostitution und legt dabei den Fokus auf die nachfragende Seite und kriminalisiert die Sexkäufer. Dieses Modell wurde erfolgreich in folgenden Ländern umgesetzt: Schweden, Island, Norwegen, Kanada, Nordirland, Frankreich, Irland. Die Ergebnisse sind dabei sehr interessant. So haben, wie viele vermuteten, Sexualdelikte und sexuelle Gewalt in diesen Ländern nicht zugenommen. Zudem hat sich das Männerbild von der Frau als Objekt der männlichen Sexualität positiv im Sinne eines individualisierten respektvollen Umgangs verändert und dies besonders schon bei Jugendlichen.

5.8 Krankenversicherungsschutz und vulnerable Gruppen

Das Gesundheitssystem und hier insbesondere das Krankenversicherungskonzept in Deutschland zeigt zunehmend Versorgungsdefizite und Lücken gegenüber verschiedenen Personengruppen auf. Dies hat strukturell bedingte gesundheitsgefährdende Auswirkungen. Die Morbidität und die Mortalität in bestimmten Bevölkerungsgruppen nehmen signifikant zu. Im Folgenden wird die Versorgungssituation im Hinblick auf eine systemimmanente Krankenversicherungsmöglichkeit besonders betroffener und vulnerabler Personengruppen dargestellt. Gesetzliche Veränderungen treten hierbei nicht selten in kürzeren zeitlichen Intervallen auf, deshalb ist ein Blick auf die aktuelle Gesetzeslage immer zu empfehlen.

▶ Tab. 5.6 gibt zusammenfassend den erschwerten Zugang zu einer adäquaten Gesundheitsversorgung bzw. defizitäre Versorgungsstrukturen bestimmter Personengruppen wieder, die sich in einer prekären Lebenssituation befinden.

Tab. 5.6: Überblick über die Möglichkeiten und Grenzen der Gesundheitsversorgung einzelner Personengruppen, die sich in besonders prekären Lebensverhältnissen befinden

Gesundheitsversorgung von:	Möglichkeiten	Grenzen
ALG II/Sozialhilfeempfänger*innen	• Versicherungspflicht kraft Gesetzes und deshalb Kostenübernahme der KV-Beiträge durch die Sozialbehörden. • Zuzahlungsbefreiung bei Erreichen der Grenze von 1 bzw. 2 % des Jahresbruttoeinkommens möglich. • Finanzielle Unterstützungsmöglichkeiten für KV Beiträge bei drohender Hilfebedürftigkeit.	• Personen, die vor Einführung der Versicherungspflicht bereits Leistungen nach dem SGB XII bezogen haben, sind nicht krankenversichert. • Die bestehende Höhe des Regelsatzes kann der Armut nicht entgegenwirken. • Der Anteil für die Gesundheitspflege ist zu niedrig: Zuzahlungskosten und Übernahme von Kosten, die nicht über das SGB II/V/XII abgedeckt sind, können von dem bestehenden Regelsatz nicht getragen werden. • Die administrativen Hürden und Bestimmungen der Hartz

5 Besonders vulnerable Patientengruppen

Tab. 5.6: Überblick über die Möglichkeiten und Grenzen der Gesundheitsversorgung einzelner Personengruppen, die sich in besonders prekären Lebensverhältnissen befinden – Fortsetzung

Gesundheitsversorgung von:	Möglichkeiten	Grenzen
		IV-Gesetze wirken abschreckend.
Wohnungslosen	• Anspruch auf Leistungen nach dem SGB II/XII: Versicherungspflicht kraft Gesetzes und Kostenübernahme der KV-Beiträge durch die Sozialbehörden. • Implementierte niedrigschwellige, aufsuchende medizinische Versorgungseinrichtungen bundesweit.	• Belastende Lebensumstände, Armut, Diskriminierung und soziale Ausgrenzung führen zu bestimmten Erkrankungsbildern. • Administrative/strukturelle Hürden führen dazu, dass Leistungen nicht in Anspruch genommen werden und deshalb kommt es zu Chronifizierungen der Erkrankungen, da die medizinische Versorgung nur im Notfall in Anspruch genommen wird. • Beitragsschulden in Nicht-Versicherungszeiten erhöhen die Gesamtbelastungssituation.
Haftentlassenen	• Medizinische Versorgung erfolgt in der Haft über das Strafvollzugsgesetz. • KV ruht während der Zeit in der Haft, sofern die Person vor Haftantritt krankenversichert war.	• Eingeschränkter Leistungsumfang in der Haft. • Präventive Untersuchungen werden nur in bestimmten Abständen durchgeführt. • Mit Entlassung müssen zahlreiche administrative Hürden überwunden werden, damit ein Krankenversicherungsschutz besteht. • Ohne Behandlungsschein oder eine Chipkarte können chronische Erkrankungen nicht sofort behandelt werden.
Menschen in der PKV über 55 Jahre	• Ein Versicherungsschutz in der PKV besteht. • Eine automatische Überführung in den *Notlagentarif* erfolgt bei Beitragsschulden. • Die Möglichkeit zur Aufnahme/ zum Wechsel in den *Basistarif* besteht. • Es gibt Unterstützungsmöglichkeiten für PKV-Beiträge im *Basistarif* bei nachgewiesener/ möglicher Hilfebedürftigkeit.	• Die aktuelle Einkommenssituation wird nicht berücksichtigt. • Hohe Beitragsschulden für Nicht-Versicherungszeiten. • Eingeschränkte Leistungen im *Notlagentarif*. • Administrative Hürden, fehlende Informationen und komplizierte Gesetzeslage verhindern eine Aufnahme/einen Wechsel in den *Basistarif*.
EU-Bürger*innen	• Versicherung über EHIC möglich, sofern vorher im Herkunftsland	• ALG II Bezug ohne Arbeit nicht immer möglich. Ohne Sozial-

Tab. 5.6: Überblick über die Möglichkeiten und Grenzen der Gesundheitsversorgung einzelner Personengruppen, die sich in besonders prekären Lebensverhältnissen befinden – Fortsetzung

Gesundheitsversorgung von:	Möglichkeiten	Grenzen
	versichert und nur übergangsweise in Deutschland. • Sozialversicherungspflichtige abhängig Beschäftigte sind automatisch krankenversichert.	leistungsanspruch keine Übernahme der KV-Beiträge durch die Sozialbehörden. • Versicherungskosten für Arbeitsuchende, gering Verdienende, Selbständige zu hoch. • Hohe Beitragsschulden durch bestehende Versicherungspflicht wirken abschreckend.
Asylbewerber*innen	• Die Medizinische Versorgung erfolgt über die §§ 4 und 6 im AsylbLG. • Krankenversicherungschipkarte in einigen Kommunen/Stadtstaaten.	• Leistungseinschränkungen und strittige Fälle in Bezug auf Kostenübernahme. • Krankenbehandlungsscheine werden durch fachfremdes, nicht-medizinisches Personal ausgestellt. • Bürokratische Wege verzögern den Behandlungsbeginn. • Fehlende Psychotherapeut*innen und Dolmetscher*innen bei hoher Anzahl traumatisierter Menschen. • Aufenthaltsrechtliche Lebensbedingungen können zu weiteren traumatischen Belastungsstörungen führen.
Menschen ohne gültigen Aufenthaltsstatus (Papierlose oder Illegalisierte)	• Anonymisierte Behandlung und Kostenerstattung für die Leistungserbringer über § 6a AsylbLG (*Nothelferparagraf*) seit dem 01.03.2015 möglich. • Implementierte niedrigschwellige, medizinische Versorgungseinrichtungen bundesweit.	• Angst vor Aufdeckung und Abschiebung führt durch prekäre Lebensbedingungen zu bestimmten Erkrankungen und Chronifizierungen dieser. • Medizinische Versorgung wird nur in Notfällen in Anspruch genommen. • Finanzielle Mittel für Behandlungskosten und Medikamente fehlen. • Leistungen nach § 4 AsylbLG werden aus Angst vor einer Abschiebung nicht in Anspruch genommen.

6 Prävention und Gesundheitsförderung

Ohne in diesem Rahmen auf die unterschiedlichen Möglichkeiten, Gesundheit zu definieren, im Detail eingehen zu können (wir haben hier die bekannte Definition von Gesundheit der WHO genommen), soll das folgende Schema klarmachen, dass Gesundheitsförderung und Prävention zwei grundsätzlich verschiedene Strategien sind: Während Prävention bei der Vermeidung von Krankheit und Gebrechen ansetzt (der Begriff Prävention leitet sich von praevenire = der Krankheit zuvorkommen ab), setzt Gesundheitsförderung direkt – sozusagen ohne den Umweg über die Krankheitsverhütung – bei den positiven, fördernden Bedingungen für bzw. von Gesundheit an (zur Vertiefung des gesamten Kapitels vgl. auch Blättner und Waller 2018).

> **Gesundheitsförderung**
>
> ↓
>
> Gesundheit
> ist ein Zustand vollkommenen körperlichen,
> geistigen und sozialen Wohlbefindens
> und nicht nur das Fehlen
> von Krankheit und Gebrechen
>
> ↑
>
> **Prävention**

Maßnahmen der Prävention setzen also voraus, dass mindestens einige wichtige Ursachen der zu verhindernden Krankheit bekannt sind. Maßnahmen der Gesundheitsförderung setzen entsprechend voraus, dass die Faktoren, die Gesundheit bedingen, bekannt sind. Während bei der Suche nach den Ursachen wichtiger Krankheiten schon bedeutsame Fortschritte gemacht worden sind, bestehen bei der Analyse der Bedingungen für Gesundheit noch erhebliche Defizite. Dies ist auch verständlich, da die bisherigen Strategien der Gesunderhaltung in erster Linie präventiv ausgerichtet waren, sich also auf krankheitsverursachende (pathogene) Faktoren bezogen. Erst seit wenigen Jahren erfolgte ein Paradigmenwechsel zugunsten der Suche nach Gesundheit erhaltenden (salutogenen) Faktoren und der damit

6 Prävention und Gesundheitsförderung

verbundenen Entwicklung von Maßnahmen der Gesundheitsförderung (vgl. insbesondere Antonovsky 1997).

Während die Prävention eine schon »klassische« Strategie der Sozialmedizin darstellt, ist die Gesundheitsförderung eingebunden in die relativ neue Disziplin der Gesundheitswissenschaft (Blättner und Waller 2018). Wohin aber gehören nun Gesundheitsaufklärung und -beratung, Gesundheitserziehung und -bildung und die Gesundheitsselbsthilfe? Das folgende Schema soll etwas Ordnung in das Begriffswirrwarr bringen: wir haben Prävention und Gesundheitsförderung als die beiden großen Strategien zur Erhaltung der Gesundheit dargestellt und Gesundheitsaufklärung und -beratung, Gesundheitserziehung und -bildung, Gesundheitsarbeit, Gesundheitstraining sowie Gesundheitsselbsthilfe als die *Methoden* zur Umsetzung dieser Strategien – sowohl der präventiven als auch der gesundheitsfördernden – wobei die präventive Strategie noch um die Methoden der medizinischen Prävention zu ergänzen ist.

Aus ▶ Abb. 6.1 ergibt sich auch die Struktur der folgenden Abhandlung: Wir beginnen mit der Darstellung der Prävention, die wir in personenbezogene Prävention, Verhaltensprävention und Verhältnisprävention unterteilen, stellen dann die Strategie der Gesundheitsförderung dar mit einer Vertiefung der Konzepte Salutogenese und Resilienz.

»Die Aufgabe von Prävention und Gesundheitsförderung erschöpft sich nicht in der Senkung von Erkrankungswahrscheinlichkeiten durch Risikosenkung und Ressourcenmehrung für Gesunde«, hat Rosenbrock u. a. (1994, S. 25) zu Recht angemahnt. »Vielmehr lassen sich viele der dafür existierenden Konzepte auch auf die Krankenversorgung, also auf das *Leben mit bedingter Gesundheit* übertragen, wenn es darum geht, weiteres Fortschreiten einer Krankheit zu verhindern oder zu verlangsamen und Autonomie zurückzugewinnen. Angesichts der Zunahme chronischer Erkrankungen in industrialisierten Ländern gewinnt der nicht-medizinische Anteil an Strategien der Gesundheitssicherung bei Personen mit bedingter Gesundheit zunehmende Bedeutung gegenüber der Krankheitsbearbeitung«. (ebd.)

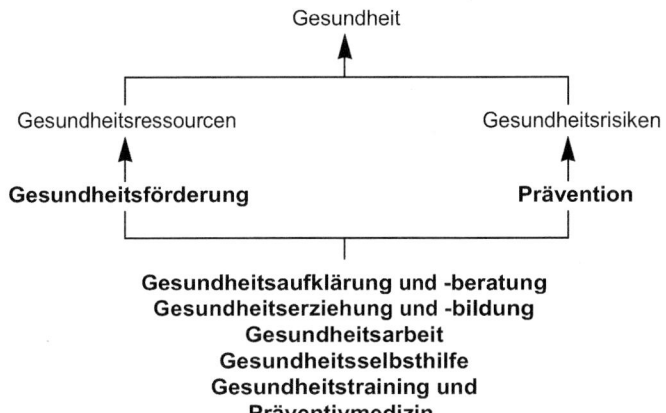

Abb. 6.1: Gesundheitsförderung und Prävention: Strategien und Methoden (Waller 2006, S. 161)

6 Prävention und Gesundheitsförderung

6.1 Prävention

Die Unterteilung der Prävention lässt sich vornehmen nach dem *Zeitpunkt der Intervention* und nach der *Ebene der Intervention*:

Nach dem *Zeitpunkt der Intervention* unterscheiden wir:

- Die *Primärprävention* soll die Gesundheit erhalten und Krankheiten verhindern. Dies geschieht durch Gesundheitserziehung, Gesundheitsinformationen z. B. zur Ernährung und besonders durch Impfungen.
- Die *Sekundärprävention* versucht Krankheiten, die noch keine Beschwerden verursachen, früh zu erkennen und zu behandeln. Hierzu zählen unter anderem Screening-Untersuchungen (wie z. B. Neugeborenen-Screening) und auch Krebsvorsorgeuntersuchungen. Aber auch Routinekontrollen beim Zahnarzt oder Vorsorgeuntersuchungen bei Kindern.
- Verschlimmerungen oder Komplikationen bei bereits festgestellten Krankheiten sollen durch *Tertiärprävention* verhindert werden. Dazu gehören Rehabilitationsmaßnahmen, Anschlussheilmaßnahmen, koronare Sportgruppen aber auch medikamentöse Prophylaxe-Maßnahmen. Aber auch Diseasemanagementmaßnahmen, wie die Schulung zum besseren Verständnis von Krankheiten wie z. B. die Blutzuckererkrankung, um die Medikamenten-Compliance oder das Ernährungsverhalten usw. zu verbessern.
- Entsprechend dem Sprichwort »weniger ist mehr« dient die *Quartärprävention* zur Verhinderung von zu viel und entbehrlicher Medizin, da mitunter Medikamente verschrieben werden oder Operationen empfohlen werden, die nicht nötig oder sogar schädlich sind. Die gemeinsame Entscheidungsfindung von Arzt/Ärztin und Patient*in zur Absprache von Nutzen und Schaden von Behandlungen spielt hier eine wichtige Rolle (Welche Maßnahmen gibt es? Was sind die Vor- und Nachteile dieser Maßnahmen? Wie Wahrscheinlich sind die jeweiligen Vor- und Nachteile? Was kann ich selbst tun und was passiert, wenn ich nichts tue?) (Stiftung Gesundheitswissen 2018).

Somit beziehen sich Primärpräventive Maßnahmen auf die Krankheitsursachen (Ätiologie). Sekundärpräventive Maßnahmen beziehen sich auf den Prozess der Krankheitsentstehung (Pathogenese), der gerade bei den heute im Vordergrund stehenden chronischen Erkrankungen sehr langsam verläuft und somit Interventionsmaßnahmen zulässt. Die tertiäre Prävention bezieht sich auf den Krankheitsverlauf, sie beinhaltet Maßnahmen der Verhinderung eines Rückfalls oder auch Verschlimmerung einer Erkrankung.

Nach der *Ebene der Intervention* unterscheiden wir:

- Personenbezogene Prävention
- Verhaltensprävention
- Verhältnisprävention

Zellermayer schlägt eine ähnliche Unterscheidung nach Ebenen vor:

- die *gesellschaftliche Ebene* befasst sich mit Fragen, wie bspw. der Staat dazu beitragen kann, die Gesundheit der Bevölkerung zu fördern oder wie lange Patient*innen auf einen Operationstermin warten müssen;
- auf *betrieblicher Ebene* beginnt Gesundheitsförderung bereits mit der Speisekarte der Kantine und reicht bis zur Ergonomie der Schreibtischstühle;
- nachdem jede*r in Maßen selbst zu einem gesunden Leben beitragen und auf die eigene Gesundheit achten kann, ist es die *persönliche Ebene* auf der Prävention beginnt (vgl. Zellermayer 2020).

6.1.1 Personenbezogene Prävention

Der Begriff »personenbezogene Prävention« ist weitgehend identisch mit dem geläufigeren Begriff »medizinische Prävention«. Wir haben ihn gewählt, weil er besser in die Begriffslogik von Verhaltens- und Verhältnisprävention passt. Zu den Maßnahmen der personenbezogenen Prävention rechnen wir im Wesentlichen die Schutzimpfungen, aber auch medizinische Maßnahmen wie die Vitamin-D-Prophylaxe und die Jodprophylaxe.

Die Impfempfehlungen richten sich nach der epidemiologischen Situation, der Gefährdung der dort lebenden Bevölkerung und den zur Verfügung stehenden Impfstoffen. Aufgrund der epidemiologischen Situation gibt es in Deutschland, bis auf die Masernimpfung zur Teilnahme in Kindergarten sowie Kindertagesstätten, keine Impfpflicht. Es werden allerdings bestimmte Impfungen durch die »Ständige Impfkommission« empfohlen. Die Impfprogramme betreffen vor allem deshalb das Kindesalter, weil in diesem Alter die Wahrscheinlichkeit, mit Infektionskrankheiten erstmalig in Berührung zu kommen, sehr groß ist.

In Deutschland erscheint einmal jährlich der Impfkalender. Dieser umfasst die Empfehlungen der STIKO zu den empfohlenen Standardimpfungen für Säuglinge, Kinder, Jugendliche und Erwachsene. Ab dem 1. März 2020 gibt es für Kinder, die in eine Kindertagesstätte aufgenommen werden, eine Verpflichtung zur Nachweisung des Masernimpfschutzes. Ebenfalls unterliegen alle Menschen, die in Gemeinschafts- und Gesundheitseinrichtungen arbeiten, dieser Impfpflicht. Die Empfehlungen der STIKO werden ebenfalls in dem »Epidemiologischen Bulletin« festgehalten, in dem u. a. auch die Impfstoffe gegen einzelne Krankheiten aufgelistet sind. Aufgrund der immer weiter ansteigenden Reiselust der deutschen Bevölkerung steigt der prozentuale Anteil an möglichen in Deutschland auftretenden exotischen Erkrankungen. So sind sowohl im Sinne des Individuums als auch im Sinne der Bevölkerung Reiseimpfungen durchzuführen. Für diese Impfungen hat die Ständige Impfkommission Empfehlungen für Reiseimpfungen ausgesprochen (vgl. Robert Koch-Institut (August 2019).

Da es in der Bundesrepublik bis auf die Masernimpfung (s.o.) keine Impfpflicht mehr gibt, ist der Erfolg der präventivmedizinischen Maßnahme »Impfung« natürlich insbesondere davon abhängig, dass sich die Bevölkerung an die Impfempfehlungen hält. In diesem Sinne sind Impfmaßnahmen auch verhaltenspräventive Maßnahmen.

Derzeit wird in Deutschland eine zunehmende »Impfmüdigkeit« beklagt, die dazu führen könnte, dass weitgehend als beherrscht geltende Infektionskrankheiten wieder aufflammen. In diesem Sinne ist die Beteiligung an Impfmaßnahmen nicht nur ein individueller Schutz vor Infektionskrankheiten, sondern auch ein »gemeinnütziger« Beitrag zur Eindämmung bzw. Ausrottung einer Krankheit, von dem auch die Nichtgeimpften solange profitieren können, bis die Zahl der Ungeimpften das Aufflammen einer Epidemie wieder möglich macht.

Der englische Sozialmediziner McKeown hat sich in seinem bereits erwähnten Buch »Die Bedeutung der Medizin« (1982) auch intensiv mit der Frage auseinandergesetzt, in welchem Maße Impfmaßnahmen zum Rückgang der Sterblichkeit an Infektionskrankheiten beigetragen haben. Aufgrund seiner Analysen ist der Beitrag der Präventivmedizin durch Impfungen an der Veränderung der Mortalität weniger groß als angenommen, insbesondere für Tuberkulose, Cholera und Typhus.

Die entscheidenden Einflüsse auf den Rückgang der Tuberkulosesterblichkeit, insbesondere im 19. Jahrhundert, sind nach McKeown in erster Linie in der Verbesserung der Arbeits- und Lebensbedingungen der Bevölkerung – und hier insbesondere in den Ernährungs- und Wohnverhältnissen – zu sehen, mit anderen Worten: durch Maßnahmen der Verhältnisprävention und Gesundheitsförderung. Betrachtet man allerdings die Wirkung von Impfmaßnahmen auf den Rückgang von Infektionserkrankungen im 20. Jahrhundert, so kommt man – insbesondere bei Betrachtung der Morbidität – zu weitaus eindrucksvolleren Ergebnissen: Noch im Jahr 1961 vor Einführung der Schluckimpfung gegen die Kinderlähmung nach Sabin erkrankten in der Bundesrepublik 4 661 Menschen an Poliomyelitis. Nach Einführung der Impfung im Winter 1961 wurden 1962 nur noch 234 und 1963 nur noch 16 Fälle von Kinderlähmung registriert (zit. nach Weidtmann 1997, S. 125).

Ziel der *Sekundärprävention* ist die frühzeitige Erfassung von Krankheitsveränderungen, um rechtzeitig vor Krankheitsausbruch medizinisch intervenieren zu können. Sekundärpräventive Maßnahmen werden deshalb auch als Früherkennungsmaßnahmen oder Vorsorgeuntersuchungen bezeichnet. Im Rahmen der gesetzlichen Krankenversicherung werden zu diesem Zweck eine Reihe von Maßnahmen angeboten, die im dritten Abschnitt (Leistungen zur Verhütung von Krankheiten etc) sowie im vierten Abschnitt (Leistungen zur Erfassung von gesundheitlichen Risiken und Früherkennung von Krankheiten) des SGB V geregelt sind. Dazu gehören insbesondere (für detailliertere Informationen vgl. Gemeinsamer Bundesausschuss 2021):

- Früherkennungsuntersuchungen im Rahmen der Schwangerschaft (Blutgruppenunverträglichkeit, einige Infektionen mit potentieller Schädigung des Kindes, Bluthochdruck oder Nierenerkrankungen, Schwangerschaftskomplikationen etc.),
- Früherkennungsuntersuchungen für Kinder (U1–U9) und Jugendliche (J1) zur Erkennung angeborener oder chronischer Erkrankungen im Kindesalter,

- Maßnahmen zur Verhütung von Zahnerkrankungen in Form der Gruppenprophylaxe bis zum vollendeten 12. Lebensjahr und der Individualprophylaxe zwischen dem 12. und dem 20. Lebensjahr,
- jährliche Früherkennungsuntersuchungen von Krebserkrankungen des Gebärmutterhalses, der Brustdrüse, des Dickdarms, der Prostata, der Haut und der Nieren (für Frauen vom Beginn des 20. Lebensjahres und für Männer vom Beginn des 45. Lebensjahres an),
- Früherkennungsuntersuchungen von Krankheiten, insbesondere von Herz-Kreislauf- und Nierenerkrankungen sowie der Zuckerkrankheit vom Beginn des 35. Lebensjahres an alle drei Jahre (sog. »Gesundheits-Check-ups«). Seit 2017 zusätzlicher einmaliger Check-up zwischen 18 und 34 Jahren.
- Darüber hinaus gibt es folgende – zumeist in anderen gesetzlichen Zusammenhängen geregelte – Maßnahmen der Krankheitsfrüherkennung:
- Humangenetische Beratung
- Neugeborenen Screening
- Jugendärztliche Untersuchungen im Rahmen des Öffentlichen Gesundheitsdienstes
- Untersuchungen nach dem Jugendarbeitsschutzgesetz
- Musterungsuntersuchungen
- Betriebsärztliche Untersuchungen
- Untersuchungen nach dem Arbeitssicherungsgesetz.

Für die Durchführung von Krankheitsfrüherkennungsuntersuchungen gelten folgende generelle Voraussetzungen, die im § 25 des SGB V niedergelegt sind:

»Voraussetzung für die Untersuchungen (…) ist, da[ss] es sich um Krankheiten handelt, die wirksam behandelt werden können (…). Die im Rahmen der Untersuchungen erbrachten Maßnahmen zur Früherkennung setzen ferner voraus, dass

1. das Vor- oder Frühstadium dieser Krankheiten durch diagnostische Maßnahmen erfa[ss]bar ist,
2. die Krankheitszeichen medizinisch-technisch genügend eindeutig zu erfassen sind,
3. genügend Ärzte und Einrichtungen vorhanden sind, um die aufgefundenen Verdachtsfälle eindeutig zu diagnostizieren und zu behandeln«.

Die Effektivität der Früherkennungsmaßnahmen – vorausgesetzt, sie entsprechen den o. g. Kriterien – steht und fällt mit der Beteiligung der Bevölkerung. Das gilt – wie weiter oben erwähnt – auch für die Beteiligung an den Impfmaßnahmen. Die zur Verfügung stehenden Zahlen dazu lassen sich folgendermaßen zusammenfassen:

- »Schutzimpfungen werden inzwischen deutlich vermehrt in Anspruch genommen (…) Defizite bestehen beim Impfschutz von Kindern gegen Pertussis (Keuchhusten), Hepatitis B und den zweiten Impfungen gegen Masern, Mumps und Röteln. Einen unzureichenden Impfschutz weisen auch Jugendliche und Erwachsene auf. Insbesondere liegen die Quoten bei der Masernimpfung noch unter den Empfehlungen der WHO.« (BMG 2021l)
- »Nach den Daten der Perinatalerhebung nahmen Schwangere 2014 an durchschnittlich 11.5 Vorsorgeuntersuchungen teil (…) 1.9% der Schwangeren nutzten

weniger als 5 Vorsorgeuntersuchungen. 42.2% der Schwangeren nahmen mehr als 11 Vorsorgeuntersuchungen in Anspruch.« (BMG 2017). Eine geringere Beteiligung war insbesondere bei sehr jungen und älteren Frauen sowie bei kinderreichen, alleinerziehenden und nicht außerhäuslich berufstätigen Frauen, sowie bei Frauen mit Migrationshintergrund zu verzeichnen.
- Beteiligung an den Früherkennungsuntersuchungen im Säuglings- und Kindesalter: »Nach Daten von KIGGS Welle 2 liegen die Teilnahmequoten an den meisten Früherkennungsuntersuchungen bei über 95 % (…) Kinder mit niedrigem sozioökonomischem Status und Kinder mit beidseitigem Migrationshintergrund nehmen die Früherkennungsuntersuchungen etwas seltener wahr.« (Schmidtke et al. 2018, S. 68)
- Beteiligung an den Krebsfrüherkennungsmaßnahmen 2019: ca. 12 % bei Männern und ca. 40 % bei Frauen (mit starker Variation, um welche Früherkennung es sich handelt. Vgl. Barmer Arztreport 2021, S. 103 ff).
- Beteiligung an den Gesundheits-Check-ups 2020: 20.3% mit deutlicher Abnahme der Beteiligung seit 2010 mit 42% (GBE-Bund 2021). 25% Teilnahme bei den Versicherten der Barmer 2019 (Barmer Arztreport 2021 S. 107).

Bis auf die Beteiligung an bestimmten Impfmaßnahmen, an der Schwangerenvorsorge und den Untersuchungen im Säuglings- und Kindesalter ist die Beteiligungsquote also eher gering. Ein sinnvolles Präventionsprogramm entfaltet natürlich nur dann seine gesundheiterhaltende Wirkung, wenn es von der Bevölkerung auch angenommen wird.

Worin liegen nun die Gründe für die Nicht-Beteiligung der Bevölkerung – und insbesondere auch der besonders gefährdeten Bevölkerungsgruppen – an den Angeboten der Früherkennung? Das sog. *Health-Belief-Modell* von Rosenstock (1974) ist ein Modell zur Prognose gesundheitsgerechten Verhaltens. Gesundheitsgerechtes Verhalten kann sich auf besondere Gesundheitspraktiken (wie gesundes Essen, ausreichenden Schlaf etc.) sowie auf das – in diesem Zusammenhang im Vordergrund stehende – Vorsorgeverhalten beziehen. Rosenstock hat seine Modellüberlegungen in den 50er-Jahren entwickelt, als er sich mit der Frage der geringen Inanspruchnahme von Früherkennungsuntersuchungen beschäftigte.

Im Zentrum dieses Modells stehen folgende vier Gesundheitsüberzeugungen (health beliefs):

- wahrgenommene (eigene) Gefährdung durch eine Krankheit
- wahrgenommene Gefährlichkeit einer Krankheit
- wahrgenommener Nutzen einer Maßnahme
- wahrgenommene Kosten einer Maßnahme

Als weitere Merkmale werden demographische, soziopsychologische sowie verhaltensbeeinflussende Faktoren – allerdings in untergeordneter Bedeutung – in das Modell einbezogen.

Gesundheitsverhalten bzw. Vorsorgeverhalten wird – nach der Modellvorstellung von Rosenstock – dann gezeigt, wenn eine eigene Gefährdung durch eine als bedrohlich wahrgenommene Krankheit angenommen und der Nutzen von protektiven Maßnahmen höher als die Kosten dieser Maßnahmen eingeschätzt wird. Gesundheitsverhalten stellt sich also als Ergebnis einer subjektiven Kosten-Nutzen-Abwägung dar (zur weiteren Diskussion vgl. Waller 2006).

Die geringen Beteiligungsraten haben zu einigen Veränderungen in der Präventionspraxis geführt: gesonderte Sprechstunden (evtl. auch am Arbeitsplatz), persönliche Aufforderung/Einladung zur Teilnahme an Vorsorgemaßnahmen, Früherkennungs-untersuchungen im Rahmen von Hausbesuchen etc. So hat eine in Bremen durchgeführte Interventionsstudie zur Schwangerschaftsvorsorge insbesondere bei Frauen mit besonderen Risiken (wie z. B. bei Frauen mit Migrationshintergrund, ledigen Müttern) zur Verbesserung der Vorsorge geführt und entscheidend zur Senkung der Säuglings- und Müttersterblichkeit beigetragen. Ein ähnliches Projekt »Aufsuchende Familienhilfe für junge Mütter – Netzwerk Familienhebamme« wurde mit Erfolg in Niedersachsen durchgeführt (Zierau und Gonzales-Campanini 2005).

Ein Spezialfall der personenbezogenen Prävention stellen die medizinischen Vorsorgeleistungen nach § 23 und 24 SGB V dar, früher unter dem Begriff »Vorsorgekur« und »Mutter-Kind-Kur« bekannt. Vorsorgeleistungen sind Leistungen, die eine Schwächung der Gesundheit beheben oder eine Krankheit verhüten oder deren Verschlimmerung vermeiden sollen. Die Leistungen werden ambulant oder stationär durchgeführt. Stationäre Vorsorgeleistungen umfassen insbesondere ärztliche Behandlung, physikalische und spezifische Heilmittel, Maßnahmen zur Gesundheitsförderung etc. Bei ambulanten Vorsorgeleistungen werden bestimmte Angebote am Kurort (z. B. Heilquellen, Klima, medizinische Behandlung und sonstige Therapien) genutzt. Den speziellen Bedürfnissen von Müttern und Vätern dienen die besonderen Vorsorgeleistungen für diesen Personenkreis, die entweder als Einzelmaßnahme oder als Mutter-/Vater-Kind-Maßnahme in Einrichtungen des Müttergenesungswerkes oder gleichartiger Einrichtungen erbracht werden.

Grundsätzlich haben alle Versicherten der gesetzlichen Krankenkassen Anspruch auf Vorsorgeleistungen. Stationäre Vorsorgeleistungen dauern in der Regel drei Wochen.

6.1.2 Verhaltensprävention

Maßnahmen der *Verhaltensprävention* zielen auf die Veränderung gesundheitsriskanten Verhaltens – wie z. B. Rauchen, Alkohol- und Drogenmissbrauch, Über- und Fehlernährung, Bewegungsmangel, Stress etc. – und werden mit unterschiedlichen Methoden wie Gesundheitsaufklärung und -beratung, Gesundheitserziehung und -bildung sowie Gesundheitsselbsthilfe zu realisieren versucht.

Allen diesen Maßnahmen ist gemein, dass sie die Verbesserung des Gesundheitswissens (heute als Gesundheitskompetenz bezeichnet vgl. Schaeffer et al. 2018), des Gesundheitsbewusstseins und des Gesundheitsverhaltens der Bevölkerung zum Ziel haben. In einem ersten Schritt werden durch Gesundheitsaufklärung Informationen über Fragen der Körperfunktionen, Hygiene, Gesundheitsgefahren, Volkskrankheiten etc. bereitgestellt. Auf der Basis dieser Informationen erfolgen unterschiedliche gesundheitspädagogische Maßnahmen mit dem Ziel, das Verhalten gesundheitsgerecht zu prägen bzw. gesundheitsgefährdendes Verhalten abzubauen. Dazu gibt es Lernhilfen und Programme, die im Kindergarten und in der Schule, in Einrichtungen der Erwachsenenbildung oder in medizinischen Einrichtungen (als Gesundheitsberatung) zur Anwendung kommen können. Die Aufklärungsmaterialien, Lernhilfen und Programme werden von einer Vielzahl von Organisationen vertrieben, insbesondere von der Bundeszentrale für gesundheitliche Aufklärung und den Landeszentralen für Gesundheit.

Auch der niedergelassene Arzt, der ja im Durchschnitt von ca. 90 % der Bevölkerung pro Jahr aufgesucht wird, könnte in der Gesundheitsberatung eine Schlüsselfunktion haben. Diesem Umstand trägt auch die zum 1.10.1989 für alle im Rahmen der gesetzlichen Krankenversicherung Versicherten eingeführte »Gesundheitsuntersuchung« Rechnung. Danach haben die Versicherten ab einem Alter von 35 Jahren jedes dritte Jahr Anspruch auf einen »Gesundheits-Check-up«, der auch Maßnahmen der Gesundheitsberatung beinhaltet (wie z. B. Diätberatung, Nikotinentwöhnung, Bewegungstraining, Entspannungstechniken). Neuere Untersuchungen zur Inanspruchnahme des »Gesundheits-Check-up« haben jedoch ergeben, dass dieses Angebot nur von 20 % der Versicherten wahrgenommen wird (Gesundheitsberichterstattung des Bundes 11/2020). Bei Personen mit einem niedrigen Sozialstatus ist die Teilnahme noch geringer (Hoebel 2013).

Bei nahezu allen Gesundheitsproblemen lässt sich zeigen, dass sie sowohl eine verhaltens- als auch eine verhältnisbezogene Komponente aufweisen, wobei die verhaltensbezogene Komponente bislang zumeist im Vordergrund steht. Das Problem des Rauchens z. B. wird primär verhaltenspräventiv gesehen, es hat aber auch eine Reihe verhältnisbezogener Aspekte wie z. B. die Werbung, die Subventionierung des Tabakanbaus, die Steuereinnahmen des Staates. Ähnliche Bezüge lassen sich hinsichtlich der Gesundheitsprobleme der Überernährung, des Alkoholkonsums etc. machen.

6.1.3 Verhältnisprävention

Allen Maßnahmen der Verhältnisprävention ist gemein, dass sie die Gesundheitsgefahren durch Beeinflussung der »Verhältnisse« bzw. der gesellschaftlichen Strukturen einzudämmen versuchen. Dabei geht es zum einen um die hygienische Kontrolle von Luft, Wasser, Boden, Abfallbeseitigung, Lebensmittelbeschaffenheit etc. – also um Maßnahmen der »öffentlichen Gesundheit«. Es ist leicht einzusehen, dass ein noch so gesundheitsgerechtes individuelles Verhalten außerstande wäre, diesen Gesundheitsgefahren in der Umwelt zu entkommen. Weiterhin wäre es ebenso undenkbar, dass jeder Bürger für die hygienische Aufbereitung seines Trinkwassers oder für die Beseitigung seiner Abwässer selber verantwortlich wäre. Zum anderen geht es der Verhältnisprävention um die Veränderung von solchen gesellschaftlichen Strukturen, die das Gesundheitsverhalten der Menschen in besonderem Maße negativ beeinflussen können. Im Rahmen der Darstellung des sozio-ökonomischen Krankheitsmodells (▶ Kap. 1) haben wir auf eine Vielzahl von potentiell gesundheitsgefährdenden gesellschaftlichen Faktoren hingewiesen.

McKeown hält die heutigen Haupterkrankungen für ernährungsbedingt, umweltbedingt und verhaltensbedingt, wobei die mit Armut verbundenen Krankheiten (und das sind weltweit betrachtet die meisten Krankheiten) primär ernährungs- und umweltbedingt sind und die mit Wohlstand verbundenen Krankheiten primär als verhaltensbedingt aufgefasst werden. Im Einzelnen erörtert McKeown folgende im Wesentlichen verhältnispräventive Maßnahmen zur Verhinderung von Krankheiten:

In Entwicklungsländern:

- Bereitstellung von Nahrungsmitteln
- Verbesserung der Hygiene
- Begrenzung der Bevölkerungszahl durch Familienplanung
- Kontrolle von Krankheitsüberträgern

In entwickelten Ländern:

- Verhütung von Haus-, Arbeits- und Verkehrsunfällen
- Kontrolle der industriell erzeugten Gifte
- Kontrolle der Verschmutzung von Seen, Flüssen, Meeren und der Atmosphäre
- Verbesserung der Lebensbedingungen und der medizinischen Versorgung der Einkommensschwachen
- Vermeidung übermäßigen Essens
- Vermeidung bestimmter Nahrungsmittel (Vermeidung von zuviel Fett, Zucker und der Verfeinerung von Nahrungsmitteln,)
- Vermeidung von Alkohol
- Vermeidung körperlicher Inaktivität (McKeown 1982)

Verhältnisprävention ist Politik. Auf diese simple Formel kann man das Wesen der Verhältnisprävention bringen. Weniger einfach gestaltet sich jedoch der Prozess von der Erkennung einer Gesundheitsgefahr bis zur Entwicklung von präventiven Maßnahmen, die diese Risiken reduzieren oder aus der Welt schaffen sollen. Bei der Erkennung von gesundheitsschädigenden Faktoren spielen die verschiedenen Wissenschaften, zunehmend aber auch die Bürger selbst, eine entscheidende Rolle. Nach der Aufdeckung von Zusammenhängen zwischen Umweltfaktoren und Gesundheitsschäden werden Themen des Gesundheitsschutzes auf die politische Tagesordnung der zuständigen Organe gesetzt und schließlich in Form von gesetzlichen Regelungen und Verordnungen institutionalisiert. Dies ist der idealtypisch beschriebene Gang der Dinge. Dieser Prozess ist zwangsläufig durch das Aushandeln von Interessen – zumeist zwischen Ökonomie und Ökologie bzw. Gesundheit – charakterisiert, man denke nur an die Diskussion über das Tempolimit generell oder speziell bei Ozonalarm oder den Nichtraucherschutz.

Die Durchsetzung von Gesundheitsschutzmaßnahmen ist mit der Verabschiedung entsprechender Gesetze nicht beendet. Es bedarf der Umsetzung der Gesetze sowie der permanenten Kontrolle, ob die Gesetze eingehalten werden, sowie Anstrengungen zu ihrer Verbesserung. Dazu sind entsprechende Fachleute und Infrastrukturen erforderlich.

Die Liste von bundesgesetzlichen Regelungen und Verordnungen, die eine besondere Relevanz für die Verhältnisprävention von Krankheiten haben, ist lang. Das ist nicht weiter verwunderlich, wenn wir uns in Erinnerung rufen, dass es kaum einen gesellschaftlichen Bereich gibt, der keine Gesundheitsrelevanz hat (zu den einzelnen Gesetzen vgl. Waller 2006).

6.2 Gesundheitsförderung

Während für die Prävention Kenntnisse über die Ätiologie und Pathogenese von Krankheiten erforderlich sind, benötigt die Gesundheitsförderung Kenntnisse über Verhaltens- und Lebensbedingungen, die Gesundheit ermöglichen.

Das Konzept der Gesundheitsförderung ist ganz wesentlich vom Regionalbüro Europa der WHO entwickelt worden (vgl. insbesondere Anderson 1983; Kickbusch 1986) und findet seinen programmatischen Niederschlag in dem Dokument: »Gesundheitsförderung – eine Diskussionsgrundlage über Konzept und Prinzipien« (WHO 1984) und insbesondere in der *Ottawa-Charta* zur Gesundheitsförderung (WHO 1986).

Wir haben eingangs auf das prinzipiell Neue an der Strategie der Gesundheitsförderung hingewiesen, das primär in der salutogenetischen Sichtweise begründet ist. Im Konzept der Gesundheitsförderung steht nicht Krankheit im Vordergrund, deren Ursachen verhindert werden sollen, sondern eben Gesundheit, deren Bedingungen gefördert werden sollen.

In der Ottawa-Charta wird dies besonders deutlich. Dort heißt es:

> »Grundlegende Bedingungen und konstituierende Momente der Gesundheit sind Frieden, angemessene Wohnbedingungen, Bildung, Ernährung, Einkommen, ein stabiles Öko-System, eine sorgfältige Behandlung der vorhandenen Energiequellen, soziale Gerechtigkeit und Chancengleichheit. Jede Verbesserung der Gesundheit kann nur von einer solchen Basis aus erreicht werden.«

Zur Erreichung dieses Zieles werden fünf Handlungsbereiche unterschieden:

- Entwicklung persönlicher Kompetenzen
- Unterstützung gesundheitsbezogener Gemeinschaftsaktionen
- Schaffung von gesundheitsförderlichen Lebenswelten
- Neuorientierung der Gesundheitsdienste
- Entwicklung einer gesundheitsfördernden Gesamtpolitik

Ähnlich wie bei der Prävention lassen sich somit auch bei der Gesundheitsförderung personenbezogene, verhaltensbezogene und verhältnisbezogene Maßnahmen unterscheiden.

Die zahlreichen seit dem Erscheinen der Ottawa-Charta entwickelten Anwendungsprojekte dokumentieren, wie erfolgreich das Konzept der Gesundheitsförderung in Politik und Praxis aufgenommen wurde. Beispiele für Gesundheitsförderung in sog. Settings sind das Gesunde-Städte-Programm, Programme der Gesundheitsförderung im Betrieb, in der Schule und im Krankenhaus (vgl. z. B. Blättner und Waller 2018). Über die Bedeutung von Setting-Projekten für die Gesundheitsförderung von sozial benachteiligten Bevölkerungsgruppen haben Rosenbrock u. a. (2004), Geene u. Steinkühler (2005) und die Bundeszentrale für gesundheitliche Aufklärung (2003 und 2005) umfangreiche Analysen vorgelegt (▶ Abb. 6.2).

6.2.1 Das Konzept der Salutogenese

Wie schon kurz angesprochen, gewinnt innerhalb der Diskussion zur Ätiologie von Krankheiten das von dem israelisch-amerikanischen Medizin-Soziologen A. Antonovsky (1979, 1987a und b, 1990, 1997) entwickelte Modell der Salutogenese (lat. salus: Gesundheit, Wohlbefinden; griech. Genesis: Geburt, Entstehung) an Bedeutung und erzielt sukzessive auch größere Beachtung bezüglich Prävention/Gesundheitsförderung, Diagnostik und Therapie. Antonovsky wirft die salutogenetische Frage auf, die sich mit den Bedingungen für eine Gesunderhaltung trotz extrem belastender psychosozialer Umweltfaktoren beschäftigt. Das innerhalb der Medizin vorherrschende pathogenetische Modell, das sich schwerpunktmäßig mit krankheitsverursachenden Faktoren beschäftigt, wird somit durch einen positiven Gesundheitsbegriff erweitert, der mehr aussagt als lediglich die Abwesenheit von Krankheit. Gesundheit wird dabei als ein Prozess verstanden und nicht als ein Zu-

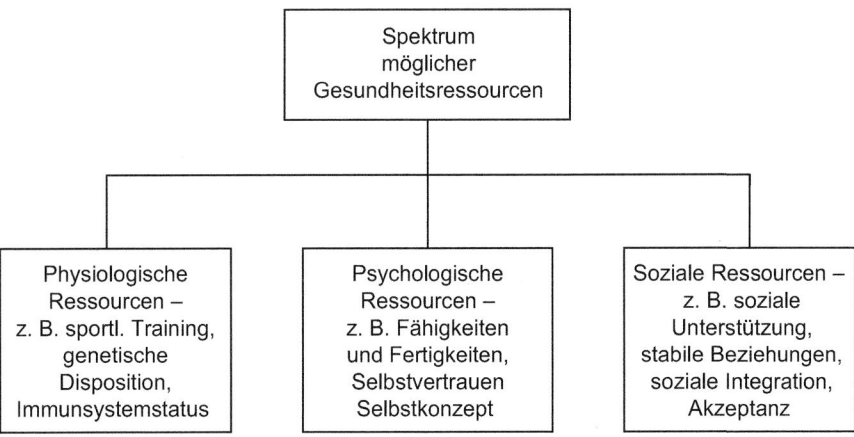

Abb. 6.2: Beispiel: Gesundheitsförderung

stand. Salutogenese ist ein Erklärungsansatz, unter welchen Bedingungen Gesundheit für das Individuum möglich ist, welche ökonomischen, sozialen, kulturellen, psychischen und biologischen Ressourcen ein Mensch hat oder braucht, um gesund zu sein oder gesund zu werden (vgl. den Überblick in Blättner und Waller 2018).

Häufig wird in unserer Gesellschaft, und insbesondere in der Medizin sowie der Pädagogik und Psychologie, darüber diskutiert und reflektiert, was alles für Persönlichkeitsfehlentwicklungen für die Entstehung von Krankheiten oder auch Verhaltensauffälligkeiten verantwortlich sind oder sein könnten.

Es wird sich dabei an Risikofaktoren, an Fehlverhalten, an Defiziten orientiert. In der Medizin kommt es langsam zu einem Paradigmenwechsel. Der pathogenetische Ansatz »Was macht krank?« wird von dem salutogenetischen Ansatz »Was hält gesund?« abgelöst. Es wird nicht mehr nur nach Risikofaktoren, sondern verstärkt auch nach Schutzfaktoren gesucht.

Auf welche Verhaltensweisen, intrapsychisch und interkommunikativ, greifen Menschen zurück, um widerstandsfähiger und weniger verletzlich zu sein. Antonovsky sieht die Basis aller protektiven Faktoren in der subjektiven individuellen Erfahrung eines »sense of coherence« (»Kohärenzsinn«). Dies würde sich in der Überzeugung manifestieren, dass das Leben einen Sinn hat, dass es überschaubar ist und gemeistert werden kann.

Als Kohärenzgefühl wird die Grundüberzeugung eines Menschen bezeichnet, dass es in seinem Leben einen *inneren Zusammenhang* und einen *äußeren Zusammenhalt* gibt.

Als Kohärenzsinn wird die innere Steuerungsinstanz eines Menschen bezeichnet, die vorhandene Ressourcen wahrnimmt und auswählt, basierend auf der Überzeugung, dass Stressfaktoren, interne sowie externe, die Integrität einer Person nicht zerstören können.

Kohärenzgefühl und Kohärenzsinn könnten sich dann gut entwickeln, wenn:

- die Welt verstehbar erscheint *(Verstehbarkeit)*, wenn Zusammenhänge begreifbar sind, Stresssituationen sich ergründen und beeinflussen lassen;
- die Welt handhabbar erscheint *(Handhabbarkeit)*, wenn der Mensch sich selbst als wirksam erfährt, vorhandene Ressourcen zur Stressbewältigung eingesetzt werden können und
- das eigene Leben als sinnvoll erscheint *(Bedeutsamkeit)*, wenn Anstrengungen sich lohnen und sinnvoll sind.

Die Bedeutung des Kohärenzgefühls und Kohärenzsinns kann darin gesehen werden, dass ein umfassendes, dauerhaftes und dynamisches Vertrauen entwickelt wird, dass das Leben und seine Anforderungen verstehbar, handhabbar und sinnerfüllt sind.

Ein weiterer wichtiger Begriff bzw. eine Eigenwahrnehmung in diesem salutogenetischen Konzept ist die Selbsteinschätzung. Unter Selbsteinschätzung ist die persönliche Einschätzung zu verstehen, wie fähig, wertvoll und erfolgreich man sich fühlt. Kinder haben häufig einen niedrigen Grad an Selbsteinschätzung, d. h. sie sind unsicher, selbstbezogen, rigide in sozialen Interaktionen, stark abhängig von den Meinungen Erwachsener. Die Art und Weise der Kommunikation, der vermittelten Wertschätzung, der Empathie, die Menschen und besonders heranwachsenden Menschen gegenüber praktiziert wird, hat damit bedeutsame Auswirkungen auf diese, für die Gesundheitserhaltung und Gesundheitsförderung, für die Ausbildung der physischen und psychischen Widerstandskraft so entscheidenden Persönlichkeitsmerkmale.

In diesem Zusammenhang ist das Konzept der »Widerstandskraft« (hardiness) von Kobasa (1979) als wichtige individuelle Ressourcenquelle von Bedeutung. Die charakterisierenden Komponenten dieses Konzeptes sind Kontrolle (Control), Engagement (Commitment) und Herausforderung (Challenge). Unter dem Merkmal »Control« wird die Überzeugung der individuellen Beeinflussbarkeit von Lebensereignissen verstanden. »Commitment« steht für den Glauben an die Wichtigkeit und die Bedeutung der eigenen Person sowie das Festhalten an gesetzten Zielen trotz des Auftretens von Stressoren. Unter der Komponente »Challenge« wird die individuelle Bewertung verstanden, Belastungen als Möglichkeiten der persönlichen Weiterentwicklung zu verstehen, »… was auf der Überzeugung basiert, dass Veränderungen und weniger Stabilität das Leben allgemein kennzeichnen; Menschen mit einem hohen Gefühl der Herausforderung bewerten daher Veränderungen nicht als besonders stressreich, sondern eher als typisch für das Leben und sehen darin einen Ansporn für die persönliche Weiterentwicklung« (Uexküll 1996).

Antonovsky (1979) bezeichnet die Faktoren, persönlichen Ressourcen, die einen positiven Einfluss auf Stresssituationen nehmen, als generalisierte Widerstandsressourcen. Der Mensch macht die Erfahrung, den Stress »meistern« zu können, es kommt zur Ausbildung des »sense of coherence« (siehe oben).

Nach Antonovsky lässt sich der Gesundheitsstatus eines Menschen anhand des »HEDE-Kontinuums« darstellen. HEDE-Kontinuum ist die Abkürzung für »*Health Ease/Dis-Ease*«. Eine Zweiteilung und Gegenüberstellung, eine Dichotomisierung in Gesundheit und Krankheit lehnt Antonovsky ab. Gesundheit lässt sich damit auf dem HEDE-Kontinuum aufgrund subjektiver (Schmerzempfindung, individuell erlebte, z. B. Funktionseinschränkung, usw.) und objektiver Faktoren (wie z. B. medizinische Untersuchungsergebnisse und Diagnosen) bestimmen und »ablesen«. »Wir sind alle sterblich. Ebenso sind wir alle, solange noch ein Hauch von Leben in uns ist, in einem gewissen Ausmaß gesund« (Antonovsky 1997, S. 23).

Zudem hat die Perspektive von A. Antonovsky einen weiteren Vorteil. Für die sozialarbeiterische Praxis lässt sich das Modell der Salutogenese mit anderen Konzepten und Modellen sehr gut verbinden und schärfen. Besonders der »*Konstruktivismus*« (Watzlawick 2007) sowie die Umdeutung im Rahmen des »*Reframings*« (Perspektivenwechsel) (Satir 1995) sind günstige Konzepte, die dazu führen, die Kernelemente der Salutogenese umzusetzen. Mit der Umdeutung individueller, teilweise »negativer Eigenschaften« der Klientel, können im Sinne des Reframings zuvor nicht erkannte Ressourcen sichtbar gemacht werden. Zum Beispiel können aus negativen emotionalen Erregungszuständen wie Wut, Trauer oder Verzweiflung neue Ressourcen innerhalb des Hilfeverlaufs erarbeitet werden. Darüber hinaus kann eine konstruktivistische Haltung dazu führen, dass die oder der Sozialarbeiter*in die Erlebniswelt des Klienten empathischer nachvollziehen kann. Diese Art des Konstruktivismus führt dazu, dass die Ressourcen in den Möglichkeitsrahmen des Gegenübers gesetzt werden und unter realistischeren Bedingungen entstehen. Besonders mit Hinblick auf die Teilkompetenzen von Verstehbarkeit, Bewältigbarkeit und Sinnhaftigkeit lässt sich die Symbiose der Salutogenese zu anderen Modellen sowie Konzepten deutlich erkennen.

6.2.2 Das Konzept der Resilienz

Was ist Resilienz? »Ein fünfjähriger Junge beobachtet hilflos, wie sein Bruder ertrank. Im selben Jahr begann ein Glaukom seine Welt zu verdunkeln. Seine Familie war zu arm, medizinische Hilfe zu zahlen, die sein Augenlicht hätte retten können. Als er Teenager war, starben seine Eltern, und er musste in eine staatliche Blindenanstalt. Als schwarzer Afrikaner durfte er an vielen Aktivitäten der Institution, einschließlich der Musik, nicht teilnehmen. ... Der Name dieses Mannes war Ray Charles« (Goldstein und Brooks 2006, S. 173).

Neben dem konzeptionellen Ansatz der Salutogenese hat sich in den letzten Jahren der Resilienzförderungsansatz aus der pädagogischen Sichtweise und Forschung immer stärker im Kontext Gesundheitsförderung besonders von Kindern etabliert (vgl. den Überblick in Blättner und Waller 2018). Die Resilienzforschung beschäftigt sich mit protektiven Faktoren.

Was reduziert die psychische und physische Vulnerabilität von Menschen, insbesondere in jungen Jahren, was stärkt den Gesundheitsstatus, was macht sie weniger »verwundbar« (engl.: resilience – unverwundbar, unverletzlich)?

Das Resilienz-Konzept beruht auf Untersuchungen, der sogenannten Kauai Studie, von Werner und Smith (2001) aus dem Jahre 1992. Bei dieser Längsschnittstudie wurden alle 1955 auf der Hawai-Insel Kauai geborenen Kinder (698) über 30 Jahre lang zu den Auswirkungen von Risikofaktoren auf die biographischen Verläufe hin beobachtet. Die Kinder wurden in zwei Gruppen eingeteilt, in sogenannte Risikokinder und Nichtrisikokinder. Ein Drittel der Kinder wurden als Risikokinder eingestuft, worunter die Kinder bezeichnet wurden, die mindestens vier Risikofaktoren aufwiesen. Risikofaktoren waren z. B.: Armut, Geburtskomplikationen, schwere Erkrankungen im ersten Lebensjahr des Kindes, Drogenprobleme bei einem oder beiden Elternteilen, psychiatrische Erkrankung bei einem oder beiden Elternteilen, andauernde Partnerschaftskonflikte der Eltern usw.

Die Ausgangshypothese lautete: Eine Kumulation von Risikofaktoren führt häufig zu Entwicklungs- und Verhaltensstörungen. Dieser Annahme entsprachen $^2/_3$ der Risikokinder. Sie zeigten Verhaltens- und Lernprobleme, Drogenabhängigkeit, Straffälligkeit und psychische Verhaltensauffälligkeiten. $^1/_3$ dieser sogenannten Risikokinder, dies waren 72 Kinder, zeigten hingegen keinerlei Verhaltensauffälligkeiten. Es kam zu einer »normalen«, sehr widerstandsfähigen Persönlichkeitsentwicklung.

»Resilience is thus conceived as an end product of buffering processes that do not eliminate risks and adverse conditions in life but allow the individual to deal with them effectively« (Werner und Smith, 2001).

Diese »resilient children« wurden intensiv, hinsichtlich der »Schutzfaktoren«, die diese Kinder auszeichnen, beobachtet und analysiert. Es konnten zwei Kategorien von Schutzfaktoren identifiziert werden: 1. Das soziale Umfeld und 2. individuelle Persönlichkeitsmerkmale betreffend.

6.2 Gesundheitsförderung

Bezüglich der Schutzkategorie soziales Umfeld waren wiederum zwei Aspekte entscheidend bzw. auffällig: Es bestand eine intensive Bindung und vertrauensvolle Beziehung zu mindestens einem Erwachsenen. Dies musste nicht ein Elternteil sein, dies konnten auch die Großeltern, Erzieher, Lehrer usw. sein. Der zweite Aspekt war die Feststellung und Beobachtung, dass die Kinder sehr bald einen großen Freundeskreis hatten und damit viele soziale Kontakte. Kennzeichen der Schutzfaktoren, die die Persönlichkeitsmerkmale betrafen, waren u. a.:

- hohes Aktivitätsniveau (eine der wenigen Studien, die ein hohes Aktivitätsniveau bei Kindern als eine positive Ressource einstufen)
- hohe Eigeninitiative
- hohes Maß an Selbstständigkeit
- Fähigkeit, Hilfe zu suchen und anzunehmen
- Gefühl der Selbstkompetenz
- positives Selbstkonzept (wertvoll zu sein)
- größere Leistungsmotivation
- Vertrauen, dem Schicksal nicht hilflos ausgeliefert zu sein

»Als Schutzfaktoren bezeichnet man Faktoren, die die Auftretenswahrscheinlichkeit von Störungen vermindern, indem sie zur Entwicklung von Ressourcen beitragen bzw. eine solche Entwicklung erleichtern. Häufig findet sich eine Einteilung in personale, familiäre und soziale Schutzfaktoren. Dabei wird Resilienz als eine variable Kapazität verstanden, die sich über die Zeit im Kontext der Mensch-Umwelt-Interaktion entwickelt, jedoch nicht zeitlich stabil ist« (Bengel et al. 2009, S. 23).

Im Zusammenhang mit der Ausbildung von Resilienz spielen demnach Verhaltensweisen bzw. Persönlichkeitsmerkmale wie die Ausbildung eines positiven Selbstkonzepts und Selbstvertrauens, ein Gefühl der Selbstwirksamkeit, Fähigkeit zu konstruktivem Denken usw. eine zentrale Rolle. Die Resilienzentwicklung und -stärkung ist durch die Förderung der individuellen Ressourcen beeinflussbar. Für die Ausbildung kognitiver und affektiver Schutzfaktoren ist eine positive Wahrnehmung der eigenen Person sowie eine generelle positive Lebenseinstellung entscheidend. Im Folgenden sind Basiskompetenzen von Resilienz aufgelistet:

- »positives Selbstkonzept
- Kontrollerwartung und ein Gefühl der Selbstwirksamkeit
- Fähigkeit zur Selbstregulation
- Anpassungsfähigkeit im Umgang mit Belastungen oder übermäßigen Reizen (einschließlich der Fähigkeit, sich innerlich zu distanzieren)
- Fähigkeit, sich vor gefährdenden Einflüssen zu schützen
- Regelbewusstsein
- Fähigkeit zu konstruktivem Denken (auch bei widrigen Umständen)
- Fähigkeit, sich zu entscheiden und zu organisieren (Selbstmanagement)
- Fähigkeit, sich in verschiedenen kulturellen und sozialen Umwelten zu bewegen und mit unterschiedlichen Rollenerwartungen konstruktiv umzugehen
- Fähigkeit, Konflikte gewaltlos zu bewältigen
- Fähigkeit, Verantwortung zu übernehmen
- Kreativität und Explorationslust
- sachbezogenes Engagement und intrinsische Motivation« (Fthenakis 2007)

Eine bedeutsame Rolle kommt innerhalb des Resilienzkonzeptes auch den Widerstandsressourcen zu, die die Spannungsverarbeitung eines Menschen positiv beeinflussen und somit zu einem besseren Gesundheitszustand beitragen. Dabei sind die generalisierenden Widerstandsressourcen jene Phänomene, die diese gesundheitsfördernde Wirkung entfalten. Sie bilden sich in der Kindheit und Jugend und lassen sich in verschiedene Gruppen aufteilen. Dies wären zum einen gesellschaftlich-kulturelle Faktoren, wie kulturelle Stabilität, Religion oder Kunst. Darüber hinaus materielle Faktoren wie Geld oder andere Güter. Zudem soziale Einflüsse, insbesondere Unterstützungsressourcen wie Familie, Freunde oder andere erzieherisch agierende Personen. Diese Netzwerke gelten hier als äußerst bedeutsam. Zuletzt gliedern sich ebenfalls personale Faktoren in die Gruppe der generalisierenden Widerstandsressourcen ein. Diese ergeben sich aus der genetischen und immunologischen Ausstattung des Menschen. Im Laufe des Lebens erlangen Individuen Wissen, emotionale Stabilität, Selbstwirksamkeit und eine Form der Ich-Stärke. Hinzu kommen weitere Handlungs- und Sozialkompetenzen (vgl. Burghardt et al. 2019, S. 115).

Die aktuelle Forschung ordnet Resilienz als das Resultat eines dynamischen Prozesses ein, welcher sich durch eine wechselseitige Interaktion zwischen Kind und sozialer Umwelt ein Leben lang anpasst und entwickelt. Sie ist nicht starr und gleichbleibend, sondern variabel. Jedes intensive Ereignis, jede neue Erfahrung oder Lebensphase kann zu einem Wandel der Bewältigungsfähigkeit führen. So können beispielsweise Herausforderungen in einer Lebensphase erfolgreich gemeistert, zu einem anderen Zeitpunkt allerdings als belastend wahrgenommen werden. Ebenso lässt sich Resilienz nicht auf alle Lebensbereiche im gleichen Maße übertragen. Können Krisen etwa auf sozialer Ebene erfolgreich bewältigt werden, bedeutet dies nicht, dass dies auch für die emotionale Ebene gilt. Resilienz zeigt sich somit situationsspezifisch und vielschichtig (vgl. Kaiser 2020, S. 10 f., Kunzler et al. 2018, S. 747).

Im Zuge der Digitalisierung werden zunehmend internetbasierte Intentionsangebote entwickelt, welche zur Unterstützung der Resilienzförderung eingesetzt werden sollen. Eine Orientierung in der Entwicklung von Maßnahmen könnten präventive e-therapeutische bzw. e-Coaching-Angebote bei Erkrankungen wie Depressionen, Angststörungen oder Schlafstörungen geben, bei denen bereits eine positive Wirkung nachgewiesen werden konnte. Entsprechende Interventionen könnten sich dann aus unterschiedlichen Trainingsmethoden wie Verhaltenstherapie und Achtsamkeit oder Stärkung einzelner oder einer Reihe von Resilienzfaktoren zusammensetzen. Mit der stetigen Weiterentwicklung der digitalen Lebenswelt würden e-basierte Angebote (z. B. per Webinar oder App) eine Möglichkeit darstellen, die Verfügbarkeit und den Zugang zur Resilienzförderung und damit eine präventive Gesundheitsförderung zu steigern (vgl. Lehr et al. 2018, S. 766 f.).

Die Grundlage sowohl des Salutogenese- wie auch des Resilienz-Ansatzes ist die ressourcenorientierte Erkennung und Förderung von Fähig- und Fertigkeiten von betroffenen Menschen. Es geht um die Stärkung und Ausbildung oder einfach nur Findung von vorhandenen oder verborgenen Schutzfaktoren bei Menschen, insbesondere während der Sozialisation in Kindheit und Jugend, die dann die Entwicklung eines positiven Selbstkonzeptes ermöglichen sollen. Dies beinhaltet gerade auch die Berücksichtigung kultureller sowie religiöser Verschiedenheiten im Hinblick auf Krankheit und Gesundheit.

Ein transkulturelles Krankheitsbewusstsein bzw. Krankheitsverständnis gewinnt besonders im Zusammenhang mit psychiatrischen Erkrankungen immer mehr an Bedeutung und Berücksichtigung. Kultursensible Prävention, Gesundheitsförderung und Diagnostik vor der Etikettierung von Krankheit ist notwendig. Geschlechtsspezifische Unterschiede im Gesundheitsverhalten, von Krankheitsbewältigung und im Kontext sonstiger Gesundheitsthemen entsprechend dem Gender-Aspekt sind essenziell und werden zunehmend berücksichtigt, näher untersucht und innerhalb von Informationsvermittlung, Beratungstätigkeit, Schulungsaktivitäten, aber auch generell im diagnostischen und therapeutischen Bereich thematisiert. Die Resilienzforschung zeigte, dass insgesamt Mädchen resilienter als Jungs sind. Resiliente Mädchen und Jungen zeigen interessanterweise dabei sowohl typisch weibliche wie männliche Verhaltensmerkmale. Die Pädagogik, teilweise verunsichert und in Frage gestellt durch verschiedene Studien (u. a. die PISA-Studie), hat etwas Neues (Resilienzförderung) oder auch Altes (»Kinder stark machen!«) wiederentdeckt: dass sich Kinder durch ein positives Selbstkonzept, durch das Vertrauen in die eigenen Fähigkeiten – und jeder Mensch hat Fähig- und Fertigkeiten –, durch die Wertschätzung und entgegengebrachte Empathie der Erwachsenen selbstbewusster und widerstandsfähiger entwickeln können. Nicht das immer wieder Konfrontieren mit Defiziten, sondern das Vermitteln, etwas erreichen, etwas zu können und etwas verändern zu können, gerät wieder verstärkt in den Mittelpunkt des pädagogischen Handelns. Dies wiederum wirkt sich auch auf die Gesundheit von Kindern aus.

Insgesamt kann resümierend festgestellt werden, dass sowohl die Theorie der Salutogenese als auch der Resilienz Gesundheit fokussieren und, was diese beeinflusst bzw. fördert und stabilisiert, im Blick haben. Es geht um einen ressourcenorientierten Interaktionsansatz, der wertschätzend und empathisch die Fähigkeiten, die »Schätze« im Menschen sucht und sich nicht in einer Fehlersuche verfängt. Individuelle sowie umfeld- und umweltbezogene Schutzfaktoren sollen herauskristalliert und gefördert werden. In diesem Kontext spielen auch Widerstandsressourcen eine wichtige Rolle. Die Stabilität von individueller Gesundheit korreliert somit mit dem verinnerlichten und authentisch entwickelten »sense of coherence«. Dieser ist durch subjektive und objektive Kriterien beeinflussbar, was dann bei der Entwicklung und praktischen Umsetzung von gesundheitsfördernden Konzepten und Handlungsmodellen berücksichtigt werden kann, nach Auffassung der Autoren stärker berücksichtigt werden muss (▶ Abb. 6.3).

6.2.3 Soziales, kulturelles und ökonomisches Kapital im Hinblick auf Gesundheitsförderung

Die Bedeutung der Stärkung der Persönlichkeit, die im Salutogenese- und Resilienzkonzept zum Ausdruck kommt, ist eine zentrale Aufgabe der Pädagogik sowie der Medizin, gerade im Rahmen der Gesunderhaltung bzw. Gesundheitsförderung.

Gesundheitsressourcen sind von verschiedenen individuellen und gesellschaftsstrukturellen Faktoren abhängig. Die ökonomische Ausstattung, Bildung, sozialen Beziehungen, der ökonomische Wohnraum usw. sind maßgebliche Determinanten in diesem Kontext. Bourdieu (1983, 1986) unterscheidet diesbezüglich zwischen verschiedenen Kapitalformen, dem ökonomischen, kulturellen und sozialen Kapital. Bourdieu versteht Kapital nicht als rein ökonomisch definiert und zuordnungsfähig, sondern versucht über die Einführung von unterschiedlichen Kapital-

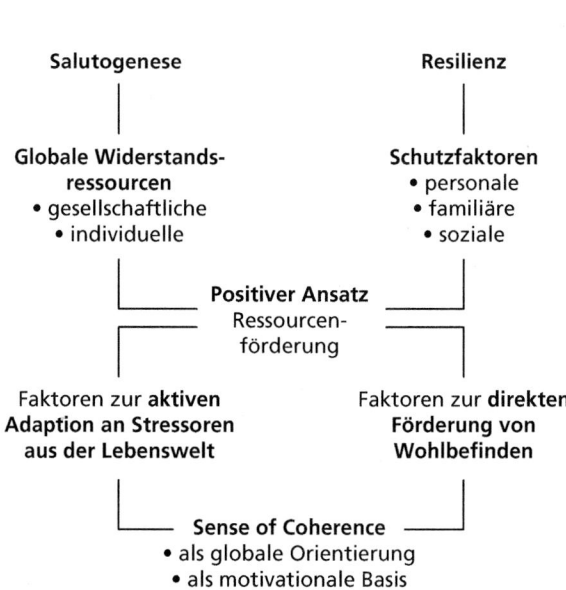

Abb. 6.3: Schnittstelle von Resilienz und Salutogenese (modifiziert nach Wegeng 2010)

formen gesellschaftliche Machtverhältnisse transparent zu machen. So spiegelt sich soziale Ungleichheit in vorhandenen oder stark eingeschränkten gesellschaftlichen Partizipationsmöglichkeiten auf der ökonomischen, sozialen und kulturellen Ebene wider. Unter ökonomischem Kapital versteht Bourdieu materiellen Besitz und finanzielle Mittel. Soziales Kapital beinhaltet soziale Beziehungen, den Freundeskreis, Netzwerke usw., die dann zur immateriellen Ressourcenbildung beitragen. Kulturelles Kapital wird u. a. durch schulische und außerschulische Bildung erworben. Abel et al. schreibt dazu: »Wir definieren kulturelles Kapital hier als ein Gesamt aller nicht-ökonomischen, wertbesetzten Objekte, wertegebundenen Merkmale, Fähigkeiten und Fertigkeiten, die sich im Besitz des Individuums für seine soziale Positionierung einsetzen lassen« (Abel et al. 2006, S. 188). Abel differenziert das kulturelle Kapital dann wiederum in ein »Inkorporiertes/Verinnerlichtes Kulturkapital«, ein »Objektiviertes Kulturkapital« und ein »Institutionalisiertes Kulturkapital«. Verinnerlichtes Kulturkapital kennzeichnet »…den dauerhaften kognitiv, emotional und körperlich verankerten Besitz einer Person an Wissen und sozialen, kulturellen und technischen Fertigkeiten« (Abel et al. 2006, S. 188). Diese Form des Kulturkapitals kann nur durch ständige Lernprozesse erworben werden. Im Kontext von Gesundheit und Gesundheitsförderung wären dies »gesundheitsrelevante Wertvorstellungen und Körperschemata, Kommunikationsmittel zum Beispiel in der Arzt-Patienten-Beziehung etc.« (Richter 2006, S. 188). Dies wiederum zeigt sich in einem Gesundheitsbewusstsein, das sich durch sportliche Aktivität, Ernährungsverhalten und der Inanspruchnahme von medizinischen Angeboten, wie z. B. Vorsorgeuntersuchungen, widerspiegelt. Objektiviertes Kulturkapital wäre z. B. der Besitz von Büchern, Sportartikel, Hygieneartikel usw. Gerade an dieser Kulturkapitalform wird die Korrelation und Abhängigkeit zum Vorhandensein des ökonomischen Kapitals deutlich. Formen von institutionalisiertem Kulturkapital wären z. B. zertifizierte Schul- und Berufsabschlüsse, akademische Qualifikationen usw.

Die Bedeutung des Vorhandenseins von ökonomischem, sozialem und kulturellem Kapital für Gesundheit, Gesunderhaltung und Gesundheitsförderung ist evident. Aber auch die Interdependenz der Kapitalformen ist hervorzuheben. Einerseits kann ein Defizit an ökonomischem Kapital durch kulturelles und soziales Kapital kompensiert werden, indem ich mein Wissen einsetze, um preiswerte und gesunde Nahrungsmittel zu erhalten. Andererseits hilft Bildung nur beschränkt etwas, wenn Partizipationsmöglichkeiten (z. B. aufgrund von finanziellen Eigenbeteilungen im Gesundheitssektor) bei einem niedrigen ökonomischen Kapital (z. B. Arbeitslosengeld-II-Bezieher mit einem Ernährungsbudget von 5,16 Euro täglich und einem Monatsgesundheitsausgabenbudget von 17,02 Euro, (Stand 01.01.2021) stark eingeschränkt, oft sogar unmöglich sind.

In diesem Kontext der gegenseitigen Wechselwirkungen und Beeinflussung ist neben der Ressourcenbildung und -kompetenz die Möglichkeit der gesellschaftlichen Realisierung dieser Fertig- und Fähigkeiten entscheidend. Diesbezüglich sind die Ausführungen von Amartya K. Sen (1987), dem indischen Nobelpreisträger für Ökonomie, unter den Begriffen »Functionings« und »Capabilities« von Bedeutung. »A Functioning is an achievement, whereas a capability is the ability to achieve« (Sen 1987, S. 11). Capabilities steht für die Verwirklichungschancen in einer Gesellschaft bezüglich der erworbenen Ressourcen. Dies bedeutet, dass eine reine individuelle Ressourcenorientiertheit hinsichtlich z. B. der Gesundheit und Gesundheitsförderung allein nicht ausreicht, diese zu fördern, sondern die gesellschaftsstrukturellen Verwirklichungschancen, Partizipationsmöglichkeiten und das Ausmaß an Freiheit determinieren ebenso Gesundheit bzw. Gesunderhaltung und Gesundheitsförderungsoptionen (Sen 1993, 1999) (▶ Abb. 6.4).

6.3 Gesundheitsarbeit

Gesundheitsarbeit ist ein Teil der gesundheitsbezogenen Sozialarbeit. Gesundheitsbezogene Sozialarbeit lässt sich in Sozialarbeit im Gesundheitswesen und Gesundheitsarbeit im Sozialwesen aufteilen (Ortmann und Waller 2005). *Sozialarbeit im Gesundheitswesen* findet in Einrichtungen des Gesundheitswesens statt, also im Krankenhaus, im Gesundheitsamt, in der Suchtkrankenhilfe sowie in ambulanten und komplementären psychiatrischen Einrichtungen, um nur die wichtigsten Einrichtungen zu nennen. Sozialarbeit im Gesundheitswesen ist primär krankheits-

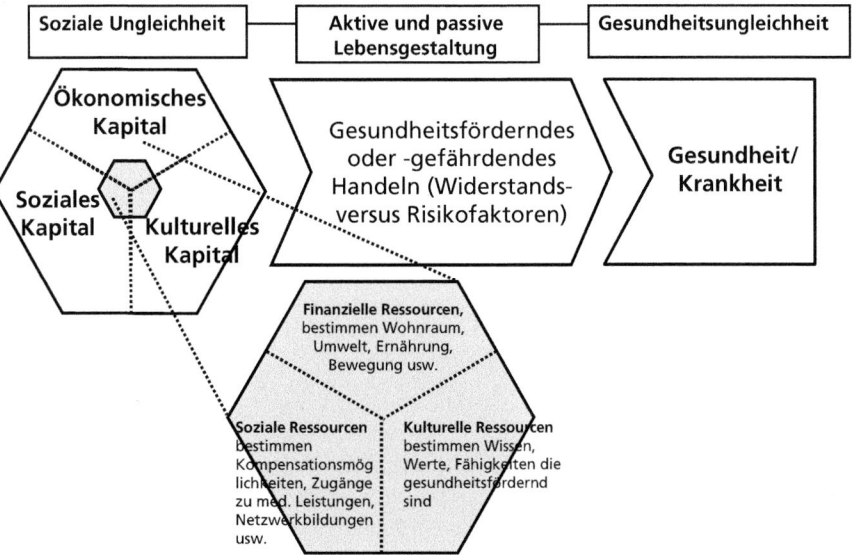

Abb. 6.4: Zusammenhänge und Beeinflussungsebenen der verschiedenen Kapitalformen Bourdieus im Hinblick auf die Gesundheitsförderung (in Anlehnung an Abel et al. 2006; Abel 2008).

orientiert, d. h., sie hat es überwiegend mit bereits erkrankten Menschen zu tun. *Gesundheitsarbeit im Sozialwesen* findet (potenziell) in allen Sozialen Diensten statt. Sie ist primär gesundheits- und präventivorientiert. Mit der Herausbildung der Gesundheitswissenschaft wurde die Tatsache wiederentdeckt und wiederbelebt, dass der Gesundheitsarbeit eine wichtige Rolle insbesondere für die Gesundheitsförderung und Prävention mit sozial benachteiligten Bevölkerungsgruppen zukommt, zu denen die Sozialarbeit über ihre eigenen Einrichtungen eine besondere Nähe aufweist.

Dazu hat auch die zunehmende Zahl von epidemiologischen Untersuchungen und Veröffentlichungen über den Zusammenhang von sozialer Benachteiligung und Gesundheit beigetragen. Wir haben bereits in Kapitel 5 auf wesentliche Arbeiten und Initiativen hingewiesen (▶ Kap. 5). In der Zwischenzeit sind auch eine Reihe von Veröffentlichungen erschienen, die die Strategien und Praxismodelle der Intervention in den Vordergrund stellen. Besonders hervorzuheben sind in diesem Zusammenhang die jährlichen, seit 1995 stattfindenden Tagungen der Landesvereinigung »Gesundheit Berlin« zum Thema »Armut und Gesundheit«, deren Ergebnisse auch als Bücher zur Verfügung stehen. Der Kooperationsverbund »Gesundheitsförderung bei sozial Benachteiligten«, dem die BZgA, »Gesundheit Berlin«, alle Landesvereinigungen für Gesundheit, einige Krankenkassen und weitere Institutionen angehören, finanziert die bundesweit größte Datenbank (mit mehr als 2.500 Gesundheitsprojekten), die sich an sozial Benachteiligte wenden (www.gesundheitliche-chancengleichheit.de). Eine vergleichbare Initiative auf europäischer Ebene ist das Projekt »Closing the gap – strategies to tackle health inequalities in Europe« (www.eurohealthnet.org). Schließlich sei noch auf die Initiative zur Gesundheitsförderung von Arbeitslosen »JobFit« hingewiesen, die vom Bundesverband der Betriebskrankenkassen angestoßen und dem Europäischen Sozialfonds und dem Ministerium für Arbeit, Gesundheit und Soziales in Nordrhein-Westfalen gefördert wird. Viele dieser Praxisprojekte mit sozial benachteiligten Bevölkerungsgruppen sind Beispiele für eine gelungene »Gesundheitsarbeit«.

Der Arbeitskreis Sozialarbeit und Gesundheit der Deutschen Gesellschaft für Sozialarbeit hat schon 1997 unter der Federführung von Mühlum, Franzkowiak, Köhler-Offierski, Paulus und Zurhorst eine eindrucksvolle Positionsbestimmung zum Verhältnis von Sozialarbeit und Gesundheitsarbeit verfasst. Darin heißt es u. a.:

> »Zweifellos wurde ... die Ottawa-Charta (WHO) zum Motor eines neuen Gesundheitsbewusstseins, das die Gesundheitspolitik und -wissenschaft am Ende dieses Jahrhunderts prägt. Für manche scheint das öffentliche Gesundheitsanliegen damit überhaupt erst zu beginnen, während doch die Charta selbst schon auf genuin sozialarbeiterische Ansätze, auf Gemeinwesenarbeit und Gemeindepsychologie zurückgreift – ohne diese allerdings beim Namen zu nennen. Dadurch konnte der Eindruck entstehen, bisher sei neben dem medizinischen Gesundheitssystem keine Gesundheitsarbeit geleistet worden, vor allem nicht in einem umfassenden Gesundheitsverständnis. Tatsächlich war Gesundheit jedoch für die berufliche Sozialarbeit zwangsläufig immer ein Thema – intentional, funktional und institutionell –, und zwar sowohl grundsätzlich (Konsequenz ihrer Ganzheitlichkeitsperspektive), als auch konkret in klar umschriebenen Arbeitsfeldern (z. B. Öffentlicher Gesundheitsdienst, Sozialdienst in Kliniken, Suchtberatung, Rehabilitation)«.

Die Autoren unterscheiden weiterhin in »generalisierte Gesundheitsarbeit (einschließlich Prävention)« und »spezialisierte Gesundheitstätigkeit (clinical social work)«. Das entspricht in etwa unserer eingangs dargestellten Unterscheidung von Sozialarbeit im Gesundheitswesen und Gesundheitsarbeit im Sozialwesen. Gesundheitsarbeit ist also nicht als Übertragung der Gesundheitsförderung im Sinne der Ottawa-Charta in die Sozialarbeit zu verstehen, sondern sie ist eine nach eigenen theoretischen Konzepten im Rahmen einer anwendungsorientierten Sozialarbeitswissenschaft entwickelte Praxis. Gesundheitsarbeit beinhaltet demnach

- die Wahrnehmung und Analyse gesundheitlicher Problemlagen,
- die Berücksichtigung des Diversity-Ansatzes,
- die Erarbeitung angemessener Handlungskonzepte und
- ihre Umsetzung im Rahmen Sozialer Dienste.

Die Wahrnehmung und Analyse gesundheitlicher Problemlagen erfolgt im engen Kontakt mit den Klienten der Sozialen Arbeit sowie im Kontext ihrer ökopsychosozialen Lebensbezüge und mithilfe sozialarbeitswissenschaftlicher Erhebungsmethoden. Die Erarbeitung angemessener Handlungskonzepte erfolgt auf der Basis sozialarbeitswissenschaftlicher Erkenntnisse und Methoden wie Einzelfallhilfe, Gruppen- und Gemeinwesenarbeit, Case-Management, Förderung von Empowerment, Selbsthilfe und sozialen Netzwerken.

6.4 Prävention und Gesundheitsförderung als Aufgabe der Gesundheitspolitik

Die Rolle der Krankenkassen in der Gesundheitsförderung und Prävention war in den vergangenen Jahren einem »Wechselbad« unterworfen: Durch das Gesundheitsreformgesetz von 1989 waren die Krankenkassen im Rahmen des § 20 SGB V zur Gesundheitsförderung und Prävention verpflichtet worden – eine gesundheitspolitisch bemerkenswerte Initiative.

Mit dem Beitragsentlastungsgesetz von 1996 wurde der § 20 wieder geändert, die Leistungen wurden auf reine Präventionsmaßnahmen reduziert. Nach dem Regierungswechsel von 1998 wurden die Leistungen der Krankenkassen zur Gesundheitsförderung und Prävention teilweise wieder auf den Stand von 1989 gebracht.

Heute umfasst der § 20 SGB V (Primäre Prävention und Gesundheitsförderung) eine eindrucksvolle Liste von Krankenkassen zu finanzierende Maßnahmen:

§ 20a Leistungen zur Gesundheitsförderung und Prävention in Lebenswelten
§ 20b Betriebliche Gesundheitsförderung
§ 20c Prävention arbeitsbedingter Gesundheitsgefahren
§ 20d Nationale Präventionsstrategie
§ 20e+f Nationale Präventionskonferenz
§ 20g Modellvorhaben
§ 20h Förderung der Selbsthilfe
§ 20i Leistungen zur Verhütung übertragbarer Krankheiten
§ 20j Präexpositionsprophylaxe
§ 20k Förderung der digitalen Gesundheitskompetenz

Das Präventionsgesetz

Das sogenannte Präventionsgesetz trat am 25. Juli 2015 in Kraft. Es ist ein Gesetz zur Stärkung der Gesundheitsförderung und zur Prävention. Es soll die Grundlagen der Zusammenarbeit zwischen Sozialversicherungsträgern, Ländern und Kommunen im Bereich der Prävention und Gesundheitsförderung aller Altersgruppen verbessern. D. h. auch, dass Prävention überall da greifen soll, wo Menschen leben und arbeiten; zum Beispiel in Kitas, der Schule, am Arbeitsplatz, im Seniorenheim oder in Stadtteilen. Mit dem Gesetz wurden außerdem die Maßnahmen für Impfungen geregelt und Früherkennungsuntersuchungen in allen Altersstufen weiterentwickelt.

6.4 Prävention und Gesundheitsförderung als Aufgabe der Gesundheitspolitik

Die Zusammenarbeit der Akteure in der Prävention und Gesundheitsförderung wird gestärkt. Neben der gesetzlichen Krankenversicherung werden auch die gesetzliche Rentenversicherung sowie die gesetzliche Unfallversicherung, die Pflegeversicherung und die Unternehmen der privaten Krankenversicherung eingebunden. Die soziale Pflegeversicherung hat einen spezifischen Präventionsauftrag erhalten, um auch Menschen in stationären Pflegeeinrichtungen mit gesundheitsfördernden Angeboten erreichen zu können.

Die Gesundheits- und Früherkennungsuntersuchungen für Kinder, Jugendliche und Erwachsene wurden weiterentwickelt. Krankheit verursachende Aspekte, aufgrund individueller Belastungen, sowie generell die Risikofaktoren für das Entstehen von Krankheiten wurden noch stärker in den Fokus von Präventionsstrategien gestellt. Im ärztlichen Versorgungskontext wurde die Möglichkeit geschaffen, Präventionsempfehlungen auszustellen. Die finanzielle Unterstützung der gesundheitlichen Selbsthilfe wurde durch das Präventionsgesetz um rund 30 Millionen Euro erhöht. Die jährlich verfügbaren Fördermittel der Krankenkassen sind gesetzlich festgelegt. Für Selbsthilfegruppen, -organisationen und -kontaktstellen standen durch die Krankenkassen pro Versicherten 1,13 Euro für das Jahr 2019 zur Verfügung. Insgesamt steigen die Ausgaben der Krankenkassen für Prävention und Gesundheitsförderung auf sieben Euro pro Versicherten pro Jahr. Am 19. Februar 2016 hat die nationale Präventionskonferenz (NPK) bundeseinheitliche und trägerübergreifende Rahmenempfehlungen (Bundesrahmenempfehlungen) für die Umsetzung von Maßnahmen zur Prävention und Gesundheitsförderung verabschiedet. Die Details zu den Bundesrahmenempfehlungen sind im Präventionsgesetz in § 20d Abs. 3 im SGB V geregelt. Diese Empfehlungen sind die Grundlage für eine einheitliche Strategie und sollen die zielgerichtete Zusammenarbeit der Träger stärken. Sie definieren die Brücke, die Form der Kooperation zwischen den Trägern, die die Maßnahmen finanzieren und den Akteuren, die in den Lebenswelten der Zielgruppen aktiv sind und für die praktische Realisierung der Prävention- und Gesundheitsförderungsmaßnahmen schwerpunktmäßig zuständig sind.

Inhaltlich geht es um spezifische Handlungsfelder für insbesondere drei übergeordnete Ziele und die dazugehörigen Zielgruppen. Das erste Ziel bezieht sich auf den Themenschwerpunkt: »Gesund aufwachsen« mit den Zielgruppen Kinder, Jugendliche, junge Familien, Auszubildende und Studierende. Das zweite Ziel bezieht sich auf ein »Gesundes Leben und Arbeiten« mit der Zielgruppe der Erwerbstätigen. Das dritte Ziel bezieht sich auf die Gesundheit im Alter mit der Zielgruppe der Menschen nach der Erwerbs- und Arbeitslebensphase und den Bewohnern in stationären Pflegeeinrichtungen. Zentrales Ziel des Präventionsgesetzes ist es, den Stellenwert von Prävention und Gesundheitsförderung, im Sinne eines salutogenetischen Konzeptes, zu stärken und konkret finanziell zu fördern. Hierbei spielt der sogenannte Setting-Ansatz eine wichtige Rolle. Dies bedeutet, Präventions- und Gesundheitsförderungsangebote dort zu platzieren, wo die Menschen leben und arbeiten, also im Kindergarten, in Schulen, in Betrieben, in Pflegeeinrichtungen sowie im Wohnumfeld des Stadtteiles und der Familie. Hierbei ist sowohl das Konzept der Verhaltensprävention wie auch das Konzept der Verhältnisprävention von zentraler Bedeutung. Es geht demnach zum einen darum, die Risikofaktoren für die Entstehung lebensstilbedingter Krankheiten, wie ungesunde Ernährung, Bewegungsmangel, chronischer Stress, Rauchen und übermäßiger Alkoholkonsum nachhaltig zu reduzieren und gesundheitliche Ressourcen zu stärken. Zum anderen geht es darum, die Verhältnisse, in denen wir leben, lernen und arbeiten so zu gestalten, dass sie die Gesundheit unterstützen.

Der Ärzteschaft wird aufgrund des besonderen Arzt-Patienten- Vertrauensverhältnisses eine besondere Bedeutung bei der Umsetzung dieser Präventionsmaßnahmen zugesprochen. Die in diesem Zusammenhang neu vorgesehene Präventionsempfehlung in Form einer ärztlichen Bescheinigung, die bei der Entscheidung der Krankenkassen über die Erbringung von primärpräventiven Angeboten zur individuellen Verhaltensprävention zu berücksichtigen ist, beinhaltet folgende Vorteile und Möglichkeiten:

- Über die ärztliche Gesundheitsuntersuchung können gezielt diejenigen Personen identifiziert werden, deren Präventionsbedarf und -potenzial besonders hoch erscheint.
- Es können gezielt die Präventionsangebote vorgeschlagen werden, die aus ärztlicher Sicht für die einzelne untersuchte Person als besonders geeignet anzusehen sind.
- Bürger*innen aus gesundheitlich besonders gefährdeten Zielgruppen können gezielt identifiziert und angesprochen werden, wie zum Beispiel Menschen in belastenden Lebenssituationen, Menschen mit sprachlich, sozial oder kulturell bedingten Barrieren sowie chronisch Kranke, bei denen das Auftreten weiterer Erkrankungen oder zusätzlicher gesundheitlicher Belastungen vermieden und die gesundheitlichen Ressourcen gefördert werden sollen.

Differenziert nach verschiedenen Zielgruppen könnten u. a. folgende Prävention- und Gesundheitsförderungsmaßnahmen konkret angeboten und realisiert werden:

Kinder und Jugendliche

- So soll der Zeitraum für die Inanspruchnahme der sogenannten Hebammenhilfe von bisher acht auf zukünftig zwölf Wochen nach der Geburt erweitert und im Gesetz festgelegt werden, auf ärztliche Anordnung auch länger.
- Die bewährten Vorsorge-Untersuchungen (U- und J-Untersuchungen) beim Kinder- oder Hausarzt sollen zukünftig bis zum 18. Lebensjahr möglich sein.
- Die momentan vorrangig auf die Krankheitsfrüherkennung ausgerichteten Vorsorgeuntersuchungen sollen zukünftig verstärkt auch die Erfassung von gesundheitlichen Belastungen und Risikofaktoren sowie eine präventionsorientierte Beratung beinhalten.
- Mit dem Präventionsgesetz sollen unter anderem die Lebenswelten Kita und Schule gestärkt und vermehrt Angebote zur Prävention und Gesundheitsförderung realisiert und konkret umgesetzt werden.
- Familien und Kinder mit besonderem Unterstützungsbedarf sollen durch die Ärztin oder den Arzt in Rahmen der Gesundheitsuntersuchungen zukünftig auf

örtliche und regionale Unterstützung und Beratungsangebote hingewiesen werden. Die Kooperation zwischen Medizin und sozialer Arbeit soll gestärkt werden.

Ältere Menschen

- Im Rahmen der angestrebten Verbesserung der Lebensqualität von Menschen, die in einer teil- oder vollstationären Pflegeeinrichtungen leben, sind Angebote zur Bewegung, Kraft-Balance-Trainings, Sturzprävention, zur Unterstützung des seelischen Wohlbefindens (wie z. B. Entspannungsmaßnahmen) von besonderer Bedeutung.
- Zudem sollen eine gesunde Verpflegung und Ernährung in den Einrichtungen gefördert und kontrolliert werden.

Arbeitnehmer

- Perspektivisch sollen verstärkt gesundheitsfördernde Strukturen in den Betrieben unterstützt werden, etwa im Hinblick eines gesunden Kantinenessens, Weiterbildungen zur Förderung eines gesundheitsgerechten Führungsstils oder durch Kurse zur Förderung der individuellen Stressbewältigungskompetenzen der Beschäftigten.
- Die betriebliche Gesundheitsförderung und der Arbeitsschutz sollen zukünftig enger miteinander verknüpft werden, etwa durch eine stärkere Einbeziehung der Betriebsärztinnen und Betriebsärzte in die Konzeption und Durchführung von Maßnahmen zur betrieblichen Gesundheitsförderung.
- Die betriebliche Gesundheitsförderung beinhaltet auch einen positiven ökonomischen Effekt, einen sogenannten »Return on prevention« Effekt, der sich beispielsweise aus der Verringerung krankheitsbedingter Produktionsausfälle ergibt. Somit ist die betriebliche Gesundheitsförderung sowohl aus der Perspektive der Beschäftigten als auch aus der der Unternehmen ein Schlüsselfaktor für eine befriedigende gesundheitliche und ökonomische Arbeitsstruktur.

Erwerbslose/Arbeitslose

- Die Gesundheitsförderung von insbesondere langzeitarbeitslosen Menschen stellt ebenfalls einen Schwerpunkt des Präventionsgesetzes dar.
- Damit die entsprechenden Angebote der Krankenkassen diese spezifische Zielgruppe erreicht, ist es entscheidend, die Präventionsaktivitäten noch stärker mit dem Beratungs- und Vermittlungssektor der Jobzentren und Arbeitsagenturen zu vernetzen.

Versicherte allgemein

- Die Möglichkeit, dass Versicherte von ihrer Krankenkasse eine finanzielle Bonuszahlung erhalten, wenn sie sich gesundheitsbewusst verhalten und beispiels-

weise Vorsorgeuntersuchungen regelmäßig wahrnehmen oder auch an Präventionskursen teilnehmen, soll verbindlicher gestaltet und ausschließlich auf qualitätsgesicherte Angebote ausgerichtet werden.
- Die sogenannten gesundheitlichen Check-up Untersuchungen sollen zukünftig neben der Krankheitsfrüherkennung auch auf die Erfassung von individuellen gesundheitlichen Belastungen und Risikofaktoren ausgerichtet sein und eine darauf abgestimmte präventionsorientierte Beratung enthalten.

Eine weitere Besonderheit des Präventionsgesetzes ist die Fokussierung auf Menschen, die einen besonderen Unterstützungsbedarf haben, weil sie häufig einen schlechteren Gesundheitszustand aufweisen, ein erhöhtes Krankheitsrisiko haben, und zudem in sozial prekären Verhältnissen leben. In diesem Zusammenhang sind die Lebensbedingungen, das soziale Umfeld von besonderer Bedeutung. Der Aufbau und die Weiterentwicklung von gesundheitsfördernden Strukturen, im Sinne einer Verhältnispräventionsmaßnahme, soll dementsprechend in Quartieren, also in Wohnvierteln genauso wie in Kitas, Schulen, Betrieben und Pflegeeinrichtungen erfolgen. Hierbei wird das Konzept der aufsuchenden Hilfe und Unterstützung in den Vordergrund gestellt. Eine aufsuchende Gesundheitsförderung bedeutet, sich in den Lebensbereich der Zielgruppen zu begeben, da hierdurch häufig auch Menschen erreicht werden können, die über die üblichen Wege nicht erreichbar sind. Dies betrifft zum Beispiel Bürger*innen, die in sozialen Brennpunkten leben, aber auch zum Beispiel Beschäftigte, die Schichtarbeit leisten müssen.

7 Beratung und Sozialtherapie

In diesem Kapitel geht es um Sozialanamnese, Beratung (niedrigschwellig/Setting-Ansatz) und Sozialtherapie als Beispiele sozialmedizinischer Praxis. Zusätzlich werden die Themen »Leichte Sprache« und narrative Medizin kurz beschrieben. In welchem Zusammenhang diese Methoden stehen, verdeutlicht ▶ Abb. 7.1 zum idealtypischen Ablauf eines Klientenkontakts.

Die *Sozialanamnese* ist die Voraussetzung für jede sozialmedizinische Behandlung. Sie beinhaltet die Erhebung der Krankengeschichte (Anamnese) aus psychosozialer Perspektive. Mit ihrer Hilfe wird versucht, die derzeitige Krankheit bzw. Gesundheitsproblematik bedingenden Einflussfaktoren zu erkennen. Sie ist ein Versuch, die Krankheitsgeschichte aus der Lebensgeschichte und den speziellen Lebensbedingungen des Patienten zu verstehen. Die Anamnese des Patienten orientiert sich also an den sozialepidemiologisch bekannten Haupteinflussgrößen auf Krankheit, allerdings nicht in Form eines unpersönlichen Abfragens von Daten, sondern durch ein die Erklärungen und Vorstellungen des Patienten besonders berücksichtigendes Gespräch. Die Sozialanamnese ist aber nicht nur eine Methode zur Analyse der Krankheitsursachen und damit der Schlüssel zur Sozialtherapie, sondern sie hat in der Verdeutlichung der derzeitigen Lebenssituation des Patienten auch eine besondere Bedeutung für die Rehabilitation. So richtet sich z. B. der Zeitpunkt der Entlassung aus stationärer Behandlung auch nach den zur Verfügung stehenden häuslichen Hilfen. Sind Informationen über die häusliche Situation nicht vorhanden, so kann eine nur am Genesungsstand des Patienten orientierte Entlassungsentscheidung den gesamten Behandlungserfolg gefährden.

In einer Sozialanamnese wird versucht, zusammen mit dem Patienten, folgende Lebensbereiche einzubeziehen. Dabei sollte man nicht schematisch vorgehen, sondern das Gespräch an den Bedürfnissen des Patienten, seinen von ihm geäußerten Problemen oder aber an situativen Momenten, z. B. auf der Station, orientieren.

Sozialanamnesebogen (modifiziert nach Viefhues 1981, S. 107 f.)

Erstgespräch:

Kernthemen zur sozialen Lage (ca. 5 Minuten)

- Krankheit(en)
- Familie(nsituation)
- Arbeitssituation

- Finanzielle Lage
- Wichtigste Bezugspersonen
- Wohnungssituation und Nachbarschaft
- Freizeitbeschäftigung

Interpretation

- Unmittelbare Auffälligkeiten
- Bedeutung des Ersteindrucks für den Patienten und seine Krankheit
- Erforderliche Sofortmaßnahmen

Tagesschilderung:

Soziale Szenen aus dem Alltagsablauf (ca. 15 Minuten)

- Tagesrhythmus
- Ess- und Trinkgewohnheiten
- Genussmittel
- Arbeitstätigkeit, Arbeitszeit
- Familienleben
- Freunde und Verwandte
- Freizeit (Alltag/Urlaub)

Interpretation

- Was ist allgemein, regional, schichtspezifisch, individuell?
- Was könnte Bezug zur Krankheit haben?
- An wen kann man den Patienten überweisen?

Leitthemen zur ausführlichen Sozialamnese:

Mögliche Leitthemen sind

- Schilderung des früheren Lebens (Elternhaus, Schule etc.)
- heutige Situation (Partnerschaft, Zufriedenheit etc.)
- wichtige Erlebnisse oder Ereignisse
- Meinungen von anderen über den Patienten
- Zukunftserwartungen

Zu den *Grundlagen der Beratung* sollen hier nur einige wenige Ausführungen gemacht werden, da es zu diesem Thema eine Reihe ausgezeichneter Einführungen gibt (vgl. z. B. Ortmann 2018).

Aus pädagogischer Sichtweise kennzeichnet Buer (1992, S. 120) den Beratungsprozess wie folgt:

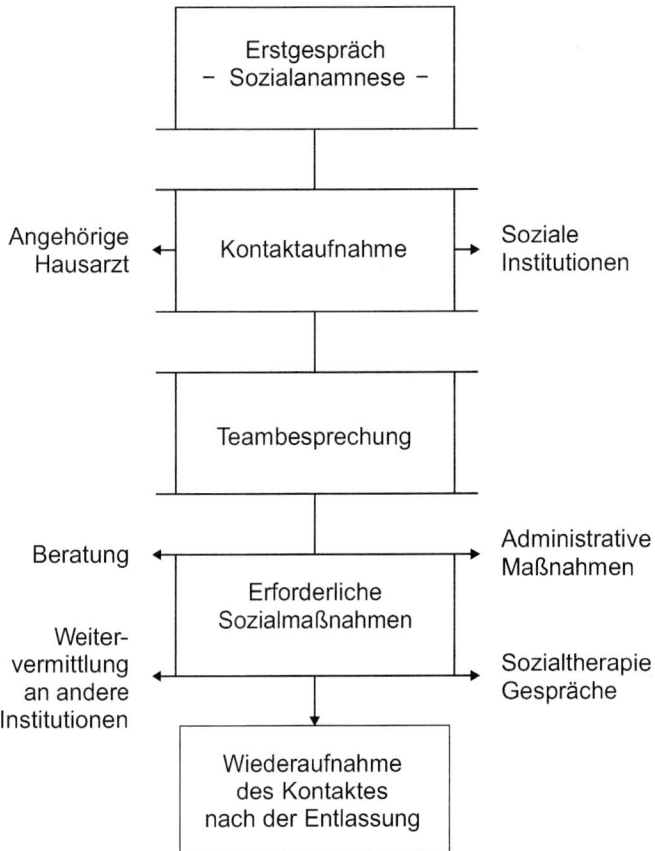

Abb. 7.1: Ablauf eines Klientenkontakts

- Der Gegenstand der Beratung ist thematisch begrenzt.
- Es besteht ein akuter Handlungsdruck.
- Es besteht Unklarheit, was zu tun ist.
- Es geht um eine Entscheidung, die Konsequenzen hat.
- Die Lösung muss konkret sein.

Die Beratung kann in Eigenhilfe oder Fremdhilfe erfolgen. Ratgeber können Familienmitglieder, Freunde, Bekannte etc. sein. Es können aber auch professionelle Berater*innen »zu Rate gezogen werden«, die nach einem elaborierten Beratungskonzept arbeiten.

Das Beratungskonzept und der Beratungsprozess sollen im Folgenden anhand der Ausführungen von Buer (ebd.) kurz dargestellt werden:

Themen der Beratung

»Die Beratungsdienste sind zwischen zwei Pole gespannt: das Wissensdefizit und die Entscheidungsunfähigkeit des Ratsuchenden. Das Wissensdefizit kann durch eine sachlich orientierte Beratung behoben werden, die auf den konkreten Fall ausgerichtet werden muss, so dass der Ratsuchende sich relativ leicht entscheiden kann (z. B. in der Rechtsberatung, Sozialberatung, Berufsberatung, Gesundheitsberatung etc.). Entscheidungshilfen stehen dann im Vordergrund, wenn trotz ausreichender Information Unsicherheit und Ängstlichkeit bestehen bleibt, vielleicht sogar wächst. In diesen Fällen sind längere Beratungsprozesse notwendig (z. B. in der Erziehungsberatung, Partnerberatung, Sexualberatung etc.«

Kennzeichen von Beratung

- »Freiwilligkeit der Teilnahme: Wenn auch der persönliche oder der soziale Druck, sich beraten zu lassen, oft groß sein kann, so ist doch Freiwilligkeit und die Fähigkeit zur freien Verantwortung Grundvoraussetzung für Beratung.
- Aussetzung des Entscheidungsdrucks für eine begrenzte Zeit: Der Ratsuchende nimmt sich eine gewisse Zeit, seine Fragen zu beantworten. Lässt sich in dieser Zeit das Problem nicht lösen, sind andere Angebotstypen zu nutzen.
- Flexibilität des Arrangements: Beratung kann je nach Wunsch und Möglichkeit im alltäglichen Kontakt, aber auch in einem speziellen Setting stattfinden.
- Gemeinsame Suche nach konkreten Lösungen: Es gibt keine vorgefertigte Antwort, sie muss mit gemeinsamen Kräften gefunden werden. Dabei soll der Berater sein ganzes Wissen und seine gesamte methodische Kompetenz zur Verfügung stellen.
- Eigenverantwortliche Entscheidung des Ratsuchenden: Zwar sind Berater wie Ratsuchender gemeinsam für den Beratungsprozess verantwortlich, welche Konsequenzen aber aus der Beratung zu ziehen sind, bleibt allein dem Ratsuchenden überlassen«.

Maximen professioneller Beratung

- »Respekt: Jede Äußerung des Ratsuchenden ist anzunehmen. Was nicht heißt, sie für gut zu befinden oder damit evtl. verbundene Kränkungen und Verletzungen einfach hinzunehmen.
- Vertrauen: Der Berater muss dem Ratsuchenden zutrauen, sich selbst helfen zu können und zu wollen, selbst wenn dieser noch so verzweifelt oder unwillig zu sein scheint.
- Teilnahme: Der Berater muss sich in den Ratsuchenden hineinversetzen und an seinem Problem anteilnehmen. Erst dann kann Verstehen und Verständigung einsetzen.
- Kontextuelles einordnen: Der Berater muss das Mitgeteilte in den größeren Lebenszusammenhang des Klienten stellen können. Sonst könnte das Problem falsch bewertet werden«.

7 Beratung und Sozialtherapie

Während die Methode der Beratung akzeptiert und vielfach praktiziert wird, hatte es die *Sozialtherapie* schwer, sich als eine eigenständige Methode durchzusetzen. Eine erste Annäherung an das Verständnis von Sozialtherapie/Soziotherapie lässt sich durch eine Abgrenzung zur Körpertherapie und zur Psychotherapie erreichen. Körpertherapie beinhaltet Maßnahmen, die über den Körper wirken (wie z. B. Medikamente). Sie werden in erster Linie von Ärzten und vom Pflegepersonal erbracht. Psychotherapeutische Maßnahmen beziehen sich auf »die Seele«, sie werden von ärztlichen und psychologischen Psychotherapeuten erbracht. Soziotherapie schließlich bezieht sich auf »das Soziale«, also auf die Lebensumwelt des Klienten und wird von Sozialarbeiter*innen erbracht.

Richter hat ganz wesentlich zum Verständnis und – in eigenen Projekten – auch zur Praxis der Sozialtherapie beigetragen. In dem Aufsatz »Was ist Sozialtherapie?« schreibt er:

> »Eine ... sozialtherapeutische Perspektive führt ... dazu, Einzelne, Paare, Familien innerhalb ihrer komplexen sozialen Beziehungen zu verstehen und zu unterstützen. Sozialtherapie achtet darauf, wie Menschen wohnen und arbeiten, wie sie mit Nachbarschaft und Behörden umgehen. Sozialtherapie will nicht nur Menschen helfen, sich gegen äußere Entfremdung und Überforderung besser zu schützen oder durchzusetzen, sondern obendrein präventiv auf soziale Bedingungen selbst einwirken. Humanisierung von Schule und Arbeitswelt, Community Development und Umweltplanung im weiteren Sinne gehören zu den Bereichen, in denen Sozialtherapie bereits stattfindet oder wirksam werden will. Dieser Anspruch erklärt, dass Sozialtherapie nicht von Einzelnen oder auch nur von einer Berufsgruppe zu praktizieren ist. Sie erfordert eine interdisziplinäre und interinstitutionelle Kooperation. Sie wird dort politisch, wo sie auf eine Änderung von schädlichen Lebensbedingungen dringen muss, die politische Entscheidungen erfordern« (Richter 1981, S. 145).

Und speziell bezogen auf Sozialtherapie im Gesundheitswesen führt er aus:

> »Der sozialtherapeutische Ansatz bestimmt sich von einem sozialbezogenen Gesundheitsbegriff her: Zu erstreben ist ein gleiches und gemeinsames Wohlergehen aller in einer Gesellschaft, die von dem Prinzip der Solidarität geleitet und strukturiert wird. Indem Sozialtherapie in der sozialen Umwelt einen maßgeblichen ursächlichen Faktor für Krankheit und Gesundheit sieht, muss sie neben der Wahrnehmung ihres unmittelbaren therapeutischen Auftrages zu jeder Zeit auch politische Forderungen artikulieren, nämlich solche, die sich auf die Abstellung derjenigen gesellschaftlichen Missstände richten, die als wichtige soziogene Krankheitsfaktoren wirksam sind.
>
> Die für Sozialtherapie nötige Zusammenarbeit verschiedener mit psychosozialer Betreuung befasster Dienste herzustellen, ist nur teilweise als Aufgabe der Umorientierung bzw. des Willens der diversen Berufsgruppen des Versorgungssystems anzusehen. U. a. erscheinen folgende Modifikationen institutioneller Regelungen vordringlich: Viele medizinische Dienste, Kliniken und Praxen müssten wesentlich stärker als bisher mit Sozialarbeitern durchsetzt werden, damit die diagnostische und therapeutische Berücksichtigung sozialer Probleme im gleichen Arbeitsgang zusammen mit den rein medizinischen Maßnahmen erfolgen könnte.
>
> Den Sozialarbeitern müsste dabei ermöglicht werden, in enger partnerschaftlicher therapeutischer Gemeinschaft mit Ärzten, Psychotherapeuten, Schwestern und Pflegern zu arbeiten.
>
> Ähnliche Teamstrukturen sind im Beratungswesen und in heilpädagogischen Einrichtungen allenthalben unumgänglich. Dies erfordert eine Revision der zum Teil überholten hierarchischen Aufsplitterungen der zugewiesenen Tätigkeitsfelder und Verantwortlichkeiten. Wenn der soziale Aspekt innerhalb eines neuen ganzheitlichen Verständnisses von Gesundheit, Krankheit und Versorgung tatsächlich als gleichrangig wichtig neben dem rein

medizinischen Aspekt eingestuft und diesem nicht mehr als minder relevant nachgeordnet werden soll, dann muss dies organisatorisch und tariflich zu einer Neubewertung therapeutisch relevanter Sozialarbeit führen. Materiell und organisatorisch fixierte Rivalitäten in den Dienststellen hindern zuallermeist das Personal an einer konvergierenden ganzheitlichen Bearbeitung der Klientenprobleme in sozialtherapeutischer Perspektive« (ebd., S. 147 f.).

Eine Konkretisierung der Sozialtherapie erfolgte erstmals im Rahmen der »Psychiatrie-Personalverordnung« für den stationären psychiatrischen Versorgungsbereich. Zu den »Regelaufgaben für Sozialarbeiter und Sozialpädagogen« wurden dort vier Aufgabenbereiche der Sozialtherapie formuliert.

Schließlich ist noch der neue § 37 a im SGB V zu nennen, der – erstmals im Leistungskatalog der GKV – »Soziotherapie« im ambulanten Bereich regelt und zwar für chronisch psychisch Kranke mit dem primären Ziel, durch – vom Arzt verordnete und durch Sozialarbeiter sowie Pflegepersonal zu erbringende – sozialtherapeutische Maßnahmen stationäre Krankenhausaufnahmen zu vermeiden.

Aufgaben der Sozialtherapie (modifiziert nach Kunze 1994, S. 58)

1. Sozialpädagogische Grundversorgung
   - Mitwirkung bei Anamnese- und Befunderhebung (Sozialanamnese und psychosoziale Diagnostik) und Therapieplanung
   - Klärung von Anspruchsvoraussetzungen gegenüber Leistungsträgern sowie Hilfen zur finanziellen Sicherung des Lebensunterhaltes
   - Dokumentation
2. Einzelfallbezogene Behandlung und sozialpädagogische Behandlung
   - Sozialtherapeutisches Kompetenztraining
   - Sozialtherapeutische Einzelfallhilfe zur Wiedereingliederung im Wohnbereich sowie im familiären und gesellschaftlichen Leben einschließlich Haus- und Nachbarschaftsbesuche
   - Hilfe zur Wiedereingliederung im Arbeitsbereich einschließlich der notwendigen Außenaktivitäten
   - Familienberatung und Mitwirkung an Familientherapien
3. Gruppenbezogene Behandlung
   - Sozialpädagogische und sozialtherapeutische Gruppen (z. B. lebenspraktische Gruppen zur Erweiterung und Festigung der Kompetenzen im sozialen Bereich, Aktivitätsgruppen)
   - Teilnahme an Stationsversammlungen
   - Mitwirkung an Angehörigengruppen
4. Mittelbar patientenbezogene Tätigkeiten
   - Teilnahme an den Therapiekonferenzen und Konzeptbesprechungen im Team
   - Zusammenarbeit mit Diensten außerhalb des Krankenhauses
   - Teilnahme an Fortbildungsveranstaltungen, Supervision

7.1 Niedrigschwellige Beratung im Setting-Ansatz

Exkurs: Das Mainzer Modell einer medizinischen Ambulanz für Menschen ohne Krankenversicherung

Der sogenannte Setting-Ansatz ist ein lebensraumorientiertes Versorgungskonzept. Der Setting-Ansatz ist das Ergebnis verschiedener Expertisen und Studien, die belegen, dass Hilfsangebote im Lebenskontext vulnerabler Personengruppen deutlich eher in Anspruch genommen werden als wohnort- bzw. lebensortferne Unterstützungs- und Beratungs-Initiativen.

Aufgrund der praktischen Realität, dass das bestehende *Gesundheitssystem in Deutschland* zahlreiche Personengruppen nicht erreicht, haben sich zudem in den letzten beiden Jahrzehnten Versorgungskonzeptionen im Sinne eines aufsuchenden biopsychosozialen Angebots etabliert. Die klassische Komm-Struktur im ärztlichen Bereich (Patient kommt zum Arzt) ist durch die Praktizierung einer Geh-Struktur, der Arzt geht zum Patienten, zu ergänzen. Ein *niedrigschwelliges medizinisches Versorgungsangebot* »vor Ort« (Setting-Ansatz), innerhalb sozialer Brennpunkte, Wohnungsloseneinrichtungen, Drogenberatungsstellen, Arbeitsämter, Schulen, Kindergärten wurde partiell in den vergangenen Jahren verschiedentlich praktisch umgesetzt und zeigte durchweg eine hohe Inanspruchnahme-Quote durch die Zielgruppen. Dies geschieht häufig *interdisziplinär* durch eine enge Zusammenarbeit von *Sozialarbeit und Medizin*.

Diese wissenschaftlichen und empirischen Erkenntnisse deuten auf einen dualen Handlungsbereich hin. Zum einen muss auf der praktischen Ebene schnell, kompetent, betroffenenzentriert agiert werden. Zum anderen sind die gesellschaftsstrukturellen Verursachungsmechanismen zu benennen, zu kritisieren und zu beheben. Um hier nachhaltig eine Verbesserung der Versorgungsangebote, sich widerspiegelnd in Gesetzestexten, Bestimmungen, Handlungsanweisungen usw. zu erreichen, zu implementieren und zu manifestieren.

Ein Beispiel für ein inter- und multidisziplinäres niedrigschwelliges Angebote stellt das sogenannte »Mainzer Modell der Medizinischen Ambulanz/Poliklinik ohne Grenzen sowie der medizinischen Versorgung wohnungsloser Menschen« dar (www.armut-gesundheit.de). Es versucht, die zunehmenden Versorgungslücken in unserem Gesundheitssystem durch ein biopsychosozial ausgerichtetes Versorgungsangebot zu schließen. Der Grundgedanke und methodische Ansatz als Ergebnis der Analyse der Gesundheitssituation sozial benachteiligter und insbesondere wohnungsloser Menschen stellt der zuvor beschriebene lebensraumorientierte (Setting-)Ansatz dar. So finden regelmäßige medizinische Sprechstunden in Einrichtungen der Wohnungslosenhilfe statt. Dieses Konzept reduziert die Hemmschwelle, eine ärztlich-pflegerische Beratung in Anspruch zu nehmen. Diagnostiziert und behandelt wird auch ohne gültigen Krankenversicherungsschutz und das Erheben von Medikamenten-Zuzahlungen wird durch Kooperationen mit Apotheken umgangen. Zudem besteht eine intensive interdisziplinäre Zusammenarbeit mit den dort tätigen Sozialarbeitern/Sozialpädagogen. Zusätzlich werden mobile Sprechstunden (Arztmobil, fahrende Ambulanz), die eine medizinische Erstversorgung von Wohnungslosen direkt auf der »Straße« gewährleisten soll, im Sinne einer aufsuchenden medizinischen Betreuung (»medical-streetwork«), angeboten.

Innerhalb des gesamten biopsychosozialen Versorgungskonzeptes ist eine enge interdisziplinäre Zusammenarbeit unabdingbare Notwendigkeit. Dies wird durch die Beteiligung verschiedener Wohlfahrtsverbände, Institutionen der Wohnungslosenhilfe, örtlichen und überörtlichen Behörden sowie ärztlichen Standesvertretungen und sonstigen Einrichtungen (Kassenärztliche Vereinigung, Bezirksärztekammer, Gesundheitsamt, Krankenhäuser, Tagesklinik für psychisch Kranke, ärztliche Praxen usw.) deutlich. Die ehrenamtliche Mitarbeit durch Vertreter verschiedener Berufsgruppen ist ein wesentlicher Mosaikstein innerhalb des Versorgungskonzeptes. Die langjährigen Erfahrungen innerhalb des Mainzer Versorgungsmodells sind durchgehend positiv. Die Behandlungs- und Patientenzahlen nehmen seit Beginn des Angebotes (im September 1994) stetig zu. Diagnostik und Therapie können somit oft frühzeitig einsetzen und damit ein Fortschreiten von Krankheit verhindern. Oft werden hierdurch später notwendige stationäre Behandlungen abgewendet und damit letztendlich auch Kosten gespart. Eine Reintegration in das bestehende Gesundheitssystem ist über solche niedrigschwelligen Versorgungsangebote erleichtert und konkret möglich, wobei dies durch die gravierenden Einschnitte im Sozialsystem sowie die Entsolidarisierung im Gesundheitssystem, mit einer zunehmenden Bürokratisierung und der Einführung von finanziellen Zuzahlungen, deutlich erschwert wurde. Zudem nimmt der Anteil nichtversicherter Patienten zu, wie z.B. Menschen ohne Papiere (»Papierlose«), illegalisierte Menschen oder legal in Deutschland sich befindende EU-Ausländer, besonders aus Osteuropa, die z.B. für eine Saisontätigkeit umworben wurden und dann keine weitere Beschäftigung erhielten, in Deutschland blieben und häufig ebenfalls keine oder eine unzureichende Krankenversicherung besitzen.

Die Zielgruppen des Gesundheitsangebotes (Diagnostik und Therapie) des Mainzer Modells sind:

- Wohnungslose Menschen
- Nicht krankenversicherte Menschen (ruhende Mitgliedschaft aufgrund von Beitragsrückständen; ehemals Selbständige, Beamte usw.)
- Menschen, die direkt nach der Haftentlassung noch nicht krankenversichert sind
- Menschen, die legal in Deutschland leben und keinen Krankenversicherungsschutz besitzen (insbesondere Menschen aus Osteuropa – Polen, Rumänien, Bulgarien)
- Ausländisches Personal von Leiharbeiter-Firmen (besonders aus Osteuropa)
- Asylbewerber (mit stark eingeschränktem Versichertenschutz)
- Menschen, die illegalisiert in Deutschland leben, »Papierlose« Mitbürger

Zielgruppe eines Gesundheitsberatungsangebotes:

- Generell sozial benachteiligte Menschen, von Einkommensarmut betroffene Menschen (insbesondere ältere alleinlebende Menschen)

Die Poliklinik ohne Grenzen beinhaltet ein medizinisch interdisziplinäres, als auch multidisziplinäres Angebot. Dies bedeutet, dass es Sprechstunden und Gesundheitsberatungsangebote von verschiedenen medizinischen Fachdisziplinen, als auch nicht medizinischen Fachgruppen, im Sinne eines biopsychosozialen Behandlungskonzeptes, gibt. Innerhalb des medizinischen Bereichs sind u. a. allgemeinärztliche, kinderärztliche, dermatologische, chirurgische, gynäkologische, zahnärztliche, psychiatrische Sprechstunden vorgesehen. Darüber hinaus finden insbesondere krankenpflegerische, sozialarbeiterische und psychologische Sprechstunden statt. Zu diesem Versorgungsangebot gehört auch ein mobiles aufsuchendes ärztliches Behandlungsangebot, das sogenannte Arztmobil. Die Besetzung der Sprechstunden wird einerseits durch festangestellte Mitarbeiter gewährleistet. Andererseits, und dies ist der größte personelle Anteil, werden die Sprechstunden durch ehrenamtliche, pensionierte, mit hoher Fachkompetenz ausgestattete Ärzte, Psychologen und Sozialarbeiter angeboten.

Sämtliche Gesundheitsversorgungs- und Beratungsleistungen sind kostenfrei. Gerade die Sozialarbeit leistet hier einen wichtigen Integrations- und Inklusionsbeitrag.

Es soll mit dieser »Poliklinik für Arme« *keine Alternativversorgungsstruktur* etabliert werden, sondern eine dringend notwendige komplementäre Versorgungseinrichtung für die Menschen geschaffen werden, die immer häufiger durch die Aushöhlung unseres Gesundheitsversorgungsnetzes nicht mehr menschenwürdig, kompetent und umfassend sozialmedizinisch betreut werden. Deshalb ist ein wichtiger Bestandteil dieses Versorgungskonzeptes die enge Kooperation und Vernetzung mit niedergelassenen ärztlichen Kolleg*innen, den stationären Einrichtungen (Krankenhäuser, Institutsambulanzen), Beratungsstellen und Selbsthilfeeinrichtungen sowie dem Job-Center und dem Sozialamt. Das Ziel dieser niedrigschwelligen Angebote ist immer, sich selbst überflüssig zu machen, denn diese Form der Gesundheitsversorgung müssen die staatlichen Versorgungsstrukturen gewährleisten und keine zivilgesellschaftlichen Initiativen.

7.2 Clearingstellen

Immer mehr Menschen sind in Deutschland nicht krankenversichert bzw. glauben, nicht krankenversichert zu sein. Dies hat verschiedene Ursachen. Deutlich wurde jedoch in den letzten Jahren, dass es einen erheblichen Informationsbedarf und Beratungsdefizite diesbezüglich gibt. Aufgrund dieser Erkenntnis wurden in verschiedenen Bundesländern sogenannte Clearingstellen implementiert, die Menschen bei Fragen zu ihrem Versichertenstatus bzw. bei der Reintegration in das Krankenversicherungssystem behilflich sind.

Exemplarisch für die Arbeitsweise, Ziele und erste Erkenntnisse der Clearingstellen in verschiedenen Regionen Deutschlands, soll die Clearingstelle des Landes

Rheinland-Pfalz in Mainz mit dem Träger: Armut und Gesundheit in Deutschland, im Folgenden dargestellt werden.

Ausgangslage

In Deutschland leben Menschen, die nicht krankenversichert sind. Für sie ist der Zugang zu medizinischer Versorgung erschwert bis unmöglich. Im Krankheitsfall sind sie oft ohne Hilfe, kommen spät oder im schlimmsten Fall gar nicht zu einer Behandlung. Erkrankungen werden verschleppt, chronifizieren oder führen im schlimmsten Fall zum Tod.

> »Hunderttausende Menschen in Deutschland sind nicht krankenversichert, die Dunkelziffer dürfte jedoch weitaus höher liegen. Die Schätzungen gehen zwar weit auseinander, man geht aber davon aus, dass weit mehr als 500.000 Menschen in Deutschland betroffen sind. Neben deutschen Staatsbürgern gehören auch EU-Bürger und Menschen ohne gültigen Aufenthaltsstatus zu den Betroffenen. Sogar Versicherte haben mitunter Schwierigkeiten mit dem regulären Gesundheitssystem. Viele Wohnungslose meiden zum Beispiel den Arztbesuch, weil sie diskriminierende Erfahrungen gemacht haben oder weil ihnen ihre Lebenssituation peinlich ist« (Ärzte der Welt 2021).

Artikel 12 des von der Bundesregierung ratifizierten UN-Sozialpaktes legt fest (UN-Sozialpakt 2022):

- Die Vertragsstaaten erkennen das Recht eines jeden auf das für ihn erreichbare Höchstmaß an körperlicher und geistiger Gesundheit an.
- Die von den Vertragsstaaten zu unternehmenden Schritte zur vollen Verwirklichung dieses Rechts umfassen die erforderlichen Maßnahmen (...) zur Schaffung der Voraussetzungen, die für jedermann im Krankheitsfall den Genuss medizinischer Einrichtungen und ärztlicher Betreuung sicherstellen.

Es ist festzustellen, dass der UN-Sozialpakt in Deutschland nicht umgesetzt ist. Wie viele Menschen in Deutschland tatsächlich ohne Krankenversicherung leben, ist, wie aus der Antwort der Bundesregierung auf eine kleine Anfrage der Linken im Wesentlichen hervorgeht, nicht bekannt (Drucksache 19/3366). Ferner findet sich in der Antwort zwar eine Zahl zu nichtversicherten Menschen, die jedoch aufgrund der Erhebungsmethode deutlich zu niedrig angesetzt sein dürfte. Menschen ohne festen Wohnsitz oder ohne Aufenthaltstitel werden z. B. nicht berücksichtigt.

> »Die Zahl der Personen, die angeben, ohne Absicherung im Krankheitsfall zu sein, wird alle vier Jahre im Rahmen der Befragung zur Art der Krankenversicherung im Mikrozensus des Statistischen Bundesamtes erhoben. Während im Jahr 2011 noch rund 137.000 Personen angaben, über keine Absicherung im Krankheitsfall zu verfügen, waren es im Jahr 2015 rund 79.000 Personen« (Drucksache 19/3366).

Dieser Trend hat sich allerdings in den vergangenen Jahren gegenläufig entwickelt. So sind nach Angaben des Statistischen Bundesamtes im Jahr 2019 143.000 Menschen ohne Krankenversicherung. Unter den nicht krankenversicherten Personen sind 20.000 Kinder und Jugendliche bis zum 19. Lebensjahr, 15.000 Selbständige, 27.000 Minijobber und 66.000 »Ausländer«, meist arbeitssuchende Menschen aus

Osteuropa, die ohne ein sozialversicherungsrechtliches Arbeitsverhältnis keinen Anspruch auf Leistungen aus der Sozialversicherung besitzen.

Die Verantwortung für das Themengebiet liegt bei der Bundesregierung. Die durchgeführten Maßnahmen, z. B. die Implementierung von sogenannten Clearingstellen sind somit als eine Form einer Übergangslösung anzusehen, deren Notwendigkeit in der akuten Gefährdung der Gesundheit der Menschen begründet ist. Diese besondere Form der Beratung und Unterstützung wird im Jahre 2020 in den Bundeländern Rheinland-Pfalz, Thüringen und Nordrhein-Westfalen sowie in den Städten Berlin und München angeboten.

Ziele der Clearingstellen

Oberstes Ziel der Clearingstelle ist es, Menschen ohne (ausreichenden) Krankenversicherungsschutz in regulären Krankenversicherungssystemen abzusichern. Abhängig von den Vorversicherungszeiten der Hilfesuchenden kann es sich hierbei um eine gesetzliche oder private Krankenversicherung handeln. Zudem müssen bestimmte Personengruppen, wie beispielsweise SGB XII Leistungsbezieher*innen ohne Versicherungspflicht, über die Krankenhilfe gemäß § 264 SGB V abgesichert werden.

Zielgruppe

Die weitaus größte Gruppe der Menschen ohne Krankenversicherung stellen in den bundesweit vorhandenen Clearingstellen Zuwander*innen aus EU-Ländern dar, die einen ungeklärten Anspruch auf Sozialleistungen haben. Zudem sind von der Problematik auch deutsche Staatsbürger*innen betroffen sowie Menschen aus Drittstaaten, davon zum Teil mit ungeklärtem Aufenthalt.

Änderungen im SGB II und SGB XII haben die Situation für Zuwander*innen aus EU-Ländern, die nicht Vertragsstaaten des Europäischen Fürsorgeabkommens sind, verschärft.

Für alle drei betroffenen Bevölkerungsgruppen gilt, dass in manchen Rechtskonstellationen ein Krankenversicherungsschutz eigentlich geltend gemacht werden könnte. Hierfür bedarf es aber auch bei verfügbarer professioneller Rechtshilfe oft Monate Zeit, in der eine Behandlung schon begonnen haben muss.

Menschen mit ungeklärtem Aufenthalt kann in vielen Fällen durch eine Klärung des Aufenthaltsstatus eine medizinische Grundversorgung über das Regelversorgungssystem gewährt werden.

Beschreibung der Haupttätigkeiten in den Clearingstellen

Zum größten Teil besteht die Arbeit der Clearingstellen in der direkten Einzelfallberatung für Menschen ohne Krankenversicherung sowie Menschen mit Beitragsschulden und damit einhergehendem Leistungsruhen (GKV) bzw. einer Einstufung im Notlagentarif (PKV).

Wenn möglich, werden Betroffene zu einem Erstgespräch eingeladen. Da viele Betroffene zu weit entfernt wohnen, muss jedoch oft auf Telefon- und Schriftverkehr zurückgegriffen werden. In vielen Fällen findet lediglich eine Beratung bzgl. des weiteren Vorgehens statt. Insbesondere bei Sprach- und Verständnisproblemen helfen die Mitarbeiter*innen beim Ausfüllen von Antragsunterlagen. In schwierigen Fällen oder wenn die Klient*innen überfordert scheinen, wird die Übernahme von Antragstellungen angeboten. Wenn nötig und logistisch möglich, werden die betroffenen Patient*innen zu Ämtern und Sozialleistungsträgern begleitet. Ein weiterer Schwerpunkt der Clearingstellen ist die telefonische und schriftliche Beratung von Mitarbeiter*innen von Beratungsstellen, Ämtern, Behörden und Kliniken. In diesen Fällen fungieren die Mitarbeiter*innen der Clearingstellen als Multiplikatoren. Auf Anfrage werden Mitarbeiter*innen-Schulungen in anderen Beratungsstellen durchgeführt.

Zielerreichung

Im Rahmen der Arbeit der Clearingstelle Rheinland-Pfalz konnten valide Daten zum Beratungsbedarf erhoben werden. Von den 274 Anfragen konnten innerhalb des Berichtszeitraums 105 Fälle erfolgreich abgeschlossen werden (Zwischenbericht des Projektes »Clearingstelle Rheinland-Pfalz – Zugang zur gesetzlichen Krankenversicherung ermöglichen« für den Berichtszeitraum: 01.09.2019–31.07.2020; veröffentlicht am 31.07.2020 Verein Armut und Gesundheit in Deutschland). Fachliche Expertise im Krankenversicherungsrecht, Beharrlichkeit im Umgang mit Krankenkassen und Sozialversicherungsträgern sowie eine enge Begleitung der Ratsuchenden sind für eine schnelle (Re-)Integration ins Krankenversicherungssystem unerlässlich.

Schwierigkeiten und Hindernisse im Projektverlauf

Ein auffallendes Hindernis ist die häufig fehlende oder falsche Beratung durch Krankenversicherungen und Sozialleistungsträger. Diese kommen ihrer gesetzlich verbrieften Beratungspflicht oft nicht angemessen nach. Das geht teilweise soweit, dass offensichtlich bestehende Rechtsansprüche von Klient*innen aktiv und unter Aufzählung der relevanten Paragraphen rechtlich eingeklagt werden müssen.

Ein weiteres großes Problem sind die Beitragsschulden, die aufgrund der Gesetzeslage bei längeren Versicherungslücken entstehen. Menschen, die die Kraft aufbringen, sich um ihren fehlenden Versicherungsschutz zu kümmern, werden mit hohen Schulden konfrontiert. Dies führt teilweise dazu, dass Menschen, die einen Rechtsanspruch auf eine Krankenversicherung haben, sich aus Angst vor der Schuldenlast gegen die Krankenversicherung entscheiden. Darüber hinaus besteht bei EU-Bürger*innen und Papierlosen aufgrund bestehender Gesetzeslage oft keine Möglichkeit der Vermittlung in einen regulären Krankenversicherungsschutz. Ein gesetzlicher Anspruch auf eine medizinische Versorgung kann erst dann geltend gemacht werden, wenn die aufenthaltsrechtliche Situation der Betroffenen geklärt ist. Dieser Klärungsprozess bedarf wiederum guter Rechtskenntnisse und ist wegen der benötigten juristischen Hilfe in der Regel mit hohen Kosten verbunden, die die betroffenen Menschen oftmals nicht bezahlen können.

Für die konkrete Arbeit ist eine direkte Verzahnung von medizinischer Behandlung und Clearing sinnvoll. Durch teilweise jahrzehntelange Bekanntheit der bestehenden medizinischen Anlaufstellen (in Mainz der Poliklinik ohne Grenzen) kann der Kontakt zwischen Betroffenen und Clearingstellen leichter hergestellt werden. Darüber hinaus kann so eine nachhaltige Lösung für die Menschen gefunden werden. Neben Menschen, die noch nicht versichert sind, gibt es solche, die laut geltendem Recht keinerlei Anspruch auf eine gesetzliche Krankenversicherung haben. Eine private Versicherung ist aus ökonomischen Gründen für die betroffenen Menschen in der Regel nicht möglich. Zudem gibt es juristische Bedenken, dass dieser Versicherungsausschluss nicht menschenrechtskonform ist.Im Falle einer schweren Erkrankung ist häufig eine stationäre Behandlung erforderlich, ohne dass es eine Klärung der Kostenübernahme gibt. Die Krankenhäuser bleiben dann meist auf ihren Kosten sitzen, unter anderem auch deshalb, weil der sogenannte Nothelferparagraph in der Praxis häufig keine Anwendung findet bzw. von den zuständigen Behörden nicht angewandt wird. In der Mainzer Universitätsmedizin beispielsweise beliefen sich die ausstehenden Behandlungskosten aus dem Jahr 2018 auf ca. 1,2 Millionen Euro.

Noch vor der vollendeten Eingliederung unversicherter Menschen, die einen Anspruch auf Krankenversicherung haben, kann eine medizinische Behandlung notwendig werden, die zwar kein Notfall, aber dennoch zwingend geboten ist.

Deshalb ist die Einrichtung eines Behandlungsfonds auf Landesebene notwendig, um die medizinische Versorgung (noch) nicht versicherter Menschen sicherzustellen.

Finanzmittel können als Vorleistung bereitgestellt werden, um eine adäquate medizinische Versorgung auch in der Clearingphase sicherzustellen. So dauert z. B. die Klärung, ob ein Krankenversicherungsschutz noch über das Herkunftsland Rumänien besteht, erfahrungsgemäß im günstigsten Fall vier Wochen. Gegen mögliche Leistungsträger wird ein Kostenerstattungsanspruch geltend gemacht. Rückerstattete Mittel fließen in den Behandlungsfonds zurück. Der Leistungsumfang für die Gewährung von Mitteln aus dem Behandlungsfonds umfasst medizinisch notwendige Maßnahmen (z. B. Haus- oder Facharztbehandlungen, zahnärztliche Behandlungen, Krankenhausaufenthalte, Medikamente, Psychotherapie) sowie Sprachmittlerkosten. In besonderen Härtefällen soll zur Kostenreduktion die Entnahme von Finanzmitteln aus dem Behandlungsfonds möglich sein, um befristet die Beiträge für eine Krankenversicherung zu übernehmen.

7.3 Narrative Medizin – Sprechende Medizin – Leichte Sprache

»Sprechende Medizin« wird seit Jahren innerhalb des Arzt-Patient-Verhältnisses von Seiten der Patienten aber auch von Seiten vieler Mediziner immer wieder stärker eingefordert. Der deutsche Philosoph Odo Marquard stellt in einem Vortrag zur Bedeutung der Geisteswissenschaften 1986 fest: »Denn die Menschen: das sind ihre Geschichten. Geschichten aber muss man erzählen ... und je mehr versachlicht wird, desto mehr – kompensatorisch – muss erzählt werden: Sonst sterben die Menschen an narrativer Atrophie« (Schernus 1997, S. 105). In jüngster Zeit wird immer häufiger von Narrativer Medizin (lateinisch narrare: erzählen) oder Narrative based Medicine (NbM), gerade auch in Abgrenzung zur evidenzbasierten Medizin (EbM), gesprochen. Greenhalgh (1998) ist hier eine wichtige Protagonistin. Für was steht nun diese Medizin? Geschichten, Erzählungen von Menschen, von Patienten, über Krankheiten, Leid und Heilung spielten schon immer eine, mehr oder weniger akzeptierte, oft sehr wichtige Rolle im Behandlungssetting der Medizin. Zugunsten von scheinbar objektiven wissenschaftlichen Fakten wurde die subjektive Sichtweise und Interpretation des betroffenen Patienten vernachlässigt. Die subjektive Schilderung des Patienten als wichtige Ressource für Diagnostik und Therapie, für die individuelle Bedeutung von Krankheit und Kranksein durch den Patienten anzuerkennen, wird erst in jüngster Vergangenheit wieder praktiziert (Morris 2000).

Narrative Medizin steht für eine subjektorientierte, den Patienten in all seinen individuellen Bezügen begreifende Medizin. Es handelt sich somit um eine ganzheitliche, patientenzentrierte Vorgehensweise. Carl Rogers' klientenzentrierte Gesprächsführung (Rogers 1995), die psychosomatische Medizin (Uexküll 2003), die Hinterfragung der Arzt-Patienten-Beziehung durch Balint (Balint und Balint 1961), die Validationsmethode im Umgang mit an einer Demenz Erkrankten (Feil 1999) sind weitere Beispiele für diese Form der wertschätzenden Interaktion.

In den medizinischen Fachdisziplinen Allgemeinmedizin und Psychiatrie schätzte man schon immer Erzählungen als eine Zugangsmöglichkeit, Patienten mit ihrer Erkrankung in den sozialen, kulturellen oder auch geschlechtspezifischen Kontexten besser verstehen zu können (Lurija 1993; Konitzer et al. 2002, 2005). Die Würdigung der subjektiven Sichtweise des Patienten hinsichtlich seiner Erkrankung, die in einem biographischen Kontinuum steht, ist für die Bewertung von objektiven Befunden und Symptomen wichtig. Die subjektorientierte narrative Medizin sowie die objektorientierte evidenzbasierte Medizin stellen quasi zwei Seiten einer Medaille dar und wirken komplementär. Gerade die gegenseitige Bereicherung an Erkenntnis stärke eine adäquate patientenzentrierte Vorgehensweise im Kontext von Diagnostik und Therapie.

> »Die Verfolgung einer narrativen Kultur in der Medizin kann, indem sie den stets interpretativen und wertenden Charakter diagnostischer Aussagen hervorhebt, die grundsätzliche Kontext-, Standort- und damit Perspektivengebundenheit unseres Erkennens verdeutlichen, demzufolge Objektivierung gerade nicht Ausschluss, sondern methodische Einbeziehung der Subjektbezogenheit all unseres Wahrnehmens und Erkennens bedeutet« (Matthiessen 2006, S. 138).

Die Interdependenzen einer narrativen und evidenzbasierten Medizin werden immer stärker erkannt und erforscht (Charon und Whyer 2008).

Leichte Sprache und Gesundheit

Bei einem Arztbesuch oder im Krankenhaus haben Patienten oftmals Schwierigkeiten, den Arzt oder Schriftliches wie beispielsweise Beipackzettel, Patientenverfügungen, Patienteninformationen, Fragebögen oder auch allgemeine Gesundheitsinformationen zu verstehen. Leichte Sprache bedeutet, Fachbegriffe, schwirige Wörter oder komplexe Zusammenhänge in einfachen Worten bildlich zu umschreiben, so dass sie jeder auf Anhieb versteht. Kriterien für Leichte Sprache sind kurze Sätze, eine Aussage pro Satz, keine Fremdwörter, Trennungen langer Wörter mit Bindestrich. Bilder können dabei helfen. Dazu gehört auch eine barrierefreie Gestaltung, von der richtigen Schriftart, über Schriftgröße, Laufweite und Zeilenabstand bis hin zu farblichen Kontrasten. Insbesondere Menschen mit Einschränkungen mentaler Funktionen, Menschen, die nicht so gut Deutsch können oder Leseschwierigkeiten haben, könnten so Textinhalte besser verstehen. Leichte Sprache bei Gesundheitsinformationen in Verbindung mit Arztbesuchen oder im Krankenhaus wäre eine Hilfe für alle Patienten zum Verarbeiten und Verstehen von Gesundheitsinformationen.

Mit dem Nationalen Aktionsplan zur Umsetzung der UN-Behindertenrechtskonvention von 2011 (BMAS 2011) konkretisiert die Bundesregierung die Idee der Inklusion, zentraler Leitgedanke der UN-Behindertenrechtskonvention. Mit der Novellierung der Barrierefreien-Informationstechnik-Verordnung werden die Behörden verstärkt Inhalte in Leichter Sprache auf Internetseiten oder in Broschüren anbieten. Ziel der Bundesregierung ist es, alle öffentlich zugänglichen Informations- und Kommunikationssysteme barrierefrei zu gestalten und insbesondere auch den Anforderungen an Leichte Sprache gerecht zu werden. Die Bundesregierung will darauf hinwirken, dass auch die Informationsangebote der Unternehmen barrierefrei zugänglich gemacht werden. Im Rahmen des Nationalen Aktionsplans zur Umsetzung der UN-Behindertenrechtskonvention müsste unseres Erachtens noch stärker das Thema Leichte Sprache im Gesundheitssektor Berücksichtigung und Realisierung finden. Dies ist ein wesentlicher Aspekt für eine gleichberechtigte Teilhabe im Gesundheitsbereich. Leichte Sprache erleichtert *allen* Bürger*innen den barrierefreien Zugang zu den für sie notwendigen Gesundheitsleistungen.

Das Toronto-Experiment: Die Bedeutung menschlicher Zuwendung in einer Notfallambulanz

Zur Beziehung zwischen Inanspruchnahme von Notfallambulanzen und sozialen Notsituationen hat eine kanadische Studie interessante Erkenntnisse beschrieben. Hintergrund der epidemiologischen Untersuchung war die Annahme vieler Ärztinnen und Ärzte innerhalb der Notfallaufnahme, dass sie durch zu große Freundlichkeit obdachlosen Menschen gegenüber ein häufigeres Aufsuchen der Notfallambulanz ohne ernsthafte Beschwerden mit verursachen könnten. Es wurde daraufhin die Wirkung einer einfühlsamen »mitleidvollen« betroffenenzentrierten Behandlung von wohnungslosen Menschen, die aufgrund akuter Beschwerden die Notfallambulanz eines Krankenhauses in Toronto aufsuchten, auf die Häufigkeit weiterer Konsultationen hin untersucht. 133 wohnungslose Männer wurden in 2 Gruppen aufgeteilt. Die eine Gruppe wurde »nur« von dem Krankenhauspersonal in »üblicher« Weise betreut. Die andere Gruppe wurde zusätzlich geschulten Freiwilligen zugeteilt, die sich während der Wartezeit mit den Patienten u. a. über deren Beschwerden unterhielten, Anteilnahme und Empathie zeigten und die Wohnungslosen zu einem Getränk und einer kleinen Mahlzeit einluden. Das für viele erstaunliche Ergebnis: Einfühlsam betreute wohnungslose Männer suchten in der Folgezeit die Notfallambulanz signifikant seltener auf, als die Patienten der Kontrollgruppe, die in »üblicher« Weise behandelt wurden (0,43 gegen 0,65 Besuche pro Monat; $p = 0,018$). Eine der Erklärungen der Forschungsgruppe: Patienten und speziell wohnungslose Patienten gehen dann häufiger zum Arzt, wenn sie mit dem Ergebnis des Arztkontaktes nicht zufrieden waren. Empathische Anteilnahme ist gerade für sozial benachteiligte Patienten eine Reaktionsweise des Mediziners, die sich diese Patienten von einer Arztkonsultation wünschen und erhoffen. Die erlebte gewünschte Erfahrung führt dann zu einer selteneren Kontaktsuche. Einfühlsame Behandlung wohnungsloser Menschen in der Notfallambulanz wäre demnach nicht »nur« menschlich, sondern auch ökonomisch sinnvoll (The Lancet 1995).

8 Nachsorge und Rehabilitation

8.1 Nachsorge

Die folgenden Ausführungen sind dem Rahmenkonzept der Deutschen Rentenversicherung zur Nachsorge nach § 15 SGB VI entnommen:

»Für einen Teil der chronisch Erkrankten ist die zeitlich begrenzte Rehabilitation in einer ambulanten oder stationären Einrichtung nicht ausreichend, um den Behandlungserfolg auch anhaltend zu stabilisieren. Viele Therapien sind langfristig effektiver, wenn sie über den Zeitraum der Rehabilitation hinaus fortgeführt werden. Eine Möglichkeit, die berufliche Wiedereingliederung und den Transfer des Gelernten in den Alltag zu unterstützen, bietet die in der Regel wohnortnahe Reha-Nachsorge. Der Gesetzgeber spricht in § 17 SGB VI für die Deutsche Rentenversicherung (DRV) von nachgehenden Leistungen zur Sicherung des Erfolges der vorangegangenen Leistung zur Teilhabe (Leistungen zur Nachsorge).

Im Begriff »Reha-Nachsorge« ist bereits angelegt, dass sie keine eigenständige Leistung darstellt, sondern nach der Grundleistung, der medizinischen Rehabilitation, stattfindet. Rehabilitation und Nachsorge sind demnach aufeinander aufbauende Behandlungselemente, die ein gemeinsames Ziel haben: den Erhalt oder die Wiederherstellung der Erwerbstätigkeit. Auch die Nachsorge bei Abhängigkeitserkrankungen sowie der Rehabilitationssport und das Funktionstraining (letzte als ergänzende Leistungen zur Rehabilitation nach § 64 Abs. 1 Nr. 3 und 4 SGB IX) gehören zu den Angeboten nachgehender Leistungen der DRV (…). Darüber hinaus existieren weitere Möglichkeiten der Nachsorge, die über die von der Rentenversicherung getragenen Leistungen hinausgehen und – zeitlich oft unbegrenzt – alle individuellen oder auch organisierten, die Lebensstilveränderung und Krankheitsbewältigung unterstützenden Maßnahmen umfassen (…).

Ziele der Reha-Nachsorge:

Reha-Nachsorge kann sich an eine abgeschlossene Leistung zur medizinischen Rehabilitation anschließen, die das übergeordnete Reha- Ziel der Rentenversicherung, den Erhalt oder die Wiederherstellung der Leistungsfähigkeit im Erwerbsleben, grundsätzlich erreicht hat. Einzelne Teilziele der medizinischen Rehabilitation können aber möglicherweise noch optimiert werden, um dieses übergeordnete Ziel zu sichern bzw. die nachhaltige Erreichung des Ziels nicht zu gefährden. Dabei handelt es sich insbesondere um Behandlungselemente mit folgender Ausrichtung:

- Verbesserung nach bestehenden funktionalen Einschränkungen
- Stabilisierung/Verstetigung von Verhaltens- und Lebensstilveränderungen
- Nachhaltiger Transfer des Gelernten in Alltag und Beruf
- Strukturierte Unterstützung bei spezifischen Problemen am Arbeitsplatz oder bei der beruflichen Wiedereingliederung
- Förderung von Selbstmanagementkonzepten (...)

Therapeutische Leistungen (Inhalte der Reha-Nachsorge):

Das Reha-Nachsorgekonzept orientiert sich – wie die medizinische Rehabilitation insgesamt – am biopsychosozialen Krankheitsmodell. Mögliche Behandlungselemente sind:

- Sport- und Bewegungstherapie (z. B. Ausdauer- oder Muskelaufbautraining)
- Physiotherapie
- Information, Motivation, Schulung (z. B. Motivationsförderung, Ernährungsberatung, Lehrküche, Rückenschule, Schulung im Umgang mit speziellen gesundheitlichen Problemen)
- Klinische Psychologie, insbesondere Problem- und störungsorientierte Gruppenarbeit (z. B. zu Stressbewältigung, Konfliktlösung, Entspannung, Tabakentwöhnung, als Training sozialer Kompetenz, bei Adipositas)
- Klinische Sozialarbeit, Sozialtherapie (z. B. im Umgang mit Arbeitslosigkeit und berufliche Orientierung, sozialrechtliche Beratung, Freizeitgestaltung, Unterstützung beim Anschluss an eine Selbsthilfegruppe, Zusammenarbeit mit anderen Hilfen), unterstützende Fallbegleitung (z. B. bei stufenweiser Wiedereingliederung), Kontakte mit Unternehmen und Betrieben sowie Werks- und Betriebsärzt*innen
- Ergotherapie, Sprachtherapie, Funktionstraining
- Arbeitstherapie (z. B. Arbeitsplatztraining)
- Neuropsychologische Therapie
- Psychotherapie oder psychotherapeutisch orientierte Interventionen (Deutsche Rentenversicherung 2019).

8.2 Rehabilitation

Unter dem Begriff »Rehabilitation« werden alle Maßnahmen verstanden, die darauf gerichtet sind, körperlich, geistig oder seelisch behinderten oder von Behinderung bedrohten Menschen zu helfen, ihre Fähigkeiten und Kräfte zu entfalten und einen angemessenen Platz in der Gesellschaft zu finden; dazu gehört vor allem eine dauerhafte Eingliederung ins Arbeitsleben. Von der Behandlung der behinderten Menschen im Krankenhaus über die Vorbereitung auf den Beruf durch Anlernung,

Ausbildung, Anpassung oder Umschulung bis zur Vermittlung eines Arbeitsplatzes und der nachgehenden Betreuung werden zwar mehrere Phasen unterschieden, nämlich die medizinische, die berufliche und die soziale Phase der Rehabilitation. Die Grenzen zwischen den einzelnen Phasen sind jedoch fließend. Zutreffend wird daher heute von umfassender Rehabilitation gesprochen und ein nahtlos ablaufendes Rehabilitationsgeschehen angestrebt.

Ziel einer modernen Rehabilitation ist nicht mehr fürsorgerische Leistung zur Linderung der Not, sondern Erfüllung des Anspruchs der Behinderten auf Eingliederung ins Arbeitsleben und die Gesellschaft insgesamt, und zwar durch Hilfe zur Selbsthilfe. Soweit dem Behinderten keine volle Eingliederungsfähigkeit verblieben ist, zielt der Anspruch auf entscheidende Verbesserung der Lebenssituation.

Nach § 10 SGB I haben behinderte oder von einer Behinderung bedrohte Menschen ein Recht auf die Hilfe, die notwendig ist, um

- die Behinderung abzuwenden, zu beseitigen, zu mindern, ihre Verschlimmerung zu verhüten oder ihre Folgen zu mildern,
- Einschränkungen der Erwerbsfähigkeiten oder Pflegebedürftigkeit zu vermeiden, zu überwinden, zu mindern oder eine Verschlimmerung zu verhüten sowie den vorzeitigen Bezug von Sozialleistungen zu vermeiden oder laufende Sozialleistungen zu mindern,
- ihnen einen ihren Neigungen und Fähigkeiten entsprechenden Platz im Arbeitsleben zu sichern,
- ihre Entwicklung zu fördern und ihre Teilhabe am Leben in der Gesellschaft und eine möglichst selbstständige und selbstbestimmte Lebensführung zu ermöglichen oder zu erleichtern sowie
- Benachteiligungen aufgrund von Behinderung entgegenzuwirken.

Nach § 29 SGB I umfassen die Leistungen zur Rehabilitation und Teilhabe behinderter Menschen:

1. Leistungen zur medizinischen Rehabilitation, insbesondere
    a) Frühförderung behinderter und von Behinderung bedrohter Kinder,
    b) ärztliche und zahnärztliche Behandlung,
    c) Arznei- und Verbandmittel sowie Heilmittel einschließlich physikalischer, Sprach- und Beschäftigungstherapie,
    d) Körperersatzstücke, orthopädische und andere Hilfsmittel,
    e) Belastungserprobung und Arbeitstherapie
2. Leistungen zur Teilhabe am Arbeitsleben, insbesondere
    a) Hilfen zum Erhalt oder Erlangen eines Arbeitsplatzes,
    b) Berufsvorbereitung, berufliche Anpassung, Ausbildung und Weiterbildung,
    c) sonstige Hilfen zur Förderung der Teilhabe am Arbeitsleben
2a. Leistungen zur Teilhabe an Bildung, insbesondere
    a) Hilfen zur Schulbildung, insbesondere im Rahmen der allgemeinen Schulpflicht und zum Besuch weiterführender Schulen einschließlich der Vorbereitung dazu,
    b) Hilfen zur schulischen Berufsausbildung,

c) Hilfen zur Hochschulbildung,
d) Hilfen zur schulischen beruflichen Weiterbildung,
3. Leistungen zur Sozialen Teilhabe, insbesondere
   a) Leistungen für Wohnraum,
   b) Assistenzleistungen,
   c) Heilpädagogische Leistungen,
   d) Leistungen zur Betreuung in einer Pflegefamilie,
   e) Leistungen zum Erwerb und Erhalt praktischer Kenntnisse und Fähigkeiten,
   f) Leistungen zur Förderung der Verständigung,
   g) Leistungen zur Mobilität,
   h) Hilfsmittel,
4. unterhaltssichernde und andere ergänzende Leistungen, insbesondere
   a) Krankengeld, Versorgungskrankengeld, Verletztengeld, Übergangsgeld, Ausbildungsgeld oder Unterhaltsbeihilfe,
   b) Beiträge zur gesetzlichen Kranken-, Unfall-, Renten- und Pflegeversicherung sowie zur Bundesanstalt für Arbeit
   c) Reisekosten,
   d) Haushalts- oder Betriebshilfe und Kinderbetreuungskosten,
   e) Rehabilitationssport und Funktionstraining,
5. besondere Leistungen und sonstige Hilfen zur Teilhabe schwerbehinderter Menschen am Leben in der Gesellschaft, insbesondere am Arbeitsleben.

Die ausgeführten Leistungen waren im System der sozialen Sicherung nicht einem eigenständigen Zweig zugeordnet. Vielmehr war das Recht auf Rehabilitation und Teilhabe behinderter Menschen Bestandteil der einzelnen Sozialleistungsbereiche. Ab 2001 wurde das Rehabilitationsrecht und das Schwerbehindertenrecht in das SGB IX eingeordnet. Das Gesetz trat überwiegend am 1. Juli 2001 in Kraft. Am 01.01.2018 trat im Zuge der zweiten Stufe des Bundesteilhabegesetzes eine komplette Neufassung des SGB IX in Kraft. Zum 01.01.2020 wurden die §§ 140–145 SGB XII in das SGB IX integriert. In diesen Paragrafen wird das Recht auf Teilhabe am Arbeitsleben für Menschen mit Behinderungen geregelt.

Vor Inkrafttreten des SGB IX mussten behinderte Menschen häufig sehr lange auf die Leistungserbringung warten. Ursache dafür waren Streitigkeiten über die Zuständigkeit sowie lange Wartezeiten für die Erstellung von ärztlichen Gutachten. Mit § 14 SGB IX wurde ein neues Verfahren der Zuständigkeitserklärung eingeführt. Mit diesem Verfahren wurden die kürzest möglichen Fristen festgelegt und Mehrfachbegutachtungen auf ein unumgängliches Minimum beschränkt.

Eine deutliche Verbesserung im Hinblick auf Inklusion und Selbstbestimmung von Menschen mit Behinderungen stellt das 2016 verabschiedete *Bundesteilhabegesetz (BTHG)* dar. Ein Gesetzespaket, das signifikant mehr Möglichkeiten zur Teilhabe und Selbstbestimmung für Menschen mit Behinderungen vorsieht. Wir wollen im Folgenden auf die oben genannten Maßnahmen der Rehabilitation zurückkommen und auf die jeweils beteiligten Einrichtungen und Berufe hinweisen (in ▶ Kap. 13 »Menschen mit Behinderungen« werden wir noch einmal ausführlicher auf das Thema eingehen).

Die *medizinische Rehabilitation* lässt sich als Fortsetzung der medizinisch orientierten Behandlung verstehen, d. h. eine Behandlung durch Arznei-, Verbands- und Heilmittel, Körperersatzstücke und orthopädische Hilfsmittel sowie Krankengymnastik, bewegungs- und sprach- sowie beschäftigungstherapeutische Maßnahmen.

Das Ziel medizinisch-rehabilitativer Maßnahmen ist die weitgehende Beseitigung der Gesundheitsschäden. Je besser es durch medizinisch-rehabilitative Maßnahmen gelingt, die körperlichen und/oder seelischen Beeinträchtigungen zu beheben, desto geringer wird das Ausmaß funktioneller Einschränkungen und schließlich sozialer Benachteiligung sein. Einrichtungen der medizinischen Rehabilitation sind die Arztpraxis, das Krankenhaus sowie spezielle Rehabilitationskrankenhäuser (Kurkliniken, Sanatorien, Schwerpunktkliniken etc.). Hier gibt es je nach Leistungsträgern unterschiedliche Spezialeinrichtungen, besonders hervorzuheben sind dabei solche Einrichtungen, in denen eine gleichzeitige medizinische und berufliche Rehabilitation erfolgt bzw. eingeleitet wird (sogenannte Einrichtungen der 2. Phase) wie z. B. bei Hirnverletzungen oder Querschnittslähmungen. Die wesentlichen Berufe in der medizinischen Rehabilitation sind entsprechend der besonderen Bedeutung medizinisch-technischer Maßnahmen: Ärzte, Krankengymnasten, Beschäftigungs- und Arbeitstherapeuten, Logopäden, Masseure etc.

Einrichtungen der medizinischen Rehabilitation sind die 1126 Vorsorge- und Rehabilitationskrankenhäuser mit insgesamt 163.688 Betten mit denen die Gesetzlichen Krankenkassen einen Versorgungsvertrag nach § 111 SGB V abschließen können (Statistisches Bundesamt 2019).

Die *schulisch-pädagogische Rehabilitation* bezieht ihre Maßnahmen auf angeborene oder im Kindesalter erworbene Behinderungen durch Frühförderung oder andere pädagogisch-therapeutische Hilfen. Die Frühförderung beinhaltet sowohl medizinische als auch pädagogische und soziale Maßnahmen für Kinder im Säuglings-, Kleinkind- und Vorschulalter sowie Beratung und Information für die Eltern. Mit dem bundesweiten Ausbau der regionalen, meist auf Kreisebene existierenden Frühförderstellen wurde ein Instrument geschaffen, das durch seine offenen, gemeindenahen Angebote nicht nur generell die Inanspruchnahme erleichtert, sondern auch Frühförderung und Beratung im häuslichen Bereich ermöglicht. Hierfür stehen besondere Teams mobiler Hausfrühförderung bereit. Durch die Verlagerung des Therapieraumes in den häuslichen Bereich besteht die Chance einer möglichst kontinuierlichen und intensiven Förderung, die in die Spielwelt des Kindes und den Alltag der Familie integriert ist.

Einrichtungen der schulisch-pädagogischen Rehabilitation sind Zentren der Frühförderung, Förderkindergärten, Fördertagesstätten und Förderschulen für die verschiedenen Behinderungsarten (Förderschulen für Blinde, Gehörlose, Sprachbehinderte, Körperbehinderte, geistig Behinderte, Lernbehinderte etc.). Berufe der schulisch-pädagogischen Rehabilitation sind: Pädagogen, Sozialpädagogen, Heilpädagogen, Sonderpädagogen, Erzieher, Psychologen etc.

Die *berufliche Rehabilitation* ist nach der medizinischen Rehabilitation der quantitativ bedeutsamste Bereich. Berufsfördernde Maßnahmen sind insbesondere Hilfe zur Erhaltung oder Erlangung eines Arbeitsplatzes, Berufsfindung, Arbeitserprobung und Berufsvorbereitung, berufliche Aus- und Fortbildung sowie Umschulung und sonstige Hilfen zur Förderung einer Erwerbs- oder Berufstätigkeit auf dem allgemeinen Arbeitsmarkt oder in einer Werkstatt für Behinderte. Gemeinsames Ziel der beruflichen Rehabilitationsmaßnahmen ist die bestmögliche Qualifizierung der Behinderten, um sie in den allgemeinen Arbeitsmarkt einzugliedern.

Einrichtungen der beruflichen Rehabilitation sind: Berufsbildungswerke zur beruflichen Erstausbildung behinderter Jugendlicher, Berufsförderungswerke zur Umschulung erwachsener Behinderter, die ihren früheren Beruf nicht mehr ausüben können, und Werkstätten für Behinderte, in denen Behinderte mit besonders ausgeprägten beruflichen Eingliederungsproblemen betreut werden. Alle diese Einrichtungen verfügen über begleitende Dienste für die medizinische, psychologische, pädagogische und soziale Betreuung. Berufe in der beruflichen Rehabilitation sind: Rehabilitationsberater, Werklehrer, Fachlehrer, Meister verschiedener Fachrichtungen, aber auch Psychologen, Pädagogen und Sozialarbeiter in den begleitenden Diensten. Die enge Verknüpfung der Rehabilitation an den Qualifikationsprozess in Ausbildung und Berufstätigkeit bringt in Zeiten wirtschaftlicher Rezession zwangsläufig erhebliche Probleme mit sich: Die Arbeitslosigkeit unter behinderten Menschen steigt an, die Wiederbeschäftigungschancen verringern sich, der Anteil der behinderten Menschen unter den Langzeit-Arbeitslosen erhöht sich, sodass schließlich das Leitmotiv beruflicher Rehabilitation »Rehabilitation vor Rente« immer weniger eingehalten werden kann.

Als vierte Maßnahme sind die Maßnahmen der *sozialen Rehabilitation* zu skizzieren. Sie sollen die Wiedereingliederung in soziale Lebenszusammenhänge (Familie, Nachbarschaft, Gemeinde etc.) fördern. Die Einrichtungen der sozialen Rehabilitation sind vielfältig. Sie reichen von ambulanten Einrichtungen wie Beratungsstellen, Patientenclubs, Fahrdiensten, Mahlzeitendiensten, Haushaltsdiensten über teilstationäre Einrichtungen wie Tages- und Nachtkliniken bis hin zu stationären Einrichtungen wie Übergangseinrichtungen, Wohnheimen und speziellen Anstalten. Jede »Sonder«-Einrichtung, jede »Sonder«-Maßnahme für behinderte Menschen birgt die Gefahr der Stigmatisierung, Selektion, Ausgrenzung und Abhängigkeit in sich, ob nun in Sonderkindergärten, in Sonderschulen oder im Sonder-Arbeitsmarkt der Behindertenwerkstätten. Die Analyse dieser Ausgrenzungs- und Benachteiligungstendenzen im gesellschaftlichen Umgang mit behinderten Menschen und die Formulierung und Begründung von Strategien zur Verbesserung dieser Situation ist ein Hauptthema der sozialwissenschaftlichen Beschäftigung mit Fragen der Rehabilitation.

Berufe in der sozialen Rehabilitation sind Sozialarbeiter, Sozialpädagogen, Psychologen, Altenpfleger, Gemeindeschwestern, Sportlehrer etc.

Die demographische Entwicklung mit der Zunahme älterer Menschen und der Wandel im Krankheitsspektrum, insbesondere durch die Zunahme chronischer Krankheiten und Multimorbidität im Alter, erfordern auch die Intensivierung und den Ausbau der wohnortnahen *ambulanten Rehabilitation*, zumal es gerade bei chronischen Erkrankungen oft ausreichend und zweckmäßig ist, eine wohnortnahe Behandlung und Rehabilitation durchzuführen, die den dauernd gegebenen Lebensbedingungen und -gewohnheiten Rechnung trägt.

Nach vorliegenden Erfahrungen kann eine effektive Rehabilitation in einer Vielzahl von Fällen verhindern, dass alte Menschen nach einer stationären medizinischen Behandlung in Alten- oder Pflegeheime übersiedeln müssen.

Studien vom Bund geförderter Modelleinrichtungen für geriatrische Rehabilitation, z. B. des Albertinenhauses in Hamburg, belegen, dass bis zu 80 % der dort behandelten Patienten nach Hause entlassen werden können. Das verlangt allerdings, dass alle Lebensbereiche des Patienten einbezogen werden müssen, dass seine Bemühungen zur Bewältigung von komplexen Situationen unterstützt und durch wiederholte Behandlung gefestigt werden müssen. Gerade für Ältere ist eine sinnvolle aktivierende Behandlung und damit der sofortige Beginn einer Rehabilitation im Allgemeinkrankenhaus notwendig.

9 Pflege und Sterbebegleitung

9.1 Pflege

Die Pflege ist in erster Linie ein Thema der Pflegewissenschaften und nicht der Sozialmedizin. Das Thema hat aber eine Reihe sozialmedizinischer Bezüge, auf die wir im Folgenden eingehen wollen. Diese beziehen sich auf Fragen der Epidemiologie von Pflegebedürftigkeit, der rechtlichen und finanziellen Absicherung der Pflege, auf soziale Benachteiligungsprozesse etc.

Leistungen der Pflegeversicherung

Pflegebedürftigkeit ist ein allgemeines Lebensrisiko, für das es trotz der zwischen Pflege und Krankheit oftmals fließenden Grenzen bis Anfang 1995 keinen eigenständigen sozialversicherungsrechtlichen Schutz gab. Die mit der Pflege verbundenen Belastungen mussten vielmehr grundsätzlich die Pflegebedürftigen und ihre Familien tragen. Diese Belastungen sind oft so groß, dass sie die individuelle Leistungsfähigkeit überfordern, so dass die Pflegebedürftigen früher häufig die Sozialhilfe in Anspruch nehmen mussten. 1995 wurde die Pflege als eigenständige Aufgabe der Sozialversicherung etabliert. Sie ist angesichts der demographischen Entwicklung zu einem unverzichtbaren Zweig der sozialen Sicherung geworden. Die Pflegeversicherung gliedert sich in die soziale Pflegeversicherung und in die private Pflege-Pflichtversicherung. In den Schutz der sozialen Pflegeversicherung sind alle einbezogen, die in der gesetzlichen Krankenversicherung versichert sind.

Die Leistungen der Pflegeversicherung kann man unterteilen in

- Leistungen bei der Pflege zu Hause (ambulante Pflege) (▶ Tab. 9.1)
- Leistungen bei der Pflege im Heim (▶ Tab. 9.2)
- Leistungen für alternative Wohnformen (▶ Tab. 9.3)

Tab. 9.1: Leistungsspektrum in den verschiedenen Pflegesettings (nach BMG 2021a, 2021b, 2021c)

Pflegeort/ Pflegesetting	Leistungsspektrum
Pflege zu Hause	Finanzielle Unterstützung, Pflegedienste, Pflegesachleistungen, Kombinationsleistungen, Einzelpflegekräfte, Verhinderungspflege, Tages- und Nachtpflege, Unterstützung im Alltag und Entlastungsbetrag, soziale Absicherung der Pflegeperson, Pflegekurse, Vereinbarung von Pflege und Beruf, Pflegehilfsmittel, Zuschüsse zur Wohnungsanpassung
Pflege im Heim	Teil- und vollstationäre Versorgung, Kurzzeitpflege, medizinische Versorgung von Heimbewohnern in den verschiedenen Heimtypen, zusätzliche Betreuung und Aktivierung in stationären Pflegeeinrichtungen
Alternative Wohnformen	Anschubfinanzierung für neu gegründete ambulant betreute Wohnformen, Pflege-Wohngemeinschaften, Wohngruppenzuschlag

Tab. 9.2: Leistungsarten bei der Pflege zu Hause (nach BMG 2021e)

Leistungsart	Leistungsbeschreibung
Pflegedienste und Pflegesachleistungen	= Unterstützung Pflegebedürftiger und ihrer Angehörigen
Kombinationsleistungen	= Kombination von Pflegegeld und Pflegesachleistungen
Einzelpflegekräfte	= Selbstständige Pflegekräfte, die von Pflegebedürftigen der Pflegegrade 2–5 in Anspruch genommen werden können
Verhinderungspflege	= Wenn die Pflegeperson verhindert ist, zahlt die Pflegeversicherung für max. 6 Wochen Verhinderungspflege (Urlaubs- bzw. Krankheitsvertretung)
Tages- und Nachtpflege	= Zeitweise Betreuung im Tagesverlauf in einer Pflegeeinrichtung. Anspruch bei Pflegegrad 2–5.
Unterstützung im Alltag und Entlastungsbetrag	= Entlastungsbetrag zur Entlastung von Pflegepersonen. Unterstützung im Alltag zur Entlastung von Pflegepersonen und Pflegebedürftigen
Soziale Absicherung der Pflegeperson	= Unter Umständen entrichtet die Pflegeversicherung Beiträge zur Arbeitslosenversicherung und Rentenversicherung einer Pflegeperson. Die Pflegeperson ist beitragsfrei gesetzlich unfallversichert.
Pflegekurse	= Unentgeltliche Pflegekurse für Angehörige oder Ehrenamtler*innen, die Pflegebedürftige pflegen bzw. sich um sie kümmern.
Vereinbarung von Pflege und Beruf	= Beschäftigte Pflegepersonen können sich nach dem Pflegezeitgesetz und dem Familienpflegezeitgesetz freistellen lassen.

Tab. 9.2: Leistungsarten bei der Pflege zu Hause (nach BMG 2021e) – Fortsetzung

Leistungsart	Leistungsbeschreibung
	Kurzzeitige Arbeitsverhinderung und Pflegeunterstützungsgeld sind möglich.
Pflegehilfsmittel	= Zur häuslichen Pflege notwendige, die Pflege erleichternde oder Selbstständigkeit ermöglichende Sachmittel und Geräte.
Zuschüsse zur Wohnanpassung	= Zuschüsse zu Anpassungsmaßnahmen die häusliche Pflege in der Wohnung betreffend.

Tab. 9.3: Leistungsarten bei der Pflege im Heim (nach Aktion Mensch e.V. 2021a, BMG 2021b)

Leistungsart	Leistungsbeschreibung
Vollstationäre Versorgung	= Die pflegebedürftige Person lebt dauerhaft in einer betreuten Wohneinrichtung, z. B. einer Einrichtung der Behindertenhilfe oder einem Pflegeheim.
Teilstationäre Versorgung	= Zeitweise Betreuung im Tagesverlauf in einer Einrichtung, siehe Tages- und Nachtpflege.
Kurzeitpflege	= Zeitlich begrenzte, vollstationäre Pflege in vollstationären Einrichtungen.
Die unterschiedlichen Heimtypen	= Es gibt Altenwohnheime, Altenheime, Pflegeheime sowie Heime, die eine Kombination dieser Heimtypen bieten. Zudem gibt es Hospize
Medizinische Versorgung von Heimbewohner*innen	= Bewohner*innen von Pflegeheimen haben freie Ärztewahl. Pflegeeinrichtungen schließen oft Kooperationsverträge mit Haus-, Zahn- und Fachärzt*innen ab.

Zusätzlich zur Möglichkeit der ambulanten Pflege zu Hause oder der Pflege im Heim gibt es weitere Wohnformen, in denen die Pflege von der Pflegeversicherung bezahlt wird. Hierbei spielen sogenannte Pflege-Wohngemeinschaften eine besondere Rolle. Erfüllen diese Wohngemeinschaften bestimmte Mindestvoraussetzungen, werden sie von der Pflegeversicherung besonders gefördert. Diese besondere Förderung wird als Wohngruppenzuschlag bezeichnet und bei Erfüllung folgender definierter Voraussetzungen geleistet:

- dass die oder der Pflegebedürftige mit mindestens zwei und höchstens elf weiteren Personen in einer gemeinsamen Wohnung zum Zweck der gemeinschaftlich organisierten pflegerischen Versorgung liegt,
- davon mindestens zwei weitere Personen pflegebedürftig sind,
- dass eine Person (Präsenzkraft) durch die Mitglieder der Wohngruppe gemeinschaftlich beauftragt ist, unabhängig von der individuellen pflegerischen Versorgung allgemeine organisatorische, verwaltende, betreuende oder das Ge-

meinschaftsleben fördernde Tätigkeiten zu verrichten oder hauswirtschaftliche Unterstützung zu leisten, und
- dass keine Versorgungsform, einschließlich teilstationärer Pflege, vorliegt, in der die Anbieterin bzw. der Anbieter der Wohngruppe oder eine Dritte bzw. ein Dritter den Pflegebedürftigen Leistungen anbietet oder gewährleistet, die dem für vollstationäre Pflege vereinbarten Leistungsumfang weitgehend entsprechen.

Der Wohngruppenzuschlag wird den pflegebedürftigen Wohngruppenmitgliedern gewährt, um damit die oben beschriebenen, durch die Mitglieder der Wohngruppe gemeinschaftlich beauftragte Präsenzkraft zu finanzieren (vgl. BMG 2021c).

Pflege/Pflegestufen/Pflegebedürftigkeit

Die individuell benötigte Pflege von pflegebedürftigen Menschen variiert, deshalb werden Pflegebedürftige in Deutschland seit 2017 in ein Unterscheidungssystem aus 5 sich auf den täglichen Pflegeaufwand und die Schwere der Beeinträchtigung der Selbstständigkeit oder Fähigkeiten beziehende Pflegegrade aufgeteilt. Die Leistungen werden gestaffelt nach dem jeweiligen Pflegegrad erbracht. Die Pflegebedürftigkeit muss voraussichtlich länger als 6 Monate anhalten (Verbraucherzentrale NRW e. V. 2019; ZVBV e.V. 2020).

Dabei reichen die Pflegegrade von geringen Einschränkungen der Selbstständigkeit oder Fähigkeiten, entsprechend dem 1. Pflegegrad, bis zu schwersten Beeinträchtigungen mit hohen Anforderungen an die pflegerische Versorgung, entsprechend dem 5. Pflegegrad.

Bei besonderen Bedarfskonstellationen mit einem außergewöhnlichen Hilfebedarf und hohen Anforderungen an die pflegerische Versorgung können Pflegebedürftige dem 5. Pflegegrad zugeordnet werden, auch wenn die eigentlich erforderliche Gesamtpunktzahl nicht erfüllt ist.

Die Ermittlung des individuellen Pflegegrades erfolgt durch die Anzahl von Punkten, die mit Hilfe eines Fragekatalogs, der sechs Lebensbereiche, sogenannte Module, abdeckt, eruiert werden. Diese Lebensbereichsmodule sind folgende:

- Modul 1: Mobilität (Beweglichkeit);
- Modul 2: Kognitive und kommunikative Fähigkeiten (verstehen und reden);
- Modul 3: Verhaltensweisen und psychische Problemlagen;
- Modul 4: Selbstversorgung;
- Modul 5: Umgang mit krankheits- und therapiebedingten Anforderungen und Belastungen;
- Modul 6: Gestaltung des Alltagslebens und sozialer Kontakte (Verbraucherzentrale NRW e. V. 2019) (▶ Abb. 9.1, ▶ Abb. 9.2, ▶ Abb. 9.3).

In jedem der 6 Module wird die jeweilige Punktzahl ermittelt und fließt mit unterschiedlicher Gewichtung in die Gesamtpunktzahl ein, bei den Modulen 2 und 3 jedoch nur das Modul mit der höheren Punktzahl. Durch einen Gutachter des MDK (Medizinischer Dienst der Krankenkassen) werden hierbei 64 Kriterien abgefragt.

Um Leistungen der Pflegekasse in Anspruch nehmen zu können, muss ein Antrag bei der Pflegekasse, welche bei der Krankenkasse angegliedert ist, gestellt werden. Antragsteller*innen können sowohl die pflegebedürftige Person als auch Familienangehörige oder Freund*innen sein, die bevollmächtigt sind.

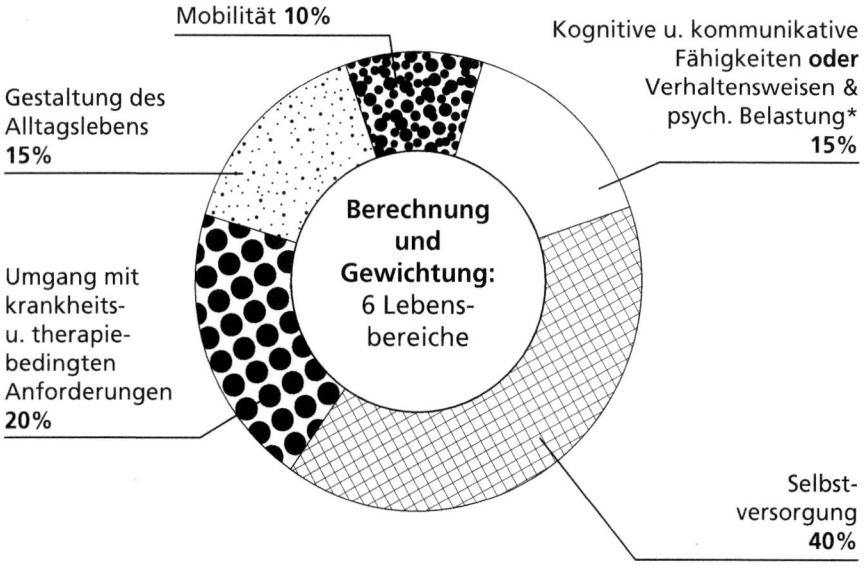

* aus einem der beiden Bereiche; höherer Wert fließt ein.
Datenquelle: Verbraucherzentrale Bundesverband, 2019

Abb. 9.1: Lebensbereiche zur Ermittlung des Pflegegrades 2019 (Verbraucherzentrale Bundesverband 2019)

Anzahl und Struktur der Hilfe- und Pflegebedürftigen

Nach Angaben des Statistischen Bundesamtes 2019 und der Pflegestatistik 2017 gab es im Jahr 2017 ca. 3,4 Millionen Personen, die nach den Maßstäben der Pflegeversicherung als pflegebedürftig zu bezeichnen waren. Von den pflegebedürftigen Personen wurden 76 % (2,6 Millionen) zu Hause versorgt. 24 % (820.000) lebten in Heimen. Zusätzlich zu der Pflege durch Familienangehörige im eigenen Zuhause werden 32 % der Pflegebedürftigen durch ambulante Pflegedienste versorgt. In 68 % der Fälle übernehmen die Pflege allein die Ehepartner und/oder die Kinder oder andere nahestehende Familienangehörige. Teilweise ist der deutliche Anstieg der Pflegebedürftigen (2015 waren es noch 2,86 Millionen) auf die Einführung des neuen, weiter gefassten Pflegebedürftigkeitsbegriffs ab dem 01.01.2017 zurückzuführen.

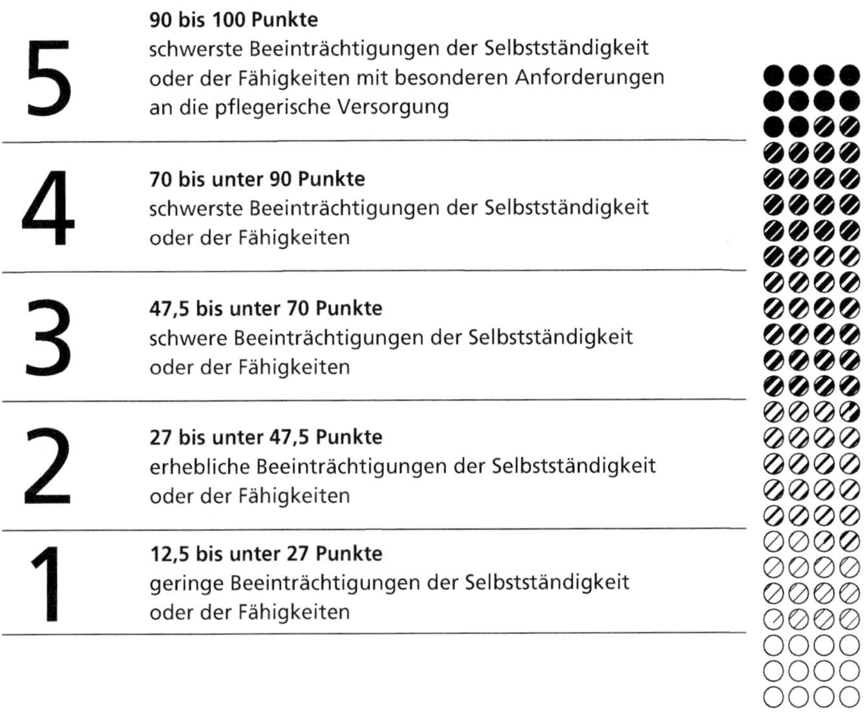

9.1 Pflege

5	**90 bis 100 Punkte** schwerste Beeinträchtigungen der Selbstständigkeit oder der Fähigkeiten mit besonderen Anforderungen an die pflegerische Versorgung	●●●● ●●●● ●●⊘⊘
4	**70 bis unter 90 Punkte** schwerste Beeinträchtigungen der Selbstständigkeit oder der Fähigkeiten	⊘⊘⊘⊘ ⊘⊘⊘⊘ ⊘⊘⊘⊘ ⊘⊘⊘⊘
3	**47,5 bis unter 70 Punkte** schwere Beeinträchtigungen der Selbstständigkeit oder der Fähigkeiten	⊘⊘⊘⊘ ⊘⊘⊘⊘ ⊘⊘⊘⊘ ⊘⊘⊘⊘
2	**27 bis unter 47,5 Punkte** erhebliche Beeinträchtigungen der Selbstständigkeit oder der Fähigkeiten	⊘⊘⊘⊘ ⊘⊘⊘⊘ ⊘⊘⊘⊘ ⊘⊘⊘⊘
1	**12,5 bis unter 27 Punkte** geringe Beeinträchtigungen der Selbstständigkeit oder der Fähigkeiten	⊘⊘⊘⊘ ⊘⊘⊘⊘ ⊘⊘⊘⊘ ○○○○ ○○○○ ○○○○

Abb. 9.2: Punkteverteilung und Pflegegradeinstufung 2019 (Verbraucherzentrale Bundesverband 2019)

Versorgungssituation

Von den 1,77 Millionen pflegebedürftigen Menschen, die ausschließlich von Angehörigen versorgt wurden, hatten 56,4 % den Pflegegrad 2, 29,5 % den Pflegegrad 3, 11,3 % den Pflegegrad 4 und 3 % den Pflegegrad 5. Bei den ca. 830.000 gemeinsam mit ambulanten Pflegediensten betreuten Pflegebedürftigen hatten 4,5 % den Pflegegrad 1, 47,7 % den Pflegegrad 2, 29,5 % den Pflegegrad 3, 13,2 % den Pflegegrad 4 und 5 % den Pflegegrad 5. Im Jahr 2017 standen hierfür 14.100 Pflegedienste mit ca. 390.000 Beschäftigten zur Verfügung. Von ca. 820.000 stationär in Heimen versorgten Pflegebedürftigen gehörten 0,9 % dem Pflegegrad 1, 21,3 % dem Pflegegrad 2, 31,5 % dem Pflegegrad 3, 29,4 % dem Pflegegrad 4 und 16,2 % dem Pflegegrad 5 an. Hierfür standen ca. 14.500 Pflegeheime mit 730.000 Beschäftigten zur Verfügung.

Pflegegeld und Leistungen für den Pflegedienst

Das System der Pflegestufen wurde vom System der Pflegegrade mittlerweile abgelöst. ▶ Tab. 9.4 zeigt das für jeden Pflegegrad erhältliche Pflegegeld sowie die finanziellen Leistungen für den Pflegedienst.

9 Pflege und Sterbebegleitung

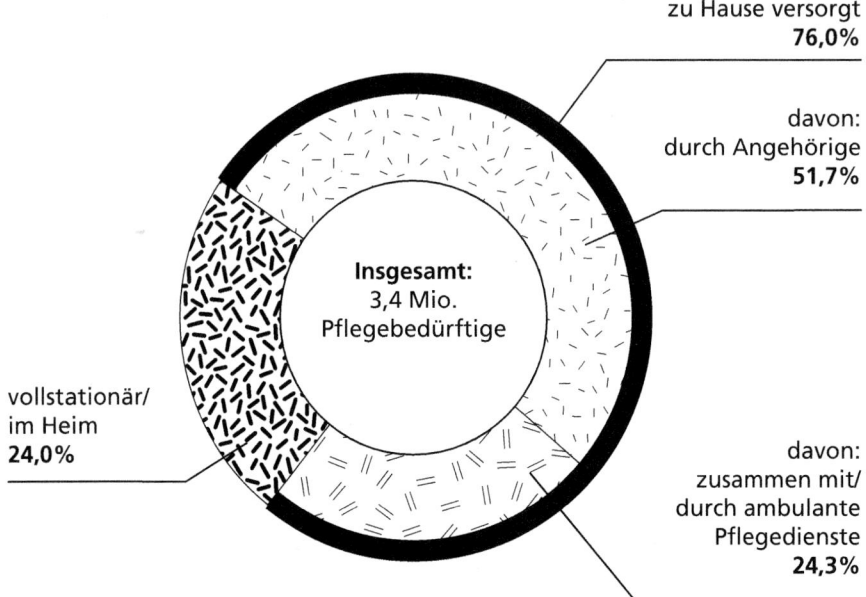

Abb. 9.3: Versorgungssituation im Jahre 2017 (nach Statistischem Bundesamt/Destatis 2018)

Tab. 9.4: Überblick bezüglich des Anspruchs auf Leistungen aus der Pflegekasse

Leistungen	PG 1	PG 2	PG 3	PG 4	PG 5
Pflegegeld (monatlich)	–	316 €	545 €	728 €	901 €
Pflegesachleistungen (monatlich)	–	689 €	1.298 €	1.612 €	1.995 €
Tages- und Nachtpflege (monatlich)	–	689 €	1.298 €	1.612 €	1.995 €
Kurzzeitpflege (jährlich)	–	1.612 €	1.612 €	1.612 €	1.612 €
Verhinderungspflege (jährlich)	–	1.612 €	1.612 €	1.612 €	1.612 €
Vollstationäre Pflege (monatlich)	–	770 €	1.262 €	1.775 €	2.005 €
Betreuungs- und Entlastungsleistungen (monatlich)	125 €	125 €	125 €	125 €	125 €
Pflegehilfsmittel zum Verbrauch (monatlich)	40 €	40 €	40 €	40 €	40 €
Hausnotruf (monatlich)	23 €	23 €	23 €	23 €	23 €

Tab. 9.4: Überblick bezüglich des Anspruchs auf Leistungen aus der Pflegekasse – Fortsetzung

Leistungen	PG 1	PG 2	PG 3	PG 4	PG 5
Wohnraumanpassung (je Maßnahme)	4.000 €	4.000 €	4.000 €	4.000 €	4.000 €
Wohngruppenzuschuss (monatlich)	214 €	214 €	214 €	214 €	214 €

Die Finanzierung der Pflegeleistungen erfolgt – wie in der Gesetzlichen Krankenversicherung – gemeinsam von Arbeitnehmern und Arbeitgebern. Der an die Pflegekassen zu entrichtende Beitrag beträgt derzeit 3,05 % des monatlichen Einkommens, also für Arbeitnehmer und Arbeitgeber (bis auf Sachsen) jeweils 1,525 %. Eine Besonderheit der Pflegeversicherung ist der Beitragszuschlag von 0,25 % für Kinderlose ab 23 Jahren.

Die durch den Verzicht einer Pflegeperson auf eine eigene Erwerbstätigkeit oder die Reduzierung der Erwerbstätigkeit eintretenden Versorgungslücken im Rentenversicherungsverlauf werden durch die Leistungen der Pflegeversicherung zur sozialen Sicherung der Pflegeperson zumindest teilweise aufgefangen. Die Rentenversicherung zählt die Pflegezeit als Beitragszeit. Sie wird als Wartezeit auf dem Versicherungskonto angerechnet. Zusätzlich zahlt die Pflegekasse die Beiträge der Pflegeperson für die Rente. Damit und mit der Absicherung in der gesetzlichen Unfallversicherung wird die Pflegetätigkeit in zwei wesentlichen Gebieten der Sozialversicherung einer Erwerbstätigkeit nahezu gleichgestellt.

Das Risiko der Pflegebedürftigkeit vor dem 60. Lebensjahr beträgt rund 0,6 %, zwischen dem 60. und dem 80. Lebensjahr rund 3,9 % und nach dem 80. Lebensjahr rund 31,8 %. Daraus ergaben sich folgende geschätzte Zahlen über die Entwicklung der Pflegebedürftigen:

- 2010 = 1,89 Millionen
- 2020 = 2,64 Millionen
- 2030 = 3,09 Millionen

Der Anteil der hochbetagten Bevölkerung, definiert als Menschen im Alter von 80 Jahren und älter, nimmt kontinuierlich zu. Nach den Berechnungen des Statistischen Bundesamtes (2019) wird die Anzahl Hochbetagter weiter ansteigen. Während 2010 gut 4,2 Millionen Personen 80 Jahre und älter waren, werden es im Jahre 2050 voraussichtlich über 10 Millionen Menschen sein. Der Anteil der Hochbetagten an der Gesamtbevölkerung wird dann von 5,2 % im Jahr 2010 auf 14 % im Jahr 2050 ansteigen.

Pflegebedürftige behinderte Menschen, die mindestens in die Pflegestufe 2 eingestuft sind, erhalten von der Pflegekasse einen Zuschuss zu den Heimkosten. Im Vordergrund des Zwecks dieser Einrichtungen steht die Eingliederung; die Pflege hat nur untergeordnete Bedeutung. Deshalb beteiligt sich die Pflegeversicherung an den

Heimkosten pauschal in Höhe von 10% des Heimentgelts, höchstens jedoch mit 266 Euro monatlich.

In der Folge der Einführung der Pflegeversicherung sind eine Vielzahl zusätzlicher Arbeitsplätze entstanden. Aktuell sind knapp 1.1 Millionen Personen bei Pflegediensten und in Pflegeheimen beschäftigt. Mehr als 85% sind Frauen. Etwa 72% sind teilzeitbeschäftigt. Bei Umrechnung auf Vollzeitkräfte ergeben sich insgesamt 764.000 Vollzeitstellen. 25–30.000 Stellen sind nicht besetzt. Mit dem Sofortprogramm Pflege (Pflegepersonal-Stärkungsgesetz) von 2019 sollen spürbare Verbesserungen im Alltag der Pflegekräfte durch eine bessere Personalausstattung und bessere Arbeitsbedingungen in der Kranken- und Altenpflege erreicht werden.

Wegen der demographisch bedingten Zunahme des Anteils der älteren Bevölkerung wird der Personalbedarf sowohl für die stationären Bereiche der Kranken- und Altenpflege als auch für die ambulante Pflege weiter ansteigen; diese Entwicklung wird durch den Trend verstärkt, im Bereich der häuslichen Pflege häufiger Sach- anstatt Geldleistungen in Anspruch zu nehmen.

9.2   Sterbebegleitung/Sterbehilfe

1967 publizierte Sudnow die Ergebnisse seiner teilnehmenden Beobachtungen über das Sterben in zwei amerikanischen Krankenhäusern, die viel Aufsehen erregten (Sudnow 1973). Seine Beobachtungen stützten die Tatsache, dass es in Krankenhäusern strukturell oft unmöglich war, in Würde zu sterben. Dies beginnt bei der gestörten Kommunikation zwischen dem Krankenhauspersonal und dem todkranken Patienten über die Tatsache seiner unheilbaren Krankheit, setzt sich fort in dem »Abschieben« des Sterbenden an unwürdige Plätze und endet häufig in der wenig einfühlsamen Benachrichtigung von Angehörigen und Mitpatienten. Glaser und Strauss (1968, deutsch 1974) kamen im Hinblick auf die Kommunikationsschwierigkeiten zu ähnlichen Ergebnissen. Sie entwickeln in ihrer Untersuchung ein Stufenmodell des Sterbens: Stationen, die der Sterbende durchläuft, von der ärztlichen Prognose des Sterbens bis hin zum Tod. Aus der Sicht der Sterbenden hat die Psychiaterin Kübler-Ross (1971) ebenfalls ein Phasenmodell entwickelt, das der Sterbende in seiner Auseinandersetzung mit dem Tod durchläuft. Sie unterscheidet folgende Phasen: Verleugnung und Isolation, Zorn, Verhandeln, Depression, Zustimmung. Gelingt es dem Krankenhauspersonal und den Angehörigen, sich auf die genannten Stufen bzw. Phasen einzustellen, wird sich die schwierige Kommunikation mit dem Sterbenden verbessern (Student et al. 2004). Sterbebegleitung wird vom Robert Koch-Institut folgendermaßen definiert:

> »Unter Sterbebegleitung im Gesundheitswesen wird in diesem Zusammenhang die Begleitung, Behandlung und Versorgung von Menschen am Lebensende im weiten Sinne verstanden. Dazu zählen sowohl die professionelle Arbeit von Berufsgruppen im Gesundheitswesen (z. B. Ärzte, Krankenpfleger, Psychologen, Sozialarbeiter, Seelsorger), als auch

das Engagement von Angehörigen, Freunden, ›Laienhelfern‹ und Selbsthilfeinitiativen sowie die Versorgungsstrukturen, in denen diese Aufgaben geleistet werden« (2003c, S. 7).

Die Tatsache, dass immer mehr Patienten im Krankenhaus und nicht mehr zu Hause sterben und die offensichtlichen Probleme eines humanen Sterbens in diesen Institutionen, haben zu einer Reihe von alternativen Einrichtungen geführt. Dazu gehören in erster Linie die Einrichtungen der Palliativmedizin und der Hospize (▶ Kap. 9.3).

Aktive und passive Sterbehilfe sowie assistierende Sterbebegleitung

Würdevolles Sterben – Ausweg Sterbehilfe? Was ermöglicht ein Sterben in Würde und ohne langen Leidensweg? Ist Sterbehilfe ein Weg dazu? Im Folgenden stellen wir die vier gängigsten Begriffsdefinitionen zum Thema Sterbehilfe vor.

Beginnen möchte wir mit der *passiven Sterbehilfe:* bei dieser werden die lebenserhaltenden oder lebensverlängernden Maßnahmen unterlassen oder abgebrochen (Ostgathe 2015, S. 11 f.). Die *indirekte Sterbehilfe* kann auch als »Sterben zulassen« betitelt werden. Hierbei wird das Therapieziel (z. B. schmerzlindernde Medikation) so angepasst, dass nur das Leiden des*der Patient*in gelindert wird und somit ein Sterben zugelassen wird (Sitte 2018, S. 153). Die indirekte und die passive Sterbehilfe sind in Deutschland nicht verboten. Dabei ist es aber essenziell, dass zuvor von dem Betroffenen eine entsprechende Patientenverfügung und/oder Willensäußerung ausgestellt wurde, da es andernfalls als unterlassene Hilfeleistung nach § 323 StGB gewertet werden könnte und somit auch strafbar wäre.

Des Weiteren gibt es die Beihilfe zum Suizid, welche auch als *»Beihilfe zur Selbsttötung« (assistierende Sterbehilfe)* bezeichnet werden kann. Bei der Beihilfe zum Suizid wird dem Menschen unter Befolgung seines Wunsches geholfen, das Leben zu beenden. Dies kann durch Verschreiben eines tödlichen Medikamentes, durch eine Begleitung der tödlichen Maßnahmen durch eine Sterbehilforganisation im Ausland (z. B. Schweiz, Belgien) oder aber dem Besorgen einer Waffe erfolgen.

»Aktive oder Direkte Sterbehilfe« beschreibt die absichtliche Beschleunigung oder Herbeiführung des Todes eines Dritten. Hierzu werden der betroffenen Person lebensverkürzende Mittel verabreicht, um so bewusst dessen Tod herbei zu führen. Diese Art der Sterbehilfe ist in Deutschland und in vielen anderen Ländern strafbar und wird als »Töten auf Verlangen« nach § 216 StGB geahndet (Ostgathe 2015, S. 11 ff.).

Gesetzlich ist die Sterbehilfe in den §§ 216 und 217 Strafgesetzbuch (StGB) verankert. § 216 StGB stellt die Tötung auf Verlangen unter Strafe. Hingegen beschäftigt sich § 217 StGB mit dem Verbot bzw. der Strafe der geschäftsmäßigen Förderung der Selbsttötung. Dieser wurde nach seinem Beschluss 2015 wegen der im Grundgesetz verankerten, aber in § 217 StGB fehlenden Autonomie des Patienten heftig kritisiert. Am 26. Februar 2020 urteilte das Bundesverfassungsgericht (BVG) über den § 217 StGB und forderte dessen Änderung. Laut BVG verstößt § 217 StGB gegen das allgemeine Persönlichkeitsrecht (Art. 2 Abs. 1 i. V. m. Art. 1 Abs. 1 GG). »[Dieses] umfasst als Ausdruck persönlicher Autonomie ein Recht auf selbstbestimmtes Sterben« (BVG 2020).

Viele Menschen wünschen sich einen kurzen bzw. leidensfreien Tod und möchten über ihr Ableben selbst bestimmen.

> »Menschen, die um ärztliche Hilfe beim Suizid bitten, [sind] meist körperlich schwer kranke Menschen am Ende ihres Lebens (...), die ein besonders starkes Bedürfnis nach Kontrolle der Todesumstände und des Todeszeitpunktes haben, ihr momentanes Leben als würdelos erachten oder Ängste vor künftigen Qualen, Abhängigkeiten und Würdeverlust äußern« (Jox 2018).

Besonders junge schwerkranke Menschen möchten »kein Pflegefall« werden oder ihrer Familie »zur Last« fallen. Sie erleben Pflege als entwürdigend und möchten kein Mitleid bekommen (Sitte 2018, S. 143). Sie hadern mit dem Verlust ihrer Selbstbestimmung. Senior*innen, die zuvor Familienoberhäupter waren, leiden ebenso unter ihrer Hilflosigkeit und unter dem Verlust des Status innerhalb ihres Familiensystems. In diesem Kontext muss natürlich kritisch reflektiert werden, warum in unserer leistungsorientierten Gesellschaft, pflegebedürftig zu werden oder zu sein, so negativ assoziiert wird.

Es stehen 3 Möglichkeiten zur Verfügung, um in »gesunden Tagen« im Sinne der Selbstbestimmung, schriftliche Willenserklärungen abzufassen und zu hinterlegen, für den Fall einer späteren Einwilligungsunfähigkeit.

- In der *Patientenverfügung*, auch *Patiententestament* genannt, kann man sich zu seinen Wünschen bezüglich medizinischer Behandlung oder Nichtbehandlung oder Behandlungsbegrenzung angesichts einer aussichtslosen Erkrankung, insbesondere in der letzten Lebensphase, äußern.
- Die *Betreuungsverfügung* dient dem Zweck, eine Person des eigenen Vertrauens zu benennen, die für den Fall, dass eine Betreuung notwendig werden sollte, vom Vormundschaftsgericht bestellt werden soll.
- Anstelle der Betreuungsverfügung kann eine *Vorsorgevollmacht* ausgestellt werden, in der eine Person des eigenen Vertrauens als Bevollmächtigte eingesetzt werden kann, die im Unterschied zum Betreuer nicht vom Vormundschaftsgericht bestellt werden muss, sondern im Fall der eigenen Entscheidungsunfähigkeit sofort für den Vollmachtgeber handeln kann.

9.3 Palliativmedizinische Versorgung – Spezialisierte ambulante Palliativversorgung (SAPV) – Ambulante und stationäre Hospizversorgung

Zentral für die Versorgung und Begleitung von Patient*innen auf Palliativstationen oder in Hospizen sind unseres Erachtens drei zentrale Aspekte:

Würde
Würde ist zunächst einmal ein grundsätzliches Recht eines jeden Menschen. Die

Begleitung von Menschen in ihrer letzen Lebensphase stellt jedoch für die Angehörigen immer eine Grenzsituation und insgesamt eine schwierige Lebenssituation dar, in welcher ein würdevoller Umgang und ein würdevolles Leben zum Teil nicht möglich sind und ein würdevoller Umgang miteinander in Vergessenheit geraten kann. Jedoch stellt es einen zentralen Aspekt der Sterbebegleitung dar, Menschen würdevoll zu begleiten. Um diesen würdevollen Umgang den zu Begleitenden gegenüber zu gewährleisten, ist die innere Haltung der Mitarbeiter*innen auf Palliativstationen und Hospizen von hoher Bedeutung: »Eine innere Haltung, die von kontinuierlichem Respekt und der Wertschätzung des Patienten als ganzen Menschen getragen ist, wird dem Erkrankten helfen, diese Phase seines Lebens in Würde leben zu können« (Mehnert und Chochinov 2006, S. 64).

Das bedeutet, die Patient*innen individuell, respektvoll und wertschätzend zu behandeln ohne Ausnahme und ihnen das Gefühl zu geben, als ganzen Menschen gesehen, angenommen und akzeptiert zu werden.

Wertschätzung

> »Wertschätzung ist zugleich ein menschliches Grundbedürfnis und eine Haltung, die sich in einer wohlwollenden Lenkung der Aufmerksamkeit auf positive Aspekte des Gegenübers zeigt und sich in – insbesondere kommunikativem – Verhalten ausdrückt« (BTQ 2020).

Jeder wünscht sich einen wertschätzenden Umgang für sich. Zudem beruhen jede gehaltvolle Beziehung und Kommunikation auf einer wertschätzenden Grundhaltung gegenüber dem Anderen. Im Rahmen der Sterbebegleitung ist es elementar, frei von jeder persönlichen oder gesellschaftlichen Wertung, den Patient*innen samt ihrem Verhalten, ihrer Gesinnung, ihrer Charakterzüge und Herkunft gegenüber zu treten und sie so in ihrer letzten Zeit zu begleiten.

Selbstbestimmung

Der Aspekt der Wertschätzung bedingt sich gegenseitig mit der Selbstbestimmung der Patient*innen während der Sterbebegleitung. Es wird versucht, die Selbstbestimmung in jeder noch so alltäglichen Situation zu gewährleisten, sofern die Betroffenen dies (noch) leisten können. Das Miteinbeziehen der Patient*innen in die Themen und Interventionen, die sie betreffen, macht es möglich, die Selbstbestimmung auch in dieser Phase aufrecht zu erhalten. Den betroffenen Menschen ihre Selbstbestimmung, so lange es von ihrer Seite aus möglich ist und keine Gefahr darstellt, zu ermöglichen, ist etwas, das für ein würdevolles Leben grundlegend ist. Hinzu kommt das bewusste Erkennen und Nutzen von Ressourcen der Patient*innen als Förderung der Autonomie und Selbstbestimmung in der Sterbebegleitung (Röttger 2006, S. 134).

Palliativmedizin

Die WHO definiert **Palliativmedizin** als die aktive Gesamtbehandlung von Kranken, deren Leiden auf kurative Behandlung nicht anspricht. Kontrolle von Schmerzen, von anderen Symptomen sowie von psychischen, sozialen und spirituellen Problemen ist von entscheidender Bedeutung. Das Ziel der palliativen Behandlung ist es, die bestmögliche Lebensqualität für Patienten und deren Familien zu erreichen. In der medizinischen Praxis sind palliativmedizinische Maßnahmen besonders bei Patienten mit bösartigen Tumoren, AIDS und schweren neurologischen oder kardiologischen Erkrankungen erforderlich. Dabei wird Sterben als normaler Vorgang des Lebens betont, der als Teil der Gemeinschaft gelebt werden soll. Die Isolierung und Einsamkeit von Sterbenden, eine unzureichende medizinische und pflegerische Versorgung sollen verhindert werden. Bei der Symptombehandlung steht typischerweise neben der Therapie von Abgeschlagenheit, Appetitlosigkeit, Übelkeit, Erbrechen, Schlafstörungen, Luftnot etc. insbesondere die Schmerztherapie im Vordergrund. Die Palliativmedizin arbeitet mit einem integrierten Behandlungsansatz. Hierzu ist eine Betreuung durch ein multiprofessionelles Team mit Ärzten, Pflegepersonal, Sozialarbeitern, Psychologen, Seelsorgern und ehrenamtlichen Helfern erforderlich. Weiterhin müssen die beteiligten Institutionen wie Krankenhaus, Hausarzt (bzw. home-care-Arzt), Palliativstationen, ambulante Hausbetreuungsdienste und Sozialstationen eng zusammenarbeiten.

Am 1. April 2007 wurde die sogenannte **Spezialisierte ambulante Palliativversorgung** (SAPV) als individueller Leistungsanspruch im § 37b SGB V verankert. Ziel der SAPV ist es, auch Patient*innen mit aufwendigem Betreuungsbedarf zu Hause zu versorgen und zu betreuen. Im Jahre 2018 gab es 326 Teams der spezialisierten ambulanten Palliativversorgung, wovon sich 31 auf Kinder und Jugendliche spezialisiert haben.

Nach Huseb⌀ und Mathis (2017) hat die palliative Versorgung **fünf verschiedene »Mantelabschnitte«**, welche wie folgt lauten: psychosozial, Physiotherapie, individuelle Pflege, Medizin und Seelsorge. In Bezug auf die Soziale Arbeit spielt eine Repräsentation von dessen Akteuren eine große Rolle. Außerdem ist die Teilhabe der Sozialarbeiter*innen nach Bartkowski (2011) ein wichtiger Faktor für die psychosoziale Gesundheit von Patienten.

Es muss erwähnt werden, dass es keine genaueren Richtlinien darüber gibt, wie diese eingesetzt werden können, es besteht jedoch ein Rechtsanspruch auf Soziale Beratung und Betreuung im Krankenhaus und einen Übergang zur Rehabilitation/ Pflege nach § 112 Abs. 2 Nr. 4 und 5 SGB V.

Ein weiterer wichtiger Punkt der Palliativversorgung in Deutschland stellen die **vier Phasen nach Jonen-Thilemann** dar (Jonen-Thilemann 2000). Kurz zusammengefasst lauten diese:

- Rehabilitationsphase: Weitestgehende normale Teilnahme am gesellschaftlichen Leben möglich. Kann Monate oder auch Jahre in Begleitung der Symptomkontrolle dauern.
- Präterminalphase: Ein aktives Leben findet mehr Einschränkungen. Sie findet oft in den letzten Lebenswochen/-monaten statt.
- Terminalphase: Verläuft oft über wenige Tage oder Wochen. Sie ist geprägt von Bettlägerigkeit und zunehmender Handlungsunfähigkeit. Symptome können rasch wechseln und der/die Sterbende zieht sich innerlich zurück.
- Sterbephase: Das Bewusstsein ist ganz nach innen gerichtet.

Laut der WHO-Definition von Palliativversorgung gehören Angehörige mit zur Behandlungseinheit, da sie selber Betroffene sind. Daher sind sie sogenannte »**care recipients**«, aber auch »**care givers**« (Wasner und Pankofer 2014, S. 68). Diese Doppelrolle führt nicht selten zu Nachteilen für die Angehörigen: Neben Spannungen, Ängsten und gesundheitlichen Risiken kommt es oft zu finanziellen und karrierebezogenen Einbußen. Hauptziel der Arbeit mit Angehörigen ist deshalb die Prävention und die Unterstützung in der Rolle als Betroffene und Pflegende (Wasner und Pankofer 2014, S. 68).

Hospize

Im Unterschied zu ärztlich geleiteten Palliativstationen als Teil des medizinischen Versorgungssystems reicht die Geschichte der Hospizidee auf Herbergen (»hospitium«) und mittelalterliche Hospitalorden zurück, die Armen, Kranken und Reisenden Rast, Zuwendung und Pflege gaben. Daraus entwickelten sich, außerhalb der modernen Medizin, Orte der Aufnahme, Begleitung und Pflege von unheilbar Kranken und Sterbenden. Die moderne Hospizbewegung geht auf die englische Krankenschwester, Sozialarbeiterin und Ärztin Cicely Saunders zurück, die 1967 das St. Christopher's Hospice in London gründete. Als Gegenprogramm zur technischen Hochleistungsmedizin und zu einer Ausgrenzung von Sterben formulierte Saunders Werte der Hospizbewegung: Sterbende sollten gut ärztlich versorgt werden, in der Gemeinschaft integriert bleiben, als einzigartige, individuelle Personen wahrgenommen werden, und die Angehörigen sollten bei ihrer Trauer begleitet werden. Die Hospizbewegung sieht sich der Autonomie und der Würde menschlichen Lebens verpflichtet und lehnt jede Form »aktiver« Sterbehilfe ab.

Der Kranke soll möglichst in seiner vertrauten Umgebung sterben, weshalb von den Hospizdiensten auch eindeutig die ambulante Hospizbetreuung der stationären vorgezogen wird.

Die Finanzierung der Hospize erfolgt in Deutschland durch die gesetzlich verankerte Soziale Pflegeversicherung und die Krankenversicherung, ergänzend sind private Spenden und Eigenleistungen erforderlich. Der § 39a SGB V (stationäre und ambulante Hospizleistungen) beinhaltet seit 2001 auch die Finanzierung ambulanter Hospizleistungen unter Einschluss der Qualifizierung der ehrenamtlich Tätigen.

Exkurs: Kindgerechte Kommunikation zum Thema Tod und Sterben

Kinder werden leider häufig immer noch bei schwerer Krankheit und dem Tod sowie Sterben von nahen Verwandten, Freunden und Bekannten im familiären Kommunikationsprozess ausgeschlossen. Die Einbeziehung von Kindern und Jugendlichen ist für eine aktive Auseinandersetzung und Bewältigung einer solchen Lebenskrise essenziell. ▶ Tab. 9.5 gibt einen Überblick zum Todesverständnis und Trauerreaktionen bei Kindern und Jugendlichen verschiedenen Alters.

Tab. 9.5: Altersspezifische Angaben zum Todesverständnis und zu Trauerreaktionen von Kindern (in Anlehnung an Tausch-Flammer und Bickel 1994, Krejsa 2004 und Broeckmann 2002)

Wahrnehmung des Todes nach William C. Kroen	Vorstellungen zum Tod nach Daniela Tausch-Flammer/ Lis Bickel	Entwicklung des Todesbegriffes nach Tobias Broscher	Entwicklung des Todeskonzeptes nach Monika Specht-Tomann/ Doris Tropper
Kinder von 0–2 Jahren	Kinder von 0–3 Jahren	–	Kleinkinder im Vorschulalter, bis zum 6. Lebensjahr
• können den Tod einer Bezugsperson schon registrieren und • glauben, dass die geliebte Bezugsperson sie verlassen habe.	• können den Tod noch nicht begreifen. • Tod bedeutet nur eine Abwesenheit für kurze Zeit.		• empfinden den Tod als eine Form der Abwesenheit, als Trennung von einer geliebten Person.
Kinder von 2–5 Jahren	Kinder von 3–5 Jahren		• Die Kinder protestieren gegen diesen Umstand am Anfang, je mehr Zeit aber vergeht, desto trauriger und apathischer können diese Kinder werden.
• glauben, dass der Tod zeitlich begrenzt ist und dass der Tote irgendwann ins Leben zurückkehren wird.	• wollen den Tod erforschen, wollen über den Tod etwas erfahren, stellen deshalb oft viele Fragen. • Sie glauben ebenfalls an einen vorübergehenden Zustand des Todes und an die Rückkehr des Verstorbenen. • Es bestehen Fantasien, dass der Tod nur andere Menschen bestrafen würde. • Die Kinder können sich nicht den eigenen Tod vorstellen.		• Die Kinder können im Vorschulalter den Tod nicht als endgültig verstehen und erkennen.
		Kinder von 3–4 Jahren	
		• empfinden den Tod als Abwesenheit einer vertrauten Person. Es können massive Trennungsängste ausgelöst werden.	
		Kinder von 4–5 Jahren	
		• glauben, dass der Tod nur andere betrifft. Sie verbinden mit dem Tod Zustände des Schlafs, der Dunkelheit und Starre. • Sie können die Endgültigkeit des Todes noch nicht erkennen.	
Kinder von 6–9 Jahren	Kinder von 5–9 Jahren	Kinder von 5–9 Jahren	Kinder bis zum 6., 7. Lebensjahr
• können den Tod als eine Tatsache erfassen. • Sie können zwischen Realität und Fantasie unterscheiden, • die Endgültigkeit des Todes wird erkannt.	• machen sich realistischere Gedanken zum Tod, können ihn aber dennoch nicht ganz begreifen. • Sie verbinden mit Tod das Gefühl von Trennung und von Schmerz.	• entwickeln oft eine gewisse Form der Furcht vor dem Tod. 5- bis 6-Jährige • glauben an das Fortbestehen der Gestalt nach dem Tod.	• begreifen die Endgültigkeit des Todes oft (bis in das Schulalter hinein) noch nicht. • Der Tod wird immer noch mit Abwesenheit gleichgesetzt.

9.3 Palliativmedizinische Versorgung

Tab. 9.5: Altersspezifische Angaben zum Todesverständnis und zu Trauerreaktionen von Kindern (in Anlehnung an Tausch-Flammer und Bickel 1994, Krejsa 2004 und Broeckmann 2002) – Fortsetzung

Wahrnehmung des Todes nach William C. Kroen	Vorstellungen zum Tod nach Daniela Tausch-Flammer/ Lis Bickel	Entwicklung des Todesbegriffes nach Tobias Broscher	Entwicklung des Todeskonzeptes nach Monika Specht-Tomann/ Doris Tropper
Kinder von 10–12 Jahren		Mit dem 7. Lebensjahr	
• Die Vorstellungen bezüglich des Todes sind denen von Erwachsenen schon sehr ähnlich. • Kinder in diesem Alter machen sich selbst Gedanken über den Tod, • können sogar über den eigenen Tod nachdenken.	• In diesem Alter wird der Tod oft personalisiert als Knochen- oder Sensenmann.	• akzeptieren oder glauben die Kinder, dass der Körper nach dem Tod zerfällt. • Zwischen dem 8. und 9. Lebensjahr • Krankheit und Tod sind für sie Ereignisse, die erst in hohem Alter eintreffen.	• Tod wird mit Dunkelheit und Bewegungslosigkeit assoziiert. • In den Augen der Kinder betrifft er immer andere und kann rückgängig gemacht werden.
	Kinder von 10–14 Jahren		Im Schulalter, etwa ab dem 7. Lebensjahr
	• erkennen den Tod als etwas Unausweichliches und Abschließendes im Leben. • Sie können die Endgültigkeit des Todes erfassen. • Beim Tod eines nahen, geliebten Angehörigen können körperliche Reaktionen auftreten, wie z. B. Kopfschmerzen oder Bauchschmerzen.		• wird der Tod als endgültig anerkannt.
			Ab dem 9. Lebensjahr
			• erkennen die Kinder, dass der Tod auch sie selbst treffen kann.
			Kinder von 10–14 Jahren
			• beschäftigen sich vermehrt mit Gedanken zum Sterben und Tod, allerdings oft, ohne die Erwachsenen daran teilhaben zu lassen. • Ihr Trauerverhalten gleicht dem der Erwachsenen, die gleichen Trauerphasen können auftreten.

10 Epidemiologisch relevante körperliche Erkrankungen

Aus den Morbiditäts- und Mortalitätsstatistiken wissen wir, welche Erkrankungen heute am häufigsten sind. Für diese Erkrankungen hat man auch den Begriff »Volkskrankheiten« geprägt. Nach den *Mortalitätsstatistiken* von 2019 starben rund 50 % aller Menschen in Deutschland an Krankheiten des Kreislaufsystems und an bösartigen Neubildungen. Die in *Morbiditätsstatistiken* genannten körperlichen Hauptleiden waren:

- Herz-Kreislauf-Erkrankungen
- Krebserkrankungen
- Infektionskrankheiten
- Erkrankungen der Atmungsorgane

10.1 Herz-Kreislauf-Erkrankungen

Die Gruppe der Herz-Kreislauf-Erkrankungen lässt sich wie folgt aufteilen (▶ Tab. 10.1):

- Krankheiten der Herzkranzgefäße (koronare oder ischämische Herzkrankheiten)
- Krankheiten der Hirngefäße (cerebrovaskuläre Krankheiten)
- Bluthochdruck
- übrige Herzkrankheiten
- übrige Kreislaufkrankheiten

Tab. 10.1: Sterbefälle durch Herz-Kreislauf-Erkrankungen (nach Statistischem Bundesamt 2020)

ICD-11 Positionsnummer	Todesursache	Gestorbene[1]	Anteil in %
I25	Chronisch ischämische Herzkrankheit	75.482	22,3
I21	Akuter Myokardinfarkt (Herzinfarkt)	44.529	13,2
I50	Herzinsuffizienz	34.855	10,3

Tab. 10.1: Sterbefälle durch Herz-Kreislauf-Erkrankungen (nach Statistischem Bundesamt 2020) – Fortsetzung

ICD-11 Positionsnummer	Todesursache	Gestorbene[1]	Anteil in %
I11	Hypertensive Herzkrankheit	23.549	7,0
I48	Vorhofflattern und Vorhofflimmern	21.070	6,2
I63	Hirninfarkt	14.879	4,4
I64	Folgen einer zerebrovaskulären Krankheit	12.650	3,7
I69	Schlaganfall, nicht als Blutung oder Infarkt bezeichnet	10.918	3,2
I35	Nichtrheumatische Aortenklappenkrankheiten	10.390	3,1
I10	Essentielle (primäre) Hypertonie	10.119	3,0

1) Ohne Totgeborene und ohne gerichtliche Todeserklärungen

10.1.1 Medizinische Grundlagen von Herz-Kreislauf-Erkrankungen

Die Grundkrankheit der meisten Herz-Kreislauf-Erkrankungen ist die *Arteriosklerose*, ein die Innenwände der Arterien veränderner Prozess. Diese Veränderungen bestehen in Fett- und späterer Kalkablagerung, Verdickungen, Verquellungen und kleineren Blutungen, die schließlich zur Verengung der arteriellen Blutgefäße führen. Von diesen Veränderungen sind besonders die den Herzmuskel versorgenden Herzkranzgefäße (Koronararterien), die arteriellen Gefäße im Blutkreislauf des Gehirns sowie die großen Beinarterien betroffen. Kommt es zu einem Verschluss der das Herz versorgenden Koronargefäße, so wird das zu versorgende Gewebe nicht weiter ernährt und geht zugrunde. Dieser Prozess kann auf beiden Einflussseiten (Sauerstoffbedarf des Herzens und Transportkapazität der Herzkranzgefäße) verstärkt werden: So kann der Sauerstoffbedarf des Herzens erhöht sein, z. B. durch besondere körperliche Anstrengung, die Weite der Herzkranzgefäße zusätzlich verringert sein durch eine stressbedingte Verengung oder die Transportkapazität des Blutes eingeschränkt sein durch Blockierung roter Blutkörperchen, z. B. durch beim Rauchen entstehenden und bei der Inhalation ins Blut gelangenden chemischer Substanzen.

Koronar-Syndrom/Herzinfarkt

Die klinischen Ausprägungsformen der *koronaren Herzkrankheit* sind: die stabile Angina pectoris (Brustenge, belastungsabhängige Beschwerden/Schmerzen), die stille Myocardischämie (Mangeldurchblutung ohne Schmerzwahrnehmung), die instabile Angina pectoris (Auftreten der Beschwerden/Schmerzen auch schon in

Ruhe, der akute Myocardinfarkt (Verschluss einer Herzkranzarterie), die durch die Koronare Herzkrankheit bedingte Herzinsuffizienz (Herzmuskelschwäche) und der plötzliche Herztod. Die instabile Angina pectoris und der akute Herzinfarkt werden auch als »Akutes Koronarsyndrom« zusammengefasst (Robert Koch-Institut, 2006c, S. 7 f.). Nach der Klassifikation der WHO müssen zur Diagnose eines Herzinfarktes mindestens zwei der drei folgenden Kriterien erfüllt sein:

- plötzlich auftretender Brustschmerz (Leitsymptom der Herzinfarktsymptomatik)
- ein Anstieg herzmuskelspezifischer Eiweißstoffe (Enzyme) im Blut
- spezifische Veränderungen im Elektrokardiogramm (EKG)

Es existieren geschlechtsspezifische Unterschiede in der Herzinfarktsymptomatik: Während die schweren, anhaltenden und in die Umgebung ausstrahlenden Brustschmerzen eher typisch für Männer sind, klagen Frauen häufiger über Luftnot, Übelkeit, Schmerzen im Oberbauch und Erbrechen.

Schlaganfall

Ein *Schlaganfall* – oder wie der medizinische Fachbegriff lautet: ein Apoplex – erfolgt durch eine Verstopfung oder – seltener – durch ein Zerreißen der betroffenen Hirngefäße. Bei einer Verstopfung kommt es durch Sauerstoffmangel zum Untergang von Gehirnabschnitten, beim Zerreißen zur Massenblutung in das Hirngewebe mit der Folge von – den betroffenen Gehirnabschnitten entsprechenden – neurologischen Ausfallserscheinungen (wie Lähmungen, Sprachstörungen etc.).

Ähnlich wie bei der morphologischen Entstehung eines Herzinfarkts spielt der *Bluthochdruck* auch bei der Entstehung des Schlaganfalls eine ausschlaggebende Rolle. Von einem Bluthochdruck sprechen wir, wenn ein – je nach Alter unterschiedlich definierter Normwert – überschritten wird, wobei ein systolischer Wert von mindestens 140 mm Hg und ein diastolischer Wert von mindestens 90 mm Hg vorliegen muss. Der Bluthochdruck fördert nicht nur die Entstehung der Arteriosklerose, sondern erhöht auch den Sauerstoffbedarf des Herzens, das dann gegen einen erhöhten Gefäßdruck »anpumpen« muss, und ist – im Falle der Apoplexie – wesentlich am Zerreißen der Gefäßwände beteiligt.

Die dritte schwerwiegende Folgekrankheit des Bluthochdrucks ist das Nierenversagen. Auch hier kommt es zu einer arteriosklerotisch ähnlichen Veränderung des Nierengewebes, zur Nephrosklerose. Die Symptome eines erhöhten Blutdrucks können sein: Schwindel, Kopfschmerzen, Schweißausbrüche, aber sehr häufig sind die Beschwerden unspezifisch oder fehlen ganz, sodass auch von daher erklärbar wird, dass ca. die Hälfte aller Bluthochdruckpatienten unerkannt bleibt.

Herzinsuffizienz

Umgangssprachlich wird die Herzinsuffizienz auch als Herzschwäche bezeichnet. Hier kann das Herz den Körper nicht mehr ausreichend mit Sauerstoff und Blut versorgen, da die Pumpleistung des Herzens abnimmt. Dies passiert, wenn der

Herzmuskel zu schwach ist und das Blut nicht mehr ausreichend in den großen und kleinen Blutkreislauf pumpen kann. Symptome sind unter anderem Atemnot (Dyspnoe), vor allem bei körperlicher Belastung, Schwindel, Wasseransammlungen in den Beinen oder der Lunge, Herzrhythmusstörungen usw. Die Symptome sind die Folge der Art der Herzinsuffizienz. So wird zwischen einer globalen, rechtsseitigen oder linksseitigen Herzinsuffizienz differenziert. Ursachen der Herzinsuffizienz sind meist andere Herz-Kreislauf-Erkrankungen, aus der sich die Herzinsuffizienz entwickelt, z. B. eine koronare Herzerkrankung, Hypertonie (Bluthochdruck) usw.

10.1.2 Sozialmedizinische Aspekte von Herz-Kreislauf-Erkrankungen

Die sozialmedizinische Theoriebildung von Herz-Kreislauf-Krankheiten wird ohne Zweifel beherrscht von dem in Kapitel 1 ausführlicher beschriebenen *Risikofaktorenmodell* (▶ Kap.1). Als (vermeidbare) Hauptrisikofaktoren für die Entstehung eines Herzinfarkts werden genannt: Zigarettenrauchen, Bluthochdruck, Übergewicht sowie Störungen des Fettstoffwechsels; für die Entstehung eines Schlaganfalls kommen noch die Risikofaktoren ischämische Herzkrankheiten und Herzrhythmusstörungen hinzu. Es stellte sich jedoch heraus, dass die genannten Faktoren um weitere Risikofaktoren zu ergänzen sind, da sie nur 50–60 % des Zustandekommens eines Infarkts erklären konnten. Eine wesentliche Ergänzung des Risikofaktorenkonzepts erfolgt durch die Kombination mit Ergebnissen der Stressforschung (▶ Kap. 1), entweder dadurch, dass man den Faktor »Stress« als zusätzlichen Risikofaktor definierte, oder aber indem man – theoretisch fruchtbarer – das Stressgeschehen in Beziehung setzt zu den genannten (und weiteren) Risikofaktoren. Im Rahmen der Stressforschung waren nämlich Ergebnisse gewonnen worden, die das Stressgeschehen nicht nur sinnvoll in Beziehung zum Verhaltensaspekt »Rauchen« setzen ließen, sondern ebenfalls direkte Einflüsse auf die Verstärkung der Risikofaktoren »erhöhter Blutdruck« und »erhöhter Fettstoffwechsel« erkennen ließen. Darüber hinaus verstärkt die durch Stress erzeugte zentralnervöse Erregung zusätzlich den Prozess der Arteriosklerose, erhöht den Sauerstoffbedarf des Herzens, verändert die Blutgerinnung, führt zur Verengung der Herzkranzgefäße und zu Rhythmusstörungen des Herzens: Faktoren also, die zu einer weiteren Gefährdung des Herzens beitragen.

In ▶ Abb. 10.1 sind alle diese Faktoren zu einem Risikofaktorenmodell des Herzinfarkts zusammengefasst. Die Abbildung beinhaltet noch eine Reihe von Merkmalen, die aus ganz anderen als den eben genannten Krankheitskonzepten stammen.

Wir erkennen Faktoren wieder, die folgenden weiteren Krankheitskonzepten zugeordnet werden können:

- dem sozioökonomischen Modell von Krankheit
- dem psychosomatischen Krankheitskonzept
- dem Life-Event-Konzept

10 Epidemiologisch relevante körperliche Erkrankungen

- dem Risikoverhaltens- und selbst dem »Risikopersönlichkeits«-Konzept (▶ Kap. 1)

Die Bedeutung der o. g. Risikofaktoren wurde in der großen INTERHEART-Studie unterstrichen, in welcher insgesamt 15 000 Herzinfarktpatienten (aus 52 Ländern) mit einer gleich großen Kontrollgruppe aus gesunden Personen verglichen wurden. Danach waren 90 % der Herzinfarkte auf folgende Risikofaktoren zurückzuführen: Rauchen und Fettstoffwechselstörungen mit dem stärksten Einfluss, gefolgt von psychosozialen Faktoren, Adipositas, Diabetes mellitus und Bluthochdruck. Aber auch die unzureichende Aufnahme von Obst und Gemüse, ein erhöhter Alkoholkonsum sowie körperliche Inaktivität sind als entscheidende Risikofaktoren identifiziert worden. Darüber hinaus gibt es deutliche Hinweise darauf, dass auch Depressionen als Risikofaktoren eine Rolle spielen (Robert Koch-Institut 2006c, S. 17 f.).

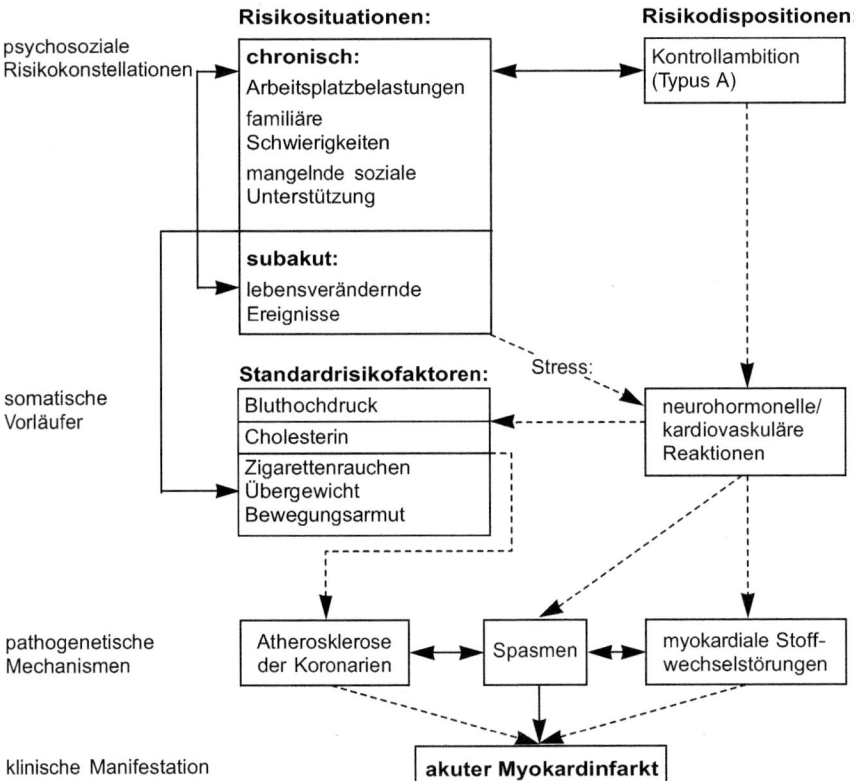

Abb. 10.1: Risikofaktorenmodell des Herzinfarkts (ausgehend von Schaefer und Blohmke 1978)

Das Konzept der »Risikopersönlichkeit« ist insbesondere durch die von Friedman und Rosenman (1975) entwickelte Typologie des A-Typs und des B-Typs bekannt geworden. Damit sollen psychische Eigenschaften/Persönlichkeitstypen charakterisiert werden, die ein besonders hohes Herzinfarktrisiko (A-Typ) bzw. ein besonders niedriges Risiko (B-Typ) haben. Ein Typ-A-Verhaltensmuster umfasst Eigenschaften wie Ehrgeiz, Arbeitseifer, Unfähigkeit zur Entspannung, latente Feindseligkeit, Ungeduld etc. Inwieweit es sich hierbei um einen unabhängigen koronaren Risikofaktor oder um ein durch gesellschaftliche Wettbewerbsnormen gefördertes Verhaltensmuster oder aber um ein Bewältigungsverhalten (Coping) gegenüber beruflichen oder familiären Belastungen handelt, muss durch weitere Untersuchungen geklärt werden (▶ Kap. 1).

Abgesichert sind dagegen Beiträge aus der sozialepidemiologischen Forschung: Danach ist der Herzinfarkt keine »Managerkrankheit« und damit keine Erkrankung der höheren Sozialschichten, sondern häuft sich – gemessen an Mortalitätsstudien bei erwerbstätigen Männern – in den unteren Sozialschichten. Der Zusammenhang von Herzinfarkt und ökonomischen Bedingungen ist besonders von Brenner (1979a) untersucht worden. Danach führen ökonomische Krisen mit hoher Arbeitslosigkeit zu einer mit einigen Jahren Verzögerung einsetzenden Erhöhung u. a. der Sterblichkeit an Herz-Kreislauf-Erkrankungen (vgl. auch Mielck 2005).

Eine Reihe von Studien haben sich speziell mit dem Zusammenhang von psychosozialen Arbeitsbedingungen und Herz-Kreislauf-Erkrankungen beschäftigt. Zur Erfassung dieser Belastungen sind zwei sich ergänzende Erklärungsmodelle entwickelt worden: das Anforderungs-Kontroll-Modell und das Modell sozialer Gratifikationen.

> »Nach dem Anforderungs-Kontroll-Modell ergeben sich Umfang und Intensität von Stressreaktionen bei der Arbeitstätigkeit aus dem Zusammentreffen von zwei entscheidenden Merkmalen von Arbeitsinhalten: dem Merkmal einer (v. a. quantitativ) hohen Anforderung an die arbeitende Person und dem Merkmal eines geringen Entscheidungsspielraums über die auszuführende Arbeitsaufgabe (d. h. geringe Kontrollierbarkeit) (...) In dem Modell sozialer Gratifikationskrisen steht der Arbeitsvertrag als gesellschaftliches Tauschverhältnis von Leistung und Lohn im Vordergrund. Dabei werden drei Arten von Belohnungen (Gratifikationen) unterschieden: finanzielle Belohnung (Lohn, Gehalt), Belohnung durch Wertschätzung und Anerkennung und Belohnung in Form von gewährtem Aufstieg bzw. gewährter Arbeitsplatzsicherheit (...) In dem Modell sozialer Gratifikationskrisen wird angenommen, (...) dass Erwerbstätige sich immer wieder stark verausgaben, ohne im Vergleich hierzu angemessen Belohnung zu erfahren (Gratifikationskrisen). Stressreaktionen, die aus diesem Ungleichgewicht hervorgehen, weisen eine besondere Intensität auf, da die Verletzung eines grundlegenden Prinzips menschlicher Vergesellschaftung, der sozialen Reziprozität, schwer zu bewältigen ist.« (Siegrist 2005, S. 71 f.)

Auch die Bedeutung des Faktors »starke Lebensveränderung« ist wiederholt untersucht und im Zusammenhang mit dem Faktor »fehlende psychosoziale Unterstützung« als wichtige Determinante der Herzinfarktentstehung erkannt worden. In diesem Zusammenhang sind auch Ergebnisse der psychosomatischen Herzinfarktforschung interessant, die die Bedeutung psychisch nicht verarbeiteter Verluste von wichtigen Bezugspersonen für die Entstehung eines Herzinfarkts hervorheben (Lynch 1979). Besonders bekannt geworden ist die Arbeit von Parkes u. a. über die erhöhte Herzinfarktmortalität von Witwern innerhalb der ersten sechs Monate nach dem Tod der Ehefrau (Parkes 1970).

Fassen wir unseren Überblick über sozialmedizinische Zusammenhänge bei der Entstehung von Herz-Kreislauf-Erkrankungen – insbesondere dem Herzinfarkt – zusammen: Unterschiedliche theoretische Konzepte haben unterschiedliche Determinanten des Herzinfarkts ergeben. Risikofaktoren wie Rauchen, Über- bzw. Fehlernährung, Bewegungsmangel sind dabei ebenso bedeutsame Faktoren wie stresserzeugende Arbeitssituation, starke Lebensveränderung, das Fehlen sozialer Unterstützung oder auch bestimmte Persönlichkeitsmerkmale. Eine sozialmedizinisch orientierte Praxis hat diese und weitere Faktoren zu berücksichtigen, wenn sie in Prävention, Sozialtherapie und Rehabilitation erfolgreich sein will. Mit einigen Beispielen sozialmedizinischer Praxis bezogen auf Herz-Kreislauf-Erkrankungen wollen wir uns im Folgenden beschäftigen.

Inzwischen liegen zahlreiche Erfahrungen vor, die – weltweit – mit der gemeindebezogenen Prävention von Herz-Kreislauf-Erkrankungen gemacht worden sind. Als Paradebeispiel dieser Interventionsstudien gilt das Nordkarelien-Projekt in Finnland, das durch gleichzeitige Reduktion der Risikofaktoren Bluthochdruck, Zigarettenrauchen und Hypercholesterinämie eine Senkung der Herz-Kreislauf-Sterblichkeit um 27 % bei Männern und um 42 % bei Frauen erreichte (Puska et al. 1981).

Angeregt durch diese Erfolge wurden auch in der Bundesrepublik Interventionsprogramme zur Prävention von Herz-Kreislauf-Erkrankungen gestartet: 1976 begann die Studie in Eberbach-Wiesloch, 1977 das von der AOK im Kreis Mettmann geleitete Projekt, 1981 das Münchener Bluthochdruck-Programm und 1984 die für acht Jahre mit erheblichen Bundesmitteln geförderte Deutsche Herz-Kreislauf-Präventionsstudie (DHP), deren Erfolge allerdings eher bescheiden waren (Forschungsverbund DHP 1998).

Die Anforderungen an eine *Sozialtherapie* bei Herzinfarkt-Patienten lassen sich folgendermaßen formulieren:

- psychosoziale Hilfen (Ermutigung, Beratung, Fürsorge, moralische Unterstützung, Wertschätzung durch Familie, Freunde, Verwandte und Nachbarn; Diskussion und Klärung zukünftiger Möglichkeiten und Restriktionen),
- Informationen über Ursachen, Verlauf und Behandlung der Krankheit, über medizinische und soziale Hilfsmöglichkeiten durch Ehepartner, Arbeitskollegen, Erwachsene, Kinder und Freunde,
- praktische Hilfen, Entlastungen, Rücksichtnahmen (wenn weitergehende Veränderungen der Lebenssituation nicht erforderlich sind), Hilfe bei der Einübung und Praktizierung von Coping-Strategien, wenn weitergehende Lebensumstellungen nötig sind.

Bevor wir die Bedeutung und die Maßnahmen der *Rehabilitation* von Herz-Kreislauf-Erkrankungen näher erläutern, sollen einige Zahlen zur Letalität und zum Rückfallgeschehen genannt werden: Die Akut-Mortalität beim Herzinfarkt beträgt 8,4 %, nach 5 Jahren waren 21,3 % der Patienten verstorben (DGK 2018). Beim Schlaganfall versterben 7 % der Patienten nach 30 Tagen, 17 % nach einem Jahr und 45 % nach 5 Jahren (Stahmeyer 2019).

»Nach Definition der WHO kann die Rehabilitation von Herzpatienten in drei Phasen eingeteilt werden. Sie umfasst die stationäre Akutbehandlung und die Frühmobilisation im Krankenhaus (Phase I). Bei der Phase II direkt im Anschluss der Akutbehandlung ist es von Bedeutung, die individuellen Risiken einzudämmen und die eingeschränkte Leistungsfähigkeit des Herzens durch eine abgestufte Aufnahme körperlicher Bewegung wieder kontinuierlich zu steigern. Ziel ist es, eine soziale und – möglichst – berufliche Wiedereingliederung zu ermöglichen. Diese Phase der Rehabilitation kann in stationären und ambulanten Einrichtungen durchgeführt werden (…) Als Phase III wird die Nachsorge und Betreuung am Wohnort des Patienten verstanden. Diese wird in der Regel von den niedergelassenen Ärzten/Hausärzten und ambulanten Herzgruppen geleistet« (Robert Koch-Institut 2006c, S. 26).

Ähnlich wie das Ausmaß medizinischer Rehabilitationsmaßnahmen sind die Maßnahmen zur *beruflichen und sozialen Rehabilitation* abhängig von dem Grad der Beeinträchtigung der Patienten durch das Krankheitsgeschehen. Der Grad der Beeinträchtigung wird anhand von klinischen Symptomen und Belastungsproben bestimmt. Bei der Entscheidung über Wiederaufnahme der Arbeit bzw. Umschulung oder vorübergehende oder dauernde Berentung spielen aber auch folgende Faktoren eine hervorragende Rolle: Alter des Rehabilitanden, Arbeitskräftebedarf in dem vom Patienten ausgeübten Beruf, Bereitschaft des Arbeitgebers zur flexiblen Gestaltung des Arbeitseinsatzes etc.

Angesichts der besonderen Bedeutung sozialer und psychologischer Faktoren für den Genesungsverlauf ist auch die verstärkte Einbeziehung von psychosozialen Berufen erforderlich. Hier sind im stationären Bereich der Krankenhaussozialdienst und im ambulanten Bereich z. B. die Selbsthilfegruppen zu nennen. Als eine besondere Form der Gruppenbildung von Herzinfarkt-Patienten haben sich in vielen Gemeinden unter Anleitung ehrenamtlich tätiger Ärzte sogenannte »Herzgruppen« gebildet, die ein körperliches Trainingsprogramm mit Informationsvermittlung und Selbsterfahrung verbinden. Die Zahl der ambulanten Herzgruppen hat in den letzten Jahren erheblich zugenommen; inzwischen bestehen 6 000 Gruppen mit über 120 000 Teilnehmern (Deutsche Herzstiftung 2020).

Die folgenden Ausführungen beziehen sich auf die Rehabilitation von Patienten nach einem Schlaganfall und stammen von der Stiftung Deutsche Schlaganfall-Hilfe (2020):

»Die meisten Schlaganfall-Patienten durchlaufen eine stationäre neurologische Rehabilitation. Der Ablauf einer solchen Rehabilitation ist in allen Kliniken vergleichbar. Nach einer Eingangsuntersuchung und einem Aufnahmegespräch werden Therapieziele formuliert und ein Therapieplan erstellt. Art und Umfang der Therapien sind dann – je nach Krankheitsbild – individuell sehr unterschiedlich.

Die ›klassischen‹ Therapierichtungen in einer neurologischen Rehabilitationsklinik sind:

- Physiotherapie
- Ergotherapie
- Logopädie
- Diätberatung
- Neuropsychologie

Das Ziel der Rehabilitation ist, verlorengegangene Funktionen so weit wie möglich wiederherzustellen oder – wo das nicht möglich erscheint – mit dem Patienten Kompensationsstrategien einzuüben, z. B. die linke Hand als »Ersatzhand« zu trainieren. Die Ziele sollten sich jedoch immer am Lebensalltag des Patienten orientieren, d. h. er soll so gut es geht in sein gewohntes Leben zurückkehren können. Ein weiteres Ziel der Reha ist es, Patienten bei einer notwendigen Umstellung des Lebensstils zu unterstützen, um einen wiederholten Schlaganfall zu vermeiden. Zum Ende der Rehabilitation wird das Behandlungsteam mit dem Patienten und den Angehörigen die weitere ambulante Versorgung besprechen und ggfs. erste Schritte in die Wege leiten« (ebd.).

Die *sozialen Leistungen zur Rehabilitation* beginnen ebenfalls schon während der medizinischen Maßnahmen. Sozialarbeiter im Krankenhaus, in Reha-Einrichtungen und Sozialstationen führen diese Maßnahmen fort. Dazu können gehören:

- Die Klärung der Anerkennung als Schwerbehinderter
- Je nach Schweregrad der Behinderung, Klärung der wohnlichen Unterbringung, z. B. eigene Wohnung, Wohnung der Kinder, Altenwohnheim, Altenheim, Altenpflegeheim
- Prüfung, unter welchen Bedingungen diese Unterbringungsstufen durch Sozialstationen und/oder Tageskliniken verbessert oder aufrechterhalten werden können
- Hilfen zur Verkehrsbefähigung
- Hilfen zur Freizeitgestaltung und zur Teilhabe am gesellschaftlichen Leben
- Vermittlung von Selbsthilfegruppen

10.2 Krebserkrankungen

10.2.1 Medizinische Grundlagen von Krebserkrankungen

Krebs geht von der Zelle aus, der kleinsten Organisationseinheit des Lebens. Jedes Organ des Organismus besteht aus Zellen, die sich alle auf ihre bestimmten Aufgaben – z. B. als Blutzellen, Hautzellen, Leberzellen etc. – spezialisiert haben. Die Zellen haben eine bestimmte Lebensdauer, gehen zugrunde und werden durch neu gebildete Zellen ersetzt.

Steuerungsvorgänge regeln im gesunden Organismus die kontrollierte Neubildung der Zellen. Die Steuerung kann außer Kontrolle geraten. Dann entstehen neue Zellen, die im Organismus keine Funktion erfüllen. Es kommt zu einer Gewebsvermehrung, einem »Tumor«.

Man unterscheidet gutartige und bösartige Tumoren. Gutartige Tumoren bleiben vom übrigen Organgewebe gut abgegrenzt und wachsen auch nicht in andere Organe hinein. Ihre Zellen haben meist noch große Ähnlichkeit mit den Zellen des Organs, von dem sie ausgehen. Gefährlich werden gutartige Tumoren im Allgemeinen nur dann, wenn sie durch ihre Größe und ihren Umfang Druck auf das Nachbargewebe ausüben – z. B. im Gehirn.

Als Krebs werden bösartige Tumoren bezeichnet. Krebszellen haben die Ähnlichkeit mit Organzellen weitgehend verloren und zeichnen sich durch eine hohe Bereitschaft zur Zellteilung aus. Sie bleiben nicht abgegrenzt, sondern wuchern in das umgebende Gewebe hinein und zerstören es. Krebszellen, die in Blut- oder Lymphbahnen gelangen, können an anderer Stelle im Organismus Absiedelungen (Metastasen) bilden.

Ob eine Gewebsvermehrung gutartig oder bösartig ist, wird durch eine mikroskopische Untersuchung des entnommenen Gewebes festgestellt. Mikroskopisch lassen sich in bösartigen Tumoren viele Zellkerne, die auch vom Normalbild abweichen, sowie viele und ebenfalls pathologische Zellteilungen (Mitosen) erkennen.

Die *Folgen bösartiger Neubildungen* lassen sich wie folgt aufzählen:

- Auszehrung des Körpers durch abnorme Stoffwechselprodukte
- Verlegung wichtiger Passagen: Speiseröhre, Luftröhre, Darm, Magenausgang, Harnröhre etc.
- Durchbruch in andere Organe und Infektion
- Durchbruch in Gefäße und Verblutung
- Gewebezerfall und Infektion; Vergiftung durch Zerfallsprodukte und Zerstörung lebenswichtiger Organe
- Druck auf Umgebung (z. B. bei Hirntumoren)
- Bildung von fehlgesteuerten Stoffwechselprodukten und hormonähnlichen Substanzen

Die Neuerkrankungsrate an Krebs steigt: für das Jahr 2020 sagen Epidemiologen einen Anstieg auf 500.000 Krebsneuerkrankungen voraus. Damit hat sich diese Zahl seit 1970 nahezu verdoppelt. Die Ursache für die Zunahme ist die gestiegene Lebenserwartung. Wird die gestiegene Lebenserwartung berücksichtigt (sog. Altersstandardisierung), dann ist die Neuerkrankungsrate bei Männern in den letzten 10 Jahren deutlich gesunken, bei Frauen nur leicht. Dieser Unterschied wird vor allem darauf zurückgeführt, dass Frauen innerhalb des letzten Jahrzehnts immer häufiger an Lungenkrebs und anderen durch das Rauchen geförderter Krebsarten erkrankt sind. Diese Zunahme wird mit dem steigenden Zigarettenkonsum seit den 1980er-Jahren in Verbindung gebracht (Deutsches Krebsforschungszentrum 2019).

Während die Neuerkrankungsrate an Krebs weiter zunimmt, ist die Krebssterblichkeit in den letzten Jahren gesunken: Nimmt man alle Krebserkrankungen zusammen, so betrug die Fünf-Jahres-Überlebensrate (2016) bei Frauen 65 % und bei Männern 59 %. Die altersstandardisierte Krebssterblichkeit hat in den letzten zehn Jahren bei Männern um 12 % und bei Frauen um 5 % abgenommen (Zentrum für Krebsregisterdaten 2019). Besonders deutliche Verbesserungen waren für Patienten mit Krebs der Speiseröhre, des Dickdarms, des Mastdarms, der Eierstöcke, der Prostata und der Nieren zu verzeichnen.

Die Erfolgsaussichten medizinischer Behandlung hängen natürlich auch vom Zeitpunkt der Krebsentdeckung bzw. des Behandlungsbeginns ab, d. h., je früher ein Krebs erkannt wird, desto besser sind die Heilungs- bzw. Überlebenschancen. Wir werden uns damit weiter unten im Rahmen der sozialmedizinischen Praxis der Krebsfrüherkennungsuntersuchungen noch beschäftigen.

10.2.2 Sozialmedizinische Aspekte von Krebserkrankungen

Welche Erklärungen gibt es dafür, dass normales Zellgewebe anfängt, unkontrolliert zu wachsen und zu wuchern? Dies ist die Frage nach den Krankheitsmodellen. Die wichtigsten »Krebstheorien« im medizinischen Krankheitsmodell sind:

- *Chemische Theorie:* Neubildungen entstehen durch chemische Reize. Es gibt inzwischen über 700 chemische Stoffe, die als krebserzeugend eingestuft werden. Beispiel: Krebs bei Rauchern durch inhalierte Teerprodukte und andere chemische Stoffe, von denen 50 krebserregend sind.
- *Strahlentheorie:* Neubildungen entstehen aufgrund der Einwirkung verschiedener Strahlen wie α-, β-, γ-, Röntgenstrahlen, Neutronen, UV-Licht etc. Beispiel: Leukämie nach Strahleneinwirkung (Bei Überlebenden der Atombombenkatastrophe von Hiroshima traten 18-mal häufiger Leukämien auf als bei einer Vergleichsgruppe).
- *Mutationstheorie:* Neubildungen werden als Folge plötzlich auftretender und dauernd bestehen bleibender Änderungen des Erbguts verstanden, die zu einer Veränderung des Zellwachstums führen. Es wird davon ausgegangen, dass schon unter normalen Bedingungen bei der enormen Zahl von Zellteilungen im menschlichen Organismus sogenannte Spontanmutationen auftreten, die aber durch ein intaktes körperliches Abwehrsystem ausgeschaltet werden. Darüber hinaus können auch genetische Ursachen das Risiko für eine Krebserkrankung erhöhen. Bisher sind jedoch nur wenige dieser Genveränderungen eindeutig als Ursache für bestimmte Tumorarten wie z. B. Brust- und Eierstockskrebs oder Darmkrebs identifiziert worden.
- *Infektionstheorie:* Neubildungen werden als durch Viren verursachte Wucherungen verstanden. Es gibt eine Reihe von durch Viren erzeugte Neubildungen bei Tieren, beim Menschen allerdings nur wenige (z. B. wird der Gebärmutterhalskrebs durch Papillom-Viren [mit-]verursacht).

Das heutige Verständnis von Krebs ist überwiegend vom medizinischen Krankheitsmodell geprägt. Doch auch andere Krankheitsmodelle tragen zum Verständnis über Ursachen und Entstehung der Krebserkrankung bei:

Die genannten physikalischen und chemischen krebserzeugenden Umweltfaktoren lassen sich im Kontext der sozioökonomischen Krankheitstheorie verstehen, d. h., sie spielen eine besondere Rolle in der für Industrienationen typischen Produktion, Distribution und Konsumption von Waren. Die folgenden Stoffe sind Beispiele für bei Menschen Krebs erzeugende Arbeitsstoffe, die wiederum nur einen kleinen Teil der inzwischen bekannten krebserzeugenden Umweltstoffe darstellen:

- *Arsenverbindungen* erzeugen Hauttumore, Lebertumore etc.
- Asbest erzeugt Bronchialkrebs, Krebs von Pleura und Peritoneum.
- *Benzidinverbindungen* erzeugen Harnblasentumore.
- *Nickelverbindungen* erzeugen Krebserkrankungen der Bronchien und Nebenhöhlen.

- *Steinkohlenteer* erzeugt Krebserkrankungen der Bronchien, der Haut und des Skrotums.
- *Vinylchlorid* erzeugt Lungen- und Lebertumore.

Im Rahmen einer sozioökonomischen Betrachtung der Krebserkrankung ist auch von besonderer Bedeutung, dass bei Männern eine deutliche Abhängigkeit der Krebssterblichkeit von der Sozialschicht besteht: Die Krebssterblichkeit nimmt mit abnehmender Schichtenzugehörigkeit zu. Dies gilt besonders für Magen- und Lungenkrebs. Bei Frauen ist – mit Ausnahme des Brustkrebses – eine ähnliche Verteilung zu beobachten (s. auch die Daten zur Sozialschichtenabhängigkeit des Rauchens weiter unten).

Auch eine geographische Abhängigkeit der Krebssterblichkeit ist bekannt. In sogenannten »Krebsatlanten« lässt sich erkennen, dass in Regionen mit einem hohen Industrialisierungsgrad auch eine erhöhte Krebssterblichkeit besteht (GEKID 2019).

Für eine Theorie der *verhaltensbedingten Krankheiten* ist im Hinblick auf die Krebsentstehung insbesondere das Rauchen von ausschlaggebender Bedeutung. Da die bösartigen Neubildungen der Luftröhre, Bronchien und Lunge zu 90 % auf das Rauchen zurückgeführt werden und das Rauchen darüber hinaus auch das Risiko einer Krebserkrankung des Mundes, des Rachens, der Speiseröhre und der Harnorgane wesentlich erhöht, wird geschätzt, dass ca. 19 % aller Krebstoten auf das Rauchen zurückgeführt werden können (Zentrum für Krebsregisterdaten 2019). Rauchen stellt somit die bedeutendste Einzelursache der Krebsverursachung dar.

In Deutschland raucht etwa jeder vierte erwachsene Mensch: unter Männern ist der Raucheranteil mit 27 % deutlich höher als unter Frauen mit 19 %. Gut zwei Drittel der Rauchenden rauchen täglich. Junge Erwachsene rauchen eher gelegentlich und ältere Menschen rauchen häufig stark. Untersuchungen zur Sozialschichtenabhängigkeit des Rauchens zeigen, dass Angehörige der unteren Schichten besonders oft rauchen. Das gilt auch für Jugendliche. Seit einigen Jahren sinken die Raucheranteile in allen Altersgruppen. Bei Kindern und Jugendlichen ist der Trend zum Nichtrauchen am deutlichsten (Deutsches Krebsforschungszentrum 2020).

Unter den ernährungsabhängigen Einzelfaktoren spielt der Alkoholkonsum eine wichtige Rolle. Auch der Verzehr von wenig Obst, Gemüse oder Ballaststoffen bei einem oft gleichzeitig hohen Anteil von rotem und verarbeitetem Fleisch an der Ernährung konnte als Risikofaktor für mehrere häufige Tumorarten identifiziert werden. Die Rolle von Übergewicht und Bewegungsmangel als Risiken für Krebserkrankungen ist ebenfalls bekannt (Zentrum für Krebsregisterdaten 2019).

Auch für die Entstehung des Brustkrebses werden verhaltensbedingte Ursachen wie z. B. Kinderlosigkeit, späte Schwangerschaft etc. angeführt, also Faktoren, die gesellschaftlich vermittelt sind und z. B. über hormonelle Auswirkungen das Krebsgeschehen beeinflussen können. Darüber hinaus werden Faktoren wie orale Kontrazeptiva, bestimmte Medikamente, Fettkonsum etc. in ihrem Einfluss auf die Entstehung von Brustkrebs untersucht. Angesichts der Tatsache, dass Brustkrebs der häufigste Krebs bei Frauen ist, ist das Wissen über seine Ursachen immer noch gering.

In der *psychosomatischen Onkologie* spielt das Stress-Konzept eine wichtige Rolle, indem es die durch langdauernden unbewältigten psychosozialen Stress bewirkten neurohormonellen Veränderungen im Körper mitberücksichtigt. In diesem Zusammenhang ist von Bedeutung, dass die unter Stress vermehrt im Körper ausgeschütteten Nebennierenrindenhormone zu einer Hemmung des immunbiologischen Abwehrsystems und damit zu einer Schwächung der Körperabwehr gegenüber (z. B. durch Viren, Chemikalien oder Mutation entstandenen) Krebszellen führen können (▶ Kap. 1).

Viele der bisher zitierten Ergebnisse resultieren aus Untersuchungen, die retrospektiv – also *nach* der Krebserkrankung – durchgeführt wurden und somit biographische und Persönlichkeitsmerkmale aus der subjektiven Einschätzung von schon erkrankten Personen beinhalten. Doch auch bei prospektiven Untersuchungen bleibt die methodische Schwierigkeit, die Vielzahl von Faktoren, die tagtäglich auf die Gesundheit der untersuchten Personen einwirken, sowie die Wechselwirkungen untereinander, zu erfassen. Je mehr Merkmale ein Theorie-Modell beinhaltet, desto schwieriger wird die Untersuchung und desto unsicherer werden die Aussagen über die Bedeutung des Einflusses einzelner Faktoren. Weiterhin kommt hinzu, dass das Krebsgeschehen pathologisch-anatomisch ein häufig sehr langdauernder Prozess sein kann. Untersuchungen insbesondere im Kontext des Life-Event-Ansatzes, die nur aktuelle Lebensereignisse berücksichtigen, greifen hier offensichtlich zu kurz.

Über 80 % aller Krebstodesfälle traten bei über 60-Jährigen auf. Im Kindes- und Jugendalter sind Krebserkrankungen sehr selten. Dennoch ist Krebs die am häufigsten auftretende tödliche Erkrankung bei Kindern und Jugendlichen. In Deutschland sind jährlich etwa 2.255 junge Patienten unter 18 Jahre davon betroffen. Die häufigsten Krebserkrankungen sind Leukämien mit etwa 30 %, gefolgt von Tumoren des Gehirns mit etwa 24 % und Lymphomen mit ungefähr 15 % (Deutsches Kinderkrebsregister 2020).

Angesichts der großen bevölkerungsmedizinischen Bedeutung von Krebs und der Tatsache, dass die Heilungschancen trotz enormer Anstrengungen der Chirurgie, Strahlenheilkunde, Pharmakologie etc. – gemessen an der sogenannten Fünf-Jahres-Überlebensrate – nur im mittleren Bereich liegen, wird die herausragende Relevanz der Prävention verständlich.

Die im Rahmen der *Sekundärprävention* skizzierten Früherkennungsprogramme schließen die wesentlichen Krebserkrankungen mit ein. Eine Früherkennung des Lungenkrebses im Rahmen dieser Programme gibt es allerdings nicht. Hier sind allein primärpräventive Maßnahmen Erfolg versprechend. Die Prävention des Rauchens hat hierbei erste Priorität.

Die Bedeutung der Krebsfrüherkennungsuntersuchungen steht und fällt mit der Teilnahme der Bevölkerung. »Wird ein Tumor im Frühstadium entdeckt, können bei manchen Krebsarten neun von zehn Erkrankten geheilt werde. Dennoch nutzt nur jede zweite Frau über 20 und jeder fünfte Mann über 45 die kostenlosen Untersuchungen zur Früherkennung« (Deutsche Krebsgesellschaft 2018). Die Teilnahme variiert auch nach der Art der Früherkennung: die Beteiligung an Vorsorgemaßnahmen auf Brustkrebs ist hoch, die Beteiligung an den Vorsorgemaßnahmen auf Darmkrebs niedrig. Wie der Arztreport der BARMER von 2021 (BARMER 2021,

S. 105 ff.) aufgezeigt hat, variiert die Teilnahme an Vorsorgemaßnahmen auch zwischen den Bundesländern deutlich: so ist sie in Sachsen am höchsten und im Saarland am niedrigsten.

Der Europäische Kodex gegen den Krebs beinhaltet die folgenden zehn präventiven Ratschläge.

Europäischer Kodex gegen Krebs

1. Rauchen Sie nicht! Raucher sollten dies so schnell wie möglich befolgen und schon gar nicht in Anwesenheit anderer rauchen.
2. Verringern Sie Ihren Alkoholkonsum: Bier, Wein, Spirituosen.
3. Vermeiden Sie starke Sonnenbestrahlung!
4. Folgen Sie den Gesundheits- und Sicherheitsvorschriften, besonders an Ihrem Arbeitsplatz bei Herstellung, Handhabung und Gebrauch aller Substanzen, die Krebs verursachen können.
5. Essen Sie häufig frisches Obst und Gemüse sowie Getreideprodukte mit hohem Fasergehalt.
6. Vermeiden Sie Übergewicht und begrenzen Sie die Aufnahme fettreicher Nahrungsmittel.
7. Gehen Sie zum Arzt, wenn Sie eine ungewöhnliche Schwellung bemerken, eine Veränderung an einem Hautmal oder eine abnorme Blutung.
8. Gehen Sie zum Arzt, wenn Sie andauernde Beschwerden haben wie chronischen Husten oder Heiserkeit, dauerhafte Auffälligkeiten bei der Verdauung oder einen ungeklärten Gewichtsverlust bemerken.
9. Gehen Sie einmal im Jahr zur Krebsfrüherkennungsuntersuchung.
10. Für Frauen: Untersuchen Sie regelmäßig Ihre Brust, wenn Sie über 40 sind, gehen Sie in regelmäßigen Abständen zur Mammographie, wenn Ihr Arzt dies für erforderlich hält.

Eine *sozialtherapeutische Betreuung* hat schon zu dem Zeitpunkt anzufangen, wenn aufgrund eines Krebsverdachts eine eingehende Untersuchung erforderlich wird. Die Diagnose bzw. Verdachtsdiagnose »Krebs« ist aufgrund der an sie geknüpften Assoziationen wie Hoffnungslosigkeit, Tod, Angst, Verzweiflung für die Betroffenen sehr belastend und kann zu Rückzug, Isolation und Ausgrenzung beitragen.

Die heute praktizierte sozialtherapeutische Betreuung beginnt aber zumeist erst im Stadium der Behandlung. Pflegepersonal, Psychologen und Sozialarbeiter sind neben dem Arzt an der sozialtherapeutischen Betreuung der Krebspatienten beteiligt. Sie beginnt mit der Aufklärung des Patienten, der Hilfe bei der Bewältigung der durch die Mitteilung einer Krebserkrankung und deren Behandlungsform ausgelösten Krise, die nicht nur den Patienten, sondern auch seine nähere Umwelt, d. h. Bezugspersonen und Stationspersonal mit einzubeziehen hat.

Sozialtherapie setzt sich fort in der Vermittlung praktischer Hilfen bei der Erledigung von administrativen Antragsverfahren, Schriftwechsel etc. u. a. zum Erhalt von Heil- und Hilfsmitteln für Krebskranke (wie z. B. Prothesen, Perücken, Artikel der Stomapflege), bei der Kontaktherstellung zu Selbsthilfegruppen, Einleitung von

Rehabilitationsmaßnahmen z. T. in speziell für Krebspatienten eingerichteten Kliniken. Dies ist wesentlich eine Aufgabe des Krankenhaussozialdienstes. Dabei werden je nach Krebsart bzw. Lokalisation, nach Geschlecht, Lebenssituation und Alter besondere psychosoziale Probleme berücksichtigt.

Für die *Rehabilitation* krebskranker Patienten hat die Deutsche Rentenversicherung einen Überblick ihrer Leistungen unter dem Titel »Rehabilitation nach Tumorerkrankungen« zusammen gestellt:

> »Die onkologische Rehabilitation umfasst gezielte diagnostische und therapeutische Maßnahmen. Diese sollen die körperlichen und seelischen Folgen der Tumorerkrankung mildern oder beseitigen helfen (…) Je nach Art der Erkrankung oder Form der Therapie können die Folgestörungen sehr unterschiedlich sein (…) So stehen zum Beispiel nach einem chirurgischen Eingriff an der Brust die Beweglichkeit und der Lymphabfluss im Vordergrund der Therapie, nach einer Entfernung des Kehlkopfes ist es die Sprachschulung. Hautveränderungen, die durch Bestrahlungen entstehen können, erfordern ebenfalls eine spezielle Behandlung (…) Während der onkologischen Rehabilitation werden auch psychologische Hilfen zur Bewältigung der Erkrankung sowie Informationen über die Krankheit und ihre Folgen angeboten. Wir unterstützen die Patienten auch beim beruflichen Wiedereinstieg (…) Onkologische Rehabilitationsleistungen werden stationär oder ganztägig ambulant durchgeführt (…) Sie betragen normalerweise drei Wochen (…) Bis zum Ablauf eines Jahres nach einer abgeschlossenen Erstbehandlung (Operation, Bestrahlung, Chemotherapie) können die Leistungen zur onkologischen Rehabilitation in Anspruch genommen werden (…) Zu den Leistungen können auch ein Übergangsgeld, die Kosten für eine Haushaltshilfe, für die Kinderbetreuung etc. gehören« (Deutsche Rentenversicherung 2020; vgl. auch die »Arbeitshilfe für Rehabilitation und Teilhabe von Menschen mit Krebserkrankungen« der Bundesarbeitsgemeinschaft für Rehabilitation 2020).

Im Hinblick auf *berufsfördernde Maßnahmen* wird festgestellt, dass als vorrangiges Ziel der beruflichen Rehabilitation die Erhaltung des Arbeitsplatzes zu gelten habe, da die Chancen der Heilung eines Krebskranken durch vorzeitige Berentung sich nicht verbessern, sondern im Gegenteil zu einer zusätzlichen Benachteiligung und Belastung führen können. Sollte eine Wiedereingliederung am alten Arbeitsplatz nicht möglich sein, sind Maßnahmen der Berufsfindung, Arbeitserprobung und ggf. Umschulung einzuleiten.

Während die medizinische Rehabilitation krebskranker Patienten wesentlich von der Art, dem Ausmaß und den Behandlungsmethoden der jeweiligen Krebserkrankung bestimmt wird, setzt die *psychosoziale Rehabilitation* die Sozialtherapie fort:

- Hilfe bei der Einhaltung von medizinischen Nachsorgeterminen,
- fachliche Beratung bei Fragen für Sozialhilfe (SGB XII),
- Hilfe bei Rentenanträgen und Nachsorgekuren,
- Vermittlung in Selbsthilfegruppen,
- familientherapeutische Betreuung der betroffenen Familien.

Die Bedeutung psychosozialer Maßnahmen während der Behandlung, Rehabilitation und Nachsorge ist bei krebserkrankten Kindern und Jugendlichen besonders groß. Infolge des medizinischen Fortschritts in deren Behandlung konnten in den vergangenen 20 Jahren die Heilungschancen entscheidend verbessert werden. Der Lebensweg vieler dieser Kinder ist jedoch dadurch gekennzeichnet, dass sie lebenslang auf eine ärztliche Überwachung angewiesen sind. Für Kinder und Jugendliche mit Krebserkrankungen wurden deshalb modellhaft psychosoziale Dienste eingerichtet (Kinderkrebsinfo.de 2020).

Eine Krebserkrankung kann als »Familiendiagnose« umschrieben werden. Neben der psychosozialen Betreuung des Patienten sind, wie oben schon aufgeführt, familien- und sozialtherapeutische Maßnahmen im Hinblick auf die unmittelbar betroffenen Angehörigen oft sinnvoll und erforderlich. Als Beispiel für eine oft in diesem Zusammenhang vergessene Betroffenengruppe können die Kinder krebserkrankter Eltern bezeichnet werden.

10.2.3 Kommunikation mit Kindern an Krebs erkrankter Eltern bzw. eines Elternteils und deren psychosoziale Situation

Ein bisher weitestgehend vernachlässigter Versorgungsbereich stellt die Situation von Kindern unterschiedlichen Alters eines an einem bösartigen Tumor erkrankten Elternteils dar. Die wenigen existierenden wissenschaftlichen Untersuchungen deuten daraufhin, dass einerseits die Lebenssituation der betroffenen Kinder durch dieses familiäre Ereignis wesentlich beeinflusst wird. Andererseits fühlen sich die erkrankten Eltern sowie das medizinische Fachpersonal im Hinblick auf eine kindgerechte differenzierte krankheitsvermittelnde Kommunikation gegenüber den Kindern oft hilflos und überfordert.

Die Diagnose einer Krebserkrankung führt nicht nur zu einer erheblichen psychosozialen Belastung bei dem betreffenden Patienten und ihren Partnern, sondern auch bei Kindern. Sie leiden unter den sicht- und merkbaren körperlichen wie seelischen Folgen der Erkrankung und der Therapie des betroffenen Elternteils. Häufig berichten Krebskranke, dass der erste Gedanke bei der Diagnosestellung dem Wohl und der Versorgung ihrer Kinder galt. Dennoch zählt die offene und altersgemäße Kommunikation über die Erkrankung, die Behandlung und die Krankheitsfolgen mit den Kindern zu den schwierigsten Anforderungen im Umgang mit einer Krebserkrankung. Kinder krebskranker Eltern sind im Hinblick auf die Entwicklung psychischer Störungen als eine Risikogruppe zu betrachten (Pott et al. 2005).

Das Angstniveau der Kinder hängt bspw. davon ab, wie adäquat die Eltern mit ihnen über die Krebserkrankung sprechen (Rosenfeld et al. 1983). Die Höhe der Belastung bei den Kindern steigt an, wenn sie über das, was in der Familie passiert, nicht oder nicht richtig informiert werden. Allerdings ergaben eine Reihe von Studien, dass die betroffenen Kinder häufig sehr spät, unzureichend und teilweise auch falsch bezüglich der Erkrankung des Vaters oder der Mutter informiert werden. So erhielten ein Fünftel der Kinder – wie Barnes et al. (2000) fanden – keine Information über die Diagnose der an Brustkrebs erkrankten Mutter zum Zeitpunkt der Operation.

Das Risiko der Kinder, emotionale und verhaltensbezogene Auffälligkeiten zu entwickeln, war größer, wenn die Familienkohäsion und die affektive Responsivität gering sowie die elterliche Involvierung übermäßig war (Watson et al. 2006). Kinder haben »feine Antennen« für das Befinden ihrer Eltern, von dem ihre emotionale Sicherheit abhängt (Hesse und Main 2006), und registrieren mehr als die Eltern vermuten; mit ihren u. U. falschen Schlussfolgerungen bleiben sie dann alleingelassen, wenn keine offene Kommunikation erfolgt. Studien belegen, dass Eltern die seelische Belastung ihrer Kinder unterschätzen. Sie stufen das Wohlbefinden ihrer Kinder deutlich besser ein als diese selbst (Senf und Rak 2004). Die betroffenen Kinder reagieren zu Krisenzeitpunkten der Krebserkrankung (Diagnosestellung, Voranschreiten der Erkrankung) mit vielfältigen Verhaltensauffälligkeiten.

Konkret werden hauptsächlich folgende Symptome beschrieben, die als Zeichen bzw. Folge einer unzureichenden, dysfunktionalen Bewältigung auftreten können (Riedesser 1999; Siegel 1992; COSIP 2006; Trabert 2007):

- »regressive« Symptome (z. B. Daumenlutschen, Trennungsangst, Enuresis)
- depressive Symptome mit/ohne Suizidalität
- Angstsymptome
- Konzentrations- und Lernstörungen, schulischer Leistungsabfall
- Zwangssymptome
- Konversionssymptome
- Verwahrlosung, Drogenabusus
- Überanpassung
- Rückzug von Freunden (Peergroup)

Die physische, psychische und soziale Entwicklung der Kinder kann demnach erschwert und nachhaltig geschädigt werden. Häufig werden hierdurch das Selbstwertgefühl sowie die soziale Kompetenz beeinträchtigt.

Auf Seiten der betroffenen Eltern werden das Vermitteln der Krebserkrankung und das hieraus geprägte intrafamiliäre Miteinanderumgehen als einerseits sehr wichtig, aber andererseits auch sehr belastend empfunden. Weitere Befunde sprechen dafür, dass Geschlechterunterschiede zu beachten sind: An Krebs erkrankte Mütter schätzen die Probleme ihrer Kinder zutreffender ein als die Väter. Studien zur Mutter-Kind-Beziehung bei an Brustkrebs erkrankten Müttern zeigten, dass sich die Beziehung in 25 % der Fälle verschlechtert. Die Töchter erkrankter Mütter sind hierbei besonders belastet, mehr als Töchter oder Söhne von krebserkrankten Vätern. Jugendliche Töchter krebskranker Mütter zeigen gehäuft psychische Auffälligkeiten (Pott et al. 2005, Raveis und Pretter 2005, wie Angst, Depressivität oder aggressives Verhalten. So übernehmen betroffene Töchter krebskranker Mütter vermehrt familiäre Pflichten, wodurch u. a. die Verselbständigung beeinträchtigt wurde. Eine weitere Studie zeigte, dass Eltern häufig die Belastung ihrer Kinder unterschätzen (Trabert 2007, Visser et al. 2007).

Trotz übereinstimmender Aussagen über die hohen Belastungen der Kinder Krebskranker, fehlen bislang systematische Interventionsstudien. Wie in anderen Ländern bestehen auch in Deutschland strukturelle Versorgungsdefizite, da es nur einige wenige spezielle Beratungsstellen gibt und es an geschultem medizinischem und sozialpädagogischem Fachpersonal mangelt. Die wissenschaftlichen Erkenntnisse führen u. a. zur Forderung, dass Ärzte, Psychologen, Sozialpädagogen und klinisches Fachpersonal bereits in einem frühen Erkrankungsstadium mit den erkrankten Eltern besprechen müssen, wie diese ihren Kindern altersgemäß das Erkrankungsgeschehen, die Behandlung und die Prognose vermitteln (Kroll 1998). Zusätzlich ist die Entwicklung und Bereitstellung von pädagogisch-didaktischem Lehr- und Informationsmaterial notwendig.

10.3 Infektionserkrankungen

Im Laufe des vergangenen Jahrhunderts wurden bedeutende Fortschritte bei der Bekämpfung von Infektionskrankheiten erzielt. In Deutschland wie auch in den anderen Industriestaaten sind infektiöse Erkrankungen wie z. B. Cholera, Diphtherie oder Pocken nahezu bedeutungslos geworden. Gründe für diese Entwicklung liegen in der Verbesserung des allgemeinen Lebensstandards, verbesserten hygienischen Verhältnissen, dem gezielten Einsatz von Schutzimpfungen sowie neu entwickelten antibakteriellen Wirkstoffen. In den Siebzigerjahren des vergangenen Jahrhunderts waren die Infektionskrankheiten daher im öffentlichen Interesse nur noch von untergeordneter Bedeutung.

In den letzten Jahrzehnten sind Infektionskrankheiten, nicht zuletzt durch das Auftreten der Immunschwächekrankheit AIDS und aktuell im Rahmen der Covid-19 Pandemie, als gesundheitliche Bedrohung wieder von größerem Interesse. Die Resistenz vieler Krankheitserreger gegen Antibiotika, das globale Bevölkerungswachstum sowie die erhöhte Mobilität großer Bevölkerungsgruppen, sind einige Gründe für das wieder zunehmende Auftreten und die beschleunigte Verbreitung infektiöser Krankheitserreger.

Um beim Auftreten von Infektionskrankheiten rechtzeitige Vorkehrungen gegen eine weitere Ausbreitung treffen zu können, besteht eine gesetzliche Pflicht zur Meldung an die Gesundheitsämter. Meldepflichtig sind Ärzte außerhalb und innerhalb von Einrichtungen sowie andere mit der Behandlung oder Pflege betraute Personen. Bei einigen als besonders gefährlich anzusehenden Krankheiten wie Cholera, Milzbrand oder Pest ist bereits der Verdachtsfall meldepflichtig. Bei anderen Krankheiten wie beispielsweise Diphtherie oder Tuberkulose ist die Erkrankung zu melden, bei z. B. Masern, Influenza oder Salmonellen der Todesfall. Zu beachten ist, dass in den Statistiken der meldepflichtigen Krankheiten nur die Zugänge (Inzidenzen), nicht jedoch die Bestände (Prävalenzen) erfasst werden.

Die bei den Gesundheitsämtern vorliegenden Meldungen der Ärzte wurden bis zum Berichtsjahr 2000 über die Obersten Gesundheitsbehörden der Länder in bereits aggregierter Form an die Statistischen Landesämter weitergeleitet. Das Statistische Bundesamt erhielt von den Statistischen Landesämtern vierteljährliche und jährliche Länderergebnisse, aus denen das Bundesergebnis zusammengestellt wurde.

Der Aussagewert der Ergebnisse aus den Statistiken der meldepflichtigen Krankheiten wird insbesondere bei den Geschlechtskrankheiten dadurch beeinträchtigt, dass vermutlich nicht alle Erkrankungsfälle gemeldet werden. Gründe für eine fehlende Meldung liegen beispielsweise in einer nicht erkannten Bedeutung der

Meldepflicht aufgrund bestehender Therapiemöglichkeiten oder wegen einer ungesicherten Diagnose. Die Größenordnung der Dunkelziffer ist nicht bekannt. Die Entwicklung der Erkrankungen lässt sich dennoch anhand der vorhandenen Angaben beschreiben.

Am 1. Januar 2001 ist das Seuchenrechtsneuordnungsgesetz (SeuchRNeuG) vom 20. Juli 2000 (BGBl. I, S. 1045) in Kraft getreten. Kernstück ist das Gesetz zur Verhütung und Bekämpfung von Infektionskrankheiten beim Menschen (Infektionsschutzgesetz – IfSG), durch das die Prävention und Überwachung übertragbarer Krankheiten und Krankheitserreger zum Schutz der Bevölkerung neu geregelt wird. Erklärte Ziele sind die Verbesserung der Infektionsepidemiologie und eine Erhöhung der Effizienz des Öffentlichen Gesundheitsdienstes.

Mit dem Seuchenrechtsneuordnungsgesetz ging die Verantwortung der Sammlung, Auswertung und Veröffentlichung der von den örtlich zuständigen Gesundheitsämtern übermittelten Angaben auf das Robert Koch-Institut (RKI) als infektionsepidemiologisches Zentrum über. Neben der Datenbearbeitung soll das Robert Koch-Institut die Länder beraten und länderübergreifende Maßnahmen zur Bekämpfung akuter Infektionen koordinieren. Damit wird die bisher regional begrenzte Abstimmung der zu ergreifenden Maßnahmen um eine nationale Ebene erweitert; auf Ebene der Bundesländer werden die notwendigen Maßnahmen wie bisher durch die Landesgesundheitsbehörden wahrgenommen, auf lokaler Ebene durch die zuständigen Gesundheitsämter. Durch diesen geänderten Arbeitsschritt soll eine engere Verbindung der Erkennung und Bekämpfung übertragbarer Krankheiten erfolgen. Auch die Aufgaben der Gesundheitsämter hinsichtlich Aufklärung der Bevölkerung, hygienischer Überwachung von Einrichtungen und Behandlung der Erkrankten sowie die Arten der zu meldenden Erreger wurden mit dem neuen Gesetz geändert.

Der folgende Kasten zeigt den Inhalt des § 6 Meldepflichtige Krankheiten (Infektionsschutzgesetz) im Jahre 2020:

Gesetz zur Verhütung und Bekämpfung von Infektionskrankheiten beim Menschen (Infektionsschutzgesetz – IfSG)
§ 6 Meldepflichtige Krankheiten

(1) Namentlich ist zu melden:

1. der Verdacht einer Erkrankung, die Erkrankung sowie der Tod in Bezug auf die folgenden Krankheiten:

a) Botulismus,
b) Cholera,
c) Diphtherie,
d) humane spongiforme Enzephalopathie, außer familiär-hereditärer Formen,
e) akute Virushepatitis,
f) enteropathisches hämolytisch-urämisches Syndrom (HUS),
g) virusbedingtes hämorrhagisches Fieber,

h) Keuchhusten,
i) Masern,
j) Meningokokken-Meningitis oder -Sepsis,
k) Milzbrand,
l) Mumps,
m) Pest,
n) Poliomyelitis,
o) Röteln einschließlich Rötelnembryopathie,
p) Tollwut,
q) Typhus abdominalis oder Paratyphus,
r) Windpocken,
s) zoonotische Influenza,
t) Coronavirus-Krankheit-2019 (COVID-19),

1a. die Erkrankung und der Tod in Bezug auf folgende Krankheiten:

a) behandlungsbedürftige Tuberkulose, auch wenn ein bakteriologischer Nachweis nicht vorliegt,
b) Clostridioides-difficile-Infektion mit klinisch schwerem Verlauf; ein klinisch schwerer Verlauf liegt vor, wenn
   aa) der Erkrankte zur Behandlung einer ambulant erworbenen Clostridioides-difficile-Infektion in eine medizinische Einrichtung aufgenommen wird,
   bb) der Erkrankte zur Behandlung der Clostridioides-difficile-Infektion oder ihrer Komplikationen auf eine Intensivstation verlegt wird,
   cc) ein chirurgischer Eingriff, zum Beispiel Kolektomie, auf Grund eines Megakolons, einer Perforation oder einer refraktären Kolitis erfolgt oder
   dd) der Erkrankte innerhalb von 30 Tagen nach der Feststellung der Clostridioides-difficile-Infektion verstirbt und die Infektion als direkte Todesursache oder als zum Tode beitragende Erkrankung gewertet wurde,

2. der Verdacht auf und die Erkrankung an einer mikrobiell bedingten Lebensmittelvergiftung oder an einer akuten infektiösen Gastroenteritis, wenn

a) eine Person betroffen ist, die eine Tätigkeit im Sinne des § 42 Abs. 1 ausübt,
b) zwei oder mehr gleichartige Erkrankungen auftreten, bei denen ein epidemischer Zusammenhang wahrscheinlich ist oder vermutet wird,

3. der Verdacht einer über das übliche Ausmaß einer Impfreaktion hinausgehenden gesundheitlichen Schädigung,

4. die Verletzung eines Menschen durch ein tollwutkrankes, -verdächtiges oder -ansteckungsverdächtiges Tier sowie die Berührung eines solchen Tieres oder Tierkörpers,

5. der Verdacht einer Erkrankung, die Erkrankung sowie der Tod, in Bezug auf eine bedrohliche übertragbare Krankheit, die nicht bereits nach den Nummern 1 bis 4 meldepflichtig ist.
Die Meldung nach Satz 1 hat gemäß § 8 Absatz 1 Nummer 1, 3 bis 8, § 9 Absatz 1, 2, 3 Satz 1 oder 3 zu erfolgen.

(2) Dem Gesundheitsamt ist über die Meldung nach Absatz 1 Satz 1 Nummer 1 Buchstabe i hinaus zu melden, wenn Personen an einer subakuten sklerosierenden Panenzephalitis infolge einer Maserninfektion erkranken oder versterben. Dem Gesundheitsamt ist über die Meldung nach Absatz 1 Satz 1 Nummer 1a Buchstabe a hinaus zu melden, wenn Personen, die an einer behandlungsbedürftigen Lungentuberkulose erkrankt sind, eine Behandlung verweigern oder abbrechen. Die Meldung nach den Sätzen 1 und 2 hat gemäß § 8 Absatz 1 Nummer 1, § 9 Absatz 1 und 3 Satz 1 oder 3 zu erfolgen.

(3) Nichtnamentlich ist das Auftreten von zwei oder mehr nosokomialen Infektionen zu melden, bei denen ein epidemischer Zusammenhang wahrscheinlich ist oder vermutet wird. Die Meldung nach Satz 1 hat gemäß § 8 Absatz 1 Nummer 1, 3 oder 5, § 10 Absatz 1 zu erfolgen.

Im folgenden Abschnitt werden verschiedene epidemiologisch bedeutsame Infektionskrankheiten, die in Deutschland auftreten, thematisiert.

Masern, Röteln und Poliomyelitis

Masern ist eine fieberhafte Viruserkrankung, die hochansteckend ist. Der Krankheitsverlauf kann langwierig sein und auch zu schweren Komplikationen führen. Die Inkubationszeit beträgt 8–14 Tage. Bereits 3–5 Tage vor den ersten Symptomen beginnt die Ansteckungszeit. Sie hält bis vier Tage nach Auftreten der ersten Symptome an. Von der Ständigen Impfkommission (STIKO) wird empfohlen, Kinder einmal im Alter von 11–14 Monaten und ein zweites Mal im Alter von 14–23 Monaten gegen Masern impfen zu lassen (RKI 2018a).

Für Menschen in Gemeinschafts- und Gesundheitseinrichtungen gilt ab 1. März 2020 eine Impfpflicht gegen Masern. Damit will die Bundesregierung die Impfquote erhöhen und mittelfristig eine Elimination der Masern in Deutschland erreichen (KBV 2019).

Die Übertragung des Rötelnvirus erfolgt durch Tröpfcheninfektion. Die Inkubationszeit beträgt 14–21 Tage.

»Häufig besteht nur eine milde Symptomatik. Nach Lymphknotenschwellungen (besonders der nuchalen und retroaurikulären Lymphknoten) und einer Prodromalphase mit Kopfschmerzen, subfebrilen Temperaturen, Konjunktivitis und einem Katarrh der oberen Luftwege kommt es zu einem kleinfleckigen, makulösen bis makulopapulösen Exanthem, das im Gesicht beginnt, sich über Körper und Extremitäten ausbreitet und nach 1–3 Tagen wieder verschwindet. Kinder weisen häufig nur ein Exanthem auf, während die Prodromalsymptome sowie Arthralgien und Arthritiden häufiger bei Erwachsenen auftreten. Bis zu 50 % der Infektionen verlaufen jedoch asymptomatisch« (RKI 2018b).

Poliomyelitis ist eine hochansteckende Viruserkrankung. Umgangssprachlich wird sie Polio (Kinderlähmung) genannt. Das Virus dringt hierbei in das Nervensystem ein und kann zu Lähmungen, bis hin zu einer vollständigen Lähmung, führen. Das Virus wird fäkal-oral übertragen. Die Inkubationszeit beträgt 3–35 Tage. Zu den ersten Symptomen gehören Fieber, Kopfschmerzen, Müdigkeit, Steifheit im Nacken und Gliederschmerzen. Von 200 Infektionen führt eine zu einer irreversiblen Lähmung, die meist die Beine betrifft. Von diesen Gelähmten sterben etwa 5–10 %, da ihre Atemmuskeln »immobilisiert« werden. Hauptsächlich erkranken Kinder unter fünf Jahren an Poliomyelitis. Seit 1988 sind die Poliofälle um über 99 % zurück gegangen. Während es im Jahr 1988 weltweit noch ca. 350.000 Fälle waren, waren es im Jahr 2018 nur noch 33 gemeldete Fälle (RKI 2018c).

Hepatitis B und C

Hepatitis B ist eine durch Hepatitis-B-Viren ausgelöste Leberentzündung. Das Virus wird entweder sexuell oder durch den Kontakt mit infiziertem Blut und anderen Körperflüssigkeiten übertragen. Eine Infektion verläuft bei Erwachsenen meist asymptomatisch. Nur etwa ein Drittel der Infizierten zeigen eine akute ikterische Hepatitis. Bei etwa 0,5–1 % der Fälle kommt es zu einem akuten Leberversagen. Bei etwa 90 % der Betroffen heilt die Erkrankung aus und führt zu einer lebenslangen Immunität. Bei etwa 5–10 % der erkrankten Erwachsenen kommt es zu einem chronischen Verlauf der Krankheit. Eine Infektion in der frühen Kindheit führt in 90 % der Fälle zu einem chronischen Verlauf (RKI 2019). »Chronische HBV-Infektionen sind für 30 % aller Fälle von Leberzirrhose und 53 % aller Fälle von hepatozellulärem Karzinom verantwortlich« (RKI 2019). Hepatitis B gehört zu den häufigsten Infektionskrankheiten der Welt. Es gibt weltweit etwa 257 Millionen Menschen mit einem chronischen Verlauf von Hepatitis B, davon sind etwa 65 Millionen Frauen. Damit besteht ein hohes Risiko für eine Mutter-Kind-Übertragung. Die Prävalenz von Hepatitis B ist in Afrika und in der West-Pazifik-Region am höchsten. Es sterben jährlich etwa 887.000 Menschen an den Folgen einer Hepatitis-B-Infektion. In Europa sind etwa 15 Millionen Menschen mit dem Virus infiziert, darunter etwa 4,7 Millionen Menschen mit einem chronischen Verlauf. Hier ist die Prävalenz in den östlichen und südlichen Ländern am höchsten (RKI 2019).

Hepatitis C ist, wie auch Hepatitis B, eine Leberentzündung. Hier wird die Leberentzündung jedoch durch das Hepatitis-C-Virus (HCV) ausgelöst. Das Hepatitis-C-Virus wird hauptsächlich durch Blut übertragen. Dies passiert überwiegend beim Drogengebrauch, wenn Spritzen und Zubehör gemeinsam benutzt werden. Es kann aber auch beim Tätowieren, Piercen und beim Sex (vor allem bei homosexuellen Männern) zu einer Infektion kommen. Die Inkubationszeit beträgt drei Wochen bis sechs Monate. Eine Infektion wird in vielen Fällen von den Betroffenen gar nicht bemerkt, da es nur bei wenigen der Betroffenen zu klinischen Symptomen und damit zu einer Laboruntersuchung kommt. Nur ungefähr ein Viertel der frisch Infizierten entwickeln eine Gelbsucht. In den meisten Fällen sind die Symptome unspezifisch. Bei einigen Infizierten wird das Virus durch das Immunsystem des Körpers besiegt und die Infektion heilt aus. Bei 50–85 % der Infizierten kommt es jedoch zu einer chronischen Infektion. Ein chronischer Verlauf besteht dann, wenn das Virus länger als sechs Monate im Blut nachweisbar ist. Da die Betroffenen meist über einen langen Zeitraum beschwerdefrei sind und die Symptome unspezifisch sind, bleibt auch eine chronische Hepatitis C meist lange unbemerkt. Mehr als 20 % der Menschen mit einer chronischen Hepatitis C entwickeln nach 20 Jahren als Spätfolge eine Zirrhose. Krankheitslast und Sterblichkeit einer chronischen Hepatitis C werden im Wesentlichen durch das Vorliegen einer Leberzirrhose beziehungsweise eines Leberzellkarzinoms bestimmt. Die Wahrscheinlichkeit, die nächsten fünf Jahre zu überleben (5-Jahres-Überlebensrate), liegt für Patient*innen mit einer Leberzirrhose abhängig von Ausmaß und Schweregrad bei 37–55 %. Personen mit HCV-bedingter Leberzirrhose weisen ein erhöhtes Risiko auf, ein Leberzellkarzinom zu entwickeln. Die Leberzellkarzinom-Rate unter diesen Patient*innen liegt pro Jahr bei circa 2–4 % (RKI 2018d). Es infizieren sich jährlich 3–4 Millionen Menschen weltweit mit dem Hepatitis-C-Virus. Es wird geschätzt, dass 130–150 Millionen Menschen derzeit unter einer chronischen Hepatitis C leiden.

HIV/AIDS

AIDS hat die Annahme, für entwickelte Länder sei die Ära der Infektionskrankheiten überwunden, auf dramatische Weise korrigiert. Was derzeit durch die Covid-19 Pandemie nochmals verschärft und bestätigt wird. Zum anderen ist AIDS eine »soziale Krankheit«, d. h., sie ist in ihrer Entstehung und (zumindest solange es keine Heilung gibt) in ihrer Bewältigung in engster Weise mit sozialen Faktoren verknüpft. Und schließlich hat AIDS die Handlungsfähigkeit der Gesundheitspolitik herausgefordert und die Wirksamkeit unseres Gesundheitswesens insbesondere im Teilbereich Prävention auf die Probe gestellt.

HIV ist ein Retrovirus. Sein Erbmaterial besteht aus Ribonukleinsäure (RNS) und wird mit Hilfe der sog. reversen Transkriptase in der Zelle in Desoxyribonukleinsäure (DNS) umgeschrieben. HIV gehört zu der Untergruppe von Retroviren, die als Lentiviren bezeichnet werden. Die Lentiviren zeichnen sich durch eine lange Latenzzeit, den chronischen Verlauf der durch sie verursachten Krankheit und durch den Zerfall des Zentralnervensystems aus.

HIV hat zwei Besonderheiten, die es besonders gefährlich machen: Es kann sich fest in das Erbgut menschlicher Zellen einbauen, sodass es vom Immunsystem nicht mehr zu erreichen ist und von einer Zelle auf deren Tochterzellen weitergegeben werden kann. Darüber hinaus infiziert HIV gerade jene Zellen, deren Aufgaben es ist, Krankheitserreger abzufangen und unschädlich zu machen. Dazu gehören insbesondere die sog. T 4-Lymphozyten (auch T-Helfer-Zellen genannt) und die Makrophagen. Makrophagen (Fresszellen) sind die »Wachposten« an der vordersten Front des Immunsystems und nehmen eingedrungene Viren und Bakterien auf, um sie unschädlich zu machen. Für die Entwicklung der typischen Immunschwäche ist die Wirkung des HIV auf die sogenannten T-Helfer-Zellen von entscheidender Bedeutung: Die T-Helfer-Zellen bilden im Wechselspiel mit den T-Suppressorzellen das Regelwerk des Immunsystems. HIV kann T-Helfer-Zellen zerstören oder die normale Funktion dieser Zellen beeinträchtigen. Hierbei kommt es zu zunehmenden Störungen im gesamten Immunsystem. Die nach der Infektion mit HIV in der Regel rasch einsetzende Bildung der Antikörper trägt somit – paradoxerweise – zur Verstärkung dieser Störungen bei.

Der scheinbar einfachsten Methode, HIV an einer weiteren Ausbreitung zu verhindern, nämlich einer Schutzimpfung gegen HIV, stehen bislang die biologischen Eigenarten – insbesondere die häufig wechselnden Oberflächenstrukturen – entgegen.

Das amerikanische Center of Disease Control and Prevention (CDC) hat den Verlauf von der HIV-Infektion bis zum »AIDS-Vollbild« in vier verschiedene Stadien eingeteilt, die für medizinische Zwecke noch weiter differenziert wurden:

- *Stadium I* – Akute HIV-Krankheit: Bei etwa 70–90 % der Betroffenen treten sechs Tage bis sechs Wochen nach der Infektion grippeähnliche Beschwerden wie Fieber, Kopf- und Halsschmerzen, geschwollene Lymphknoten sowie Ausschlag auf. Auch wer keine Beschwerden hat, kann das HI-Virus an andere weitergeben. Zu diesem Zeitpunkt ist der HIV-Test aber noch negativ. Erst ein bis drei Monate nach der Infektion sind Antikörper im Blut nachweisbar.
- *Stadium II* – Asymptomatische Infektion (Latenzphase): Häufig folgt jetzt eine symptomfreie Phase, die etwa acht bis neun Jahre dauert. Trotzdem vermehrt sich das Virus in dieser Zeit weiter und zerstört die Immunzellen. Tests zeigen eine deutliche Abnahme dieser Immunzellen im Blut.
- *Stadium III* – Lymphknotensyndrom: Etwa 40 % der Infizierten leiden in dieser Zeit unter Lymphknotenschwellungen.
- *Stadium VI* – HIV-assoziierte Erkrankungen: Dieses Stadium entwickelt sich etwa zehn Jahre nach der Infektion und wird in verschiedene Unterstadien eingeteilt. Hat ein Patient eines der folgenden Symptome, spricht der Arzt vom Aids-Related-Complex:
  – Nachtschweiß länger als einen Monat,
  – Durchfall länger als einen Monat,
  – Fieber länger als einen Monat,
  – trockener Husten und Atemnot,
  – Gewichtsverlust,
  – chronische Müdigkeit.

▶ Abb. 10.2 zeigt die geschätzte Zahl der Menschen, die Ende 2020 mit HIV/AIDS in Deutschland leben.

Aids-Vollbild

Kommen weitere, schwere Erkrankungen hinzu, z. B. Lungenentzündung, neurologische Erkrankungen oder bestimmte Krebsarten wie das Kaposi-Sarkom, spricht man vom Aids-Vollbild. Dabei ist auch die Zahl der CD 4-Lymphozyten bereits unter 200 gesunken (normal sind 600 bis 1.000). Diese Krankheiten sind ein Zeichen dafür, dass das Immunsystem durch das HI-Virus bereits schwer geschädigt ist.

Es kommt zum Auftreten sogenannter opportunistischer Krankheiten, dies korreliert mit einem Abfall der Anzahl der CD4-Lymphozyten. Aufgrund der aus-

		mit HIV-insgesamt	ohne HIV-Diagnose	Diagnose
	Gesamtzahl	> 91 400	81 900	> 9 500
	Männer	> 73 700	65 700	> 7 900
	Frauen	> 17 800	16 200	> 1 600
Inland* (Infektionsweg)	Sex zw. Männern	56 100	49 900	6 200
	Heterosex. Kontakte	11 300	9 200	2 100
	i.v. Drogengebrauch	8 500	7 300	1 200
	Blutprodukte	~ 450	~ 450	keine
Ausland** (Herkunftsregion)	Europa	> 3 500	3 500	n. bestimmb.
	Asien	> 1 800	1 800	n. bestimmb.
	Afrika	> 7 800	7 800	n. bestimmb.
	Amerika/Ozeanien	> 1 100	1 100	n. bestimmb.
Davon unter antiretroviraler Therapie			79 800	

* in Deutschland oder von Menschen mit Herkunftsland Deutschland im Ausland erworbene HIV-Infektionen
** HIV-Infektionen von Menschen mit Herkunft außerhalb von Deutschland, die im Ausland erworben wurden

Abb. 10.2: Geschätzte Zahl der HIV-Infektionen in Deutschland 2020 (Epidemiologisches Bulletin 47/2021, S. 15)

geprägten Immunschwäche können jetzt u. a. bakterielle, virale und parasitäre Erreger sowie Pilzkontaminationen zu Krankheiten führen, die bei einer intakten Körperabwehrfunktion nicht auftreten würden.

Aufgrund einer Defektmutation in einem Ko-Rezeptor für HIV-1 (CCR-5) sind ca. 20 % der Menschen mitteleuropäischer Herkunft vermindert empfänglich für eine HIV-Infektion und 1 % der Menschen sind offenbar vollkommen gegen AIDS geschützt.

Grundlegende sozialmedizinische Fragen im Zusammenhang mit HIV-Infektion und AIDS beziehen sich auf:

- epidemiologische Zusammenhänge,
- soziologische Aspekte der Hauptbetroffenengruppen,
- Reaktionen der Gesellschaft.

Die prozentuale Verteilung der AIDS-Erkrankungen nach Hauptbetroffenengruppen spiegelt die *Hauptübertragungswege* für HIV wider:

1. die Übertragung durch Blut, Sperma- und Vaginalflüssigkeit,
2. die gemeinsame Benutzung kontaminierter Spritzbestecke bei intravenösem Drogengebrauch,
3. die Übertragung von der infizierten Mutter auf ihr Kind vor, während und nach der Geburt.

Virusübertragung durch andere Körperflüssigkeiten (wie z. B. Speichel, Schweiß etc.), die Übertragung durch Insekten oder auch durch alltägliche soziale Kontakte gelten als ausgeschlossen. Sexuelle Übertragung durch ungeschützten Geschlechtsverkehr dürfte der zahlenmäßig bedeutendste Übertragungsweg sein. Homosexuelle Männer mit häufig wechselnden Partnern sind die bisher am stärksten betroffene Gruppe. Nach allgemeiner Ansicht stellt der ungeschützte Analverkehr den wichtigsten sexuellen Übertragungsweg dar. Zusätzlich ist die Frage zu berücksichtigen, in welchen Bevölkerungsgruppen das Virus zuerst aufgetaucht ist. Ein Blick in die Statistiken verschiedener Länder zeigt, dass dies die homosexuellen Männer sein können, aber auch die i. v.-Drogenabhängigen oder – wie in den Endemiegebieten – die Heterosexuellen. Die Infektion der Heterosexuellen in Deutschland erfolgt überwiegend über ungeschützte Sexualkontakte mit HIV-infizierten bisexuellen Männern und HIV-infizierten Drogenabhängigen.

Die ersten Jahre nach dem Auftreten der AIDS-Erkrankung waren in der Bevölkerung von Angst und Hysterie gekennzeichnet. Dies ist – angesichts der im Vergleich zu anderen Erkrankungen in Deutschland geringen Prävalenz von AIDS – nur durch die Tatsache zu erklären, dass diese Krankheit weitgehend tabuisierte Themen wie Tod, Sexualität, Sucht etc. berührt. Durch die Tatsache, dass die AIDS-Erkrankung in erster Linie auf Bevölkerungsgruppen trifft, die in der Vorstellung der Bevölkerung als abweichend gelten, verstärkt sich die Gefahr, dass die Hauptbetroffenengruppen der Krankheit zusätzlich als Sündenböcke benutzt werden, um die eigene Angst und Panik loszuwerden. Damit verstärken sich die ohnehin schon vorhandenen Stigmata, Diskriminierungen und Ausgrenzungen gegenüber Randgruppen.

Weltweit hat sich die HIV/AIDS-Epidemie zu einem der größten Gesundheitsprobleme der heutigen Zeit entwickelt. ▶ Abb. 10.3 gibt einen Überblick zur Infektionsrate auf allen Kontinenten.

Prävention und Gesundheitsförderung, Sozialtherapie und Beratung sowie Sterbebegleitung bilden die Schwerpunkte sozialmedizinischer Praxis. Angesichts der besonderen Charakteristika der HIV-Infektion und der epidemiologischen und soziologischen Gegebenheiten sind die Ziele der *Prävention und Gesundheitsförderung* eindeutig:

1. Eindämmung der weiteren Ausbreitung der Infektion,
2. Schutz und Solidarität für Gefährdete, Infizierte und Erkrankte.

	HIV-Infizierte	Neuinfektionen	Todesfälle durch HIV-Infektion
Global	37,7 Mio.	1,5 Mio.	680 000
Ost- und Südafrika	20,6 Mio.	670 000	310 000
West- und Zentralafrika	4,7 Mio.	200 000	150 000
Mittlerer Osten u. Nordafrika	230 000	16 000	7 900
Asien und Pazifik	5,8 Mio.	240 000	130 000
Lateinamerika	2,1 Mio.	100 000	31 000
Karibische Inseln	330 000	13 000	6 000
Osteuropa und Zentralasien	1,6 Mio.	140 000	35 000
West- u. Mitteleuropa und Nordamerika	2,2 Mio.	67 000	13 000

Abb. 10.3: Geschätzte Zahl der HIV-Infizierten weltweit 2020 (UNAIDS Epidemiological Estimates 2021, aidsinfo.unaids.org)

Aufgrund der Tatsache, dass kein geeigneter Impfstoff zur Verfügung steht, kann das erstgenannte Ziel nur mit verhaltenspräventiven Maßnahmen erreicht werden. Dabei spielt das Erreichen der Hauptbetroffenengruppen zwangsläufig eine besondere Rolle. Hierzu hatte bereits die Enquête-Kommission zu AIDS die folgenden wichtigen Ziele formuliert:

- *Sozial so nah wie möglich:* Ansprechpartner, Ansprechsituation, Medien, Sprache müssen sozial vertraut sein und als vertrauenswürdig gelten, d. h. besonders Integration der Hauptbetroffenengruppen durch vertrauensbildende und -stabilisierende Maßnahmen und Gesten sowie die Möglichkeit einer absolut repressionsfreien und anonymen Beratung.
- *Zeitlich so nah wie möglich:* Es geht um die Organisierung von immer wiederkehrenden und immer erneut Aufmerksamkeit erregenden Lernimpulsen sowie darum, diese Lernimpulse möglichst im zeitlichen Umkreis potenzieller Risikosituationen anzusiedeln, d. h. z. B. nicht nur in der Schule, sondern auch in der Diskothek oder in der Sauna.

- *Sachlich so nah wie möglich:* Es muss konkret gesagt werden, wie man sich schützen kann, nämlich durch Kondombenutzung und sterile Spritzbestecke, die an allen Orten, an denen es zu Risikosituationen kommt, verfügbar sein sollten.

Sozialmedizinische Beratungs- und Therapieangebote beziehen sich auf HIV-Positive und AIDS-Kranke einschließlich ihres sozialen Umfeldes.

In ▶ Tab. 10.2 sind einige Aufklärungs- und sozialtherapeutische Maßnahmen beispielhaft aufgeführt.

Während die Aufklärungsmaßnahmen für die Gesamtbevölkerung und für spezielle Bevölkerungsgruppen auf Bundesebene von der Bundeszentrale für gesundheitliche Aufklärung und auf Länderebene durch entsprechende staatliche Einrichtungen durchgeführt werden, wurden Aufklärung und Beratung für die Hauptbetroffenengruppen der nicht-staatlichen (aber mit staatlichen Mitteln geförderten) Deutschen AIDS-Hilfe übertragen. In der Deutschen AIDS-Hilfe sind ca. 120 regionale AIDS-Hilfen und andere Mitgliedsorganisationen zusammengeschlossen.

Durch die besondere Gefährdung der i. v.-Drogenabhängigen und – aufgrund der häufigen Beschaffungsprostitution – auch ihrer Umgebung haben *Methadonprogramme* eine erneute Aktualität gewonnen. Methadon ist ein synthetisches Produkt mit morphinähnlicher Wirkung. Seine Eignung als Heroinersatz beruht vor allem darauf, dass eine ausreichende Dosis Methadon das Entstehen des Heroinentzugssyndroms verhindert. Da die Wirkung des Methadons ca. 24 bis 36 Stunden andauert, genügt – anders als bei Heroin – eine Dosis pro Tag. Diese kann oral eingenommen werden, sodass das gefährliche Spritzen entfällt. In exakt durchgeführten Methadon-Programmen sind nach Ansicht der Befürworter die Abhängigen sowohl von ihrer psychischen wie auch ihrer körperlichen Befindlichkeit her in sozialer und beruflicher Hinsicht nicht eingeschränkt. Die – insbesondere in Kreisen der Drogenberater seit langem vorgebrachten – Bedenken gegen eine Methadon-Behandlung sind in der Tatsache begründet, dass es sich nicht um eine therapeutische Intervention, sondern um eine »staatlich verordnete Drogenabhängigkeit« handelt, die auch mit einer Reihe von Nebenwirkungen verbunden ist. Ein wesentlicher Nachteil ist der im Vergleich zu Heroin schwierigere Entzug von Methadon. Methadon-Programme werden heute in fast allen westeuropäischen Ländern mit begrenzter Indikation (dazu gehört auch das Problemfeld AIDS) eingesetzt.

Tab. 10.2: Maßnahmen und Zielgruppen der AIDS-Prävention

Maßnahmen	Zielgruppen	Beispiele
Aufklärung	Gesamtbevölkerung	TV-Spots, Broschüren etc., AIDS-Telefon, Beratung durch Gesundheitsämter, Arztpraxen, AIDS-Hilfen etc., Personale Kommunikation

Tab. 10.2: Maßnahmen und Zielgruppen der AIDS-Prävention – Fortsetzung

Maßnahmen	Zielgruppen	Beispiele
Aufklärung	Spezielle Bevölkerungsgruppen: z. B. Schüler, Jugendliche, Soldaten, Freier	zusätzlich: spezielle Medien, Schoolwork-Programm etc.
Aufklärung, Beratung und Intervention	Hauptbetroffenengruppen: homosexuelle und bisexuelle Männer i. v.-Drogenabhängige	zusätzlich: spezielle Medien, Streetwork etc., Abgabe steriler Spritzen, Methadonprogramme
Beratung Sozialtherapie, Pflege, Sterbebegleitung	HIV-Positive und AIDS-Kranke	Selbsthilfegruppen, Betreuungsdienste in häuslicher Umgebung, in Wohngemeinschaften, in AIDS-Zentren (z. B. Hamburger Leuchtfeuer)

Tuberkulose

Tuberkulose ist eine Infektionskrankheit, die durch Bakterien ausgelöst wird. Die betreffenden Bakterien gehören zur Familie der Mykobakterien, zu der über 160 verschiedene Bakterien gehören. Die meisten dieser Bakterien sind harmlos und können keine Tuberkulose hervorrufen. Der häufigste Erreger für eine Tuberkulose-Infektion ist das der Erreger »Mycobacterium tuberculosis«. Die Übertragung erfolgt durch Tröpfcheninfektionen. Der Betroffene muss dafür jedoch an einer offenen Tuberkulose leiden, bei der ein Krankheitsherd Anschluss an die Atemwege hat. Nur dann können Tuberkulose-Erreger in die Außenwelt gelangen und andere gefährden. Es gibt verschieden Formen der Tuberkulose, wie die latente tuberkulöse Infektion, die Primärtuberkulose oder die Miliartuberkulose. Die Inkubationszeit ist schwer zu bestimmen, jedoch kann man sagen, dass es 6–8 Wochen nach der Infektion erste messbare Antworten des Immunsystems gibt. Es ist jedoch zu sagen, dass nur wenige Menschen nach der Infektion an einer behandlungsbedürftigen Tuberkulose erkranken, da es dem Immunsystem gelingt, die Bakterien abzukapseln und somit einzugrenzen. Nur etwa 5–10 % der Menschen mit einem intakten Immunsystem erkranken nach einer Infektion tatsächlich an einer behandlungsbedürftigen Tuberkulose. Bei Kleinkindern und Menschen mit einem geschwächtem Immunsystem erhöht sich das Risiko, nach der Infektion an einer aktiven Tuberkulose zu erkranken, um 20–40 %. Tuberkulose gehört zu den häufigsten Infektionskrankheiten auf der Welt. Jährlich erkranken etwa 9 Millionen Menschen an einer Tuberkulose und es sterben 1,4 Millionen Menschen an den Folgen einer Tuberkulose. Etwa 85 % der Tuberkuloseerkrankten leben in Afrika, in der westlichen Pazifikregion und in Südostasien (RKI 2013).

SARS-CoV-2 und COVID-19

Die folgenden Ausführungen basieren auf den Informationen des Robert Koch-Instituts (RKI 2021) und unterliegen einem schnellen Wandel, was sowohl die virologischen Grundlagen, die medizinischen Aspekte als auch die epidemiologischen Daten betrifft.

»SARS-CoV-2 (Severe Acute Respiratory Syndrome Coronavirus Type 2) ist ein neues Coronavirus, das Anfang 2020 als Auslöser der Erkrankung COVID-19 (Corona Virus Disease 2019) identifiziert wurde. Der Hauptübertragungsweg für SARS-CoV-2 ist die respiratorische Aufnahme virushaltiger Partikel, die beim Atmen, Husten, Sprechen, Singen und Niesen entstehen. Die mittlere Inkubationszeit (Median) wird in den meisten Studien mit 5–6 Tagen angegeben. Frauen und Männer sind von einer SARS-CoV-2-Infektion etwa gleich häufig betroffen. Männer erkranken jedoch häufiger schwer und sterben doppelt so häufig wie Frauen.« (ebd.)

Epidemiologie

»Die Infektion mit SARS-CoV-2 tritt pandemisch auf, d. h. sie ist eine weltweite Epidemie.
Die Zahl der Infektionen in Deutschland betrug am 2.8.2022 30.956.873 und die Zahl der im Zusammenhang mit COVID-19 Gestorbenen 144.150 (ebd.).
Die Zahl der Infektionen weltweit betrug zum gleichen Zeitpunkt 572 Mio. und die Zahl der Gestorbenen 6,39 Mio. (ebd.).
Die veröffentlichten Fallzahlen basieren auf den im Meldesystem gemäß Infektionsschutzgesetz erfassten COVID-19-Fällen. Veröffentlicht werden gemäß Falldefinition des RKI nur laborbestätigte COVID-19-Fälle unabhängig davon, ob klinische Symptome vorliegen. Die Vollzähligkeit der Erfassung hängt von verschiedenen Faktoren ab, einerseits von der medizinischen Versorgung, also u. a. davon, wie viele Personen einen Arzt aufsuchen und wie viele Laboruntersuchungen durchgeführt werden (ebd.).
Bei COVID-19 treten viele asymptomatische und milde Verläufe auf, sodass davon auszugehen ist, dass nicht alle Infizierten eine/n Arzt/Ärztin aufsuchen und auch nicht für alle ein Labortest veranlasst wird. Auch spielt die Fallfindung durch die Gesundheitsämter im Rahmen von Ausbruchsuntersuchungen und der Kontaktpersonennachverfolgung eine wichtige Rolle. Im Rahmen von Antikörperstudien kann der Anteil der Personen geschätzt werden, die tatsächlich eine Infektion durchgestanden haben. Eine systematische Übersichtsarbeit über serologische SARS-CoV-2-Studien zeigt in acht Studien eine große Spannweite der Untererfassung mit einem geschätzten durchschnittlichen Faktor von 10 (Mittelwert).« (ebd.)

Symptome und Risikogruppen

»Zu den im deutschen Meldesystem am häufigsten erfassten Symptomen zählen Husten, Fieber, Schnupfen sowie Geruchs- und Geschmacksverlust. Der Krankheitsverlauf variiert in Symptomatik und Schwere, es können symptomlose Infektionen bis hin zu schweren Pneumonien mit Lungenversagen und Tod auftreten. Insgesamt sind 2 % aller Personen, für die bestätigte SARS-CoV-2-Infektionen in Deutschland übermittelt wurden, im Zusammenhang mit einer COVID-19-Erkrankung verstorben.
Bei folgenden Personengruppen werden schwere Krankheitsverläufe häufiger beobachtet:

- ältere Personen (mit stetig steigendem Risiko für einen schweren Verlauf ab etwa 50–60 Jahren; 86 % der in Deutschland an COVID-19 Verstorbenen waren 70 Jahre alt oder älter [Altersmedian: 82 Jahre])
- Männliches Geschlecht
- Raucher (schwache Evidenz)
- adipöse (BMI>30) und stark adipöse (BMI>35) Menschen
- Menschen mit Down-Syndrom (Trisomie 21)
- Personen mit bestimmten Vorerkrankungen, ohne Rangfolge:
  – des Herz-Kreislauf-Systems (z. B. koronare Herzerkrankung und Bluthochdruck)
  – chronische Lungenerkrankungen (z. B. COPD)
  – chronische Nieren- und Lebererkrankungen

- Patienten mit Diabetes mellitus (Zuckerkrankheit)
- Patienten mit einer Krebserkrankung
- Patienten mit geschwächtem Immunsystem (z. B. aufgrund einer Erkrankung, die mit einer Immunschwäche einhergeht oder durch die regelmäßige Einnahme von Medikamenten, die die Immunabwehr beeinflussen und herabsetzen können, wie z. B. Cortison) (ebd.).

Bei COVID-19 können Wochen bzw. Monate nach der akuten Erkrankung noch Symptome vorhanden sein oder neu auftreten. Darüber hinaus kommen auch bei milderen Verläufen längerfristige Müdigkeitserscheinungen, Merkstörungen, Gedächtnisprobleme oder Wortfindungsstörungen vor. Auch wird in der Literatur von ungewöhnlichen Symptomen wie plötzlichem Erbrechen und starkem Schwindel berichtet. In einer prospektiven Studie zu COVID-Symptomen hatten 13,3 % der Erkrankten länger als vier Wochen Symptome, 4,5 % länger als acht Wochen, und 2,3 % länger als zwölf Wochen. Die Hauptrisikofaktoren für Langzeitfolgen waren ein höheres Alter, ein höherer Body-Mass-Index (BMI) sowie weibliches Geschlecht. Daten aus England deuten darauf hin, dass etwa 40 % der hospitalisierten Erkrankten längerfristige Unterstützung benötigen.« (ebd.)

Behandlung

»Laut der Daten aus dem deutschen Meldesystem wurden kumulativ ca. 7 % der Erkrankten hospitalisiert. Von diesen wurden in der Auswertung der ersten COVID-19-Welle ca. 14 % intensivmedizinisch behandelt. Von den intensivmedizinisch behandelten Erkrankten wurden 58 % beatmet. In einer deutschen Studie mit 10.021 hospitalisierten Patienten starben insgesamt 22 % der Patienten. Die Letalität war bei beatmungspflichtigen Patienten höher als bei nicht-beatmeten Patienten (53 % vs. 6 %).

Im Zentrum der Behandlung der Infektion stehen die optimalen unterstützenden Maßnahmen entsprechend der Schwere des Krankheitsbildes (z. B. Sauerstoffgabe, Ausgleich des Flüssigkeitshaushaltes, ggf. Antibiotikagabe zur Behandlung von bakteriellen Ko-Infektionen) sowie die Behandlung von relevanten Grunderkrankungen.

Verschiedene spezifische Therapieansätze (direkt antiviral wirksam, immunmodulatorisch wirksam) wurden und werden im Verlauf der Pandemie durch SARS-CoV-2 in Studien untersucht. Als direkt antiviral wirksames Arzneimittel erhielt Remdesivir im Juli 2020 eine bedingte Zulassung zur Anwendung bei schwer erkrankten Patienten durch die Europäische Kommission basierend auf den Daten einer Studie, die eine Verkürzung der Krankenhaus-Aufenthaltsdauer zeigte. Weiterhin erhielt Dexamethason eine positive Bewertung durch die Europäische Kommission für die Anwendung bei bestimmten Patientengruppen mit einer Infektion durch SARS-CoV-2.« (ebd.)

Impfung

»Seit dem 26.12.2020 wird in Deutschland gegen COVID-19 geimpft. Bislang stehen vier Impfstoffe zur Verfügung (Stand November 2021). Für weitere Impfstoffe sind oder werden Zulassungen durch die Europäische Arzneimittelbehörde (EMA) beantragt. Da initial nicht ausreichend Impfstoff zur Verfügung stand, um den gesamten Bedarf zu decken, wurden prioritär zu impfende Risikogruppen definiert, die eine besonders hohe Vulnerabilität oder ein besonders hohes Expositionsrisiko haben.« (ebd.)

Derzeit wird davon ausgegangen, dass erst nach zwei Impfungen plus einer Auffrischimpfung ein ausreichender Impfschutz vorliegt. Im August 2022 waren 76,2 % der Bevölkerung vollständig geimpft (zwei Impfungen), 61,9 % haben zusätzlich eine Auffrischimpfung erhalten. 22,2 % der Bevölkerung sind noch nicht geimpft. Darunter sind 4 % Kinder im Alter von 0–4 Jahren, für die bisher kein zugelassener Impfstoff zur Verfügung steht (BMG 2022).

Zusätzlich zum Mangel an Impfstoff ist bei der Bekämpfung der Pandemie erschwerend hinzugekommen, dass um die Jahreswende 2020/21 Mutanten des Virus aufgetreten sind, die eine höhere Infektiosität und evtl. auch einen schwereren Krankheitsverlauf aufweisen. Im Herbst 2021 ist die hochansteckende sog. Omikron-Variante hinzugekommen.

Über die mit einer COVID-19 Erkrankung verbundenen sozialmedizinischen Probleme vgl. Kapitel 5.1.1 (▶ Kap. 5.1.1).

10.4 Erkrankungen der Atmungsorgane

Lungenkrankheiten gehören zu den schwerwiegendsten gesundheitlichen Problemen weltweit. Sie sind für ein Sechstel aller Todesfälle verantwortlich. Die Auswirkungen von Lungenkrankheiten sind heute ebenso dramatisch wie zur vorigen Jahrhundertwende. Daran wird sich voraussichtlich auch in den nächsten Jahrzehnten nichts ändern. Lungenkrankheiten verursachen jährlich über 1 Millionen Todesfälle in der Europa-Region der WHO, davon 2/3 in den 28 Staaten der EU. Der Lungenkrebs ist die führende Ursache, gefolgt von der chronisch obstruktiven Lungenkrankheit (COPD), den Infektionen des unteren Atemtraktes (besonders Lungenentzündungen) und der Tuberkulose. Innerhalb der EU sind Lungenkrankheiten für mindestens 6 Millionen Krankenhausaufnahmen verantwortlich. Mehr als die Hälfte aller Todesfälle infolge von Lungenkrankheiten sind durch das Rauchen verursacht (European Lung Foundation 2013, 2020). ▶ Abb. 10.4 zeigt die hohe Sterblichkeit für Erkrankungen der Atmungsorgane nach Geschlecht differenziert im Jahre 2017.

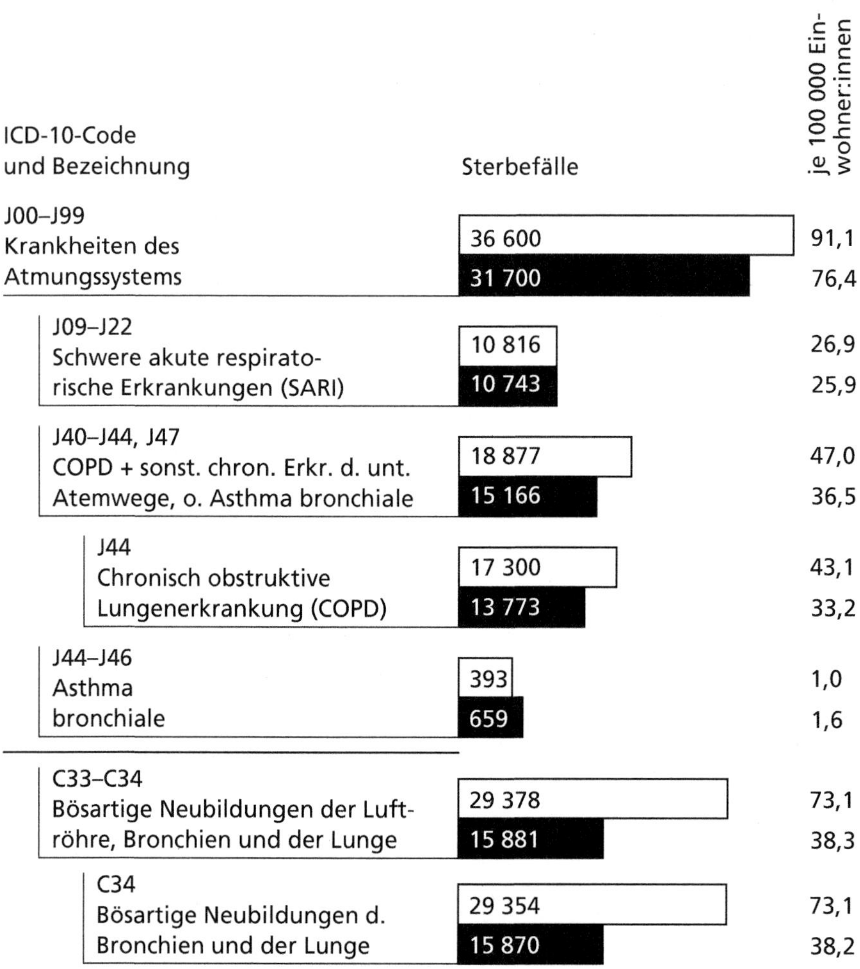

10 Epidemiologisch relevante körperliche Erkrankungen

ICD-10-Code und Bezeichnung	Sterbefälle	je 100 000 Einwohner:innen
J00–J99 Krankheiten des Atmungssystems	36 600 / 31 700	91,1 / 76,4
J09–J22 Schwere akute respiratorische Erkrankungen (SARI)	10 816 / 10 743	26,9 / 25,9
J40–J44, J47 COPD + sonst. chron. Erkr. d. unt. Atemwege, o. Asthma bronchiale	18 877 / 15 166	47,0 / 36,5
J44 Chronisch obstruktive Lungenerkrankung (COPD)	17 300 / 13 773	43,1 / 33,2
J44–J46 Asthma bronchiale	393 / 659	1,0 / 1,6
C33–C34 Bösartige Neubildungen der Luftröhre, Bronchien und der Lunge	29 378 / 15 881	73,1 / 38,3
C34 Bösartige Neubildungen d. Bronchien und der Lunge	29 354 / 15 870	73,1 / 38,2

Abb. 10.4: Sterberaten für respiratorische Krankheiten 2017, nach Geschlecht (weiß = männlich, schwarz = weiblich) (nach Steppuhn et al. 2018, S. 9)

11 Psychische, psychosomatische Erkrankungen und Suchterkrankungen

Psychiatrische Erkrankungen sind in unserer aufgeklärten westlichen Gesellschaft immer noch mit einer gewissen defizitären Zuordnung verbunden und deshalb häufig auch tabuisiert. Von einer psychiatrischen Erkrankung betroffene Menschen fühlen sich in unserer Gesellschaft häufig immer noch unverstanden, an den Rand der Gesellschaft gedrängt und nicht wirklich akzeptiert und respektiert.

In diesem Zusammenhang ist die Arbeit des Psychiaters Klaus Dörner etwas Wegweisendes im Kontext der Beziehung zu psychiatrisch erkrankten Patienten in unserer Gesellschaft. Die Etablierung der Gemeindepsychiatrie war ein Meilenstein der würdevollen, respektvollen und inkludierten Beziehung zu psychisch erkrankten Menschen. Was ist in unserer Gesellschaft normal und was ist ein abnormales Verhalten? Experten legen diese Form der Pathologisierung von Verhalten im ICD- und im DSMP-Schlüssel durch die Auflistung ganz bestimmter Kriterien in zeitlichen Intervallen immer wieder neu fest. Dabei ist festzustellen, dass die Zuschreibung einer psychiatrischen Erkrankung immer schneller erfolgt, was als äußerst problematisch anzusehen ist. Man muss in diesem Kontext kritisch hinterfragen, ob dabei wirtschaftliche Interessen, wie zum Beispiel pharmakologische Behandlungsstrategien, die dann bei der Diagnose einer Erkrankung anzuwenden sind, eine Rolle spielen. Während eine normale Trauerphase nach dem Verlust eines Menschen vor zehn Jahren noch ein längeres zeitliches Intervall als normal beschrieb, wurde dies jetzt zeitlich eingeschränkt. Dies bedeutet, dass immer schneller und häufiger Patienten mit Verhaltensauffälligkeiten pathologisiert und häufig in diesem Kontext dann auch medikamentös behandelt werden. Natürlich gibt es psychiatrische Erkrankungen und natürlich ist die medikamentöse Therapie eine Säule im möglichen Behandlungsspektrum, aber dennoch müssen diese wirtschaftlichen Beeinflussungen mitgedacht, überprüft und kritisch reflektiert werden.

Die Ätiologie von psychiatrischen Erkrankungen ist wie so häufig als multifaktoriell anzusehen. In diesem Zusammenhang ist die Vulnerabilitäts-These wichtig. Diese besagt, dass jeder Mensch von einer psychischen Erkrankung betroffen sein kann. Ob es zu einem Auftreten einer Erkrankung kommt, hängt einerseits von den individuellen Widerstandsfaktoren, von der Resilienz des Individuums ab und andererseits von den Stressfaktoren, denen er in seinem sozialen Umfeld (Familie, Arbeitswelt), aufgrund seiner Biografie, aufgrund seines sozialen Netzwerkes ausgesetzt ist. Je resilienter ein Mensch ist, desto mehr Stressfaktoren müssen zusammenkommen, um diese Vulnerabilität-Grenze zu überschreiten und damit an einer psychischen Erkrankung zu erkranken. Es ist somit nicht ein einziger Faktor in der Regel ausschlaggebend für das Auftreten einer psychiatrischen Erkrankung, sondern es ist die Kombination von Belastungsfaktoren und den individuellen Widerstandsressourcen.

Psychische Erkrankung und Sozialstatus

Es besteht ein Zusammenhang zwischen Sozialstatus und dem gehäuften Auftreten von psychischen Krankheiten. Insgesamt liegt der Anteil bei Frauen und Männern mit niedrigerem sozioökonomischen Status bei 43,3 % bzw. 32,3 % und bei Personen mit einem höheren Status bei 27,4 % bzw. 17,7 %. Am Beispiel der Krankheit Depression wird der Unterschied noch einmal detaillierter aufgezeigt. So liegt der Anteil an Frauen mit depressiver Symptomatik, die einen niedrigen sozialökonomischen Status innehaben, bei 16,0 %, wohingegen der Anteil bei Frauen mit einem mittleren bzw. hohen Status mit 9,9 % bzw. 5,0 % deutlich niedriger ist. Auch bei Männern zeigt sich dieser Unterschied im Verhältnis von 11,1 % zu 5,3 bzw. 4,3 % der Menschen mit einem mittleren bzw. höheren Status (RKI 2015, S. 150).

Einleitend zu diesem Kapitel möchten wir nochmals ausdrücklich betonen, dass ein respektvoller und würdevoller Umgang sowie die Beziehung und Kommunikation mit betroffenen Menschen etwas Elementares ist. Dies ist generell in zwischenmenschlichen Beziehungen entscheidend, insbesondere bei Menschen, die aufgrund ihres sozialen Status oder ihrer Erkrankung in unserer Gesellschaft häufig Ausgrenzung und Ablehnung erfahren müssen.

Der Psychiater Klaus Dörner u. a. haben mit ihrem Standardwerk »Irren ist menschlich« (2019) auf engagierte, differenzierte und wissenschaftlich fundierte Art und Weise das Thema einer von Humanität geprägten Beziehung im Kontext der Behandlung psychisch erkrankter Menschen sowohl in der Fachwelt als auch in der Öffentlichkeit implementiert.

In diesem Zusammenhang möchten wir auf die wissenschaftstheoretischen Erkenntnisse von Dörner, Simon und Chiompi eingehen.

Der *anthropologische Ansatz nach Dörner*, dem »Vater der Gemeindepsychiatrie«, weist im Zusammenhang mit dem Ziel einer gelungenen Beziehung zu Patienten auf die Bedeutung der Schaffung von Angstfreiheit im Kommunikations- und Behandlungssetting hin. So darf auch ein professioneller Gesundheitsakteur von dem Patienten/Klienten korrigiert und kritisiert werden, um eigene Fehler zu erkennen und die Beziehung zum Patienten weiterzuentwickeln. Dabei muss das Subjekt, die individuelle Persönlichkeit des Patienten gesehen und der Erkrankte nicht als Objekt therapeutischen Handelns verstanden werden. Hierbei muss besonders auch das menschliche Grundbedürfnis nach Selbstbestimmung und »bedeutend für andere« zu sein, berücksichtigt werden. Die Gesundheit hängt vom Gleichgewicht dieser beiden Bedürfnisse ab. Somit ist der oft viel zu wenig berücksichtigte Aspekt der praktischen Realisierung »eine Bedeutung für andere zu haben«, von zentraler Gewichtung im Kontext von Gesundwerdung bzw. Gesunderhaltung. Hier gilt es, kreative Handlungssettings zu eröffnen, in denen sich der Erkrankte auch als produktiv und Anderen Hilfestellung Gebenden erfährt (Dörner 2014, 2016).

Der sogenannte *systemische bzw. konstruktive Ansatz nach Simon* deutet auf zentrale Aspekte im Kontext zwischenmenschlicher Beziehungen hin. Bewege bzw. verändere ich mich, verändere ich das System, das System von Beziehungen jeglicher Art. Eine häufig formulierte zentrale Frage im Hinblick auf Verhaltens- und auf Lebensmodifikation lautet: »Was kann ich daran schon verändern?« Diese Frage betrifft den Patienten wie auch den professionell Handelnden, gerade im Behandlungssetting von stofflichen Suchterkrankungen oder auch teilweise im Behandlungskontext psychiatrischer Erkrankungen. Der systemische Ansatz gibt Hinweise auf Wechselwirkungen, auf sogenannte Interdependenzen, dass Veränderung eines Einzelnen immer auch das Ganze, das System von Lebensverhältnissen, verändert. Es entsteht Dynamik, es verändert sich etwas! In der Veränderung liegt eine Chance eines neuen Umgangs mit der Erkrankung. Ein wesentlicher Aspekt innerhalb des systemischen Ansatzes ist zudem die zentrale Bedeutung der Wertschätzung von Seiten des professionellen Akteurs gegenüber dem Klienten/Patienten (Simon 2012).

Der *chaostheoretische bzw. affekttheoretische Ansatz nach Ciompi* besagt, wiederum in Bezug auf zwischenmenschliche Beziehungen, und dies trifft insbesondere auf die Gesundheitsakteur-psychisch erkrankter Patient-Beziehung zu, dass es nach einem Chaos zu einer neuen Ordnung kommt. Die praktischen Erfahrungen vieler Akteure im Arbeitsfeld psychischer Erkrankungen, insbesondere der Suchtkrankheit, bedeuten immer wieder, chaotischen Situationen ausgesetzt zu sein. Situationen von Streit, Resignation, Wut, Hilflosigkeit, Enttäuschung und vielem mehr. Dennoch werden oft neue gemeinsame Wege möglich, wenn die Sensibilität aufrechterhalten wird. Dabei gehören Kognition und Affektion zusammen. Das Denken und Fühlen stehen für die Synthese von Geist und Körper. Dabei weist Ciompi immer wieder daraufhin, dass bestimmte Emotionszustände auch nur gewisse Gedanken zulassen. Die Verbesserung des emotionalen Zustandes des Patienten, z. B. durch eine empathische, anerkennende, wertschätzende Grundhaltung des Profis, kann kohärentes Denken ermöglichen. Auch das Ambiente, der Behandlungsort muss von Wertschätzung geprägt sein. Etwas absolut Elementares im Kontext der Behandlung suchtkranker Menschen ist die sogenannte Bedeutung der richtigen Zeit. Es gibt unterschiedliche individuelle Zeitfenster für die Verinnerlichung von Erkenntnissen, die eine Verhaltensänderung ermöglichen. Dies bedeutet bei der Behandlung von psychisch erkrankten Patienten, dass es von Seiten des Profis immer wieder zu Begegnungen, persönlichen Kontakten kommen muss. Nur die Ausdauer und eine kontinuierliche Gesundheitsakteur-Patient-Beziehung erhöht die Erfolgschance, das »Zeitfenster der Erkenntnis« beim Patienten zu treffen, um dann aus eigener Motivation heraus, das eigene Verhalten zu reflektieren und zu ändern. Somit ist beim Profi eine hohe Frustrationstoleranz dringend notwendig. Des Weiteren weist Ciompi (2002) auf den »Affekt der Sympathie« hin. Der Patient muss das Gefühl haben, dass der Gesundheitsakteur seine Arbeit mit Freude tut und eben auch seine Patienten wertschätzt. Diese Form der emotionalen Begegnung ist von zentraler Bedeutung für ein Verstehen auf Seiten des Klienten für das, was der Behandler/Begleiter vermitteln möchte. Natürlich bedeutet dies andererseits nicht, die eigenen Emotionen zu negieren. Authentizität auf Seiten des Gesundheitsakteurs ist ein elementarer Faktor für den Aufbau von Vertrauen und Glaubwürdigkeit. Der Gesundheitsakteur sollte dies dem Patienten reflektiert vermitteln können. Dabei geht es allerdings nicht um Schuldzuweisungen. Authentizität bedeutet, den Patienten als Mensch ernst zu nehmen (Ciompi 1997 und 2002).

Bei der Darstellung psychischer Erkrankungen besteht das Problem der angemessenen Bezeichnung dessen, worüber gesprochen bzw. geschrieben wird: Wird angemessen von Krankheiten oder Störungen, Leiden oder Abweichungen gesprochen? Ab wann hat ein psychisches Symptom, ein bestimmtes »abweichendes Verhalten« Krankheitswert? Ab wann ist es behandlungsbedürftig? Ab wann sind die Betroffenen stationär zu behandeln? Das sind Fragen, auf die es keine exakten und allgemeingültigen Antworten gibt. An die Stelle der relativ verlässlichen apparativen diagnostischen Möglichkeiten in der Körpermedizin – wie z. B. durch Röntgen, Labor etc. – treten in der Diagnostik dieser Erkrankungen die weniger verlässlichen Methoden der psychiatrischen Exploration und der psychologischen Tests, wenn wir einmal von den körperlich begründbaren psychischen Störungen absehen. Darüber hinaus beeinflussen kulturelle Unterschiede die Definition und damit auch die Häufigkeit psychischer Störungen: Was in einer Kultur als psychisch auffällig oder abweichend gilt, kann in einer anderen Kultur als normal angesehen oder zumindest toleriert werden. Diese Bemerkungen gelten in gleichem Maße für Suchtkrankheiten: Wo endet beispielsweise »normales Trinken«, wo beginnt eine Alkoholsucht, also abhängiges, krankhaftes Trinken?

Diese Diskussion führt auch die Autorengruppe des ICD-10, wenn sie in der Einleitung schreibt:

> »Der Begriff ›Störung‹ (disorder) wird in der gesamten Klassifikation verwendet, um den problematischen Gebrauch von Begriffen wie ›Krankheit‹ oder ›Erkrankung‹ weitgehend zu vermeiden. ›Störung‹ ist kein exakter Begriff. Seine Verwendung in dieser Klassifikation soll einen klinisch erkennbaren Komplex von Symptomen oder Verhaltensauffälligkeiten anzeigen, die immer auf der individuellen und oft auch auf der Gruppen- oder sozialen Ebene mit Belastung und mit Beeinträchtigung von Funktionen verbunden sind. Soziale Abweichungen oder soziale Konflikte allein, ohne persönliche Beeinträchtigungen sollten nicht als psychische Störung im hier definierten Sinne angesehen werden« (Dilling u. a. 2004, S. 22 f.).

Während die Psychiatrie-Enquête eine solche Definition nicht vornimmt, findet sich in den Empfehlungen der Expertenkommission (BMJFFG 1988, S. 112) folgender Definitionsversuch:

> »Anders als körperlich Kranke und Behinderte (…) sind psychisch Kranke und Behinderte (…) aufgrund von Störungen des Wahrnehmens, Fühlens, des Denkens, Wollens und der Erlebnisverarbeitung nicht nur in ihren Fertigkeiten eingeschränkt, ihre unmittelbaren Lebensbedürfnisse aus eigener Kraft zu befriedigen, sondern vor allem auch in ihrem Vermögen, soziale Beziehungen aufzubauen, zu unterhalten und soziale Rollen zu erfüllen«.

Psychische Störungen lassen sich also – ganz allgemein gesagt – als Störungen des Denkens, des Fühlens, des Wahrnehmens, des Erinnerns, des Wollens oder anderer psychischer Fähigkeiten verbunden mit ihren Auswirkungen auf das Verhalten und die Beziehungen zu sich selbst sowie zu anderen verstehen. Die in der Psychiatrie übliche und im folgenden skizzierte Einteilung psychischer Störungen geht von diesen »Grundstörungen« aus. So stehen z. B. bei den affektiven Störungen die Veränderungen des Fühlens im Zentrum, bei den Demenzerkrankungen sind es die Veränderungen des Erinnerns. Je mehr psychische Fähigkeiten bei einer Person gestört sind, wie z. B. bei den schizophrenen Erkrankungen das Denken, das Wahrnehmen, das Fühlen, das Wollen etc., desto schwerer ist die Erkrankung und desto schwieriger die Behandlung.

11.1 Sozialpsychiatrische Grundlagen/Diagnostik

DSM-5 ist die Abkürzung für die fünfte Auflage des Diagnostic and Statistical Manual of Mental Disorders (DSM; englisch für »Diagnostischer und statistischer Leitfaden psychischer Störungen«). Das DSM stellt das dominierende psychiatrische Klassifikationssystem in den USA und spielt dort eine zentrale Rolle bei der Definition von psychischen Erkrankungen. Das DSM-5 wird von der *Amerikanischen Psychiatrischen Gesellschaft* (APA) herausgegeben und ist seit Mai 2013 die aktuell gültige und für die psychiatrische Diagnostik verbindliche Ausgabe.

Damit eine Störung gemäß dem DSM-5 als *psychische Störung* eingestuft wird, muss diese *andauernd* oder *wiederkehrend* sein. Die Symptome dürfen außerdem nicht auf eine Droge oder ein Medikament zurückzuführen sein und müssen in klinisch bedeutsamer Weise Leiden oder Beeinträchtigungen in sozialen, beruflichen oder anderen wichtigen Funktionsbereichen verursachen. Normale Trauer und sozial abweichendes Verhalten (im politischen, sexuellen oder religiösen Sinne) sind nicht als psychische Störung zu werten (siehe auch Grundsätzliches zum DSM).

Die Klassifikation anhand des DSM-5 erfolgt auf fünf Dimensionen (Achsen):

- *Achse I:* Psychische Störungen und andere psychisch relevante Probleme
- *Achse II:* Persönlichkeitsstörungen und geistige Behinderung
- *Achse III:* Medizinische Krankheitsfaktoren (d. h. körperliche Störungen wie Tumor, Hormonstörung etc.)
- *Achse IV:* Psychosoziale und umgebungsbedingte Probleme
- *Achse V:* Globale Beurteilung des sozialen Funktionsniveaus

Das aktuelle DSM-5 ist in folgende Kategorien gegliedert:

- Störungen der neuronalen und mentalen Entwicklung
- Schizophrenie-Spektrum und andere psychotische Störungen
- Bipolare und verwandte Störungen
- Depressive Störungen
- Angststörungen
- Zwangsstörung und verwandte Störungen
- Trauma- und belastungsbezogene Störungen
- Dissoziative Störungen
- Somatische Belastungsstörung und verwandte Störungen
- Fütter- und Essstörungen
- Ausscheidungsstörungen

- Schlaf-Wach-Störungen
- Sexuelle Funktionsstörungen
- Geschlechtsdysphorie
- Disruptive, Impulskontroll- und Sozialverhaltensstörungen
- Störungen im Zusammenhang mit psychotropen Substanzen und abhängigen Verhaltensweisen
- Neurokognitive Störungen (NCD)
- Persönlichkeitsstörungen
- Paraphile Störungen
- Andere psychische Störungen
- Medikamenteninduzierte Bewegungsstörungen und andere unerwünschte Medikamentenwirkungen
- Andere klinisch relevante Probleme

ICD-10

Die *Internationale Klassifikation von Krankheiten* wird von der WHO herausgegeben und liegt seit 1991 in der zehnten Revision *(ICD-10)* vor. Kapitel V befasst sich mit den *psychischen Störungen*, die in insgesamt über 300 Kategorien in zehn Abschnitten beschrieben werden.

Psychische Störungen nach ICD-10, Kapitel V:

- F 0 Organische, einschl. symptomatischer psychischer Störungen, z. B. Demenz und Delir
- F 1 Psychische und Verhaltensstörungen durch psychotrope Substanzen, z. B. durch Alkohol
- F 2 Schizophrenie, schizotype und wahnhafte Störungen
- F 3 Affektive Störungen
- F 4 Neurotische, Belastungs- und somatoforme Störungen
- F 5 Verhaltensauffälligkeiten in Verbindung mit körperlichen Störungen und Faktoren, z. B. Essstörungen oder nichtorganische sexuelle Funktionsstörungen
- F 6 Persönlichkeits- und Verhaltensstörungen; neben den Persönlichkeitsstörungen werden Störungen der Impulskontrolle, der Geschlechtsidentität und der Sexualpräferenz eingestuft
- F 7 Intelligenzminderung
- F 8 Entwicklungsstörungen, bspw. frühkindlicher Autismus
- F 9 Verhaltens- und emotionale Störungen mit Beginn in der Kindheit und Jugend, z. B. ADHS

Nach zwölfjähriger Entwicklungsarbeit hat die Weltgesundheitsversammlung (World Health Assembly, WHA) 2019 die elfte Revision der internationalen statistischen Klassifikation der Krankheiten (ICD) beschlossen. Die ICD-11 umfasst 55.000 Krankheiten, Symptome und Verletzungsursachen. Sie tritt am 1. Januar

2022 in Kraft und katalogisiert auch Störungen, die bislang noch nicht als solche anerkannt worden waren. Ein zwanghaftes Sexualverhalten und Video- oder Onlinespielsucht werden damit künftig international anerkannte Gesundheitsstörungen. Die Diagnose ist nach Definition von Fachleuten dann angebracht, wenn Betroffene intensive, wiederkehrende Sexualimpulse über längere Zeiträume nicht kontrollieren können und dies ihr Familien- oder Arbeitsleben oder das Sozialverhalten beeinflusst. Video- und Onlinespielsucht beginnt für die WHO, wenn ein Mensch über mehr als zwölf Monate alle anderen Aspekte des Lebens dem Spielen unterordnet, wenn er seine Freunde verliert oder seine Körperhygiene vernachlässigt. Die Gaming-Industrie hatte dagegen protestiert, weil sie fürchtet, dass Menschen, die viel spielen, plötzlich als therapiebedürftig eingestuft werden.

Die Festlegungen von DSM IV und ICD-10 haben sich in den vergangenen Jahrzehnten *weitgehend angeglichen*. ICD-10 ist das in Deutschland und vielen anderen Staaten verbindliche Diagnosesystem. Die Verwendung des *DSM-5* überwiegt international wegen der genaueren Definition in der Forschung.

Bezüglich der Diagnosekriterien und Beschreibungen wird immer wieder in psychiatrischen Fachkreisen Kritik geäußert. Hierbei spielen folgende Kritikaspekte an diesen Diagnosesystemen eine besondere Rolle:

- Stigmatisierung durch Diagnosen
- Informationsverlust durch Klassifikation (individuelle Besonderheiten gehen verloren)
- Kategoriale statt dimensionale Klassifikation
  (Durch kategoriale Klassifikation, bei der ein Individuum in ein bestehendes Schema eingestuft werden muss, entsteht der Eindruck, dass es keine Kontinuität zwischen normalem und gestörtem Verhalten gebe. Bei der dimensionalen Klassifikation wird ein Verhalten auf einer Skala bewertet, die von unauffälligem bis zu unterschiedlich stark gestörtem Verhalten reicht.)
- Darüber hinaus bleibt offen, wie reliabel (zuverlässig) und wie valide (gültig) die Diagnosesysteme sind

Die Anzahl der im aktuellen DSM aufgeführten Krankheiten und Störungen ist von 106 beim DSM-1 auf 374 im DSM-5 angestiegen. Kritisch zu hinterfragen ist, dass bei der Festlegung der Diagnosekriterien, unter anderem von der University auf Massachusetts Boston, eine Verbindung zur Pharmaindustrie bei 69 % der DSM-5 Mitarbeiter festgestellt wurde. Auch die neu geschaffene Möglichkeit, Verhaltensauffälligkeiten als »milde« Störung zu definieren, könnte zu einer Inflation von Diagnosen führen und damit die betroffenen Patienten lebenslang mit dem Stigma einer psychiatrischen Erkrankung ausstatten.

Krankheitsmodelle

Mehr noch als für die anderen Krankheiten gilt für psychische Störungen, dass sie (wenn überhaupt) nur im Rahmen verschiedener Krankheitsmodelle verstehbar (und somit erfolgreich behandelbar) sind. Das *medizinische Krankheitsmodell* hat seit

11 Psychische, psychosomatische Erkrankungen und Suchterkrankungen

Beginn der Psychiatrie als Wissenschaft (also etwa seit Mitte des 19. Jahrhunderts) die Theorie und Therapie psychischer Störungen dominiert (und im Nationalsozialismus pervertiert). Die Dominanz des medizinischen Modells hat auch dazu geführt, dass andere Krankheitsmodelle (wie insbesondere psychologische und soziologische Modelle und die damit verbundenen Methoden der Psychotherapie und Soziotherapie) erst spät Eingang in die Psychiatrie gefunden haben. Das medizinische Modell hat aber auch wichtige Erkenntnisse über die organischen Ursachen einiger psychischer Störungen gebracht (zuerst unter dem Blickwinkel der Infektion, dann der Degeneration, später der Neurotransmitter-Störungen des Gehirns – worauf insbesondere die Behandlung mit Psychopharmaka basiert).

In den 1960er-Jahren gewannen *soziologische Theorien* Einfluss auf das Verständnis psychischer Störungen. Insbesondere der in Kapitel 1 erwähnte labeling-Ansatz brachte es zu weitreichender Anerkennung (▶ Kap. 1). Im Kontext dieser Theorie wurden psychische Störungen als Verhaltensergebnisse einer Abweichungskarriere verstanden, die bei geringfügigen Normverletzungen ihren Ausgang nimmt und sich aufgrund der Reaktionen der Umgebung, insbesondere der offiziellen Agenten und Institutionen sozialer Kontrolle (wozu auch das System der Psychiatrie gehört), schließlich zu manifesten psychisch abweichenden Verhaltensweisen stabilisiert. Auch wenn es dieser Theorie nicht gelang, das medizinische Modell psychischer Störungen grundlegend in Frage zu stellen, trugen der labeling-Ansatz und die ihm verpflichteten Untersuchungen doch dazu bei, bestimmte besonders stigmatisierende Umgangsweisen mit psychisch Kranken (wie z. B. Zwangseinweisungen, Gerichtsprozesse, psychiatrische Diagnosen, Krankenhausmilieu) und deren die Störungen des Patienten weiter verfestigenden Wirkungen zu analysieren.

Heute scheint die *Stress-Theorie* insbesondere in ihrer medizinsoziologischen Ausformulierung als Life-event-Theorie das sozialpsychiatrische Verständnis psychischer Störungen zu dominieren. Wie in Kapitel 1 ausgeführt, wird Stress als intervenierende (vermittelnde) Variable zwischen belastenden Lebenssituationen und der Entstehung psychischer Störungen verstanden (▶ Kap. 1). Weiterhin werden die individuellen und kollektiven Bewältigungsmöglichkeiten von Personen, mit Stress fertig zu werden, als modifizierende Merkmale mit in die Analyse einbezogen. Als Beispiel für diesen Untersuchungsansatz sollen die Arbeiten von Brown und Mitarbeitern angeführt werden. Es gelang dieser Forschergruppe schon früh, sowohl für schizophrene als auch für depressive Erkrankungen einen signifikanten Zusammenhang zwischen der Häufung belastender Lebensereignisse und dem Ausbruch der genannten Erkrankungen nachzuweisen (Brown 1974).

Epidemiologische sowie sozialepidemiologische Daten zu psychiatrischen Erkrankungen

Da es – wie eingangs ausgeführt – schwierig ist, psychiatrische Störungen immer eindeutig zu definieren, können auch die Zahlen über die *Häufigkeiten psychischer Störungen und Suchtkrankheiten* nur Annäherungswerte sein. In der Psychiatrie-Enquête wurde darauf hingewiesen, dass genauere Angaben über die Zahl psychisch Kranker infolge des Mangels an ausreichenden epidemiologischen Untersuchungen nicht möglich sind. Aufgrund von Untersuchungen in anderen Ländern wurde die Größenordnung von psychischen Störungen und Suchtkrankheiten wie folgt umrissen:

> »Psychische Krankheiten und Behinderungen sind nicht – wie vielfach noch angenommen – ein quantitativ unbedeutendes Problem. Betroffen ist vielmehr ein sehr erheblicher Teil der Bevölkerung. Etwa jeder dritte Bundesbürger hat bereits einmal in seinem Leben irgendeine psychische Krankheit durchgemacht oder leidet noch daran« (Deutscher Bundestag 1975, S. 7).

Inzwischen liegen auch für Deutschland eine Reihe neuerer epidemiologischer Untersuchungen über die Häufigkeit psychischer Erkrankungen vor. Die häufigsten psychischen Erkrankungen sind Angststörungen, die Alkoholkrankheit und die unipolare Depression. ▶ Abb. 11.1 gibt einen Überblick bezogen auf die 12-Monatsprävalenzauftrittsquote. Wie in ▶ Abb. 11.2 zu sehen, sind psychische Erkrankungen unter jungen Erwachsenen im Alter von 18–25 Jahren in den letzten Jahren deutlich angestiegen.

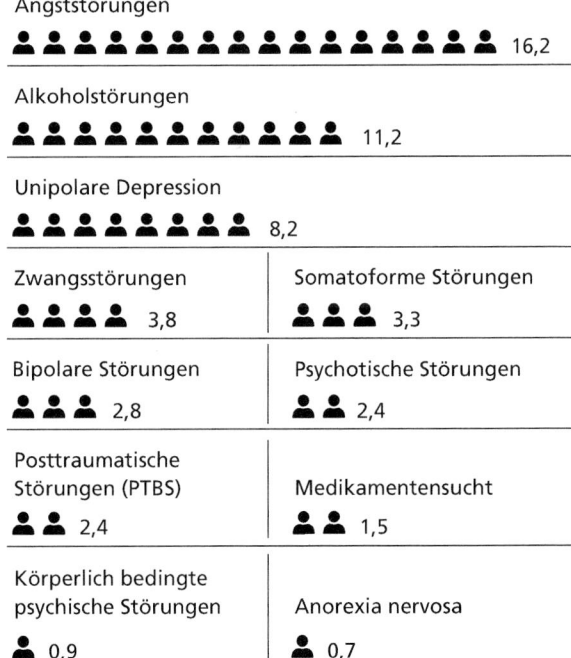

Abb. 11.1: Häufigste psychische Erkrankungen 2012, Zwölfmonatsprävalenz in Prozent (nach Ärzteblatt 2022)

Schließlich sei noch auf die steigende Bedeutung psychischer Störungen bei den Arbeitsunfähigkeitstagen und den Frühberentungen hingewiesen: 40 % der Krankschreibungen und 28 % der Frühberentungen erfolgen aufgrund psychischer

11 Psychische, psychosomatische Erkrankungen und Suchterkrankungen

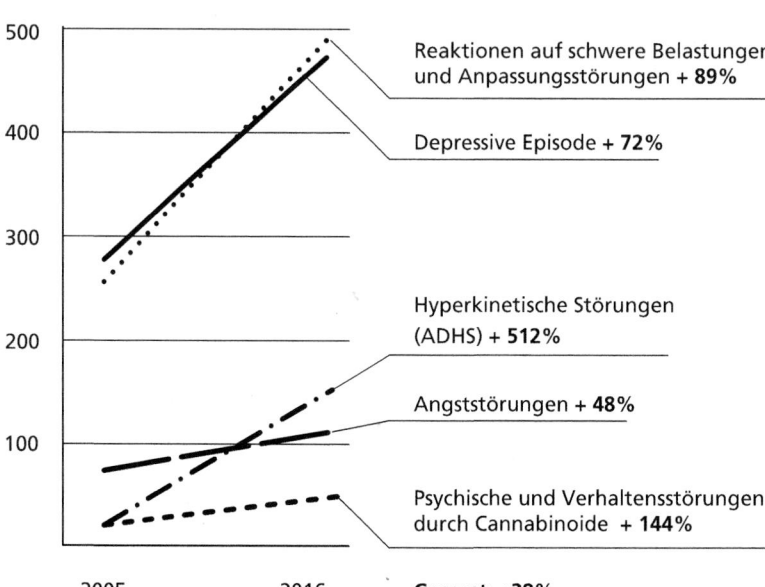

Abb. 11.2: Psychische Erkrankungen bei jungen Erwachsenen 2005/2016 (nach Barmer Arztreport 2018)

Erkrankungen und stellen damit die häufigste Ursache von Frühberentungen dar (DGPPN 2018).

Während die Zahlen über psychische und psychosomatische Störungen in den genannten Untersuchungen weitgehend übereinstimmen, zeigen die *Zahlen über Suchterkrankungen* oftmals – methodisch bedingte- Unterschiede. Atzendorf et al. (2019) kommen zu folgenden Ergebnissen:

- Tabak: 8,6% Abhängige
- Analgetika: 3,2% Abhängige
- Alkohol: 3,1% Abhängige
- Hypnotika und Sedativa: 0,7% Abhängige
- Cannabis: 0,6% Abhängige
- Amphetamine: 0,2% Abhängige
- Kokain: 0,1% Abhängige

Sozialepidemiologische Untersuchungen begannen – zuerst in den USA – mit einem sozialökologischen Konzept, Beziehungen zwischen psychischen Störungen und städtischen Wohngebieten herzustellen. So fanden zum Beispiel Faris und Dunham (1939) eine positive Korrelation zwischen der Krankenhausaufnahme aufgrund einer Schizophrenie oder Alkoholpsychose und der Herkunft aus desorganisierten und verslumten Stadtteilen der City von Chicago.

In der ebenfalls »klassischen« Arbeit von Hollingshead und Redlich (1958) standen nicht Wohngebiete, sondern *soziale Schichten* in ihrem Zusammenhang zu Art und Häufigkeit psychischer Störungen und psychiatrischer Behandlung im Vordergrund des Interesses. In dieser wie auch in anderen späteren Arbeiten bestätigte sich die Häufung schwerer psychischer Störungen bei Angehörigen der Unterschicht und die Benachteiligung hinsichtlich ihrer psychiatrischen Versorgung.

In den 1960er-Jahren konzentrierte sich die sozialepidemiologische Forschung auf Repräsentativuntersuchungen ganzer Gemeinden, um die Selektionsmechanismen auszuschalten, die sich ergeben, wenn nur von behandelten Patienten ausgegangen wird. Auch diese Untersuchungen (vgl. z. B. die Midtown Studie von Srole u. a. 1962) bestätigten die Befunde über die Häufung schwerer psychischer Erkrankungen in der Unterschicht. Darüber hinaus wurde deutlich, dass – insbesondere wiederum in unteren Sozialschichten – nur ein geringer Teil der Betroffenen ausreichend psychiatrisch behandelt wurde.

Die Ergebnisse dieser Studien wurden unterschiedlich interpretiert: Während die Anhänger der »Verursachungstheorie« die hohe Rate psychischer Störungen in der Unterschicht als Konsequenz der dort besonders belastenden Lebensbedingungen verstanden, wurden diese Ergebnisse im Rahmen der »Selektionshypothese« oder »Drifthypothese« als Folge des »drifts« nach unten der durch psychische Störungen behinderten Menschen zu erklären versucht. Es ist realistisch davon auszugehen, dass beide Prozesse stattfinden.

In der Folge dieser Studien konzentrieren sich empirische Untersuchungen auf die Bedeutung von einzelnen soziologischen Faktoren für die Entstehung und den Verlauf psychischer Störungen wie z. B. Arbeitssituation, Familiensituation, Mobilität.

Wir wollen abschließend noch auf einige empirische Arbeiten eingehen, die die Situation psychisch Kranker in Einrichtungen der *psychiatrischen Versorgung* und den Einfluss sozialer Faktoren auf den *Verlauf* von psychischen Erkrankungen untersucht haben. Wir haben bereits auf die Untersuchung von Hollingshead und Redlich hingewiesen, aus der die Benachteiligung von Patienten aus den unteren Sozialschichten in der psychiatrischen Versorgung besonders deutlich wurde. Die wenigen dazu in der Bundesrepublik vorliegenden Arbeiten stützen dieses Ergebnis (Waller 1972).

Von besonderem Einfluss war auch die Arbeit von Wing und Brown (1970) über den Vergleich von drei psychiatrischen Krankenhäusern mit unterschiedlicher therapeutischer Ausrichtung. Die Autoren konnten zeigen, dass das Milieu und das Behandlungskonzept des Krankenhauses das Ausmaß der psychischen Gestörtheit der dort Behandelten stark beeinflusst: War das Behandlungskonzept eher verwahrend, war die Gestörtheit der Patienten ausgeprägter (soziale Zurückgezogenheit, affektive Verflachung, sprachliche Verarmung etc.). War das Behandlungskonzept eher therapeutisch und rehabilitativ orientiert, besserte sich das klinische Bild der schizophrenen Patienten merkbar. Diese Untersuchung stellt zugleich eine empirisch-wissenschaftliche Beweisführung der schon lange diskutierten These dar, dass die von der traditionellen Psychiatrie postulierten »typischen Verläufe« schizophrener Erkrankungen zumindest teilweise als das Produkt der Lebenssituation der in Großkrankenhäusern asylierten Patienten verstanden werden müssen.

11.2 Psychiatrische Krankheitsbilder

Wir werden in diesem Rahmen nur einige ausgewählte psychische Erkrankungen darstellen können. Für eine umfassende Beschäftigung mit allen psychischen Störungen sind u. a. folgende Lehrbücher geeignet: Dörner et al. 2019, Clausen und Eichenbrenner 2016.

11.2.1 Affektive Störungen (Depression)

Laut Schätzungen sind etwa 350 Millionen Menschen weltweit an Depressionen erkrankt. Aufgrund dessen wird die Depression laut WHO als zweithäufigste Volkskrankheit beschrieben (Bundesministerium für Gesundheit 2020).

Allein in Deutschland leiden im Jahr 5,3 Millionen erwachsene Menschen an Depressionen, dies entspricht ca. 8,2 % der Bevölkerung. Ungefähr 17,1 % der erwachsenen Deutschen litten mindestens einmal im Laufe des Lebens an einer depressiven Störung (Deutsche Depressionshilfe 2016; S. 254). Frauen sind mit 11,3 % häufiger betroffen als Männer mit 5,2 % (AOK 2018).

Die Depression (lateinisch deprimere »niederdrücken«) ist eine psychische Störung bzw. Erkrankung, die das Denken, Fühlen und Handeln der Betroffenen beeinflusst und zusätzlich mit Störungen von Körperfunktionen einhergeht. Sie wird den affektiven Störungen zugeordnet und in unipolare und bipolare Depression eingeteilt (Roth et al. 2020, S. 298). Zur Diagnose nach ICD-10 wird zwischen drei *Haupt-* und sieben *Zusatzsymptomen* unterschieden (Lieb et al. 2008).

Zu den *Hauptsymptomen* gehören:

1. gedrückte, depressive Stimmung
2. Interessensverlust, Freudlosigkeit sowie
3. Antriebsmangel und erhöhte Ermüdbarkeit

Zu den *Zusatz- bzw. Nebensymptomen* gehören:

1. gestörte Konzentration und Aufmerksamkeit
2. vermindertes Selbstwertgefühl und Selbstvertrauen
3. Gefühle von Schuld und Wertlosigkeit
4. negative und pessimistische Zukunftsperspektiven
5. Suizidgedanken/-handlungen
6. Schlafstörungen
7. verminderter Appetit

Depressive Menschen fühlen sich innerlich leer, abgestorben und ihr Selbstwert ist sehr negativ. Es fällt ihnen schwer, den Tag zu meistern und häufig bedeuten schon kleine Aufgaben bzw. ein normaler Tagesablauf wie z. B. Aufstehen, Zähne putzen, Frühstücken riesige Schwierigkeiten für sie, da sie in einem Gefühl der Freudlosigkeit, Hilflosigkeit und Unlust gefangen sind (Haenel 2018, S. 10). Haenel fasst die Gefühlswelt depressiv Erkrankter wie folgt zusammen: »Das Gefühl, nichts wert zu sein, das Entstehen einer narzisstischen Leere führt dazu, dass das depressive Erleben subjektiv zu einer extrem qualvollen Krankheit werden kann« (Haenel 2018, S. 11).

Um in der Praxis eine Depression diagnostizieren zu können, müssen mindestens zwei Haupt- und zwei Nebensymptome über einen Zeitraum von mindestens zwei Wochen auftreten, die von den Betroffenen selbst oder von Angehörigen, Nachbar*innen, Bekannten oder Ärzten bemerkt werden können (Deutsche Depressionshilfe 2016, S. 255). Durch die Anzahl der Symptome wird der Schweregrad einer Depression in eine leichte, mittelgradige oder schwere depressive Episode unterteilt (Lieb et al. 2008). Die Depression kann zudem in unterschiedlichen Formen auftreten, die unterteilt wird in: phasisch-rezidivierende Depressionen (Phasen von ca. 3–12 Monaten, die immer wiederkehren), bipolare affektive Störung (Auftreten von sowohl manischen als auch depressiven Phasen), somatische Depressionen (depressive Phasen von meist über einem Jahr) (Haack 2012, S. 45 ff.).

Treten die Symptome der Manie mindestens eine Woche auf, so spricht man von einer Manie. Die Diagnostik erfolgt über die Kriterien nach dem ICD-10 oder DSM-IV (Möller 2005, S. 92–93). Die Bipolare Erkrankung lässt sich wiederum in verschiedene Typen unterteilen. Beispielsweise lässt sich die Bipolar-II-Erkrankung nennen, bei der die manischen Episoden hypomanisch sind (Simhandl und Mitterwachauer 2007, S. 18–19).

Die bipolare Erkrankung teilt sich in Episoden der Depression und der Manie auf (Möller 2005, S. 77). Episoden der Depression und der Manie können sich abwechseln oder auch zur selben Zeit auftreten (Meyer 2015, S. 486). Zu den Leitsymptomen der Manie gehören: »inadäquat gehobene Stimmung, Antriebssteigerung, beschleunigtes Denken (Ideenflucht) und Selbstüberschätzung« (Möller 2005, S. 87). Menschen in einer manischen Episode sind häufig euphorisch, reden übermäßig viel (Logorrhö), sind hyperaktiv und ihnen fehlt oft das Bedürfnis zu schlafen (Möller 2005, S. 87). In einer manischen Episode tendieren bipolare Menschen oft zu riskantem Verhalten, welches die betroffene Person in Gefahr bringen kann (vgl. Bühring und Konrad 2017, S. 146). Menschen in einer manischen Episode fühlen sich meist nicht krank. Im Gegenteil, sie empfinden sich oftmals als übermäßig leistungsfähig. Das Risiko, welches hieraus resultieren kann, ist, dass die Person z. B. viel Geld ausgibt, Hemmungen verliert, wodurch familiäre und/oder berufliche Probleme entstehen können. Ist die Manie schwach ausgeprägt, spricht man von einer Hypomanie (Möller 2005, S. 88).

Suizidalität

Internationale Studien belegen eine hohe Prävalenz von Suiziden im Kontext einer depressiven Erkrankung. Jährlich sind es laut WHO knapp 800 Tausend Menschen. Suizid ist unter anderem die zweithäufigste Todesursache für 15–29-jährige mit Depression weltweit. (WHO 2020).

»In Deutschland versterben jährlich ca. 10.000 Menschen durch Suizid. Das sind mehr Menschen als im Verkehr (ca. 3.500), durch Drogen (ca. 1.200) und durch

AIDS (ca. 400) zu Tode kommen« (Stiftung Deutsche Depressionshilfe 2020). Insgesamt sterben deutlich mehr Männer an Suizid. Dies wird darauf zurückgeführt, dass Männer meistens zu härteren Methoden greifen. 90 % der Toten durch Suizid waren an einer psychischen Störung erkrankt und ungefähr die Hälfte davon litt an Depressionen. Das macht Depressionen zur Hauptursache von Suiziden (vgl. Stiftung Deutsche-Depressionshilfe 2020).

Exkurs: Kommunikationsempfehlungen mit suizidalen Menschen

Innerhalb von Kommunikationsstrategien mit suizidalen Patienten sind die Worte »müssen« und »dürfen« nicht zu verwenden. Der depressive Patient und besonders der in einer sozialen Notlage, der Patient, der von Armut, von Arbeitslosigkeit betroffen ist, hat oft das Gefühl, etwas »nicht zu dürfen«, etwas »zu müssen« und nicht wertgeschätzt und respektiert zu werden. Euphemismen wie »es wird schon wieder alles gut« sind ebenfalls nicht sinnvoll. Es sollte keine oberflächliche Kommunikation geführt werden, ein suizidaler Patient benötigt die volle Aufmerksamkeit des Zuhörers und Gesprächspartners.

Kommunikationshilfen (Bastigkeit 2009):

- Jeder suizidale Patient ist ein Einzelfall, deshalb braucht es individuelle Strategien, das heißt ein individuelles, sensitives Vorgehen (aktives Zuhören).
- Analyse der eventuellen Gefahrensituation; Eigenschutz an erster Stelle.
- Ruhe und Zeit zu vermitteln versuchen. Dies bedeutet, trotz dieser angespannten Situation selbst zur Ruhe kommen.
- Keine Forderungen, keine Überrumpelungstaktik, keine hektischen Gesten.
- Sich selbst vorstellen mit Namen und Funktion.
- Die Anrede des Patienten klären: »Wie darf ich Sie ansprechen?« Gerade auch bei von Armut betroffenen Menschen, bei wohnungslosen Menschen, kein kumpelhaftes Duzen. Die »Sie-Anrede« ist schon zu Beginn der Kommunikation ein Respektbeweis.
- Eine Intimität für das Gespräch schaffen, wodurch eventuell Vertrauen und Offenheit sowie Nähe möglich ist.
- Das eigene Verhalten und Vorgehen erläutern (Kommunikations- und Handlungstransparenz). Vorankündigen von notwendigen eigenen Kommunikationsschritten, diese dem Patienten mitteilen und erklären.
- Den Klienten/Patienten fragen, wo es Menschen in seinem Umfeld gibt, die man informieren und hinzuziehen könnte.
- Respekt vor dem Suizidwunsch zeigen, keine abwertenden Formulierungen bezüglich der eventuell angegebenen Gründe für den Suizidwunsch. Die eigene Bewertungsdimension ist nicht wichtig, sondern die des Patienten.
- Vorsichtig den Versuch einer Annäherung äußern, um Kontakt und Nähe aufbauen zu können. »Darf ich meine Jacke um Sie legen, das wird Sie wärmen« oder »…das wird Sie vor den Blicken der Umstehenden schützen.« »Ich begleite Sie

gerne, bis wir in der Klinik sind.« »Darf ich Ihnen eine Zigarette anbieten.« »Soll ich Ihnen einen Kaffee besorgen?«
- Ein authentisches Besorgtsein um den Patienten zeigen. Keine Angst vor den Worten und dem Vorhaben des Patienten vermitteln.
- Vermeidung von ängstlichen Umschreibungen. Statt »Suizid« »Sie wollen sich umbringen« sagen.
- Nicht in die Hoffnungslosigkeit des Patienten hineinziehen lassen, vorsichtige Hinterfragung durch eine Modifikation seiner Behauptungen.
- Vermeidung von Warum-Fragen, die den suizidalen Patienten bedrängen können.
- Lebensbereiche identifizieren (soziale Beziehungen, Religion, Freundschaft, Partnerschaft, professionelle Bezugsperson z. B. Sozialarbeiter*in), die für den Patienten positiv empfunden werden.
- Den Patienten, falls sich eine Möglichkeit im Gespräch ergibt, zu eigenen Zukunftsphantasien anregen.
- Nicht in die Begründungslogik zu scheinbar ausweglosen Schlussfolgerungen des Patienten hineinziehen lassen. Sätze wie: »Darum muss ich mich umbringen« modifizieren wie zum Beispiel: »deshalb könnten Sie sich (.....in absehbarer Zeit, unter bestimmten Umständen, wenn diese und jene Möglichkeiten nicht mehr offen stehen....) vergiften.«
- Dem Patienten den Respekt und die Wertschätzung vermitteln, dass er über seine Suizidabsicht spricht.

Ätiologie und mögliche Ursachen für eine Depression

Anhand einer Untersuchung über die sozialen Ursachen von *Depressionen* bei Frauen (Frauen leiden signifikant häufiger an Depressionen als Männer) soll das komplexe Theoriegebäude von Brown und Harris (1978) näher erläutert werden (▶ Abb. 11.3). Sie unterscheiden Hintergrundfaktoren (soziale Schicht und Lebensstadium), primäre ätiologische Faktoren (d. h. die eigentlichen life-events = Lebensereignisse) und Vulnerabilitätsfaktoren, d. h. Faktoren, die einer Betroffenen die Bewältigung von Belastungen erschweren (»Verletzlichkeit«).

In die Untersuchung waren 500 Frauen aus dem Londoner Stadtteil Camberwell und 100 wegen einer Depression behandelte Frauen einbezogen. Sowohl die wegen einer Depression behandelten als auch die depressiven noch nicht behandelten Frauen aus der Gemeinde hatten deutlich häufiger stark belastende Lebensereignisse oder aber langwierige Schwierigkeiten zu erleiden. Dies traf besonders für Frauen aus der Unterschicht zu. Dabei war jedoch weniger diese schichtenabhängige Häufigkeit der Lebensereignisse für den Ausbruch der Depression verantwortlich, sondern die Tatsache der erhöhten »Verletzlichkeit« dieser Frauen, wie z. B. keine Berufstätigkeit, Fehlen einer nahestehenden Bezugsperson, drei oder mehr Kinder unter 14 Jahren im Haushalt, Verlust der eigenen Mutter vor dem 11. Lebensjahr.

Wie wir sehen, bezieht das Modell der sozialen Entstehung von Depressionen Merkmale unterschiedlicher Theorien mit ein: Sozialschicht (sozialökonomische Theorie), Lebensereignisse (Stress-Theorie), Vulnerabilitätsfaktoren (Coping-Theorie), Verlust der Mutter in der Kindheit (Sozialisations-Theorie), geringe Selbstachtung (Psychologische Theorie).

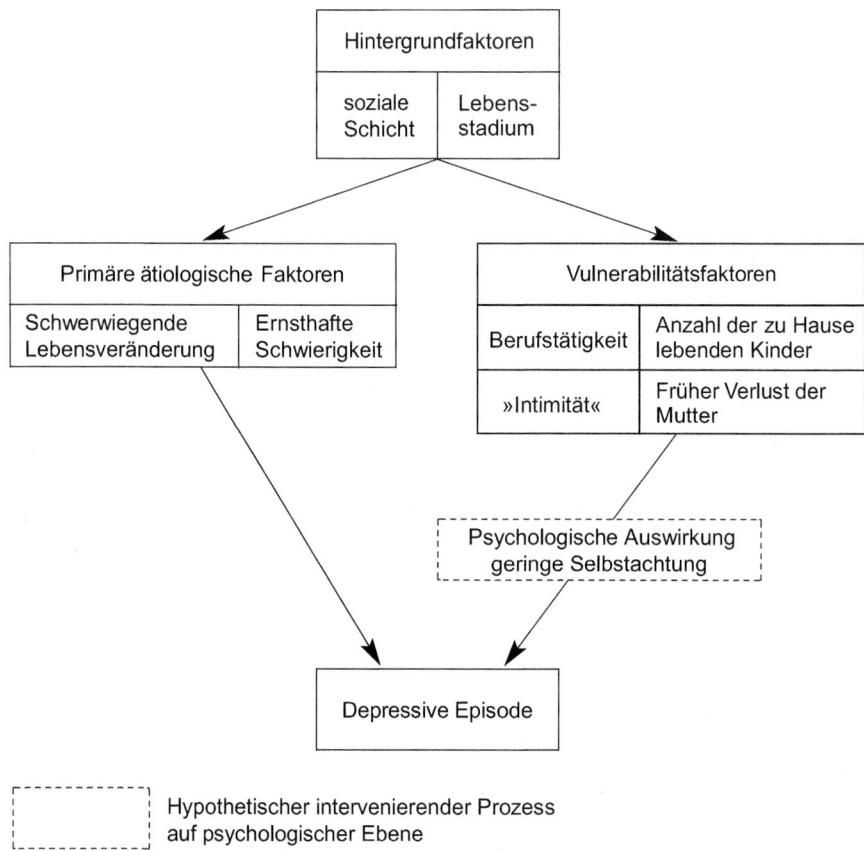

Abb. 11.3: Vereinfachtes Entstehungsmodell von Depressionen (Katschnig 1980, S. 299)

Neuere Ätiologiekonzepte für das Entstehen einer depressiven Erkrankung gehen weiterhin von einem multifaktoriellen Geschehen aus (Roth et al. 2020, S. 304 ff.). Biologische Faktoren (z. B. genetische Veranlagung), psychische, soziale und somatische Stressoren wirken hierbei zusammen. Dies führt dann zu einem Neurotransmitter-Ungleichgewicht. Nach der Monoamin-Mangel-Hypothese ist der Kernmechanismus bei depressiven Erkrankungen eine Verminderung der Aktivität der Neurotransmitter Serotonin, Noradrenalin und Dopamin. Neuere Forschungsansätze heben die Bedeutung von Ceramiden bei der Entstehung depressiver Erkrankungen hervor.

Behandlung

Die Behandlung der verschiedenen depressiven Erkrankungsformen geschieht durch ein differenziertes und komplexes Therapiekonzept. Hierbei spielt die Pharmakotherapie durch die Gabe von Antidepressiva eine wichtige Rolle. Des Weiteren sind die Psychotherapie, die Verhaltenstherapie und die kognitive Therapie bedeutsam. Auch die Bedeutung einer Teilnahme an Selbsthilfegruppen muss hervorgehoben werden. Das Erkennen, dass es auch anderen Menschen mit depressiven Erkrankungen ähnlich ergeht, ist von wesentlicher Bedeutung für die individuelle Verarbeitung einer Depression. Hierzu folgendes Zitat einer betroffenen Studentin:

> »Das hat bei mir so viel emotional bewegt, da ich selbst von einer rezidivierenden Depression betroffen bin und mich seit 2,5 Jahren in psychotherapeutischer Behandlung befinde. Ich habe mich in den Zitaten von anderen sehr wiedergefunden und verstanden gefühlt. Denn häufig kommt man sich mit der Depression allein und unnormal vor. Sehr häufig hatte ich das Gefühl, dass ich die einzige Person auf der Welt bin, die sich manchmal so leer fühlt und nicht funktionieren kann. Deshalb hat es mich einfach berührt und mir geholfen, noch einmal in Zitaten und Erfahrungen von anderen Menschen zu erkennen, dass ich nicht die Einzige bin, die sich so fühlt und dass ich normal bin, obwohl ich immer wieder depressive Phasen bzw. Episoden erlebe.«

In einem Behandlungskonzept muss natürlich die Angehörigenarbeit ebenfalls einbezogen werden (siehe hierzu auch die ausführlichen Bemerkungen in ▶ 11.2.2).

Depressionen im Jugendalter und Kindheit

Internationalen Studien zufolge wächst die Auftretenswahrscheinlichkeit depressiver Episoden mit dem Lebensalter junger Menschen. Während die Wahrscheinlichkeit im Kindesalter bei rund 3 % liegt, steigt sie im Jugendalter auf bis zu 25 %. Gibt es im Kindesalter noch keine geschlechterspezifischen Unterschiede, so ändert sich dies mit dem Einsetzen der Pubertät, sodann mehr Mädchen als Jungen betroffen sind (RKI 2010, S. 22). Letzteres zeigt auch der Kinder- und Jugendreport 2018 der DAK-Gesundheit (DAK-Gesundheit 2018). Demnach erkrankten im Jahr 2016 fast doppelt so viele Mädchen wie Jungen an Depressionen. Generell waren Depressionen, nach der Aufmerksamkeitsdefizit-/Hyperaktivitätsstörung und der Schulangst/Schulphobie, die dritthäufigste chronisch-psychische Erkrankung junger Menschen –sowohl bei Mädchen als auch bei Jungen (DAK-Gesundheit 2018, S. 25). Bei Jugendlichen im Alter von 15–17 Jahren war die Depressive Episode (F32) als Hauptdiagnose nach dem ICD der häufigste Grund für stationäre Aufenthalte (ebd., S. 87). Die Behandlung einer diagnostizierten Depression bei Kindern und Jugendlichen wird möglichst breit angelegt, da die Entstehung ebenso vielseitig sein kann. Zu den Behandlungsmethoden gehören Psychotherapie, sozialpädagogische Interventionen unter Einbezug der engsten Familienangehörigen, und bei schwerer depressiver Symptomatik erfolgt gegebenenfalls eine pharmakologische Behandlung oder auch ein stationärer Aufenthalt (RKI 2010, S. 23). Wie auch das Robert Koch-Institut (ebd.) berichtet, gestaltet sich die Diagnose einer Depression, sowohl bei Kindern wie auch bei Jugendlichen, nicht einfach. Während in Hinblick auf physiologische, affektive und kognitive Veränderungen Analogien zu Erwachsenen bestehen, weisen betroffene Kinder und Jugendliche häufig eine höhere Gereiztheit, Suizidalität oder Schuldgefühle auf. Depressionen gehen in dieser Altersspanne häufig mit Verhaltensproblemen einher (Freitag et al. 2012). So überlagern nicht selten Verhaltensauffälligkeiten wie Aggression, Hyperaktivität und Lerndefizite die Diagnose einer depressiven Störung. Auch das zeitgleiche Auftreten von Essstörungen oder Alkoholkonsum kann eine Diagnose erschweren (RKI 2010, S. 22). Nur eine umfangreiche Diagnostik, bestehend aus Anamnese, Verhaltensbeobachtung, Fragebögen und diagnostischen Interviews, kann dies vermeiden.

11.2.2 Schizophrenie, schizotype und wahnhafte Störungen

Am Beispiel der differenzierten Beschreibung und Darstellung der psychiatrischen Erkrankung der Schizophrenie soll exemplarisch die Komplexität der Diagnostik, der verifizierbaren Krankheitssymptome, der Ätiologie-Diskussion und der Therapiemöglichkeiten von psychischen Krankheitsbildern verdeutlicht werden.

Die Schizophrenie ist eine schwere psychische Erkrankung, die durch zeitweilige, fundamentale Störungen des Denkens, der Wahrnehmung und des Erlebens mit Beeinträchtigungen bis hin zum Verlust des Realitätsbezugs charakterisiert ist. Die Schizophrenie ist Teil der sogenannten funktionellen Psychosen und wurde als Begriff vor mehr als 100 Jahren von Eugen Bleuler eingeführt. Die Ausformung und Definition der Charakteristika dieser Gruppe von Erkrankungen fand durch Emil Kraepelin statt, der unter dem Begriff der »Dementia praecox« Erkrankungen verstand, die im frühen Erwachsenenalter begannen und durch kognitive Defizite und eine schlechte Langzeitprognose charakterisiert waren (Falkei und Alkomiet 2020).

Zur Häufigkeit der Schizophrenie wird auf der Homepage des Max-Planck-Institut für Psychiatrie (2021) folgendes ausgeführt:

> »Über viele Jahrzehnte wurde das Lebenszeitrisiko für die Schizophrenie konstant auf etwa 1 % beziffert. Neuere Untersuchungen gehen aber davon aus, dass nur etwa 7 von 1000 Personen im Leben einmal an einer Schizophrenie erkranken. Schizophrene Erkrankungen können in jedem Alter auftreten (…) Der Erkrankungsbeginn ist bei Männern früher als bei Frauen. Es gibt Hinweise dafür, dass auch die Neuerkrankungsrate bei Männern höher ist als bei Frauen«.

Auf der Homepage der DGPPN (2019) wird die Jahresprävalenz (Häufigkeit pro Jahr) mit 4,6 pro 1.000 Einwohner und die Jahresinzidenz (Neuerkrankungsrate pro Jahr) mit 15 Fällen je 100.000 Einwohner beziffert.

Die diagnostischen Kriterien, die das Krankheitsbild Schizophrenie erhärten bzw. belegen, beinhalten sowohl differenzierte Symptombeschreibungen als auch zeitliche Determinanten.

Allgemeine diagnostische Kriterien der Schizophrenie:
In einem Zeitraum von mindestens einem Monat zeigen sich die meiste Zeit über mindestens *eines* der folgenden Symptome:

- Gedankenlautwerden, Gedankeneingebung, Gedankenentzug oder Gedankenausbreitung

- Kontrollwahn, Beeinflussungswahn, Gefühl des Gemachten
- kommentierende oder dialogisierende Stimmen
- kulturell unangemessener, bizarrer Wahn

oder mindestens *zwei* der folgenden Symptome:

- täglich auftretende Halluzinationen, die von Wahngedanken oder überwertigen Ideen begleitet werden
- Neologismen, Gedankenabreißen und Gedankeneinschiebungen
- katatone Symptome
- negative Symptome wie Apathie, Alogie (Sprachverarmung) und Affektverflachung

Nach den vorherrschenden Symptomen wird die Schizophrenie in verschiedene Subtypen eingeteilt:

- *paranoide Schizophrenie:* hier prägen Halluzinationen und Wahn das Erscheinungsbild
- *hebephrene Schizophrenie:* verflachte und inadäquate Affekte, Sprache und Verhalten desorganisiert
- *katatone Schizophrenie:* Erregung und Stupor, Haltungs- und Bewegungsstereotypien, z. B. Sperrung (mitten in der Bewegung innehalten), Klopfen mit den Fingern, Öffnen und Schließen der Knöpfe an Kleidung, Manieriertheit (Posen, die immer wieder eingenommen werden), »wächserne Biegsamkeit«, Starre, Negativismus und Mutismus, Abulie (Entschlussunfähigkeit im Handeln), Befehlsautomatie (automatenhaftes Nachahmen), Echopraxie (Nachahmen von Bewegungen) oder Echolalie (Nachsprechen)

Die Kernsymptome einer Schizophrenie werden in zwei Gruppen eingeteilt, nämlich in *positive Symptome* und *negative Symptome*, hiermit soll keine Wertung ausgedrückt werden, sondern es wird beschrieben, dass dem durchschnittlichen Erleben etwas hinzugefügt wird (positiv) oder auch fehlt (negativ). In den akuten Krankheitsphasen überwiegen die medikamentös gut beeinflussbaren positiven Symptome, jedoch entscheidet eher das Ausmaß der Negativsymptomatik über den Krankheitsverlauf (Mehl et al. 2020).

Zu den *Positivsymptomen* zählen:

- *Wahnideen* = objektiv falsche Überzeugungen der Betroffenen (z. B. überwertige Ideen → Weltanschauung, Politik) und Verkennung der Realität (z. B. krankhafte Überzeugung, von einer bestimmten Person verfolgt oder auch geliebt zu werden)
- *Kriterien des Wahns:*
  - Unkorrigierbarkeit/Wahngewissheit
  - beim gesunden Wahn ist der »Überstieg« möglich (Binswanger)
  - Unverstehbarkeit/Nichtnachvollziehbarkeit

- *Halluzinationen:* sind subjektiv erlebte Wahrnehmung ohne entsprechende Umweltreize. Bei der Schizophrenie werden am häufigsten *akustische Halluzinationen* benannt. Die Betroffenen haben den Eindruck, ihre Gedanken werden laut oder (negativ) kommentiert, jemand unterhalte sich mit ihnen, drohe oder beschimpfe sie. Optische Halluzination sind seltener (»zwei schwarze Hände aus der Wand«, »Kopf aus dem Bett«). Schließlich werden auch *Geruchs-/Geschmackshalluzinationen, taktile Halluzinationen* (»elektrische Bestrahlung«, Brennen, Stechen, etc.) und *Coenästhesien* (Körpermissempfindungen, z. B. »linke Körperhälfte abgestorben«) beschrieben.
- *Formale Denkstörungen und desorganisierte Sprache:* Lockerung der gedanklichen Assoziationen bis zum Begriffszerfall oder »Wortsalat«. Beim *Konkretismus* wird alles wörtlich, beim *Symbolismus* alles metaphorisch genommen. Gedankenabreißen, Neologismen, Kontaminationen (»allsam« aus allein und einsam), Manieriertheit (Gespreizt-, Verschrobenheit, gekrampftes Hochdeutsch), Schizophasie (Sprechverwirrtheit) bewirken, dass Zuhörer nicht mehr folgen können.
- *Ich-Erlebnisstörung:* Betroffene erleben sich als von außen gesteuert und kontrolliert:
  – Gedankeneingebung, -entzug, -ausbreitung: Letzteres bedeutet, dass Gedanken lesbar sind und andere sie kennen.
  – Störungen der Ich-Vitalität (Fehlen der Gewissheit eigener Lebendigkeit)
  – Ich-Konsistenz (Auflösung des Selbst)
  – Ich-Demarkation (Vermischung der Grenzen zwischen Ich und Umwelt)
  – Ich-Id*entität* (»Spaltung« in eigene und schizophrene Person)

Zu den *Negativsymptomen* zählen:

- Apathie
- Alogie (Verarmung, auch Verlangsamung der Sprache)
- Affektverflachung
- Anhedonie (eingeschränkte Fähigkeit, Freude zu empfinden)
- Aufmerksamkeitsstörungen (Konzentration und Merkfähigkeit stark reduziert)
(Thoma 2019)

Häufig entwickelt demzufolge der Erkrankte das Gefühl, dass sich jegliches Geschehen auf ihn zu beziehen scheint und banale Dinge besondere Mitteilungen enthalten (Finzen 2020, S. 25). Das Buch von Klaus Gauger »Meine Schizophrenie« liefert hierfür passende Beispiele und macht diese Gedankenwelt des Betroffenen transparent. »Inzwischen befürchtete ich jedoch, dass das Therapiezimmer nicht ›dicht‹ sei. Gleichzeitig wurden die Gesichter auf der Straße immer bedeutungsvoller für mich – immer mehr Menschen schienen etwas über mich zu wissen!« (Gauger 2018, S. 27). An anderer Stelle heißt es in dem Buch: »Ich fühle mich von meinen Mitmenschen beleidigt, erniedrigt, verhöhnt und gefährdet, obwohl ich dafür keine realen Anhaltspunkte hatte. Die Gesichter auf den Straßen enthielten Botschaften an mich« (Gauger 2018, S. 28).

Der Krankheitsverlauf einer Schizophrenie entwickelt sich sehr individuell. Häufig gibt es signifikante Krankheitsschübe, seltener verläuft diese Erkrankung chronisch. Ca. 40 % der Erkrankungen zeigen akute Krankheitsschübe, die im Laufe des Lebens abklingen. Weitere ca. 40 % der Schizophrenie-Patienten zeigen ein wellenartiges Krankheitsgeschehen, das als eine Form der leichten chronischen Erkrankung bezeichnet werden kann. Ca. 8 % zeigen einen starken chronischen Verlauf mit ausgeprägter Symptomatik.

Die Diskussion zur Ätiologie der Schizophrenie beinhaltet viele mögliche Aspekte: genetische Faktoren, biochemische Faktoren, Hirnveränderungen, psychosoziale Belastungen, Stress, Soziokulturelle Aspekte, Psychodynamische Aspekte, Aspekte aus der Familienforschung (Broken-home-Ansatz, schismatic families, skewed families, Double-bind-Theorie, Expressed emotions).

Ein ähnlich komplexes Theoriegebäude wie Brown und Harris für die Ursachen von Depressionen, hat Ciompi (1984) für die *Schizophrenie* vorgelegt (▶ Abb. 11.4) Auch hier werden unterschiedliche Hypothesen über die Ursache der Schizophrenie – aus der biomedizinischen, familiensoziologischen und sozialpsychologischen Forschung – zu einem komplexen Modell verknüpft (vgl. über die verschiedenen Schizophrenie-Theorien insbesondere Finzen 2004):

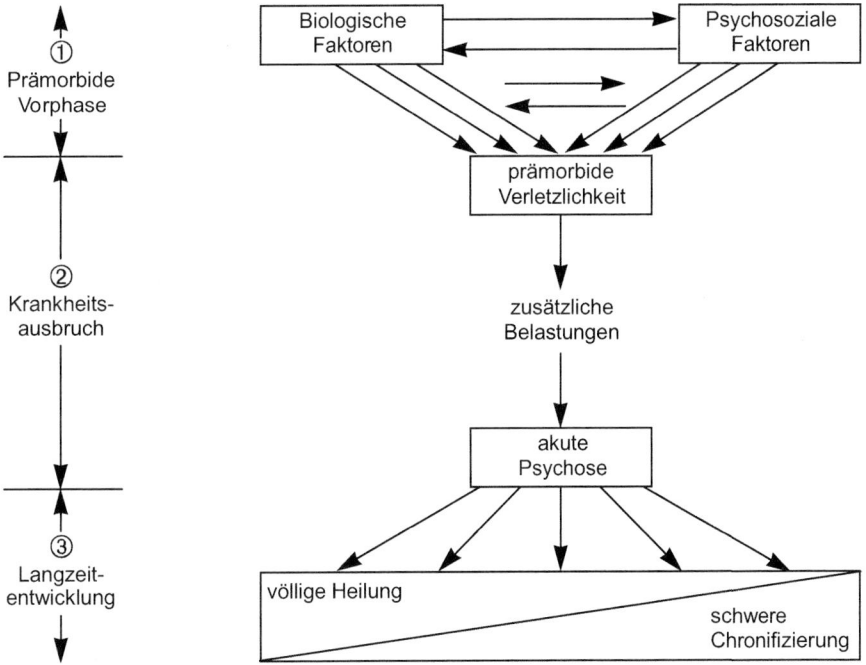

Abb. 11.4: Langzeitverlauf der Schizophrenie in drei Phasen (Finzen 2004, S. 108 nach Ciompi 1984)

Zusammenfassend könnte man die Ätiologiediskussion der Schizophrenie wie folgt beschreiben:

- Es gibt keine ausschließliche Einzelursache der Schizophrenie, vielmehr eine Summe von Einzelfaktoren (multifaktorielle Genese).
- Zur Krankheitsbereitschaft (Vulnerabilität) tragen genetische Faktoren, früh erworbene hirnorganische Störungen und psychische Einflüsse bei.
- Zur Auslösung der Krankheit kommt es aber erst durch psychosoziale Belastungen → Diathese-Stress-Modell.
- Der Verlauf der Schizophrenie scheint insbesondere von Umweltbedingungen abhängig, z.B. der erfahrenen negativen Emotionalität seitens der Familienmitglieder, so dass es zur Dekompensation bei akuten Konflikten, sozialer Benachteiligung oder Unterstimulation kommen kann.
- Chronische Schizophrenie ist möglicherweise mehr klinisches »Artefakt« als Krankheit.

Die Therapie der Erkrankung Schizophrenie stützt sich heute auf drei zentrale Säulen: die Medikamentenbehandlung, die Psychotherapie und Verfahren der sozialen Behandlung, die gemeinhin Milieu- oder Soziotherapie genannt werden. An der häufigsten Stelle wird die medikamentöse Behandlung angewendet (Finzen 2013, S. 146). Insbesondere in einer akuten psychotischen Phase verordnet der/die Psychiater*in zur Milderung der Symptome ein so genanntes Antipsychotikum (Neuroleptika). Dies sind chemische Substanzen, welche den Stoffwechsel der Botenstoffe vor allem des Dopamins in bestimmten Gehirnregionen beeinflussen. In der Psychotherapie geht es vielmehr darum, sich selbst zu finden und vorhandene Lebensprobleme zu meistern. Diese Maßnahmen zielen darauf ab, soziale Folgeschäden innerhalb der Familie, des Wohnraums, der Arbeit und des gesellschaftlichen Lebens zu vermeiden. Die Einbeziehung der Familie und des ganzen sozialen Umfeldes spielt eine wesentliche Rolle im Kontext der Akzeptanz und des Verständnisses der Angehörigen dem Erkrankten gegenüber. Sie dient dem Aufbau eines stabilen sozialen Netzes, was dann wiederum auch eine Maßnahme der Rückfallprophylaxe für den Erkrankten darstellt (Falkei und Riecher o.J.).

Angehörigenarbeit, eine Milieu- oder auch Soziotherapie

Das Verhalten, Denken und Fühlen psychisch Erkrankter kann für Außenstehende als sehr verwirrend, chaotisch und unzugänglich wirken, wodurch es für den unerfahrenen Beobachter schwer greifbar wird (Häfner 2000, S. 27). Bei rein körperlichen Krankheiten weiß in der Regel jeder, wie er handeln muss und die Angehörigen können sich auf die Folgen der Krankheit einstellen. Bei einer psychischen Krankheit ist dies oftmals anders, da sie häufig über einen längeren Zeitraum nicht eingrenzbar oder diagnostizierbar ist. Dies liegt daran, dass der Einordnung der Störung, als eine Krankheit, ein oftmals langer Zeitraum der psychischen und psychosozialen Veränderung vorausgeht, die sowohl von den Kranken als auch den Angehörigen erlebt wurde, die aber nicht als Krankheit erkannt wurde. Dies führt häufig dazu, dass versucht wird, das gestörte Verhalten an normalen Kategorien zu erklären, wodurch emotionale und aufgeladene Auseinandersetzungen in Familien absehbar sind und es sogar in einigen Fällen zum Ausschluss des später als schizophren diagnostizierten Familienmitglieds kommt (Finzen 2020, S. 36–37).

Für die Angehörigen ist diese neue Realität, dieses Akzeptieren müssen, dass Vater, Bruder, Schwester, Ehefrau usw. eine psychische Erkrankung hat, oft nicht nur ein Schock, sondern auch ein Verlust, der mit Trauer verbunden ist. Sie sehen, wie sich die schizophrene Person vor ihren Augen verändert und dass sie zwar körperlich anwesend ist, aber zu einer ganz anderen Realität übergewechselt ist. Was man sieht, ist fremd und jeder Versuch, ein Zeichen des vertrauten Selbst der betroffenen Person zu finden, mündet nicht selten in einer Trauer über den Verlust der Person, die man kannte (Bollas 2015, S. 97 ff.).

Auch aus diesem Grund ist es wichtig, mit Patienten über ihre Symptome zu sprechen, die von Patienten entwickelten Erklärungen ihrer Symptome mit Empathie aufzunehmen und nicht kritisch zu hinterfragen, denn es handelt sich um die real empfundene Lebenswelt des Patienten. (Mehl et. al. 2020, S. 13).

Innerhalb dieser Angehörigenarbeit werden immer wieder die Kinder psychisch Erkrankter vergessen. Das Verhalten der erkrankten Elternteile ist für die betroffenen Kinder oft verwirrend und nicht nachvollziehbar. Dies hat dann auch häufig Erziehungsdefizite in Bezug auf Sicherheit und Fürsorge den Kindern gegenüber zur Folge. Dies hat dann Auswirkungen auf die Entwicklung des Kindes. Je schwerer die Erkrankung ist und je länger sie dauert, desto umfangreicher und intensiver können diese Auswirkungen auf die kindliche Sozialisation und Entwicklung sein. Die Krankheit der Eltern beschäftigen das Kind, es entwickelt Fragen und erhofft sich Antworten. Bekommt es jedoch keine, entwickeln Kinder Fantasien, nicht selten sogar Schuldfantasien, die oft verbunden sind mit somatischen und psychischen Störungen in der Entwicklung des Kindes, die bei einer kindgerechten Aufklärung verhindert werden könnten (Finzen 2020, S. 43–45; siehe auch Kommunikation mit Kindern an Krebs erkrankter Eltern ▶ Kap. 10.2.3).

11.2.3 Psychosomatische Erkrankungen

Bei *psychosomatischen Erkrankungen* gibt es ebenfalls vielfältige sozialmedizinische Aspekte. Wir sind auf einige bereits bei der Darstellung des psychosomatischen Krankheitsmodells (▶ Kap. 1) eingegangen.

▶ Abb. 11.5 zeigt die Wechselwirkungen und Interdependenzen der Entstehung von psychosomatischen Erkrankungen.

Speziell bei den *Essstörungen* sind folgende epidemiologische und psychosoziale Zusammenhänge von Interesse (Corazza et al. 2001):

Bei der Magersucht schätzt man, dass etwa zwei von 100 Mädchen im Alter zwischen 15 und 18 Jahren davon betroffen sind. Bei der Bulimie gibt es eine riesige Dunkelziffer, wobei die Zahl etwa zwei bis dreimal höher angesetzt wird als bei der Anorexie. Das entspräche vier bis sechs von 100 erkrankten Mädchen im jugendlichen Alter. Jungen sind erheblich seltener magersüchtig als Mädchen.

Essstörungen sind eine gesellschaftliche Krankheit:

11 Psychische, psychosomatische Erkrankungen und Suchterkrankungen

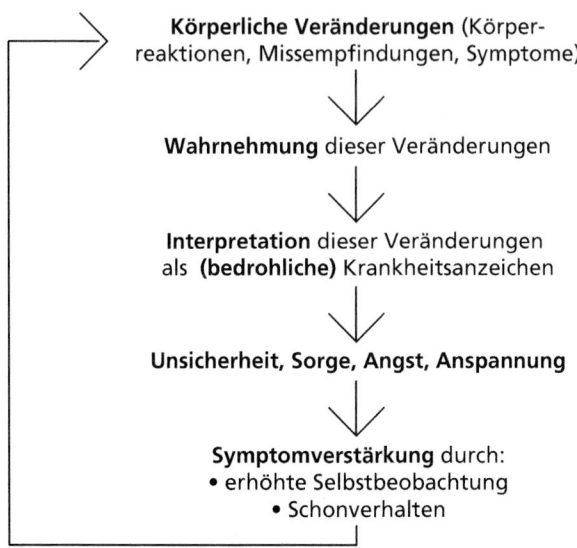

Abb. 11.5: Interdependenzen der Entstehung psychosomatischer Erkrankungen (modifiziert nach Bahrenburg Psychotherapie 2021)

- Sie kommen als Massenphänomen nur im Überfluss vor. Das heißt, diese Krankheiten gibt es nicht in armen Ländern.
- Sie sind eng verbunden mit dem in den Industrienationen vorherrschenden »weiblichen« Schlankheits- und Frauenideal.
- Sie treten vor allem bei Mittelschichts-Mädchen auf, die aus stark leistungs- und erfolgsorientierten Familien kommen.

Das Erkrankungsrisiko steigt vor allem dann, wenn in der Pubertät mit Diäten oder Fastenkuren experimentiert wird. Dazu zählt auch die Erfahrung, dass die Hungergefühle nach einigen Tagen einer Hungereuphorie weichen. Essstörungen wurzeln in frühen familiären Erfahrungen und beginnen fast immer in der Pubertät. Besonders schwierig ist diese Phase für Mädchen, denen in der Erziehung zu wenig Selbständigkeit gewährt wird. Sie müssen sich von der Familie ablösen und gleichzeitig eine weibliche Identität finden. Häufig orientiert sich dann das Bild am idealisierten (krankmachenden) Schlankheitsideal unserer Zeit. Magersüchtige Frauen versuchen, sich unbewusst über die eigene körperliche »Dürre« von der Mutter und damit vom Frau-Sein abzugrenzen. Weibliche Körperformen fallen der Magersucht zum Opfer. Die dann oft ausbleibende Regel ist ein zusätzlicher »Sieg« über das Frau-Werden. Aus dem Triumph über den Hunger wird zusätzlich eigene Autonomie gewonnen. Bei magersüchtigen Jungen steht weniger die Frage der Geschlechtsidentität im Vordergrund, sondern mehr das Streben nach Autonomie und Abgrenzung.

Ess-Brech-süchtige Frauen kämpfen ebenfalls um ihre weibliche Identität und ihr Selbstbewusstsein. Sie leiden jedoch an ihren süchtigen Heißhunger- und Brechanfällen und können keinen »Gewinn« aus ihrer Krankheit ziehen. Im Gegenteil: Sie

11.2 Psychiatrische Krankheitsbilder

erleben sich selbst in einer permanenten Niederlage (vgl. auch die multifaktoriellen Theorie-Modelle der Anorexia nervosa und der Bulimia nervosa in Jacobi u. a. 2004, S. 32 f.). ▶ Tab. 11.1 zeigt, welche Essstörungen es gibt und wie sie unterschieden werden.

Tab. 11.1: Essstörungen mit unterschiedlichen Merkmalen

	Anorexia nervosa (Magersucht)	Bulimia nervosa (Ess-Brech-Sucht)	Binge-Eating
Diagnose ICD-10 Kriterien	• BMI* < 17,5 Untergewicht • Große Gewichtsabnahme in kurzer Zeit • Ausbleiben der Menstruation, Leistungssport • 2 Formen: asketische (restriktive, passive) und bulimistische Form • Ca. 5 % Letalität (Verhungern oder Suizid)	• BMI: häufig normal • Heimliches unkontrolliertes Verschlingen großer Nahrungsmengen. Beginn schleichend, unerkannt. Kompensationsmaßnahmen: Erbrechen, Diät = (Purging-Typ) • Abführ- Entwässerungsmittel • Übermäßig Sport, non-purging	• BMI: normal- oder Übergewicht • Form der Bulimie • keine eigene ICD • OHNE Kompensationsmaßnahmen
	• Fixierung auf Körper und Figur – Abhängigkeit Selbstwertgefühl von Gewicht/Figur abhängig. • Essstörung als Kompensation psychischer Belastungen, interpersoneller familiärer und innerer Konflikte. Einhergehende psychische Störungen. • Magersucht: keine Krankheitseinsicht.		
Ausschluss	Magen-Darmerkrankungen, Diabetes mellitus, Krebs, Stoffwechselerkrankungen usw.		
Beginn	• Vor-/frühe Pubertät >11/12	• Späte Pubertät >16 Jahre	• Fortsetzung im Erwachsenenalter
Verlauf	Mischformen/Übergänge in eine andere Essstörung ist häufig, oft chronischer Verlauf, Fortsetzung im Erwachsenenalter		
Risikofaktoren, Ursachen, mögliche Auslöser	Soziokulturell (z. B. Schlankheitsideal, Rollenbild, Social Media); psychosozial (Familie), personell (Eigenschaften), biologisch (Genuss, Stoffwechsel, neurobiologische Wechselwirkung), Schicksalsschläge, wandelnde Lebensereignisse, sexueller Missbrauch, Belastungen, Verlust, Trauma, mangelnde Bewältigungsstrategie		
Symptome	Leistungsbezogenheit/Perfektionismus, irreale Körperwahrnehmung (dick), Fixierung auf (gesundes) Essen		
	• Perfektionismus, Leistung, Kontrolle, nicht erwachsen werden wollen, Fehlende Krankheitseinsicht, gerne Kochen (für andere)	• »Normal« sein wollen, Ausweichende Bewältigungsstrategie, Impulsverlust, Stimmungsschwankungen, gerne Kochen	• siehe Bulimie

Tab. 11.1: Essstörungen mit unterschiedlichen Merkmalen – Fortsetzung

	Anorexia nervosa (Magersucht)	Bulimia nervosa (Ess-Brech-Sucht)	Binge-Eating
Folgeerkrankungen körperlich und psychisch	Kreislauf/Herzrhythmusstörung, Bluthochdruck, Elektrolytmangel (Bulimie speziell Kaliummangel), Nierenschäden, Verdauungsprobleme, Hormonstörungen (Menstruation, Schilddrüse) Haarausfall, trockene Haut, Zahnschmelzschäden (speziell Bulimie), Speiseröhre, Osteoporose, Schlaf- und Konzentrationsstörungen, Müdigkeit, Muskelschwäche, Kälteempfindlichkeit, Diabetes mellitus, gestörte Körperwahrnehmung, sozialer Rückzug, Stimmungsschwankungen, Impulsverlust, Selbsthass, Zwänge, Angst vor Intimität, Persönlichkeitsstörung, Übergang zu anderen Suchtmitteln (speziell Bulimie) Mortalitätsrate: 5 % (insbesondere bei der Anorexia nervosa)		
Therapie	Spezielle ambulante oder stationäre Einrichtungen: (Therapiezentren, Fachklinik für Essstörungen), Psychotherapie, ambulant oder stationär, Einzel-/Gruppentherapie, Therapeutische Wohngemeinschaften, Ernährungsberatung, (Selbsthilfegruppen)		

*BMI = Body-Mass-Index (BZgA 2021)

11.2.4 Borderline-Persönlichkeitsstörung (BPS)

Bei der Borderline-Persönlichkeitsstörung (BPS) handelt es sich um eine psychiatrische Erkrankung, die der Kategorie der spezifischen Persönlichkeitsstörung im ICD-10 zuzuordnen ist. Je nach Untersuchungsstudie wird die Verbreitung der BPS innerhalb der Allgemeinbevölkerung auf zwischen 2–4 % geschätzt und beginnt üblicherweise mit der Adoleszenz (Kreisman und Straus 2008, S. 22 ff.)

Ebenfalls ist hervorzuheben, dass die Vulnerabilität der BPS multifaktoriell ist und es somit keine einzelne Ursache gibt. Auf der Grundlage jüngerer genetischer und neurologischer Untersuchungen lässt sich ein Zusammenhang zwischen der Entstehung und einer erblichen Grundlage vermuten. So beschreiben Kreisman und Straus, dass innerhalb der Untersuchungen eine erhebliche Untergruppe von Menschen, die an der BPS erkrankt sind, einen Hintergrund auf perinatale oder erworbene Gehirnschäden aufweisen (Kreisman und Straus 2008, S. 39). Darüber hinaus ist die psychosoziale Komponente von Bedeutung. So listet Margreiter folgende Risikofaktoren auf, die in Verbindung mit der biologischen Disposition, die Entstehung der BPS begünstigen können: »Weibliches Geschlecht, weibliche Sozialisierung, frühe traumatische Erfahrung von sexueller Gewalt, körperliche Gewalt, Vernachlässigung, fehlende Sicherheit und Gewalterfahrung im Erwachsenenalter« (Margreiter 2012, S. 18). Zusammenfassend beschreibt Linehan die BPS als eine Störung, die aus der Wechselwirkung von biologischen und sozialen Faktoren resultiert (Crowell et al. 2009, S. 495). Des Weiteren beschreibt Steinberger die BPS als Störung, die einem manichäischen Weltbild folgt und geprägt ist durch extreme Kognitionsschemata wie z. B. schwarz und weiß (Steinberger 2016, S. 15).

Resümierend lässt sich die psychopathologische Problematik in drei Dimensionen kategorisieren, die sich einander wechselseitig bedingen: »Störungen der Affektregulation, Störungen der Identität, Störungen der sozialen Interaktion« (Bohus und Kröger 2011, S. 16). So sieht das Diagnostiksystem des DSM-IV (301.83) neun Kriterien vor, von denen mindestens fünf Kriterien für die Diagnose zutreffend sein müssen: Affektive Instabilität, Impulsivität, instabile Beziehungen (Wechsel zwischen Idealisierung und Abwertung), Schwierigkeiten, Wut und Ärger zu kontrollieren, Identitätsstörungen, Bemühen, allein sein zu verhindern, chronisches Gefühl der Leere, Suizidalität und selbstschädigendes Verhalten, stressabhängiges paranoides Erleben, Dissoziationen (Margreiter 2012, S. 19, Tabelle 1).

Abschließend bleibt festzuhalten, dass jede BPS individuell verläuft. So gibt es inzwischen therapeutische Angebote, die ein integratives Angebot aus Krisenintervention, Pharmakotherapie und Psychotherapie (KVT/DBT) beinhalten, aber dennoch bleibt die BPS eine Herausforderung (Bolm 2015, S. 34).

»Persönlichkeitsstörungen sind überdauernde Muster von innerem Erleben und Verhalten, die von den gesellschaftlichen Normen und Erwartungen im erheblichen Maße abweichen, tiefgreifend und unflexibel sind. Sie beginnen in der Adoleszenz oder im frühen Erwachsenenalter und sind im zeitlichen Verlauf stabil. Persönlichkeitsstörungen führen zu subjektivem Leid und/oder Beeinträchtigungen im sozialen Leben der betroffenen Personen.« (APA 1994, S. 711)

Nach DSM-IV müssen fünf von neun Kriterien erfüllt sein:

1. Bemühen, tatsächliches oder vermutetes Verlassenwerden zu vermeiden
2. Instabile zwischenmenschliche Beziehungen mit Wechsel zwischen Idealisierung und Entwertung
3. Identitätsstörung mit Instabilität des Selbstbildes und der Selbstwahrnehmung
4. Impulsivität in zwei potenziell selbstschädigenden Bereichen (z. B. Substanzmissbrauch, Geldausgaben)
5. Wiederholte suizidale Handlungen, Androhungen, Andeutungen oder Selbstverletzungsverhalten
6. Affektive Instabilität
7. Chronische Gefühle von Leere
8. Unangemessen heftige Wut und Schwierigkeiten, diese zu kontrollieren
9. Schwere dissoziative Symptome oder paranoide Vorstellungen (▶ Abb. 11.6)

11.2.5 Aufmerksamkeitsdefizit-Hyperaktivitätsstörung (ADHS)

Das Aufmerksamkeits-Syndrom, auch Aufmerksamkeitsdefizit-Hyperaktivitätsstörung (ADHS) genannt, ist eine der am häufigsten diagnostizierten Auffälligkeit bei Kindern und Jugendlichen. Es wird davon ausgegangen, dass ca. 5 % aller Kinder und Jugendlichen unter dieser Störung der Aufmerksamkeit leiden. Eine eindeutige Trennung vom Normkollektiv ist nicht genügend klar definiert. Jungs sind deutlich häufiger betroffen als Mädchen (Peters 2013).

Typische Symptome für die Störung sind Hyperaktivität, Unaufmerksamkeit und Impulsivität. Diese drei Anzeichen können allerdings unterschiedlich stark auftreten und müssen nicht gleichzeitig vorhanden sein (DGSPJ 2001, BMG 2021 f).

11 Psychische, psychosomatische Erkrankungen und Suchterkrankungen

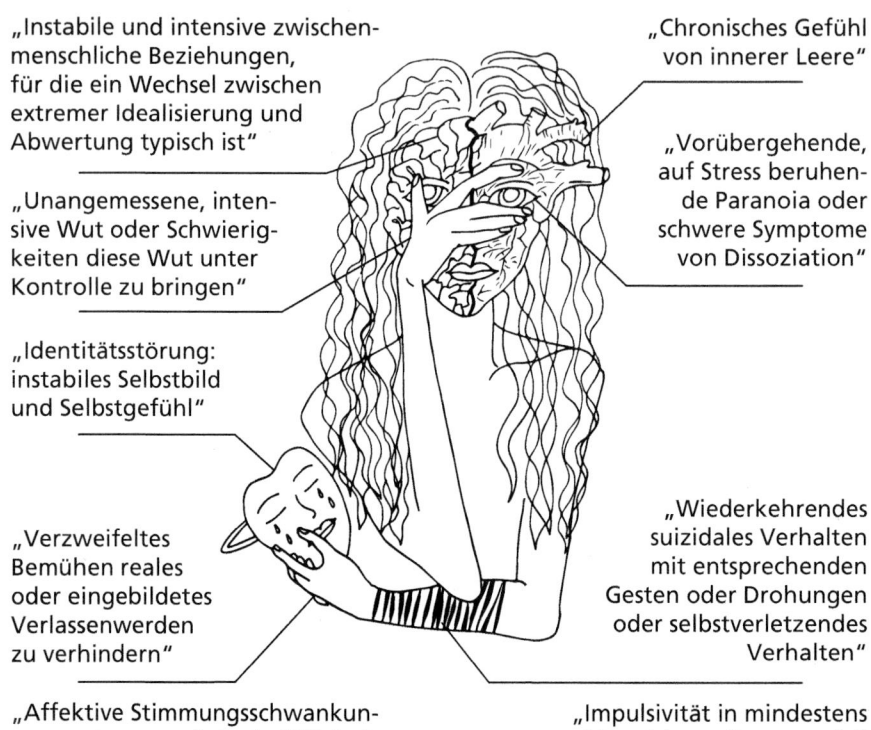

„Instabile und intensive zwischenmenschliche Beziehungen, für die ein Wechsel zwischen extremer Idealisierung und Abwertung typisch ist"

„Unangemessene, intensive Wut oder Schwierigkeiten diese Wut unter Kontrolle zu bringen"

„Identitätsstörung: instabiles Selbstbild und Selbstgefühl"

„Verzweifeltes Bemühen reales oder eingebildetes Verlassenwerden zu verhindern"

„Affektive Stimmungsschwankungen und ausgeprägte Anfälligkeit für äußere Situationen"

„Chronisches Gefühl von innerer Leere"

„Vorübergehende, auf Stress beruhende Paranoia oder schwere Symptome von Dissoziation"

„Wiederkehrendes suizidales Verhalten mit entsprechenden Gesten oder Drohungen oder selbstverletzendes Verhalten"

„Impulsivität in mindestens zwei Bereichen, die potenziell selbstzerstörerisch sind"

Abb. 11.6: Borderline-Persönlichkeitsstörung (Zeichnung: Alysha Sophie Plaug, Literatur nach Kreismann/Straus 2008, S. 28)

Es wird zwischen drei Krankheitstypen unterschieden: unaufmerksamer Typ, hyperaktiv-impulsiver Typ, Mischtyp. Jungen sind drei bis viermal häufiger betroffen als Mädchen.

Aufmerksamkeits- und Konzentrationsstörung (acht Symptome):

- Die betroffenen Kinder sind unaufmerksam gegenüber Details,
- »begehen« Sorgfaltsfehler,
- können die Aufmerksamkeit nicht aufrechterhalten,
- können Erklärungen oft nicht folgen,
- können Aufgaben, Aktivitäten nicht organisieren,
- verlieren Gegenstände,
- werden leicht abgelenkt,
- sind vergesslich.

Impulsivität (vier Symptome):

- Die betroffenen Kinder platzen häufig mit der Antwort heraus, bevor die Frage beendet ist,
- können häufig nicht warten, abwarten bis sie an der Reihe sind,
- unterbrechen und stören andere häufig,
- reden häufig exzessiv ohne angemessen auf soziale Beschränkungen zu reagieren.

Hyperaktivität (fünf Symptome):

- Die betroffenen Kinder fuchteln herum, zeigen bizarre Bewegungsbilder,
- verlassen den Sitzplatz zum Beispiel im Klassenraum, stören andere,
- laufen häufig herum oder klettern exzessiv, zeigen ein Unruhegefühl,
- sind häufig unnötig laut beim Spielen,
- zeigen ein anhaltendes Muster exzessiver motorischer Aktivitäten.

Um die jeweiligen Verhaltensauffälligkeiten diagnostizieren zu können, müssen bei der Kategorie Aufmerksamkeits- und Konzentrationsstörung sechs Symptome nachweisbar sein, bei der Kategorie Impulsivität mindestens ein Symptom und bei der Kategorie Hyperaktivität mindestens drei Symptome. Zudem müssen diese Symptome in mehr als in einer Situation auftreten (zum Beispiel Elternhaus, Schule, Klinik, Freizeitbereich, Sportverein). Des Weiteren müssen die Symptome mindestens sechs Monate nachweisbar und verifizierbar sein (Aust-Claus und Hammer 2000).

Bei der Aufmerksamkeits- und Konzentrationsstörung müssen mindestens sechs der folgenden Symptome vorhanden sein: Beachtet Einzelheiten nicht oder macht Flüchtigkeitsfehler bei den Schularbeiten, hat Schwierigkeiten, die Aufmerksamkeit längere Zeit aufrechtzuerhalten und zuzuhören, Schwierigkeiten Aufgaben und Aktivitäten zu organisieren und zu Ende zu bringen, vermeidet das Erledigen von unerwünschten Aufgaben.

Bei der Hyperaktivität (ausgeprägte körperliche Unruhe und starker Bewegungsdrang, hier müssen mindestens drei der folgenden Symptome vorhanden sein: zappelt häufig mit Händen und Füßen, steht in den Situationen auf, in denen Sitzenbleiben erforderlich ist, zeigt ein anhaltendes Muster exzessiver motorischer Aktivität.

Die Kernsymptome können verschieden gewichtet sein und treten bei Mädchen und Jungen unterschiedlich auf. Zusätzlich zu den Kern- bzw. Hauptsymptomen leiden die Betroffenen häufig an multiplen Auffälligkeiten. Hierzu zählen Tagträumereien, Affektlabilität, graphomotorische Auffälligkeiten, aber auch inkonsistentes Aufmerksamkeitsverhalten. Kinder mit ADHS erleben häufig kritische Situationen, in denen sie sich nur schwer zurechtfinden können. Dazu zählen das Verrichten von Tätigkeiten, für die sie unmotiviert sind und bei denen sie sich länger konzentrieren müssen. Aber auch Gruppensituationen und Schulunterricht stellen trotz klarer Regeln häufig ein Problem für Kinder mit ADHS dar (Peters 2013). Bei den Ursachen unterscheidet man zwischen:

- dem biologischen-monokausalen Erklärungsmodell (genetische Ursachen, Dopamin-Mangel, Schädigungen des Gehirns vor oder während der Geburt)

- dem psychodynamischen Erklärungsmodell (es herrscht ein Spannungsverhältnis im biografischen, sozialen und gesellschaftlichen Lebenskontext)
- dem integrativen Modell = ADHS-Puzzle nach Brandau (genetische Ursachen, Schädigung des Zentralen Nervensystems, Allergene, Nahrungsmittelunverträglichkeiten, ungünstige psychosoziale Lebensverhältnisse wie niedriger sozioökonomischer Status der Familie, psychische Auffälligkeiten der Eltern etc.).

Besonders Adoptiv- und Pflegekinder, sowie Kinder, deren Eltern das Paarverhältnis gewechselt haben, sind anfällig für ADHS (Wender 2002).

Nicht jedes unaufmerksame oder unruhige Kind leidet unter ADHS, sondern nur diejenigen, bei denen es nach differenzierten Untersuchungen festgestellt werden konnte. Für die Diagnose ist es wichtig, dass die Symptome langfristig, sprich mindestens sechs Monate, und in diversen Lebensbereichen des Kindes auftreten müssen.

Diagnose

Immer häufiger wird die Diagnose nicht von Fachärzten, sondern vom Kinderpsychiater/der Kinderpsychiaterin gestellt, und entspricht nicht den vorgeschriebenen diagnostischen Qualitätsregeln. Für die Anamnese ist eine sorgfältige Erhebung und Untersuchung notwendig. Allerdings gibt es kein ADHS typisches Textverfahren. Der Befund wird auf Grundlage der Symptome gestellt, die für ADHS klassisch sind (siehe oben). Folgende Störungen müssen zuvor ausgeschlossen werden: Intellektuelle Minderbegabung, Funktionsstörung der Schilddrüse, depressive Erkrankung, Posttraumatische Belastungsstörung, epilepsiebedingte Anfallsformen. Zudem sollten die Symptome vor dem sechsten oder siebten Lebensjahr aufgetreten sein und sich in den verschiedenen Lebensbereichen (Schule, Elternhaus, Großeltern) zeigen und die Symptome müssen mindestens seit sechs Monaten bestehen (Simchen 2015).

Therapie

Die meisten Kinder werden nach einer gestellten Diagnose medikamentös mit Methylphenidat, bekannt unter dem Namen Ritalin, behandelt. Es zählt zu den Psychostimulanzien und stimuliert die Adrenalindrüsen der Betroffenen. Methylphenidat fällt unter das Betäubungsmittelgesetz und weist diverse erhebliche Nebenwirkungen auf. Betroffene können beispielsweise an Depressionen oder Essstörungen erkranken (Frühbuss 2019). Weitere mögliche Nebenwirkungen sind u. a.: Wachstumsstörungen, Kopf- und Bauchschmerzen, Appetitlosigkeit.

Zusätzlich zu der Einnahme von Ritalin werden unterschiedliche Therapieformen zur Behandlung eingesetzt. So stellt die Psychoedukation eine weitere wichtige Therapieform dar. Ziel ist es hierbei, dem betroffenen Kind das eigene zugeschriebene Krankheitsbild zu erläutern, um ein individuelles Verstehen des eigenen Handelns zu bewirken. In diesem Kontext ist die Elternarbeit ebenfalls von elementarer Bedeutung. Eine positive Eltern-Kind-Interaktion ist für einen positiven Krankheitsverlauf entscheidend.

Um das auffällige und oft als störend empfundene Verhalten zu verändern, ist eine Verhaltenstherapie sinnvoll. Ziel ist es hierbei unter anderem, eine soziale Interaktion und Kommunikation zu trainieren, die dem jeweiligen Setting (Schule, Sportverein, Familie) angepasst ist, um eine setting-orientierte Partizipation an den Interaktionsprozessen zu ermöglichen. Es geht zudem um eine Verbesserung der Selbst- und Fremdwahrnehmung, der Erzeugung eines positiven Selbstwertgefühls sowie auch der Entwicklung eines strukturierten Tagesablaufes mit dem Setzen von Prioritäten. Innerhalb dieses Behandlungskonzeptes spielt auch die Ergotherapie mit dem Ziel, die motorische und psychische Entwicklung von betroffenen Kindern zu fördern, eine bedeutsame Rolle (Reichenberg-Ullman und Ullman 2005).

Gerade beim sogenannten ADHS wird eine schwerpunktmäßig defizitäre Erkrankungsdarstellung gewählt und die positiven Eigenschaften betroffener Patienten nur gering erkannt und benannt. Viele Patient*innen haben ein ausgeprägtes Sozialverhalten und einen hohen Gerechtigkeitssinn. Zudem sind sie hilfsbereit, fantasievoll und kreativ. Sie entwickeln einen starken Sinn für Gerechtigkeit und setzten sich dabei nicht selten für die vermeintlich Schwächeren ein. Auch im Jugendalter ist dieses Gespür bei vielen stark ausgeprägt (vgl. ADHS Ratgeber: Medice 2020).

Wie leider immer wieder im Umgang mit psychischen Erkrankungen zu beobachten, müssen die prominent dargestellten negativen Konnotationen um die Vielfalt von Erkrankungsverhaltensmuster, die eben auch positive Verhaltensvariationen beinhalten, erweitert werden. Gerade im Behandlungssetting von ADHS Patient*innen muss ein unvoreingenommenes Agieren im Zentrum des Therapiekonzeptes stehen. In vielen Fällen benötigen die Kinder und Jugendlichen eine intensive Betreuung sowie eine konkrete Behandlung der Symptome. Dieses Vorgehen hilft dabei, eine angemessene soziale und schulische Entwicklung zu ermöglichen. Die therapeutischen Maßnahmen beruhen hierbei im Wesentlichen auf drei Behandlungsinterventionen: der Psychotherapie, des Eltern- und Lehrertrainings sowie einer individuellen medikamentösen Therapie.

11.2.6 Autismus

Autistische Störungen sind den tiefgreifenden Entwicklungsstörungen zuzuordnen. Unter diesen wird eine Gruppe von Störungen verstanden, die sich durch drei charakteristische Eigenschaften kennzeichnen lassen: Zum einen durch qualitative Probleme im Bereich der sozialen Interaktionen, zum anderen durch Besonderheiten im Bereich der Kommunikation, aber auch durch ein eingeschränktes, repetitives und stereotypes Aufweisen von Interessen und Aktivitäten. Die oben genannten drei Kernsymptome weisen eine entwicklungspsychologische Diversifikation auf, bestehen aber von früher Kindheit bis ins Erwachsenenalter. Sie zeigen sich in allen Situationen, unterscheiden sich allerdings im Grad ihrer Ausprägung (Kamp-Becker und Bölte 2014, S. 12, 16).

Die bedeutendsten tiefgreifenden Entwicklungsstörungen sind laut WHO der frühkindliche Autismus, das Asperger-Syndrom, der atypische Autismus, das Rett-Syndrom, und andere desintegrative Störungen des Kindesalters. Mittlerweile wird jedoch zwischen dem frühkindlichen Autismus, dem Asperger-Syndrom, dem atypischen Autismus sowie der desintegrativen Störung nicht mehr unterschieden. Daher wird der Begriff der »Autismus-Spektrum-Störung« als Oberbegriff für die genannten Störungen verwendet (Kamp-Becker und Bölte 2014, S. 13, Autismus Deutschland e. V. 2021).

Die Autismus-Spektrum-Störung tritt bei 6–7 pro 1.000 Personen auf, die sich unterteilen in 1,3–2,2 pro 1.000 mit frühkindlichem Autismus, 1–3 pro 1.000 mit Asperger-Autismus und 3,3 pro 1.000 verteilt auf alle anderen Entwicklungsstörungen (Kowal-Summek 2016).

Beim *frühkindlichen Autismus* liegen unter anderem qualitative Beeinträchtigungen im Bereich der sozialen Interaktionen vor. Dies zeigt sich dadurch, dass der Blickkontakt der Kinder eingeschränkt und richtungslos erscheint. Außerdem erfolgt eine unangemessene Einschätzung sozialer und emotionaler Signale. Sie können diese nicht begreifen, weshalb sie auf Gefühle anderer Menschen unangemessen reagieren. Auch werden Gestik und Mimik sehr selten eingesetzt. Der Kontakt zu Erwachsenen wird ihrerseits besser aufgebaut als zu gleichaltrigen Kindern. Diese empfinden sie als nicht einfühlsam, laut und bedrängend, weshalb sie den Kontakt zu anderen Kindern vermeiden und sich ihnen gegenüber aggressiv verhalten.

Auch finden sich bei frühkindlichem Autismus Beeinträchtigungen in der Kommunikation. Nur etwa 50 % der Kinder können eine kommunikative Sprache entwickeln. Gelingt es ihnen, weist diese jedoch oft grammatikalische Fehler auf und die Betonung der Wörter klingt ungewöhnlich und monoton. Des Weiteren sind die Kinder nicht zu einem interaktiven Spielen fähig. Das Verhalten weist eingeschränkte, repetitive und stereotype Muster auf. Aufgaben werden immer gleich ausgeführt. Die Kinder verspüren eine sehr intensive Angst vor Veränderungen, weshalb sie ein möglichst gleichbleibendes Umfeld sowie einen stereotypen Tagesablauf benötigen.

Motorische Stereotypien wie fächernde Bewegungen, Schaukeln, Wedeln und Hin-und-her-Pendeln des Kopfes sind ebenfalls häufig beobachtbar. Durch Behandlungsmaßnahmen können Störungen des Autismus zwar gebessert, jedoch nicht geheilt werden. Häufig lassen sich Komorbiditäten bei einer Autismus-Spektrum-Störung nachweisen. Psychiatrische Symptome wie motorische Unruhe, oppositionelles und aggressives Verhalten, Ängste, Phobien sowie auch Depressionen (Kamp-Becker und Bölte 2014) können auftreten. Des Weiteren können auch neurologische, genetische aber auch Stoffwechselerkrankungen komorbid vorliegen.

Interessant und von Respekt und Wertschätzung geprägt sind die von Theunissen formulierten Voraussetzungen, welche nötig sind, um mit den Beeinträchtigungen betroffener Kinder und Jugendlicher eine inklusive und selbstbestimmte Teilhabe am sozialen Leben zu ermöglichen. Hierzu zählt er eine verstehende Sicht auf autistische Merkmale, Respekt vor der Person und ihrem Sein und die Wertschätzung autistischer Intelligenz. In der Arbeit mit autistischen Menschen setzt er »eine ressourcen- und kontextorientierte Praxis« voraus. Zuletzt fordert er eine funktionale Sicht auf die Verhaltensauffälligkeiten und psychischen Störungen, die mit dem Autismus einhergehen und »eine positive Verhaltensunterstützung, Strategien einer Stressbewältigung und bei schwerem psychischem Leiden psychiatrisch-psychotherapeutische Hilfen« nötig machen können (Theunissen 2016, S. 15).

Therapieformen

Menschen mit Autismus benötigen in verschiedenen Lebensbereichen Unterstützung, können aber auch, wenn es die richtige Hilfe ist, eine gute Resilienz aufbauen. Um zu gewährleisten, dass es ihnen gelingt, trotz ihrer Defizite, ein erfülltes Leben zu führen, sollten autistische Personen sich »gezielt mit ihren eigenen Stärken und Fähigkeiten auseinander[setzen]« (Preißmann 2017, S. 66). Routine und Beständigkeit im Alltag sind besonders wichtig, um der Person Sicherheit zu bieten. Mindestens genauso essenziell ist aber auch eine liebevolle Zuwendung von wohlwollenden Bezugspersonen (Preißmann 2017, S. 66 ff.).

Eine besondere Therapieform stellt die Technik der *gestützten Kommunikation* (*»Facilitated Communication« (FC)*), dar. Bei der gestützten Kommunikation ist die ersatzweise Kommunikationsform hauptsächlich die Schriftsprache, es können aber auch alternative Symbolsysteme zur Hilfe genommen werden, wie beispielsweise Piktogramme. Diese Symbole werden beispielsweise auf einer Kommunikationstafel, auf dem Computer oder Sprachaufnahmegeräten angebracht. Der Stützer soll der kommunikationsbeeinträchtigten Person (Schreiber) das Zeigen auf die Buchstaben oder Symbole beziehungsweise das Tippen auf der Tastatur erleichtern, indem er der Hand, dem Ellenbogen oder der Schulter des Schreibers durch deren Berührung einen leichten Impuls gibt. Wichtig ist hierbei, dass so wenig wie möglich gestützt wird und letztlich eine unabhängige Kommunikation ermöglicht wird. Hierzu wird die physische Stütze von der Hand bis zur Schulter immer weiter zurückgenommen. Ziel ist, dass die kommunikationsbeeinträchtigten Personen ohne Impulsgebung auf die Symbole etc. zeigen können. Das Zurückgreifen auf Piktogramme, um auf Gedanken und Wünsche der Kinder besser eingehen zu können, hat sich als Therapie bewährt. Des Weiteren spielt das Konzept der *TEACCH* (*»Treatment and Education of Autistic and related Communication handicapped Children«*) Tagespläne, um eine gewisse Struktur in den Tagesplan einer autistischen Person zu bringen, eine bedeutende Rolle.

11.2.7 Angststörungen bei Kindern

Im ICD-10 wird nach Klassifikation von Erkrankungen bei Kindern und Jugendlichen zwischen vier Angststörungen unterschieden.

- *Emotionale Störung mit Trennungsangst*: Bei der emotionalen Störung mit Trennungsangst handelt es sich um eine über vier Wochen anhaltende unrealistische Sorge, von den Eltern oder anderen wichtigen Bezugspersonen dauerhaft ge-

trennt zu werden. Häufig äußern sich diese auch in Form von psychosomatischen Beschwerden.
- *Phobische Störungen des Kindesalters:* Die bekannteste und die am weitesten verbreitete phobische Störung ist die *Schulphobie*. Hierbei handelt es sich um die Angst vor dem Schulbesuch. Diese entsteht meist durch Mobbing und Leistungsdruck. Sie geht einher mit psychosomatischen Symptomen.
- *Störung mit sozialer Ängstlichkeit im Kindesalter:* Hierbei handelt es sich um die *Sozialphobie*. Es besteht eine Furcht vor prüfender Betrachtung durch andere Menschen in verhältnismäßig kleinen Gruppen. Die Angst ist beschränkt auf bestimmte soziale Situationen und muss per Definition länger als sechs Monate andauern.
- *Generalisierte Angststörung:* Die generalisierte Angststörung ist eine Fülle anhaltender unkontrollierbarer und übermäßiger Sorgen und Ängsten, die in mindestens zwei Situationen auftreten. Die Symptomatik muss vor dem 18. Lebensjahr begonnen haben und sich über mindestens sechs Monate erstrecken. Die Angst wird von den Betroffenen als frei flottierend wahrgenommen.

Ängste gelten als behandlungsbedürftig, wenn sie nicht altersgemäß, unrealistisch und übertrieben sind, sie schon mindestens vier Wochen anhalten (bei der generalisierten Angststörung sechs Monate) und zu einer deutlichen Beeinträchtigung des Alltagserlebens führen und die normale Entwicklung des Kindes gefährden (Gerrig 2016, S. 549 ff., Davison et al. 2016).

11.3 Suchterkrankungen

Im Sprachgebrauch der WHO wird der Begriff »Sucht« nicht mehr verwendet, stattdessen werden die Begriffe »Abhängigkeit« oder »Missbrauch« benutzt. Im deutschsprachigen Raum ist die Benennung Sucht oder Suchtkrankheit aber immer noch gebräuchlich, wenn auch dieser Umschreibung und Begrifflichkeit eine Komponente des Verschuldens, der Schwäche, des Fehlverhaltens innewohnt. Gross definiert das wesentliche Kennzeichen einer Sucht als ein »unabweisbares Verlangen, einen bestimmten Gefühls-, Erlebnis- und Bewusstseinszustand« zu erlangen (Gross 2016, S. 6). Es wird zwischen stoffgebundenen und stoffungebundenen Süchten differenziert. Bei der stoffgebundenen Sucht werden chemische Substanzen wie zum Beispiel Heroin, Alkohol, Medikamente oder Nikotin, welche Wahrnehmungs-, Bewusstseins- und/oder Gefühlszustand und Verhalten des Konsumierenden verändern, eingenommen. Bei der stoffungebundenen Sucht geht es um bestimmte Verhaltensweisen, die rauschartige Zustände auslösen können, aber nicht durch den Konsum chemischer Substanzen erzielt werden. Zu der stoffungebundenen Sucht gehört unter anderem die Spiel-, Arbeits- und Sexsucht.

Es wird zudem zwischen psychischer und physischer Abhängigkeit unterschieden. Von physischer (körperlicher Abhängigkeit) spricht man, wenn es bei Drogenkarenz zu körperlichen Entzugssymptomen, wie zum Beispiel vegetativen Symptomen (Zittern, Schweißausbrüche, Durchfall), einer motorischen Unruhe, epileptischen Anfällen oder auch zu Schlafstörungen, Angstattacken und depressivem Verhalten kommt. Des Weiteren ist eine Toleranzentwicklung feststellbar. D. h., dass für das Erreichen einer bestimmten Substanzwirkung die Dosis stetig erhöht werden muss. Psychische Abhängigkeit liegt dann vor, wenn ein Kontrollverlust bezüglich des Gestaltens des täglichen Lebens zu beobachten ist sowie eine Zentrierung des Denkens auf die Drogenbeschaffung.

Bei den Diagnosekriterien und der damit verbundenen Festlegung, ob ein Verhalten einem Krankheitsgeschehen entspricht, werden bei psychischen Erkrankungen, zu denen auch die Suchterkrankungen gezählt werden, zwei Klassifikationssysteme verwandt. Zum einen die fünfte Version des Diagnostic and Statistical Manual of Mental Disorders (DSM-5), zum anderen die International Statistical Classification of Diseases and Related Health Problems (ICD-10).

Die DSM-5 unterscheidet anhand von elf Kriterien, ob eine moderate oder eine schwere Substanzgebrauchsstörung vorliegt. Wenn zwei bis drei der Kriterien, bezogen auf die vergangenen zwölf Monate, erfüllt sind, liegt eine moderate Störung vor. Sind mehr als vier Kriterien erfüllt, spricht man von einer schweren Substanzgebrauchsstörung:

- wiederholter Konsum, der zu einem Versagen bei der Erfüllung wichtiger Verpflichtungen bei der Arbeit, in der Schule oder zu Hause führt
- wiederholter Konsum in Situationen, in denen es aufgrund des Konsums zu einer körperlichen Gefährdung kommen kann
- wiederholter Konsum trotz ständiger oder wiederholter sozialer oder zwischenmenschlicher Probleme
- Toleranzentwicklung gekennzeichnet durch Dosissteigerung oder verminderte Wirkung
- Entzugssymptome oder deren Vermeidung durch Substanzkonsum
- Konsum länger oder in größeren Mengen als geplant (Kontrollverlust)
- anhaltender Wunsch oder erfolglose Versuche der Kontrolle
- hoher Zeitaufwand für Beschaffung und Konsum der Substanz sowie Erholen von der Wirkung
- Aufgabe oder Reduzierung von Aktivitäten zugunsten des Substanzkonsums
- fortgesetzter Gebrauch trotz Kenntnis von körperlichen oder psychischen Problemen
- »Craving«, starkes Verlangen oder Drang, die Substanz zu konsumieren.

Die Diagnose »Abhängigkeit« bzw. Suchtstörung nach ICD-10, sollte nur gestellt werden, wenn irgendwann während des letzten Jahres drei oder mehr der folgenden Kriterien gleichzeitig vorhanden waren:

1. Ein starker Wunsch oder eine Art Zwang, psychotrope Substanzen zu konsumieren.
2. Verminderte Kontrollfähigkeit bezüglich des Beginns, der Beendigung und der Menge des Konsums.

3. Ein körperliches Entzugssyndrom bei Beendigung oder Reduktion des Konsums, nachgewiesen durch die substanzspezifischen Entzugssymptome oder durch die Aufnahme der gleichen oder einer nahverwandten Substanz, um Entzugssymptome zu mildern oder zu vermeiden.
4. Nachweis einer Toleranz. Um die ursprünglich durch niedrigere Dosen erreichten Wirkungen der psychotropen Substanz hervorzurufen, sind zunehmend höhere Dosen erforderlich (eindeutige Beispiele hierfür sind die hohen Tagesdosen von Alkoholikern und Opiatabhängigen, die bei Konsumenten ohne Toleranzentwicklung zu einer schweren Beeinträchtigung oder sogar zum Tode führen würden).
5. Fortschreitende Vernachlässigung anderer Vergnügen oder Interessen zugunsten des Substanzkonsums, erhöhter Zeitaufwand, um die Substanz zu beschaffen, zu konsumieren oder sich von den Folgen zu erholen.
6. Anhaltender Substanzkonsum trotz Nachweises eindeutiger schädlicher Folgen, wie z. B. Leberschädigung durch exzessives Trinken, depressive Verstimmungen infolge starken Substanzkonsums oder drogenbedingte Verschlechterung kognitiver Funktionen.

Eine weitere Differenzierung geschieht durch die Zuschreibung legaler bzw. illegaler Drogen. Grundsätzlich sind unter legalen Drogen die Art von Substanzen zu verstehen, die in unserer Gesellschaft, in unserer Kultur, erlaubt und akzeptiert sind. In Deutschland ist dies unter anderem der Alkohol. In den islamischen Ländern hingegen ist Alkohol häufig streng verboten und gehört demnach in diesen Ländern nicht zu den legalen Drogen. Wohingegen der Konsum von Khat (Pflanzenart, wird als Rauschmittel und Alltagsdroge in verschiedenen Ländern z. B. Jemen, Äthiopien, Somalia usw. benutzt) in islamischen Ländern üblich ist, während es in westlichen Ländern als illegale Droge charakterisiert und damit verboten ist. Welche Drogen legal und illegal sind, ist demnach vom Land und dem Kulturkreis abhängig. Die Zuordnung, ob eine Droge illegal oder als legal eingeordnet wird, hängt somit auch vom kulturellen Hintergrund der jeweiligen Gesellschaft ab.

Ursachen für eine Suchterkrankung

Die Ätiologie von Suchterkrankungen beruht auf multifaktoriellen Komponenten. Dabei spielen genetische und konstitutionelle Faktoren genauso wie Familientraditionen und das Lernen am Modell, die Dynamik der Peer-Group – Zugehörigkeitsmotivation, kulturelle Aspekte aber auch Stresssituationen in Schule, Universität oder am Arbeitsplatz eine wichtige Rolle. In diesem Zusammenhang werden immer wieder drei Faktoren ins Zentrum der Diskussion gestellt, dies sind die Griffnähe zur Substanz, die psychische Disposition des Betroffenen sowie die sozialen Umgebungsbedingungen. Hierbei ist es wichtig, immer wieder zu betonen, dass kein einzelner Aspekt allein entscheidend für die Entstehung einer Sucht ist.

In der praktischen Arbeit mit suchtkranken Menschen ist eine hohe Frustrationstoleranz etwas absolut Entscheidendes. Es ist immer wieder wichtig, sich zu vergegenwärtigen, dass die Abhängigkeit von Drogen eine Erkrankung ist. Bei der

Begegnung mit suchterkrankten Menschen ist der Aspekt der Haltung, der Einstellung und daraus sich ergebenden Art der Beziehung und der Kommunikation zwischen Patient/Klient und professionellem Akteur (Arzt, Krankenschwester, Sozialarbeiter*in) von entscheidender Bedeutung.

Angehörigenarbeit/Kinder suchterkrankter Eltern

Im Zusammenhang mit einer elementaren Angehörigenarbeit im Behandlungssetting wird immer noch die Lebenssituation von Kindern, deren Eltern an einer Suchterkrankung leiden, zu wenig berücksichtigt. Verschiedene Studien deuten darauf hin, dass etwa 3 Millionen Kinder einen Elternteil mit einer Alkohol- oder Drogenabhängigkeit haben. Hierbei muss allerdings von einer noch höheren Dunkelziffer betroffener Kinder ausgegangen werden (Klein et al. 2017). Diese Zahlen verstärken die Bedeutung eines Behandlungs- und Unterstützungskonzeptes betroffener Kinder. Das sogenannte Challenge-Modell unterscheidet zwischen zwei unterschiedlichen Reaktionsweisen von Kindern aus suchtbelasteten Familien. Zum einen nimmt das Kind die familiären Erlebnisse und Erfahrungen als Herausforderung (Challenge) an. Dies bedeutet, dass das Kind die Situation annehmen und sich mit ihr auseinandersetzen kann und dabei Stärken und Resilienzen entwickelt. Zum anderen ist eine weitere Verhaltensmöglichkeit die, dass das Kind die Situation als schädigend und belastend (Damage) wahrnimmt. Hierdurch entsteht ein hohes Risiko für die Entwicklung von körperlichen und psychischen Störungen (Klein 2013). Es wird deutlich, dass die subjektive Wahrnehmung und Bewertung von den betroffenen Kindern einen Einfluss auf deren Entwicklung und deren Sozialisation hat. Diese Wahrnehmung und Bewertung hängt dann wiederum sehr entscheidend von kindgerechter Wissensvermittlung und Information zu dem Krankheitsgeschehen sowie der Einbeziehung innerhalb einer Angehörigenarbeit ab (▶ Kap. 10.2.2).

Tab. 11.2: Rauschmittel und ihre Wirkungen (BZgA 1981, S. 40f.)

Rauschmittel	Kurzfristige Wirkungen	Langfristige Wirkung
Haschisch	Denken und Sinneswahrnehmungen verändern sich	Konzentrationsschwäche, Antriebslosigkeit, Angstzustände, Depressionen, Persönlichkeitsabbau
LSD	Starke Halluzinationen	Angstzustände, Verfolgungswahn, Persönlichkeitsabbau, Geisteskrankheiten können ausgelöst werden
Kokain	Stark aufputschend, Selbstüberschätzung, Sinnestäuschungen	Schwere Depressionen, Verfolgungswahn, Aggressionen, Schlaflosigkeit, körperlicher Verfall

11 Psychische, psychosomatische Erkrankungen und Suchterkrankungen

Tab. 11.2: Rauschmittel und ihre Wirkungen (BZgA 1981, S. 40 f.) – Fortsetzung

Rauschmittel	Kurzfristige Wirkungen	Langfristige Wirkung
Heroin	Schmerz- und Angstgefühle werden blockiert, sehr starke seelische und körperliche Abhängigkeit	Persönlichkeitsverlust, völliger körperlicher Verfall, Gelbsucht durch unsaubere Spritzen, Zwang zu Beschaffungskriminalität
Beruhigungsmittel (Barbiturate, Tranquilizer)	Dämpfend, teilweise angstlösend, schlaffördernd	Nachlassen des Reaktions- und Konzentrationsvermögens. Je nach Zusammensetzung des Mittels Leberschäden, Schädigungen im Blutbild, Kreislaufstörungen, Beeinträchtigung der gesamten Persönlichkeit. Depressionen und Wahnvorstellungen sind möglich.
Schmerzmittel	Schmerzstillung, angenehmes Körpergefühl	Seelische Abstumpfung, Leber- und Nierenschäden
Weckmittel (Amphetamine)	Überwach, aufgedreht, vermeintlich gesteigerte Leistungsfähigkeit, gesteigertes Selbstwertgefühl	Gereiztheit bis Aggressivität, Schlaflosigkeit, Depressionen, Herabsetzung der Kritikfähigkeit, Verfolgungswahn
Schnüffelstoffe	Rausch mit vermeintlich gesteigerten Sinneswahrnehmungen, Bewusstseinseintrübung	Schwindel, Schlaflosigkeit, Kopfschmerzen, schwere Leber-, Gehirn-, Nervenschäden
Alkohol	Abnahme der Kritikfähigkeit, Einschränkung des Reaktionsvermögens, Verlust der Kontrolle über Sprache und Bewegung	schwere Schädigungen der Leber, des Herzens und der Bauchspeicheldrüse, Gehirnschäden (z. B. Nachlassen des Gedächtnisses), verminderte Leistungsfähigkeit, Depressionen

Tab. 11.3: Entzugs- und Intoxikationssymptome

Rauschmittel	Entzugssymptome	Intoxikationssymptome
Cannabis	Gegebenenfalls vegetative Symptome	Herzrasen (Pulsfrequenzerhöhung), Atemnot, Husten, Schocksymptome (Herz-Kreislauf-Versagen), Körpertemperaturerniedrigung, Schmerzunempfindlichkeit, aber Kopfschmerzen, Konjunktivitis (Bindehautentzündung), Tränenfluss, Übelkeit, Erbrechen
Kokain	Herzklopfen (Herzfrequenzsteigerung), Erschöpfung, Lethargie, Schlaflosigkeit, Gereiztheit, Angstzustände, Depressionen, Erbrechen, Durchfall, Atemnot	Zusammenbruch des Herz-Kreislauf-Systems (cardiogener Schock), Blutdruckerhöhung (krisenhaft; rotes Gesicht), Herzrhythmusstörung, Herzinfarkt (durch eine Gefäßkonstriktion), Atemstillstand, Zittern, Krämpfe, Halluzinationen, Angstzustände,

11.3 Suchterkrankungen

Tab. 11.3: Entzugs- und Intoxikationssymptome – Fortsetzung

Rauschmittel	Entzugssymptome	Intoxikationssymptome
		Verfolgungswahn, Übelkeit, Erbrechen, Bewusstlosigkeit, weite Pupillen (Mydriasis)
Heroin	Pupillenerweiterung (»Tellerminen«), Gänsehaut mit kaltem Schweiß (»cold turkey«); generell Schwitzen, Zittern, Hitzewallungen, Ruhelosigkeit, Opiathunger (»Schussgeilheit«), Bauch-, Rumpf-, Gelenkschmerzen, Durchfall, Brechreiz, häufiges Wasserlassen, Naselaufen, Augentränen, Blutdruckerhöhung, Pulserhöhung, Temperaturerhöhung, Atemfrequenzsteigerung	Blutdruckerniedrigung, Pulsfrequenzerniedrigung, Miosis (»Stecknadelkopf-große Pupillen«), Atemfrequenzerniedrigung bis Atemlähmung, Körpertemperaturerniedrigung, Bewusstlosigkeit/Koma/Schock, Erregungszustände, Schwindel, Erbrechen, Krämpfe (»Bauchkrämpfe«)
Crack (von Salz/Salzsäure befreites Kokain)	Übelkeit, Appetitlosigkeit, Hustenanfälle, Heiserkeit, Schwindel, Zittern, Schlaflosigkeit, Depressionen, Angstzustände	Kreislaufzusammenbruch, Herzstillstand, Brustschmerzen, Bluthochdruckkrisen (mit Hirnblutung), schwarzes Sputum (Auswurf), Atemstillstand, Temperaturerhöhung, Koordinationsstörungen, Zittern, Krämpfe, Bewusstlosigkeit (neurologische Symptomatik)
Ecstasy	Unruhe, Frieren, Zittern, Schwindel, Schweißausbrüche, Gereiztheit, Übelkeit, weite Pupillen, Schlafstörungen	Konvulsion (cerebrale Krämpfe), Zerebrovaskulärer Infarkt (Schlaganfall), Intrakranielle Blutung (Hirnblutung), Subarachnoidalblutung (spezielle Form der Hirnblutung), Zerebrale Sinusvenenthrombose (Hirnvenenverschluss), Lagophthalmus (unvollständiger Lidschluss), Panikstörung, Intoxikationspsychosen: paranoide Psychose (Beziehungswahn, Verfolgungswahn, auditorische oder visuelle Halluzinationen), Herz-Kreislauf-Probleme (Hypertoniker sind besonders betroffen), Herzrasen, Kreislaufzusammenbruch (Tod), Hyperventilation, Übelkeit/Erbrechen, Krämpfe (Extremitäten, Kiefer)
Alkohol	Bewusstseinstrübung, Desorientiertheit, optische Halluzinationen, Hypermotorik (Nesteln, Herumsuchen), Krampfanfall (Epilepsie), vegetative Symptome (Schwitzen, Gesichtsrötung, Tremor, Hyperthermie), Situations- und Perso-	Verhaltenstörung (Enthemmung), mangelnde Kritikfähigkeit (Selbstüberschätzung), neurologische Störungen (Koordinations-/Artikulationsprobleme), Vigilanzstörungen (bis Koma), Atemdepression, Aspiration, Koma, Un-

Tab. 11.3: Entzugs- und Intoxikationssymptome – Fortsetzung

Rauschmittel	Entzugssymptome	Intoxikationssymptome
	nenverkennung, ängstlich, schreckhaft	terkühlung (Herzrhythmusstörung), Erregungszustand, Krampfanfall, Hypoglykämie (»Unterzuckerung«)

Immer häufiger ist eine Polytoxikomanie bei stoffbezogenen Süchten feststellbar, d. h., dass mindestens zwei suchterzeugende Mittel in abhängiger Weise missbraucht werden.

Ätiologie und mögliche Ursachen für eine Drogenabhängigkeit

Bartsch und Knigge-Illner (1987; vgl. auch Loviscach 1996; Köhler 2000) haben die vielfältigen Einflussfaktoren auf die Entwicklung einer Abhängigkeit folgenden vier großen Bereichen zugeordnet: Droge, Persönlichkeit, Soziales Umfeld und gesellschaftliche Bedingungen (häufig werden die beiden zuletzt genannten Bereiche auch zusammengefasst). Aus ▶ Abb. 11.7 ist deutlich abzulesen, welch zahlreiche Möglichkeiten es in unserer Gesellschaft gibt, abhängig zu werden.

Die vorhergehenden Ausführungen über Prävention, Sozialtherapie und Rehabilitation im Bereich der Versorgung psychisch und psychosomatisch Kranker gelten im Besonderen auch für die *Versorgung von Suchtkranken*, wenngleich hier einige hervorzuhebende Besonderheiten bestehen. In erster Linie ist die – banal erscheinende – Tatsache zu nennen, dass eine Sucht ja immer einen Suchtstoff voraussetzt, also Alkohol, Heroin, Medikamente etc., der zur Verfügung stehen muss. Damit ergeben sich zusätzliche Möglichkeiten der Prävention durch Einschränkung der Verfügbarkeit der Suchtmittel über Steuern und Verkaufs- und Werbebeschränkungen bei Alkohol und Kontrolle des Anbaus, des Exports und des Verkaufs in der Dealerszene, beispielsweise von Heroin oder anderen illegalen Drogen. Natürlich wäre es ein Trugschluss anzunehmen, dass sich mit dem Verschwinden der Droge auch die der Sucht zugrunde liegende psychosoziale Problematik auflöst. Auf der anderen Seite ist aber davon auszugehen, dass solche Faktoren wie Verkaufsinteressen von Herstellern und Vertreibern legaler und illegaler Suchtstoffe, Verführung durch Werbung oder Ausnutzung von Probierverhalten ebenfalls den Kreis suchtabhängiger Personen vergrößern (zur Suchtprävention vgl. z. B. BzgA, 2004; zur Antitabakkampagne die Drogenbeauftragte der Bundesregierung 2019).

Im Idealfall sind Therapie und Rehabilitation Suchtkranker zu einer therapeutischen Kette verknüpft. Dieses Behandlungsprinzip erfüllt die zentralen Forderungen der Sozialtherapie nach Koordination und Kooperation und gilt für Drogenabhängige und Alkoholkranke gleichermaßen. In den vergangenen Jahren hat sich ein Wandel von der abstinenzorientierten zur akzeptierenden Drogenhilfe abgezeichnet, der von Loviscach (1996, S. 184) folgendermaßen charakterisiert wird:

»Stand im Mittelpunkt des Abstinenzmodells ein vorgegebenes Ziel, dem sich der Hilfeprozess wie auch der Klient unterzuordnen hatten, ist es beim Akzeptanzmodell umgekehrt:

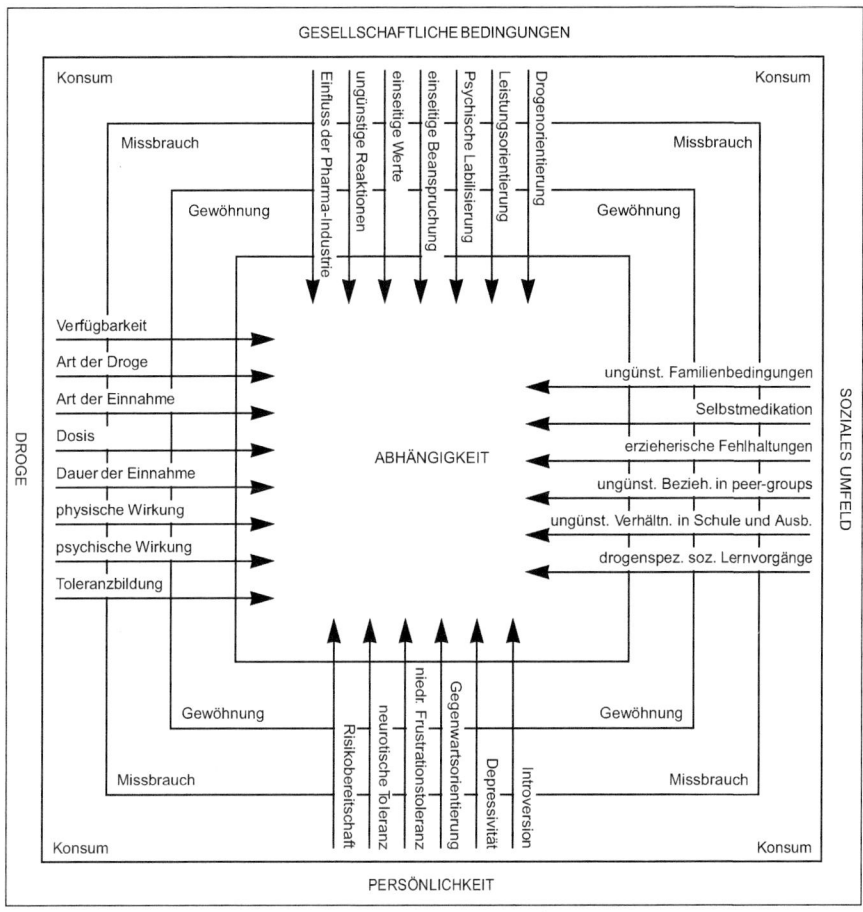

Abb. 11.7: Ursachen der Drogenabhängigkeit (Bartsch u. Knigge-Illner 1987)

Im Mittelpunkt steht der Klient, der selber entscheidet, ob, und wenn, welche Hilfe er braucht und wahrnehmen will. Der Objektstatus der Drogenabhängigen wird überwunden. Die Drogenhilfe entwickelt ein bedürfnisgerechtes Angebot, in dem neben der traditionellen Therapievermittlung weitere nun ›entdeckte‹ Ziele wie z. B. Überlebenshilfen, Hilfen im Gesundheitsbereich, soziale Hilfen usw. gleichberechtigt angestrebt werden.«

Damit ist auch eine Veränderung in der Suchtversorgung verbunden, die sich weg von dem Prinzip der Therapiekette und hin zum Prinzip der Vernetzung bewegt (vgl. Loviscach, 1996; vgl. auch die Drogenbeauftragte der Bundesregierung 2019). Über Institutionen und die rechtlichen Grundlagen ihrer Finanzierung informiert die (aktualisierte) ▶ Tab. 11.4.

Unter den sozialtherapeutischen und rehabilitativen Maßnahmen sowohl von psychisch Kranken als auch von Suchtkranken haben Selbsthilfegruppen eine hervorragende Bedeutung. Die bekannteste aller Selbsthilfegruppen überhaupt – die Anonymen Alkoholiker – haben inzwischen weltweite Verbreitung erlangt.

11 Psychische, psychosomatische Erkrankungen und Suchterkrankungen

Tab. 11.4: Zuständigkeiten und Rechtsgrundlagen für die Finanzierung der Drogenhilfe (modifiziert nach Bosshard u. a. 1999, S. 50)

Aufgaben	Zuständigkeiten	Einrichtungen	Träger	Rechtsgrundlagen
Ambulante Hilfen	• Kommune	• Drogenberatungsstellen • Niederschwellige Hilfen: Kontaktcafés, Notschlafstellen, Selbsthilfegruppen • Arztpraxen • Soziotherapie • Psychiatrische Institutsambulanzen	• Gemeinnützige Vereine • Freie Träger • Kommune	• Mischfinanzierung durch Kommune, Land, Träger, Modellförderungen, Krankenkasse, Rentenversicherung, private, halböffentliche Stiftungen • SGB I §§ 10, 27, 29 (Jugendhilfe, Eingliederung Behinderter) • SGB V (Krankenversicherung) • SGB VI (Rentenversicherung) • SGB VIII (Kinder- und Jugendhilfe) • SGB IX (Wiedereingliederung) • SGB XII (Lebensunterhalt) • SGB V § 37a (Soziotherapie) • SGB V §118 (Psychiatrische Institutsambulanz)
Substitution	• Kommune	• Drogenhilfezentren • Arztpraxen • Drogenberatungsstellen • Gesundheitsamt	• Gemeinnützige Vereine • Freie Träger • Kommune	• SGB V § 27 (Krankenbehandlung) • SGB VI (Medizinische Rehabilitation) • SGB IX (Eingliederungshilfe)
Stationäre Behandlung: Entgiftung und Entwöhnung	• Kommune • Land • Rentenversicherungsträger	• Psychiatrische Kliniken • Stationäre Einrichtungen an allgemeinen Krankenhäusern • Fachkliniken	• Öffentliche Träger • Private Träger	• Rentenversicherung (SGB VI), wenn durch Beitragszahlung ein Anspruch besteht; wenn nicht: Krankenkasse (SGB V); wenn nicht: überörtlicher Sozialhilfeträger (SGB XII)

Tab. 11.4: Zuständigkeiten und Rechtsgrundlagen für die Finanzierung der Drogenhilfe (modifiziert nach Bosshard u. a. 1999, S. 50) – Fortsetzung

Aufgaben	Zuständigkeiten	Einrichtungen	Träger	Rechtsgrundlagen
Nachsorge	• Land • Überörtliche Träger der Sozialhilfe • Rentenversicherungsträger	• Clean-WGs • Betreutes Wohnen	• Gemeinnützige Vereine • Freie Träger	• SGB V, VI (ergänzende Behandlungsmaßnahmen der medizinischen Rehabilitation) SGB IX (Wiedereingliederungshilfe)

Gesundheitsarbeit mit suchterkrankten Menschen zwischen Erfolg und Misserfolg

Das Ziel des professionellen Handelns bedeutet, immer auch die Gefahren des Drogenkonsums zu reduzieren. Gefahren wie den gesundheitlichen körperlichen und psychischen Zerstörungsprozess durch den Konsum, die schon erwähnte Unkalkulierbarkeit der Handlungen, die Schädigung des werdenden Lebens, der soziale Abstieg mit den Folgen Arbeitslosigkeit und Armut, die erhöhte Gewalt- und Unfallgefährdung sowie die Drogenbeschaffungsprostitution und -kriminalität. Deshalb ist jeder Teilerfolg schon ein Erfolg. Die Erwartungshaltung des Gesundheitsakteurs darf nicht zu groß, zu umfassend sein, mit der Gefahr, in Resignation und Gleichgültigkeit zu verfallen. Die Gesundheitsarbeit mit suchterkrankten Menschen ist eine Gratwanderung zwischen Erfolg und Misserfolg, gemessen an einer Lebensqualitätsverbesserung für den Patienten. Aber auch einer Gratwanderung zwischen Emotionalität und Rationalität.

11.3.1 Alkoholkrankheit

Die epidemiologisch bedeutsamste Suchterkrankung ist die Alkoholkrankheit. Eine Befragung im Jahr 2018 der deutschsprachigen erwachsenen Bevölkerung (18–64 Jahren) an einer repräsentativen Stichprobe von 9.267 Befragten ergab, dass 3,1 % der Teilnehmer die Kriterien für eine Alkoholabhängigkeit erfüllten. Hochgerechnet auf die Gesamtbevölkerung in Deutschland ergibt dies eine absolute Zahl von 1,6 Millionen alkoholkranker Bürger (Atzendorf et al. 2019). Bei dem sogenannten Alkoholsurvey 2018 wurden in Deutschland 7.002 Jugendliche und junge Erwachsene im Alter zwischen 12–25 Jahren über ihren Alkoholkonsum befragt. Hierbei gaben 9,8 % der 12- bis 17-jährigen an, in den letzten zwölf Monaten vor der Befragung regelmäßig Alkohol konsumiert zu haben (mindestens einmal pro Woche). 14 % der 12- bis 17-jährigen haben in den letzten 30 Tagen an mindestens einem Tag »Rauschtrinken« praktiziert. 62,9 % dieser Altersgruppe haben bereits mindestens einmal in ihrem Leben Alkohol getrunken.

Bei den 18- bis 25-jährigen sind die entsprechenden Konsumquoten wesentlich höher. So konsumieren 34 % regelmäßig Alkohol. 38,9 % haben in den letzten 30 Tagen an mindestens einem Tag »Rauschtrinken« praktiziert. In dieser Altersgruppe ist bei den Männern ein Rückgang des regelmäßigen Alkoholkonsums im Vergleich zu den Erhebungszahlen der Jahre 2011 und 2012 feststellbar. Bei weiblichen Konsumentinnen ist keine Veränderung erkennbar.

Insgesamt ist sowohl bei den 12- bis 17-jährigen als auch bei den 18- bis 25-jährigen ein stärker ausgeprägter Alkoholkonsum bei den Männern im Vergleich zu den Frauen feststellbar (Orth und Merkel 2019) (▶ Abb. 11.8).

Alkoholkonsum in der Schwangerschaft

Bei dem Konsum von Alkohol während der Schwangerschaft kann es zu einer Fetalen Alkoholspektrumstörung kommen (FASD) (vgl. für die folgenden Aus-

11.3 Suchterkrankungen

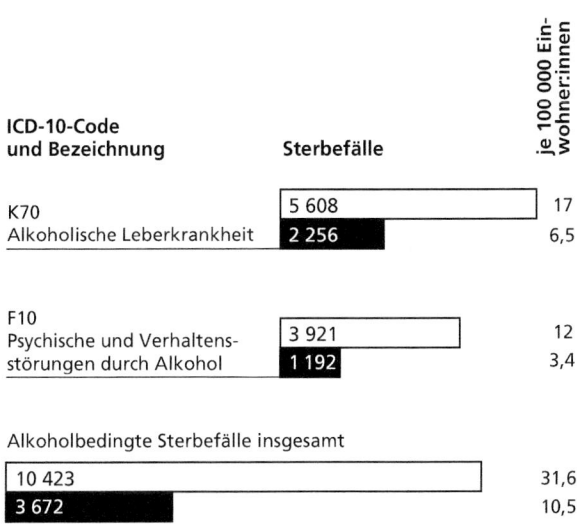

Abb. 11.8: Alkoholbedingte Mortalität bei Erwachsenen im Jahr 2014 [≥18 Jahre], nach Geschlecht (weiß = männlich, schwarz = weiblich) (Daten nach RKI 2018)

führungen auch die Drogenbeauftragte der Bundesregierung beim Bundesministerium für Gesundheit 2019, S. 66). Laut Schaller, Kahnert und Mons (vgl. 2017 S. 26) leiden die betroffenen Kinder ihr Leben lang unter körperlichen und geistigen Störungen, zeigen Verhaltensstörungen und Lernschwierigkeiten. Nach Trost (vgl. 2016, S. 265) kann es bereits durch eine geringe Menge Alkohol, die die Mutter während der Schwangerschaft konsumiert, zu einer FASD kommen. Bei einer FASD wird zwischen verschiedenen Ausprägungsformen unterschieden. FASD lässt sich nach Auffassung von Trost (vgl. 2016, S. 265) demnach als ein Überbegriff verstehen. Die schwerste Form der FASD ist das Fetale Alkoholsyndrom (FAS). Als Symptome eines FAS nennt Trost (vgl. 2016, S. 266) äußerliche Merkmale, wie unter anderem Gesichtsveränderungen, Minderwuchs, Kleinköpfigkeit oder Genitalfehlbildungen, die typisch für Kinder mit einem FAS sind. Etwa 10.000 Babys pro Jahr kommen in Deutschland mit Alkoholschäden auf die Welt. Davon 4.000 mit einem Vollbild der FAS (vgl. ebd. S. 266). Im Jahr 2014 wurden für FAS und FASD ca. 16.000 Kinder pro Jahr ermittelt (Kraus 2019 zit. n. Drogenbeauftragte der Bundesregierung 2019, S. 66).

Auch postnatal ist ein Alkoholkonsum durch die Mutter im Hinblick auf das Stillen des Säuglings ein Gesundheitsrisiko. Alkohol gelangt durch das Blut innerhalb von 30–60 Minuten nach Beginn des Trinkens in die Muttermilch. Der Alkoholspiegel in der Muttermilch ist genauso hoch wie der Spiegel im Blut. Deshalb wird dazu geraten, in dem ersten Monat der Stillzeit auf den Alkoholkonsum zu verzichten (Deutscher Hebammenverband e. V. 2017, S. 2).

11.3.2 Suchtkrankheiten aufgrund des Konsums illegaler Drogen

Eine Befragung im Jahre 2018 innerhalb der deutschsprachigen Bevölkerung bei insgesamt 9.267 Personen der Altersgruppe der 18 bis 64-jährigen zu ihrem Konsum illegaler Drogen gaben 0,6 % an Cannabis, 0,1 % Kokain und 0,2 % Amphetamine zu konsumieren. Dies würde auf die Gesamteinwohnerzahl Deutschlands hochgerechnet eine absolute Konsumentenzahl von 309.000 bezüglich Cannabis, 41.000 bezüglich Kokain und 103.000 bezüglich Amphetamine ergeben (Atzendorf et al. 2019).

Im Jahre 2015 führte die Bundeszentrale für gesundheitliche Aufklärung (BZgA) eine Befragung Jugendlicher und junger Erwachsene zwischen dem 12.-25. Lebensjahr unter anderem zu deren Konsum illegaler Drogen durch (Orth 2016). Von den 12- bis 17-jährigen konsumierten 1,3 % in den letzten zwölf Monaten mindestens zehnmal eine illegale Droge. 9,7 % in dieser Altersgruppe hat schon einmal Cannabis konsumiert. Die Konsumquoten illegaler Drogen liegen bei den 12- bis 17-jährigen bezüglich der Lebenszeit-Prävalenz bei 10,2 %, die 12-Monats-Prävalenz beträgt 7,5 % und die 30-Tage-Prävalenz liegt bei 2,5 %.

Bei den 18- bis 25-jährigen fallen die jeweiligen Konsumquoten wie beim Alkoholkonsum höher aus. In dieser Altersgruppe konsumieren 4,1 % regelmäßig eine illegale Droge. 34,5 % in dieser Altersgruppe hat schon einmal Cannabis konsumiert. Die Konsumquoten illegaler Drogen liegen bei den 18- bis 25-jährigen bezüglich der Lebenszeit-Prävalenz bei 34,8 %, die 12- Monats-Prävalenz beträgt 15,8 % und die 30- Tage-Prävalenz liegt bei 7 %.

Der Konsum illegaler Drogen wie zum Beispiel Ecstasy, Amphetamine, Schnüffelstoffe, Heroin, Crack, Kokain, Crystal Meth oder LSD spielt im Vergleich zum Cannabis Konsum in beiden Altersgruppen und bei beiden Geschlechtern eine deutlich geringere Rolle. In beiden Altersgruppen spielen illegale Drogen bei den männlichen Befragten eine größere Rolle als bei den weiblichen Befragungsteilnehmern (Orth 2016).

Cannabis

Cannabis ist der Oberbegriff für verschiedene Produkte aus der Hanfpflanze (Cannabis sativa). Die getrockneten und zerkleinerten harzhaltigen Pflanzenteile werden als Marihuana oder Cannabiskraut bezeichnet. Das aus den Blüten und Blättern gewonnene Harz nennt man Haschisch oder Cannabisharz. Die Wirkstoffe der Cannabispflanze sind die Cannabinoide, insbesondere das Tetrahydrocannabinol (THC). Haschisch ist in seiner Wirkung stärker als Marihuana. Eine noch stärkere Form stellt das Cannabiskonzentrat (Haschischöl) dar. In diesem werden die Wirkstoffe auf chemischem Wege angereichert. Cannabis ist die in der Bundesrepublik Deutschland am häufigsten gebrauchte und gehandelte illegale Droge. Nach dem Cannabiskonsum treten beruhigende, entspannende und stimmungshebende, aber auch ängstliche und nicht selten aggressiv stimmende Effekte auf. Langzeitgebrauch kann zur psychischen Abhängigkeit führen (Deutsche Hauptstelle für Suchtfragen e.V. 2020a).

Heroin

Heroin ist ein durch chemische Prozesse aus dem Rohopium des Schlafmohns (Papaver somniferum L.) gewonnenes Pulver mit betäubender und zugleich euphorisierender Wirkung. Heroin gehört zu den illegalen Suchtmitteln, deren Besitz und Anbau sowie dessen Handel nach dem Betäubungsmittelgesetz verboten sind und strafrechtlich verfolgt werden (Deutsche Hauptstelle für Suchtfragen e.V. 2020b). ▶ Abb. 11.9 zeigt Substanzen die 2018 zum »Drogentod« führten.

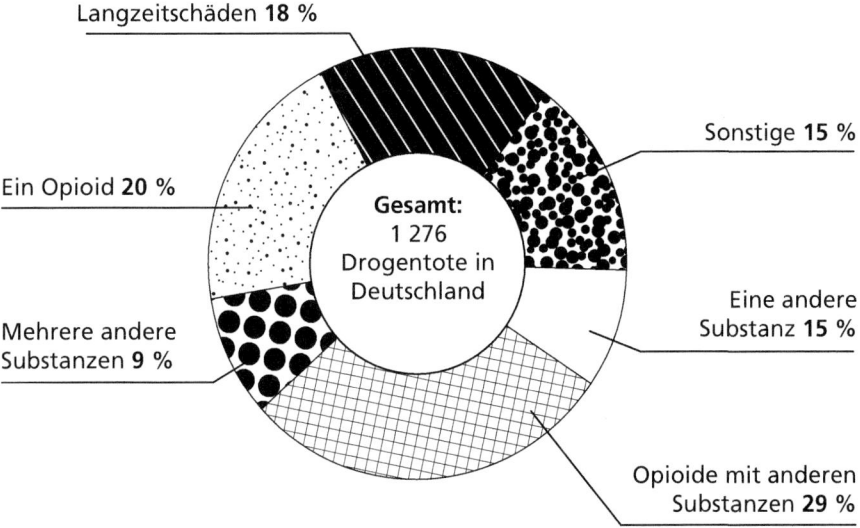

Abb. 11.9: Zum Drogentod führende Substanzen 2018 (nach Deutsche Beobachtungsstelle für Drogen und Drogensucht/Bundeskriminalamt 2021)

Der sogenannte »Shake« ist eine allergische Reaktion auf Beimengungen in den Drogen oder Verunreinigungen in den Spritz-Utensilien. Ca. 10–30 Minuten nach dem letzten »Druck« (intravenöse Applikation der Droge) kommt es zu Zitteranfällen, starker Unruhe, evtl. hektische Atmung (Hyperventilation), Rötung oder Bläschenbildung auf der Haut (Urtikaria).

Drogenkonsum und Schwangerschaft

Wenn während der Schwangerschaft weiterhin Heroin intravenös konsumiert wird, stellt dies eine besondere Gefahrensituation für das ungeborene sowie neugeborene Leben dar. Einerseits kommt es häufiger zu Komplikationen während der Schwangerschaft. Die Fehlgeburtrate, die Abruptio placentae (Mutterkuchenablösung) sowie eine Placenta praevia (Vorfall/Fehllage des Mutterkuchens) sind deutlich erhöht. Unbehandelt sterben ca. 50 % der Neugeborenen aufgrund der körperlichen Entzugsproblematik. Weitere Komplikationen: Wachstumsretardierung, Aspirationspneumonie (Lungenentzündung durch »Verschlucken« von Fruchtwasser), Atemschwäche, erhöhte Infektionsneigung. Die Symptomatik des Neugeborenen ist mannigfaltig und entspricht einer körperlichen Entzugssymptomatik: Übererregbarkeit, schrilles Schreien, Krampfanfälle, unruhiger Schlaf, verstärkte Reflexe, Tremor (Zittern), Spucken, Erbrechen, Durchfall, Pulsfrequenzerhöhung, Flush, plötzliche periorale Blässe usw.

Die Entzugserscheinungen erreichen am dritten Tag nach der Geburt ihren Höhepunkt, sie können wochenlang anhalten, auch nach einer dringend notwendig durchzuführenden Substitutionsbehandlung. Die primäre Therapie beinhaltet die Substitution mit Morphin und deren langsame Reduktion. Opiat-Antagonisten dürfen nicht verabreicht werden, eine reizarme Umgebung, körperliche Zuwendung (»Herumtragen«) sind zusätzliche sinnvolle Maßnahmen. Die Mutter darf ihr Kind aufgrund der kontaminierten Muttermilch nicht stillen.

11.3.3 Bindungstheorie und Hilfskonzepte für suchterkrankte Eltern und davon betroffene Kinder und Jugendliche

Die Bindungstheorie des Kinderpsychiaters und Psychoanalytikers John Bowlby zeigt die Bedeutung des elterlichen Verhaltens gegenüber Kindern für deren Entwicklung eindrücklich auf. Die empirischen Untersuchungen von Mary Ainsworth, einer Mitarbeiterin von Bowlby, waren mitentscheidend für die Anerkennung des Bindungstheoriekonzeptes. So hat Ainsworth, das sogenannte »Fremde Situation-Verfahren« entwickelt, um die Qualität der Mutter-Kind-Beziehung zu erfassen. An dem Test sind die Mutter, ihr Kind und eine fremde Person beteiligt. Die Auswertung der diesbezüglichen Testergebnisse erlaubt es dann, eine Klassifikation der Bindungsqualität zu differenzieren. Diese Klassifikation der Bindungsqualität sind: sicher- gebundene Kinder, unsicher-vermeidend gebundene Kinder, unsicher-ambivalent gebundene Kinder und unsicher-desorganisierte Kinder. In diesem Zusammenhang ist das von Ainsworth entwickelte Feinfühligkeitskonzept bedeutsam (Grossmann und Grossmann 2017). Die entsprechenden Untersuchungsergebnisse sind dann ausschlaggebend für das Auftreten von Bindungsstörungen sowie von unsicheren Bindungsmustern.

Der ICD-10 kennt zwei unterschiedliche Bindungsstörungen, die sogenannte reaktive Bindungsstörung des Kindesalters sowie die Bindungsstörung des Kindesalters mit Enthemmung (Fischer und Möller 2020). Die Bedeutung früherer Bindungserfahrungen ist hierbei ausschlaggebend. Das Verhalten suchterkrankter Eltern hat gravierenden Einfluss auf die Bindungsentwicklung betroffener Kinder. Drogenkonsum der Eltern bzw. eines Elternteils hat schon für die pränatale Mutter-Kind-Bindung negative Auswirkungen (Buchebner-Ferstl und Geserick 2016, Vonholdt o. J.). Postnatal sind die Interaktionen zwischen Mutter und Kind ebenfalls sehr häufig vom Drogenkonsum bestimmt, so findet in der Regel kein »Stillen« des

Säuglings statt (Bier et al. 2013). Auch die praktizierte Feinfühligkeit und das Fürsorgeverhalten der suchtkranken Eltern gegenüber den betroffenen Kindern ist stark reduziert (Klein 2017). Die Untersuchungsanalysen und Ergebnisse bezüglich eines solchen Elternverhaltens zeigen deutliche Auswirkungen auf das Bindungsverhalten der Kinder (Zweyer 2008). Es treten signifikant auffällig Bindungsstörungen bei den betroffenen Kindern auf. Dies ist zum Beispiel ein gehemmtes Bindungsverhalten sowie ein Bindungsverhalten mit Rollenumkehrung, aber auch eine Parentifizierung (Brisch 2019). In diesem Zusammenhang spielt insbesondere auch das Thema »Opfer von Gewalt zu sein«, sowohl auf Seiten der suchtkranken Eltern als auch bei den Kindern suchtkranker Eltern eine wichtige Rolle. Die Auswirkungen der negativen Bindungserfahrungen, die mit Bindungsstörungen häufig einhergehen, zeigen dann wiederum bei den davon betroffenen Kindern eine erhöhte Substanzmissbrauchsgefahr sowie generell eine Suchtgefahr. Aber auch Resilienz mindernde Faktoren wie ein geringes Selbstvertrauen und Selbstwertgefühl sind bei den betroffenen Kindern feststellbar (Brisch 2019).

Gerade die Erkenntnisse aus den Eltern-Kind-Bindungstheorien zeigen die Bedeutsamkeit früh einzusetzender und zu praktizierender Hilfs- und Begleitungskonzepte, sowohl auf Seiten der suchtkranken Eltern als auch auf Seiten der davon betroffenen Kinder auf.

Das Konzept der »Frühen Hilfen« bietet Unterstützungssysteme mit aufeinander abgestimmten Hilfsangeboten für Eltern und Kinder ab der Schwangerschaft bis in die ersten Lebensjahre an. Die Angebote verschiedener Akteure, Einrichtungen und Institutionen aus den Sozialsystemen werden in das Netzwerk der Frühen Hilfen aufgenommen. Die Aufgabe der Netzwerke besteht in der Organisation des fachlichen Austauschs sowie in der Sicherung der gemeinsamen Arbeit. Das Hilfsangebot der Frühen Hilfen ist gerade auch für die bindungsorientierte psychosoziale Arbeit wichtig, da eine sichere Bindung zwischen dem Kind und seiner Bezugsperson lebenslang den wichtigsten Resilienzfaktor darstellt. Es bestehen zahlreiche Angebote der Frühen Hilfen wie u.a. das STEEP-Programm (Knüver und Trost 2014, Neue Caritas 2021).

Bei STEEP (Steps Toward Effective Enjoyable Parenting = Schritte hin zu gelingender und Freude bereitender Elternschaft) handelt es sich um ein videogestütztes Beratungs- und Frühinterventionsprogramm, welches sich auf die Bindungstheorie richtet (mamamia e. V. 2021). STEEP folgt dem Ziel, Eltern in Krisen- und Belastungssituationen bei dem Aufbau einer positiven Eltern-Kind-Beziehung zu unterstützen. Das Programm beginnt bereits in der Schwangerschaft und findet bis ins dritte Lebensjahr statt. Inhalte sind Einzelkontakte mit einer videogestützten Beratung, Eltern-Kind-Gruppen und Aktionen mit der Familie. Die Förderung der Resilienzen und die Verhinderung von Kindeswohlgefährdung soll durch STEEP erreicht werden. Somit richtet sich das Programm an psychosozial hoch belastete Familien und setzt auf folgenden Ebenen an: Verhaltensebene, Repräsentationsebene, Helfende Beziehung und soziale Unterstützung (Bohlen o. J.). Konkrete inhaltliche Ziele dieses Hilfsprogramms sind: »Sie soll eine sichere Basis bereitstellen, Hilfe und Unterstützung geben, die Bindung zwischen Eltern und Kind fördern und verstehen, was schiefläuft, die Beratungsbeziehung und die mit ihr verbundenen Gefühle reflektieren; sie soll Einflüsse früher Erfahrungen auf gegenwärtige Beziehungen berücksichtigen und dabei helfen, Alternativen zu entwickeln« (Frumentia Maier 2020). Daneben können betroffene Kinder auch Angebote aus dem Bereich der Jugendhilfe nach SGB VIII in Anspruch nehmen (Klein et al. 2017, S. 24). In diesem Kontext sind Informationen, Fortbildungen und Öffentlichkeitsarbeit ebenfalls sehr bedeutsam. So bietet beispielsweise NACOA Deutschland (National Association for Children of Alcoholics) Informationsmaterial, Fortbildungen sowie Fachberatungen für Personen an, die in ihrem Beruf mit Kindern arbeiten. Durch die Kenntnisse, die ihnen dabei vermittelt werden, sollen sie Kinder aus suchtbelasteten Familien erkennen, unterstützen und verstehen können. Auch über Broschüren, beispielsweise von der Selbsthilfeorganisation »Freundeskreis für Suchtkrankenhilfe«, erhalten alle Personen, die mit Kindern aus suchtbelasteten Familien arbeiten, Informationen über den richtigen Umgang mit betroffenen Kindern.

Daneben gibt es die Broschüre Mia, Mats und Moritz von der DHS (Deutsche Hauptstelle für Suchtfragen), die eine kindgerechte Geschichte zu dem Thema Sucht in der Familie, sowie ein Begleitheft zum Umgang mit betroffenen Kindern für professionell und ehrenamtlich Tätige im Sozial-, Gesundheits- und Bildungswesen sowie betroffener Angehöriger beinhaltet (Klein et al. 2017, S. 61 ff.).

MUT! (Mütter-Unterstützungstraining) ist ein Programm, das sich an drogenabhängige Mütter in der Substitutionsbehandlung und an ihre Kinder im Alter von 0–6 Jahren richtet. Bei dem Programm geht es um die Förderung der Erziehungskompetenzen sowie um die Sucht- und Gewaltprävention. Durch MUT! sollen die Mütter für die kindlichen Bedürfnisse sensibilisiert und aufbauend darauf unterstützt werden, dieses Wissen im Erziehungsalltag umsetzen zu können (DGPs 2021). Es geht zudem bei diesem Programm um die Erweiterung des Wissens über die kindliche Entwicklung und damit letztendlich um eine Verbesserung des Umgangs mit dem Kind. Die Mütter selbst werden durch das Programm in ihrer Mutter-Rolle gestärkt und entwickeln idealerweise ein Gefühl dafür, etwas in der Erziehung ihres Kindes bewirken zu können.

Das Elterntraining SHIFT und SHIFT+ richtet sich an Mütter und Väter von Kindern bis zu 8 Jahren. SHIFT ist eine Abkürzung für Suchthilfe Familientraining. Bei SHIFT handelt es sich um ein Gruppenprogramm, das sich an Eltern mit Erfahrungen des illegalen Drogenkonsums richtet. Dabei sollen die Eltern im Zusammenleben mit ihrer Familie und in der Erziehung ihrer Kinder unterstützt werden. SHIFT wurde bereits in Sachsen und Thüringen eingesetzt und hat sich dabei speziell an Eltern gerichtet, die Crystal Meth konsumieren/konsumiert haben. Durch die positive Wirkung findet nun eine Weiterentwicklung im SHIFT+ -Elterntraining statt. Durch dieses werden dann auch Eltern, die Opiate, Cannabis und Stimulanzien konsumieren, berücksichtigt. Auch der elterliche multiple Substanzkonsum sowie der Mischkonsum wird bedacht (Katholische Hochschule Nordrhein-Westfalen o. J.).

Das Gruppenprogramm Trampolin richtet sich an Kinder (8–12 Jahre, in Ausnahmefällen auch 7–13 Jahre) von suchtkranken Eltern. Ziel des Programmes ist es, dem Risiko der betroffenen Kinder, später selbst eine substanzbezogene Abhängigkeitserkrankung zu entwickeln, durch niederfrequente Intervention präventiv zu begegnen. Das Hauptziel von Trampolin ist somit die Suchtprävention. Trampolin ist zeitlich eng begrenzt und kann auch mit wenigen Ressourcen durchgeführt werden. Die Schwerpunkte liegen auf den Faktoren, die sich aus der Resilienzforschung als positiv ergeben haben (Klein et al. 2013, S. 10). Im Einzelnen soll Trampolin zu folgenden Veränderungen bei teilnehmenden Kindern beitragen:

- Verbesserung des Kenntnisstands der Kinder hinsichtlich der Wirkungen von Alkohol und anderen Drogen, des Krankheitsbildes »Sucht« sowie dessen Auswirkung auf andere Familienmitglieder,
- Reduzierung der psychischen Belastung der Kinder durch Auflösung des Tabuthemas »Sucht«,
- Erlernen effektiver Stressbewältigungsstrategien (…),
- Erhöhung des Selbstwerts und Aufbau eines positiven Selbstkonzepts,
- Erhöhung der Selbstwirksamkeitserwartung.

Durch das Gruppensetting profitieren die Kinder, da Gruppenangebote oftmals einen positiven Effekt haben. Auch die begleitende Elternarbeit des Programmes ist besonders wichtig. Die Eltern sollen sensibilisiert werden, besser auf die Bedürfnisse ihrer Kinder eingehen zu können. Um dies zu erreichen, sollen sie in ihrem Selbstwert und im Vertrauen ihrer Erziehungskompetenz gestärkt werden. Zudem werden sie motiviert, weitere Unterstützungsangebote und Hilfen in der Erziehung in Anspruch zu nehmen. Die Ziele von Trampolin sollen schrittweise erreicht werden, weshalb die Programminhalte aufeinander aufbauen. Trampolin ist in mehrere Module mit eigenen Schwerpunkten aufgeteilt. Für die Kursdurchführung ist eine berufliche Ausbildung im sozialen Bereich sowie Erfahrungen mit Kindern aus belasteten oder dysfunktionalen Familien essenziell (Klein et al. 2013).

Daneben gibt es in Deutschland noch weitere Angebote, die meist im Bereich der lokalen Suchthilfe zu finden sind und den Kindern aus suchtbelasteten Familien Unterstützung bieten. Hierzu gehört zum Beispiel FitKids (Wesel), Feuervogel (Aachen), Huckleberry & Pippilotta (Balingen), MAKS (Freiburg) oder das Patenschaftsprojekt Vergiss mich nicht (Berlin). Durch das Patenschaftsprojekt Vergiss mich nicht (Diakonisches Werk Berlin Stadtmitte e. V.) wird es Kindern aus suchtbelasteten Familien durch eine Patenschaft ermöglicht, eine Beziehung zu einem Erwachsenen aufzubauen, auf den sie sich verlassen können. Die Patenschaft sorgt somit für Stabilität, was einen positiven Einfluss auf die Resilienzen der Kinder hat, da bereits eine stabile Beziehung zu einer erwachsenen Bezugsperson einen entscheidenden Schutzfaktor für das Kind darstellt. Durch die Beziehung zu einem Paten werden die Beziehungsfähigkeit und das Vertrauen auf Unterstützung durch einen Erwachsenen gefördert. Bei dem betroffenen Kind werden Schutzmechanismen, das Selbstwertgefühl und die sozialen Kompetenzen gestärkt (Klein et al. 2017, S. 23 ff.).

Da Sachsen und Thüringen besonders von dem Crystal-Meth-Konsum betroffen sind, gibt es in diesen Ländern spezielle Hilfsangebote, die sich an die Kinder von methabhängigen Eltern richten. Hierzu gehören Gruppenangebote für betroffene Kinder mit begleitender Elternarbeit, wie die Programme PICKNICK und sCHILDkröte. Durch PICKNICK in Chemnitz sollen Kinder aus suchtbelasteten Familien in ihren Resilienzen gefördert werden. Die Kinder erarbeiten beispielsweise in Gruppen gemeinsam Lösungsstrategien für mögliche Probleme, (kindgerechtes) Wissen über die Sucht der Eltern sowie einen positiven Blick auf ihr Leben. Der Kontakt zu den Eltern/Angehörigen der Kinder soll durch das Angebot aufrechterhalten werden. Die Gruppen werden von zwei Beraterinnen betreut, die Berufserfahrungen und zusätzliche Qualifikationen im Kontext der Suchthilfe haben (vgl. ebd., S. 23 ff.).

Außerdem gibt es Angebote der Suchtselbsthilfe, wie Alateen-Gruppen oder überregionale Hilfsangebote, wie das Online-Projekt KidKit. Alateen-Gruppe richten sich an Jugendliche aus suchtbelasteten Familien, die sich mit der elterlichen Sucht allein fühlen. Durch Angehörigengruppen erfahren die Betroffenen, dass sie mit dieser Situation nicht allein sind. Gemeinsam reflektieren sie über die Situationen zuhause, wodurch sie neue Sichtweisen und eine innere Distanz entwickeln können. KidKit ist ein Angebot, durch welches Informationen über das Thema Sucht, Gewalt und psychische Erkrankungen vermittelt sowie Beratung und Unterstützung über das Internet angeboten werden. Das Angebot richtet sich an Kinder und Jugendliche aus suchtbelasteten Familien und wird aufgrund der Anonymität häufig in Anspruch genommen (Klein et al. 2017, S. 24 ff.).

Die Schule ist durch die hohe Anzahl der Kinder und Jugendlichen, die dort erreicht werden und die lange Zeit, die die Kinder in dieser Institution verbringen, ein besonders wichtiger Ort für Suchtprävention. Lehrer*innen ist es durch den langfristigen Kontakt zu den Schülern oft möglich, Fehlentwicklungen bei den Kindern und Jugendlichen zu erkennen (Batt 2008). Im Setting Schule gibt es beispielsweise das Alkohol-Präventionsprogramm Tom & Lisa, was sich an Jugendliche der Klassenstufe sieben und acht richtet. Durch ein interaktives Planspiel lernen die Schüler, wie ein verantwortungsvoller Alkoholumgang aussieht und wie mit Gefahrensituationen umgegangen wird. Durch das Programm sollen unter anderem Informationen über Risiken und Gefahren des Alkoholkonsums sowie Informationen über das Jugendschutzgesetzt vermittelt werden. Darüber hinaus sollen die Risikokompetenzen gefördert und über falsche Alkoholinformationen aufgeklärt werden. Präventionsfachkräfte sind Pädagogen und Sozialarbeiter.

Papilio ist ein weiteres Präventionsprogramm für das Setting Kindergarten und Grundschule. Das Programm trägt zu einer frühzeitigen und rechtzeitigen Förderung der kindlichen Entwicklung bei, was ein wertvoller Präventionsbeitrag gegen Sucht und Gewalt ist. Es handelt sich bei Papilio um ein niedrigschwelliges Programm, da es in Kindergärten und Schulen ansetzt. Dadurch werden gleichzeitig auch Kinder erreicht, die aus schwierigen Verhältnissen kommen. Das Team von Papilio bietet Fortbildungen für Fachkräfte in Schulen und Kitas an (Papilio 2021).

Darüber hinaus wurde von der BZgA eine Mitmach-Initiative zur Vorbeugung einer Sucht entwickelt, die von allen Erwachsenen durchgeführt werden kann, die mit Kindern und/oder Jugendlichen (ab dem vierten Lebensjahr) zu tun haben. Diese Initiative nennt sich Kinder stark machen. Beispielsweise kann der Sportverein, die Schule oder der Kindergarten die Kinder und Jugendlichen in ihrer Entwicklung stärken und unterstützen. Dafür bietet die BZgA umfangreiche Unterstützung, Informationen und Mitwirkungsmöglichkeiten an (BZgA 2021b).

Das Präventionsprogramm SAFE (= Sichere Ausbildung für Eltern) ist ein Präventionsprogramm, durch welches eine sichere Bindungsentwicklung zwischen Eltern und Kind gefördert und Bindungsstörungen sowie die Weitergabe von traumatischen Erfahrungen über Generationen verhindert werden soll. Somit richtet sich das Programm sowohl an die sichere Entwicklung der Kinder als auch an die der Eltern. Durch Ausstellung von Informationsmaterial, beispielsweise in Apotheken, bei Ärzten oder auch in Schwangerschaftsberatungsstellen, finden Eltern Zugang zu dem Programm. SAFE zieht sich über einen Zeitraum ab der 20. Schwangerschaftswoche bis hin zum Ende des ersten Lebensjahres des Kindes und umfasst vier Module. Das Programm beinhaltet sowohl gruppenbezogene als auch individuelle Hilfestellungen (Brisch 2019, S. 54f.). Mentor*innen des SAFE-Programmes können grundsätzlich alle Menschen werden, die in medizinischen, sozialen oder psychologischen Berufen tätig sind. Auch kann das Programm grundsätzlich von allen (Eltern, Müttern, Vätern oder Alleinerziehenden) genutzt werden, da es in allen sozialen Schichten Eltern mit Traumatisierungen gibt, die von diesem Programm profitieren. SAFE wurde für verschiedene Gruppen und Anwendungen erweitert. So gibt es beispielsweise das SAFE-Spezialprogramm für Eltern mit Adoptiv- und Pflegekindern, für Mütter-Säuglingsgruppen im Strafvollzug oder auch für Eltern mit Frühgeborenen. Weitere Anwendungen, unter anderem für suchtkranke Eltern, sind in Entwicklung. SAFE zielt darauf ab, die Eltern dahingehend zu unterstützen, dass sie gemeinsam mit ihren Kindern eine sichere Bindungsentwicklung aufbauen können und dass sie (trotz eigener Schwierigkeiten) für die Signale ihrer Kinder auf einer emotionalen Basis verfügbar sind und angemessen feinfühlig auf diese reagieren können (Brisch 2019, S. 305).

Durch verschiedene Studien ist für die überwiegende Mehrzahl dieser Hilfsangebote eine zielgruppenspezifische Effektivität nachgewiesen. Insbesondere gerade auch im Hinblick auf eine Resilienzförderung bei den Kindern und zugleich einer Reduktion und Vermeidung einer Kindeswohlgefährdung durch die Eltern (Frumentia Maier 2020).

11.4 Transkulturelle Psychiatrie

In der Spiegel-Ausgabe vom 5. Januar 2004 wird unter der Überschrift »Wie sich das Seelenleiden von Deutschen und Türken unterscheidet« festgestellt: ›je mehr sich die Forscher mit dem Problem beschäftigen, desto mehr wird ihnen bewusst, dass sie einer faszinierenden kulturwissenschaftlichen Frage auf der Spur sind: Wie kulturgebunden ist das Erscheinungsbild einer Krankheit?« (Spiegel 2004).

Transkulturelle Psychiatrie versucht, ein kultursensibles Agieren im Kontext der Diagnostik und Behandlung von psychiatrischen Erkrankungen zu erreichen (Machleidt und Heinz 2010). Um Krankheitssymptome und anamnestische Angaben richtig interpretieren und bewerten zu können, ist ein Wissen um kulturelle Hintergründe der Patienten, z. B. bei denjenigen, die in Deutschland mit einem Migrationshintergrund leben, essenziell. Das psychische Erleben von Menschen ist geprägt von kulturellen Sozialisationsprozessen, dies bedingt eventuell unterschiedliche Realitätsvorstellungen und muss bei der Diagnose von »abweichendem, verrücktem« Verhalten berücksichtigt werden. Zusätzlich ist ein kritischer Reflektionsprozess über die Beeinflussung von Diagnostik und Therapie durch die eigenen, die Medizin prägenden, kulturellen Vorhaben und Werteorientierungen notwendig. Wohlfahrt bezeichnet die Psychiatrie als ein im westlichen Kulturkreis etabliertes kulturelles Repertoire, in dem kulturwissenschaftliche Ansätze verstärkt berücksichtigt werden müssten (Wohlfart und Zaumseil 2006).

Ebenfalls sind die »Gefahren« zu bedenken, die Fehlinterpretationen von Aussagen aufgrund einer nicht korrekt möglichen Übersetzung von persönlichen Anschauungen in eine andere Sprache oder auch in einen anderen kulturellen Raum. Das Benutzen von Metaphern ist ohne kulturelles Hintergrundwissen nicht verstehbar. Wie sollte die Aussage eines deutschen Patienten übersetzt werden, wenn er sagt: »Dem ist wohl eine Laus über die Leber gelaufen«? Oder wenn ein aus dem Iran stammender Patient, ins Deutsche übersetzt, aussagt: »Meine Leber ist zerstückelt« und dies im iranischen Kulturkreis ein Ausdruck tief empfundener Traurigkeit darstellt, die dann wiederum ein Hinweis für eine Depression sein könnte. Es geht demnach um konkrete Sprachbarrieren, aber auch um Verständigungsbarrieren jenseits der konkreten Sprache. Heinz, Leiter der Klinik für Psychiatrie der Charité in Berlin, fordert eine »kultursensible Medizin«. Darüber hinaus sollte generell innerhalb der psychiatrischen Regelversorgung eine Kontextualisierung in dem Sinne stattfinden, dass die Lebensbezüge und Hintergründe eine größere Berücksichtigung erfahren müssten. Dies betrifft dann auch unterschiedliche soziale Schichtzugehörigkeiten im gleichen Kulturkreis zwischen Arzt und Patient, die eine Verständigung erschweren, da z. B. der Akademiker (Arzt) die sozialisations- und schichtgeprägten Erklärungsmodelle des Patienten nicht nachvollziehen, nicht verstehen kann. Es geht u. a. um ein transparentes, wertschätzendes gegenseitiges Verstehen und das Hinterfragen von Interpretationen und Vermutungen auf Seiten des Arztes wie auf Seiten des Patienten.

11.5 Sozialpsychiatrische Praxis

Dieses Kapitel müsste eigentlich mit einem Exkurs über die Sozialgeschichte der Psychiatrie beginnen. Dann könnte die heute in der psychiatrischen Versorgung vorherrschenden therapeutischen Methoden, Institutionen und Berufe, die sich im Laufe der Geschichte herausgebildet haben, besser verstanden werden.

Ausgrenzen, Zwangsbehandeln, Vernichten, Asylieren, medizinisch begründete Trakturen etc. waren über lange Zeit gesellschaftliche Reaktionen, mit denen man (je nach vorherrschendem Paradigma) den »verirrten«, »unsozialen«, »unvernünftigen«, »arbeitsunfähigen«, »gehirnkranken« und schließlich »erblich geisteskranken« Menschen begegnete.

Doch nicht nur der leidvolle Umgang mit psychisch Kranken hat seine Geschichte, auch sozialtherapeutische Maßnahmen sind nicht erst nach der »sozialpsychiatrischen Wende« in den 1960er-Jahren entstanden. So entwickelten z. B.

Battie um 1759 in England und Pinel um 1790 in Frankreich eine Art »Milieutherapie«. In der Mitte des 19. Jahrhunderts entwarf Griesinger in Deutschland eine gemeindenahe Versorgungskonzeption mit kleinen »Stadtasylen«, Hausbesuchen und ambulanter Nachsorge (vgl. Dörner 1969).

Mit diesen wenigen Hinweisen können wir nur hoffen, beim Leser Interesse für eine weitergehende in diesem Rahmen nicht zu leistende Beschäftigung mit der Sozialgeschichte der Psychiatrie zu wecken (vgl. Dörner 1969; Foucault 1969; Dörner et al. 2019).

Nach diesen einleitenden Bemerkungen wollen wir die Teilbereiche sozialpsychiatrischer Praxis (Prävention, Sozialtherapie, Rehabilitation) nacheinander skizzieren.

Prävention

Gibt es – angesichts der vielfältigen Ursachen psychischer Störungen und Suchterkrankungen – überhaupt realistische Ansätze zu ihrer Prävention? Und wenn ja, wo sind diese Ansätze in der Primärprävention sinnvoll durchzuführen? In der Prävention »kränkender« Sozialisationserfahrungen? In der Prävention zerrütteter, zerbrochener, unglücklicher Familien? In der Prävention von belastenden Lebensereignissen wie Verlusten, Trennungen, Arbeitslosigkeit? In der Prävention von Desorganisation und Isolation in der Gemeinde? In der Prävention von Benachteiligungen in unteren Sozialschichten? In der Prävention von Stress, Hetze und Konkurrenz am Arbeitsplatz? – um nur die wichtigsten sozialmedizinischen Hypothesen über die Ursachen von psychischen Störungen und Suchten anzusprechen.

Das Konzept der Risikofaktoren, das wir beispielsweise bei der Prävention von Herz-Kreislauf-Krankheiten kennen gelernt haben, lässt sich auf die Prävention psychischer Störungen nicht sinnvoll anwenden: Es gibt zu viele und insbesondere zu viele unbekannte Risiken für psychische Gesundheit. Außerdem verändern sich die gesellschaftlichen Bedingungen, unter denen psychisches Leid entstehen kann, schnell, manchmal schneller als der Prozess ihrer epidemiologischen Entdeckung und der Formulierung und Umsetzung präventiver Maßnahmen.

In der Psychiatrie-Enquête wurden vier Bereiche der Primärprävention psychischer Störungen unterschieden (Deutscher Bundestag 1975):

> *Medizinischer Bereich:* Während der Schwangerschaft, der Geburt und in den ersten Lebensmonaten, aber auch während der weiteren Entwicklung, im Erwachsenenalter und vor allem im hohen Lebensalter ist die Sicherung der körperlichen Integrität Voraussetzung für die psychische Gesundheit …
>
> *Psychosozialer Bereich:* Ebenso wichtig, vor allem in der Entwicklungs- und Wachstumszeit, aber auch im späteren Leben, ist die Sicherung von Grundbedürfnissen im psychosozialen Bereich. Dazu gehört das Bedürfnis nach Geborgenheit, nach beständigen und strukturierten Kontakten zu festen Bezugspersonen, nach ausreichender affektiver Bindung und intellektueller und pädagogischer Anregung …
>
> *Soziokultureller Bereich:* Zu den soziokulturellen Voraussetzungen, die für eine gesunde psychische Entwicklung entscheidend sind, gehören vor allem Zugang zu Bildungs- und Ausbildungsmöglichkeiten, der dem Individuum die Chance zur Entwicklung seiner Fähigkeiten gibt und ihm die Möglichkeit zur Entfaltung seiner Persönlichkeit bietet …

> *Sozioökonomischer Bereich:* Die Verwirklichung beruflicher Möglichkeiten, die Sicherung des Arbeitsplatzes und die Freiheit von ökonomischer Not fallen in diesen Bereich, in dem besonderes Augenmerk auf Risikogruppen wie Emigranten, Flüchtlinge, Gastarbeiter, Angehörige der untersten Sozialschicht und andere Randgruppen gerichtet werden sollte« (1975, S. 386).

Wir würden diese Maßnahmen heute der Strategie der Gesundheitsförderung zurechnen (s. ▶ Kap. 6.2). Ähnlich wie die psychiatrische Versorgung insgesamt waren auch die Themen psychische Gesundheitsförderung und Prävention psychischer Krankheiten lange Zeit ganz unten auf der politischen Agenda. Erst seit wenigen Jahren werden gesundheitspolitische Aktivitäten zur Förderung psychischer Gesundheit sichtbar (vgl. den Überblick über Maßnahmen in Deutschland und in Europa in »Mental health promotion and prevention« BDP 2019).

Die Aktivitäten der Förderung psychischer Gesundheit werden ergänzt durch Maßnahmen zur »Normalisierung« des gesellschaftlichen Umgangs mit psychisch Kranken mit dem Ziel, dass eine größere Toleranz gegenüber psychisch Auffälligen, ein Akzeptieren abweichenden Verhaltens für die Betroffenen weniger leidvoll wäre. In diese Richtung zielt u. a. das *Antistigma-Programm* »open the doors«, das vom Weltverband für Psychiatrie initiiert und auch in mehreren deutschen Städten durchgeführt wird. Ziel des Programms ist es, bestehende Vorurteile abzubauen und das Verhalten der Öffentlichkeit gegenüber schizophren Erkrankten sowie das Verhalten von Personengruppen, die durch ihren Beruf in Kontakt mit Erkrankten kommen, durch gezielte Interventionen positiv zu beeinflussen. Um die Schwerpunkte der Stigmatisierung und Diskriminierung aus der Sicht unterschiedlich Betroffener (Patienten, Angehörige, Pflegepersonal, Ärzte und Bevölkerung) zu erfassen, wurden bundesweite und lokale Bevölkerungsumfragen, Patientenbefragungen und Focus-Interviews in den Projektzentren durchgeführt und ausgewertet. Auf der Basis dieser Ergebnisse und der Ergebnisse der jüngsten Einstellungsforschung wurden Strategien zur Intervention entwickelt. Dazu gehören:

- die Aufklärung der Öffentlichkeit durch lokale Veranstaltungen sowie regionale und überregionale Medienarbeit,
- die Information von Sozialleistungsträgern, Arbeitgebern und anderen Einrichtungen, die für die Rehabilitation der Erkrankten bedeutsam sind,
- die aktive Einflussnahme auf Einstellungen und Verhalten definierter Zielgruppen in Form von Begegnungen, Vorträgen und workshops, etwa mit Journalisten, Polizisten, Schülern, Lehrern und in der Psychiatrie tätigen Berufsgruppen (www.openthedoors.de).

Sozialtherapie

Im Zentrum der sozialtherapeutischen Praxis steht die Gemeindepsychiatrie. Dörner nennt folgende Grundsätze der Gemeindepsychiatrie (Dörner 1972, S. 132):

- »Von der Bettenbehandlung zur ambulanten und halbambulanten Behandlung;
- Von der Asylierung zur Rehabilitierung;

- Vom Sedieren und Isolieren zu möglichst frühem Aktivieren und Kommunizieren;
- Vom Abbruch der sozialen Beziehungen zu deren Erhalt bzw. zu deren Revision durch Veränderung;
- Von der administrativen Zerschneidung der Behandlungskompetenz (Krankenhaus, Behörden, niedergelassener Arzt) zur personalen Kontinuität und zum gleitenden System der Behandlung;
- Von der Hierarchisierung des Behandlungsmilieus zum therapeutischen Team, zu Selbstverwaltung, zur therapeutic community; von der Priorität der gesellschaftlichen Sicherheit und des individuell unnötigen Zwangs zum therapeutisch begründeten Risiko und dazu, der Gesellschaft mehr unvernünftiges Verhalten zuzumuten als bisher;
- Von der Selektion der Patienten nach Gemeingefährlichkeit bzw. sozialer Schichtung zur Rekommunalisierung, d. h. zur regionalen Versorgung nach den Bedürfnissen der Bevölkerung und der Einrichtung gemeindenaher Zentren«.

▶ Tab. 11.5 zeigt die von der Enquête vorgeschlagene *Struktur der psychiatrischen Versorgung* in einem sogenannten Standardversorgungsgebiet. Die Versorgungsstruktur wurde nach und nach weiterentwickelt. Welche Zuständigkeiten und Rechtsgrundlagen für die Finanzierung der Gemeindepsychiatrie wichtig sind, zeigt die ▶ Tab. 11.6.

So erfreulich die Veränderungen der psychiatrischen Versorgung seit der Psychiatrie-Enquête sind, so ist doch nicht zu übersehen, wie langsam und gegen wie viele Widerstände sich dieser Prozess vollzogen hat (Clausen und Eichenbrenner 2016).

Doch auch in anderen europäischen Ländern ging der *Wechsel von der Krankenhaus- zur Gemeindeversorgung* nur langsam und nicht ohne Probleme voran. So wurde in der sogenannten »Psychiatrie-Revolution« in Italien deutlich, dass die gesetzlich geregelte Abschaffung der Landeskrankenhäuser ohne gleichzeitigen Aufbau ausreichender Gemeindeeinrichtungen nicht ohne Nachteile für die betroffenen Patienten und ihre Angehörigen durchgeführt werden kann. Ähnlich war die Situation in England, wo der Aufbau der Gemeindepsychiatrie schon früher und weniger spektakulär begann, wo aber – insbesondere aufgrund ökonomischer Probleme des Nationalen Gesundheitssystems – immer wieder Rückschläge zu verzeichnen sind.

Wenn wir die Entwicklung der gemeindenahen Versorgung von psychisch Kranken mit der Versorgung anderer chronisch kranker Menschen vergleichen, so lässt sich – bei aller Zurückhaltung angesichts der vielen noch ungelösten Probleme – heute sagen, dass die Psychiatrie – theoretisch wie praktisch – in der *gemeindeorientierten* Gesundheitsversorgung eine Vorreiterstellung eingenommen hat, von der andere medizinische Disziplinen lernen können. Dies gilt auch für die Kooperation unterschiedlicher Gesundheitsberufe im Rahmen der *»therapeutischen Gemeinschaft«* (Jones 1976). Mit dieser sozialtherapeutischen Methode ist eine partnerschaftliche Beziehung von Patienten und Therapeuten, eine gleichberechtigte Arbeitsteilung zwischen den Therapeuten untereinander, ein Minimum an Hierarchie, ein Maximum an Information und Kontakten zwischen allen Beteiligten gemeint.

11 Psychische, psychosomatische Erkrankungen und Suchterkrankungen

Tab. 11.5: Angebote in einem Standardversorgungsgebiet (Deutscher Bundestag 1975, S. 31)

Das Vorfeld psychiatrischer und psychotherapeutisch/ psychosomatischer sowie rehabilitativer Dienste

Beratungsstellen		psychosoziale Kontaktstellen Fachärzte anderer Disziplinen
Allgemeine professionelle Beratung in den Bereichen: Erziehung, Seelsorge, Rechtspflege, Gesundheitsämter, Arbeitsverwaltung und Sozialarbeit	praktische Ärzte und Ärzte für Allgemeinmedizin	

Ambulante Dienste

		niedergelassene Kinder- und Jugendlichen-psychotherapeuten psychosoziale Versorgungseinrichtungen (in unterversorgten Gebieten)	Spezielle rehabilitative Dienste	Dienste für Behinderte
niedergelassene Nervenärzte niedergelassene ärztliche und nicht-ärztliche Fachpsychotherapeuten Beratungsstellen für Kinder, Jugendliche und Eltern				

Ambulante Dienste an Krankenhauseinrichtungen	Halbstationäre Dienste	Stationäre Dienste	Komplementäre Dienste	Werkstätten für Behinderte Beschützende Arbeitsplätze	Einrichtung zur Früherkennung, Frühdiagnose und Frühbehandlung Sonderkindergärten Sonderschulen Sonderklassen Wohnangebote Bildungs-, Freizeit- und Erholungsstätten
ambulante Dienste an psychiatrischen Behandlungszentren psychotherapeutisch/ psychosomatische Polikliniken Fachambulanzen	Tageskliniken und Nachtkliniken Tageskliniken und Nachtkliniken für besondere Patientengruppen	psychiatrische Abteilungen an Allgemeinkrankenhäusern psychotherapeutisch/psychosomatische Abteilungen an psychiatrischen Krankenhäusern und Allgemeinkrankenhäusern, gerontopsychiatrische Abteilung Assessment-Unit für psychisch kranke alte Menschen	Übergangsheime Wohnheime und Wohnheime für besondere Patientengruppen Beschützende Wohngruppen und Wohnungen Familienpflege Tagesstätten Patientenclubs Einrichtungen für Schwerst- und Mehrfachbehinderte		

- - - - Koordination - - - -   Psychosozialer Ausschuss   - - - - Planung - - - -
Kooperation der Träger
Psychosoziale Arbeitsgemeinschaft

11.5 Sozialpsychiatrische Praxis

Tab. 11.6: Zuständigkeiten und Rechtsgrundlagen für die Finanzierung der Gemeindepsychiatrie (modifiziert nach Bosshard et al. 1999, S. 50)

Aufgaben	Zuständigkeit	Träger	Einrichtungen	Rechtsgrundlagen
Ambulante Hilfen zur Alltags- und Krankheitsbewältigung	• Kommune (Sozialamt) • Krankenkasse und andere • Kommune (Gesundheitsamt)	• Freie Träger der Wohlfahrtspflege • Kommune	• Sozialpsychiatrisches Zentrum • Betreutes Wohnen • Tagesstätte • Ambulante psychiatrische Pflege • Sozialpsychiatrischer Dienst • Arztpraxen • Psychotherapiepraxen • Soziotherapie • Psychiatrische Institutsambulanzen • Psychiatrische und Psychotherapeutische Komplexbehandlung	• SGB IX: Eingliederungshilfe • SGB V §§ 40, 43: medizinische und ergänzende Leistungen zur Rehabilitation • SGB V § 42: Belastungserprobung und Arbeitstherapie • SGB V §§ 37, 38: Anspruch auf Krankenbehandlung, Leistung zur Verkürzung von Krankenhausbehandlung • SGB V §37a (Soziotherapie) • SGB V § 118 (Psychiatrische Institutsambulanz) • PsychKGs der Länder: versorgende und nachgehende Hilfe, Zwangseinweisung
Wohnen	• Überörtliche Sozialhilfe • Pflegeversicherung	• Träger der freien Wohlfahrtspflege	• Wohnheime • Übergangsheime	• Eingliederungshilfe nach SGB IX; bei Pflegebedürftigkeit Pflegekasse SGB XI
Arbeit	• Rentenversicherung • Arbeitsamt	• Träger der freien Wohlfahrtspflege • Private Träger	• Berufstrainingszentren • Werkstätten	• SGB VI §§ 16–19: Berufsfördernde Leistungen • SGB III § 56: Arbeitsförderungsgesetz: Eingliederung ins Erwerbsleben
Stationäre Behandlung	• Krankenkassen	• Öffentliche Träger • Private Träger	• Psychiatrische Kliniken • Psychiatrische Stationen an allgemeinen Krankenhäusern • Tageskliniken • Institutsambulanzen	• SGB V §§ 27, 39, 40: Anspruch auf Krankenbehandlung in Form einer Komplexleistung • Psychiatrie-Personalverordnung (RL PPP)

Tab. 11.6: Zuständigkeiten und Rechtsgrundlagen für die Finanzierung der Gemeindepsychiatrie (modifiziert nach Bosshard et al. 1999, S. 50) – Fortsetzung

Aufgaben	Zuständigkeit	Träger	Einrichtungen	Rechtsgrundlagen
			• Krankenhausbehandlung im häuslichen Umfeld	• PsychKG • SGB V § 118: Ermächtigung zur Teilnahme an der kassenärztlichen Verordnung • SGB V § 115d: stationsäquivalente Behandlung

Rehabilitation

Die *Rehabilitation psychisch Kranker (RPK)* sollte ebenfalls im Gemeinderahmen stattfinden. Sie hat die Wiedergewinnung wichtiger Lebensbezüge in den Bereichen Wohnen, Arbeiten und soziale Beziehungen zum Ziel. Berger et al. (2004, S. 288 ff.) haben folgende Forderung für eine »rehabilitative Medizin psychischer Störungen« aufgestellt:

- »Längerfristige sowohl stationäre als auch ambulante Rehabilitation für Menschen mit psychischen Störungen, die infolge ihrer erheblichen Beeinträchtigungen, ihrer Funktionsfähigkeiten und Teilhabe an Lebensbereichen komplexe Rehabilitationsleistungen unter Einbeziehung der Bundesagentur für Arbeit benötigen ...
- Eine kürzerfristige medizinische Komplex-Rehabilitation etwa von Patienten mit Depressionen, Zwangserkrankungen, Persönlichkeitsstörungen, bipolaren Erkrankungen, bei denen dem RPK-Konzept entsprechend Pharmako-, Psycho- und Soziotherapie gleichwertig und aufeinander abgestimmt zur Anwendung kommen ...
- Psychotherapeutische Rehabilitation: Für die Abgrenzung von anderen Segmenten der Rehabilitation psychischer Störungen ist es wichtig, dieses Angebot auf die Zielgruppe von Menschen auszurichten und zu begrenzen, bei denen psychische und somatische Störungsbilder bestehen, die miteinander verwoben sind und dazu führen, dass die Erwerbsfähigkeit gefährdet ist und die Rehabilitationsprognose im Hinblick auf die Erhaltung und Wiederherstellung der Erwerbsfähigkeit hinreichend günstig ist ...
- Rehabilitation bei substanzabhängigen Störungen (Suchtrehabilitation): Die Rehabilitation bei substanzabhängigen Störungen (Abhängigkeitserkrankungen) ist leistungsrechtlich durch die Vereinbarung Abhängigkeitserkrankungen geregelt. Es hat sich gezeigt, dass die Aufteilung in die Entzugsbehandlung zu Lasten der GKV und die Entwöhnungsbehandlung als Maßnahme der medizinischen Rehabilitation zu einer fachlich nicht zu begründeten Fragmentierung der Behandlung führt ... Eine entsprechende Weiterentwicklung ist daher erforderlich ...
- Gerontopsychiatrische Rehabilitation: Ein qualifiziertes und spezialisiertes Angebot gerontopsychiatrischer Rehabilitation existiert bisher in Deutschland (fast) nicht, obwohl die sozialrechtlichen Voraussetzungen vorhanden sind ... Der Bedarf an spezifischen gerontopsychiatrischen Rehabilitationsleistungen ist jetzt schon erkennbar und wird voraussichtlich dramatisch wachsen ... Rehabilitation wird hier insbesondere zur Vermeidung oder Verminderung von Pflegeabhängigkeit dienen und die teilweise oder vollständige Wiederherstellung der Selbstständigkeit in der alltäglichen Lebensführung sein ... Hier besteht erheblicher Entwicklungsbedarf.
- Rehabilitation in der Kinder- und Jugendpsychiatrie und -psychotherapie: Auch notwendige Rehabilitationsangebote für psychisch erkrankte Kinder und Jugendliche (z. B. schulische Rehabilitation) gehören in den Gesamtrahmen einer rehabilitativen Medizin psychischer Störungen ...«

12 Dementielle Erkrankungen

Zu Beginn des Kapitels ist es wichtig, auf das Thema geriatrische Erkrankungen bzw. Erkrankungen im Alter und dem damit veränderten Stoffwechsel hinzuweisen. Immer wieder kommt es zu Fehldiagnosen, weil die Umstellungen des Alters und die damit einhergehenden körperlichen und psychischen Veränderungen zu wenig oder nicht berücksichtigt werden. In diesem Kontext ist eine biopsychosoziale Betrachtungsweise des Alters von elementarer Bedeutung. So kommt es im Alter zu einer abnehmenden Adaptionsfähigkeit auf Reize (Stress) sowie einem verzögert einsetzenden Regulationsmechanismus des Körpers. Der Verlauf einer Erkrankung im Alter ist noch stärker von biologischen, psychologischen und sozialen Determinanten mitbestimmt. Demzufolge ist gerade im Alter ein inter- und multidisziplinäres Setting wichtig. Hier spielen u. a. der Arzt, der Krankengymnast, das Pflegepersonal, der Sozialarbeiter, die Seelsorgerin, der Logopäde und natürlich auch die Angehörigen eine wichtige Rolle. Die Zeichen einer Erkrankung im Alter können zum Beispiel Folgende sein:

- Patient stoppt Essen und Trinken
- Stürze
- Harninkontinenz
- Schwindel
- akute Verwirrtheit
- Auftreten oder Verschlechterung einer Demenz
- Gewichtsverlust
- Antriebsarmut

Die Exsikkosegefahr ist aufgrund eines im Alter häufig auftretenden reduzierten Durstgefühls besonders hoch. Schnell kann dann ein Circulus vitiosus entstehen: Krankheit, wenig trinken, Verwirrtheit, noch weniger trinken, renale Komplikationen.

Der ADL (activities of daily living)-Score dient der Beurteilung der Fähigkeiten älterer Menschen:

- körperlich (Baden; Anziehen; Toilette; Laufen; Essen)
- funktionell (Kochen; Einkaufen; Telefonieren; Hausarbeit; Medikamente nehmen; Finanzen; zu Plätzen außerhalb der Gehdistanz kommen)

Hauptsymptomenkomplexe im Alter sind insbesondere Stürze, Schwindel, Synkopen, Verwirrtheit, Inkontinenz, Bewegungsstörungen sowie iatrogen verursachte

Erkrankungen. Besonders die Symptome Schwindel und Synkopen können auf multiple Erkrankungen hinweisen. Differenzialdiagnostisch ist zum Beispiel an eine hypotone Kreislaufstörungen durch Medikamentennebenwirkungen, an Rhythmusstörungen des Herzens, an einen hypersensitiven Karotissinus, an vestibuläre bzw. cochleäre oder auch an eine epileptische Genese zu denken. Typische Gefährdungspunkte in der Wohnung, die eben auch dann fälschlicherweise einen Sturz als eine Schwindelattacke erscheinen lassen, sind rutschende Teppiche, Türschwellen oder glatte Badfliesen.

Bewegungsstörungen können u. a. infolge einer zerebralen Durchblutungsstörung, eines Morbus Parkinson, einer Arthrose oder eben auch nach der Behandlung von Knochenbrüchen entstehen. Die Folgen dieser Mobilitätseinschränkung sind häufig eine stärker auftretende Sturzgefahr, ein Vitamin-D-Mangel (fehlende Sonnenbestrahlung), eine Einschränkung sozialer Kontakte und die Entwicklung von Dekubiti.

Zudem kommt es häufig zum Auftreten von unerwünschten Arzneimitteleffekten im Alter. Etwaige Gründe hierfür sind eine fehlerhafte Indikationsstellung, ungenügende Beachtung altersspezifischer und krankheitsbedingter Änderungen von Pharmakokinetik und -dynamik, die Verordnung einer unnötigen Dauertherapie und eine mangelhafte Überwachung der Medikation, eine nicht indizierte Mehrfachverordnung von Medikamenten, die Fehlinterpretation neu auftretender Symptome (Medikamenteneffekte) sowie Einnahmefehler durch die Patienten.

Auch medizinische Dogmen sind im Alter kritisch zu reflektieren, da es leider immer noch zu wenig verifizierte Studien gibt. So sprechen wir von einer sogenannten Pseudohypertonie (Pseudobluthochdruck). Dies bedeutet, dass es keine eindeutigen Untersuchungsergebnisse bezüglich einer Risikoverminderung durch eine antihypertensive Therapie im Alter zu geben scheint, da eine entsprechende Therapie auch zahlreiche Nebenwirkungen beinhaltet. So gibt es verschiedene Studien, die darauf hindeuten, dass ab dem 85. Lebensjahr die Patienten mit dem höchsten Blutdruck die längste Überlebensrate aufweisen. Auch das Körpergewicht und die Normwerte diesbezüglich müssen kritisch hinterfragt werden. So gibt es erste Hinweise, dass bei übergewichtigen Frauen ab dem 70. Lebensjahr die Lebenserwartung höher ist als bei schlanken Frauen. Auch der Cholesterinspiegel verliert mit dem 60. Lebensjahr seine prospektive Bedeutung, während der Triglyzeridspiegel an Bedeutung gewinnt.

Eines der Hauptprobleme im Alter ist die sogenannte Malnutrition, damit ist eine Mangelernährung gemeint. Wichtige Risikofaktoren für das Auftreten einer Mangelernährung im Alter sind:

- alleinlebend
- keine regelmäßig gekochten Mahlzeiten
- Grundsicherungsempfänger
- Demenz
- Depression
- chronische Bronchitis und Emphysem
- schlechte Zähne/Gebiss

- Schluckprobleme
- Bewegungseinschränkung

12.1 Demenz

Vom Lateinischen übersetzt bedeutet Demenz »Weg vom Geist« oder »ohne Geist«. »Unabhängig von der Ursache versteht man unter einem Demenzsyndrom eine über die Altersnorm hinausgehende längerfristige Störung verschiedener geistiger Leistungen, z. B. Gedächtnis- oder Orientierungsstörungen« (Kastner und Löbach 2018, S. 9). Das Demenzsyndrom ist ein Zusammenspiel von verschiedenen Einzelsymptomen und wird meist durch eine Verschlechterung der kognitiven Leistungen und der daraus resultierenden Beeinträchtigung im Alltag kenntlich. Die WHO erklärt den Begriff Demenz wie folgt: »Demenz ist eine erworbene globale Beeinträchtigung der höheren Hirnfunktionen, einschließlich des Gedächtnisses und der Fähigkeit, Alltagsprobleme zu lösen.« (Charlier 2015, S. 151). Tatsächlich ist Demenz eine der häufigsten psychischen Störungen im Alter und betrifft circa 1,6 Millionen Menschen in Deutschland (Kastner 2018, S. 3).

12.1.1 Demenz – Diagnostik

In den meisten Fällen ist die Diagnosestellung ein längerer Prozess, da die Symptomatik auch andere Ursachen haben kann. Grundbedingung für die Diagnose einer Demenz sind Einschränkungen, die mindestens sechs Monate bestehen.

Die Diagnostik einer etwaigen dementiellen Erkrankung beruht im Wesentlichen auf drei Untersuchungsmethoden (Heidler 2015):

1. Der Patient wird direkt auf seine kognitive Leistungsfähigkeit getestet.
2. Enge Bezugspersonen beurteilen das kognitive Leistungsvermögen und die Alltagskompetenz des Patienten. Dies erfolgt im Wesentlichen durch Fragebögen und Ratingverfahren.
3. Die kognitive Leistungsfähigkeit des Patienten wird getestet und enge Bezugspersonen werden über dessen kognitives Leistungsvermögen und die Alltagskompetenz befragt.

Zu 1.: Der Patient wird auf seine kognitive Leistungsfähigkeit getestet. Dies kann durch folgende Tests geschehen:

- *MMSE (Mini Mental State Examination):* Die MMSE ist hauptsächlich für die Diagnosestellung einer Alzheimer-Demenz geeignet. Das Screeningverfahren besteht aus einem Fragebogen mit einfachen Fragestellungen. Zum Beispiel bezüglich der zeitlichen und örtlichen Orientierung oder der Lösung leichter Re-

chenaufgaben. Durch eine Punktbewertung wird der Schweregrad einer etwaigen Demenz festgestellt. Nachteil dieses Testsettings: Da die Anforderungen dieses Tests sehr gering sind, wird eine beginnende Demenz leicht übersehen.
- *Uhren-Zeichen-Test:* Dieser Test wird häufig in Kombination mit der MMSE durchgeführt und zielt ebenfalls primär auf die Entdeckung der Alzheimer-Demenz. Der Patient erhält ein Blatt Papier auf dem sich ein vorgegebener Kreis befindet. In diesem Kreis sollen die fehlenden Ziffern der Uhr geschrieben werden. Die Uhr-Zeiger müssen zu einer vorgegebenen Uhrzeit eingezeichnet werden. Eine Auswertungsskala bestimmt den Schweregrad der Demenz.
- *DemTect (Demenz Detection):* Dieses Screeningverfahren wird als Befragung durchgeführt und ähnelt dem MMSE-Test. Der DemTect-Test ist ein Früherkennungstest, welcher auch leichte kognitive Störungen erfasst. Die Testdauer beträgt 8–10 Minuten und wird durch ein Punktesystem in folgende Kategorien eingeteilt: keine Störung, eine leichte kognitive Beeinträchtigung, Demenzverdacht mit der Notwendigkeit einer weiteren Diagnostik.
- *MoCA (Montreal Cognitive Assessment):* Dieses Screeningverfahren ist im Gegensatz zu den vorherigen Tests sehr spezifisch und klassifikationsgenau. Durch einen zehnminütigen Testbogen werden Exekutivfunktionen, visuell räumliche Fähigkeiten, Kurzzeitgedächtnis, Sprache, Konzentration sowie die zeitlich und örtlich-geographische Orientierung getestet. Aufgrund dieses Umfangs an Aufgaben können auch Diagnosen bei Patienten mit vaskulärer Demenz und Parkinson-Demenz festgestellt werden.

Zu 2.: Enge Bezugspersonen beurteilen das kognitive Leistungsvermögen und die Alltagskompetenz des Patienten. Dies erfolgt im Wesentlichen durch Fragebögen und Ratingverfahren:

- *IQCODE (Informant Questionnaire on Cognitive Decline in the Elderly):* Angehörige beurteilen die Alltagskompetenz des Patienten anhand eines Fragebogens mit 26 Fragen.
- *CDR (Clinical Dementia Rating):* Anhand dieses Tests wird der Schweregrad der Demenz festgelegt. Angehörige beurteilen in sechs Kategorien auf einer Skala von 0–3, wie schwer der Betroffene an Demenz erkrankt ist.
- *NOSGER (Nurses'Observation Scale for Geriatic Patients):* Dieser Test besteht aus 6 Untertests mit je fünf Items. Angehörige werten in einem Intervall von zwei Wochen jeweils alle Untertests und Items nach einer Punkteskala aus. Zu beachten ist, dass die beurteilende Person mindestens 6 Stunden pro Woche Kontakt mit dem Patienten hatte, um genaue Angaben machen zu können.

Zu 3.: Die kognitive Leistungsfähigkeit des Patienten wird getestet und enge Bezugspersonen werden über dessen kognitives Leistungsvermögen und die Alltagskompetenz befragt:

- *ADAS (Alzheimer's Disease Assessment Scale):* Der ADAS ist eine Kombination aus einer Fragebogen-Erhebung und einem Demenz- Screeningverfahren. Der Test

nimmt einen Zeitumfang von rund 45 Minuten ein und setzt sich aus drei Teilen zusammen:
a) Der Patient soll in einem aktiven Testteil eine Reihe von Aufgaben lösen, wie zum Beispiel einfache geometrische Formen abzuzeichnen oder unterschiedliche Gegenstände zu benennen.
b) In einem Interview werden affektive, motorische und psychotische Symptome erfasst. Wenn möglich, sollte ein Angehöriger mit einbezogen werden.
c) Das Verhalten des Patienten wird während des aktiven Tests und des Interviews beobachtet.

Bestätigt das Screeningverfahren die Erkrankung an Alzheimer Demenz, werden klinische Tests durchgeführt, um die körperliche Verfassung des Patienten zu prüfen. Dazu gehören Blutuntersuchungen, Diagnostik, Liquordiagnostik und ein CT sowie ein MRT, um die subklinische Veränderung des Gehirns festzustellen (Hampel et al. 2003). Trotz dieser Untersuchungen und den damit verifizierbaren Daten und Fakten ist es schwer, eine »reine« Demenzdiagnose zu stellen. Es können immer wieder untypische Demenzen, Mischformen und Komorbiditäten auftreten. Die Differenzialdiagnostik spielt eine große Rolle beim Feststellen von Demenzerkrankungen, da das klinische Bild eines Delirs oder einer Depression dem klinischen Bild einer Demenz ähneln kann (Heidler 2015).

12.1.2 Demenzformen

Das Demenzsyndrom wird in zwei unterschiedliche Formen unterteilt: die primäre und sekundäre Demenzform. Die primäre Demenzform ist charakterisiert dadurch, dass der Ursprung im Gehirn zu finden ist. Dazu zählen die Alzheimer Krankheit, Vaskuläre Demenz, Lewy-Körperchen-Demenz, Frontotemporale Demenz und neurologische Erkrankungen. Unter der sekundären Demenzform versteht man, dass der Ursprung in anderen Krankheitsbildern oder außerhalb des Gehirns zu finden ist. Damit sind zum Beispiel Schädel-Hirn-Trauma, Infektionen, Tumore und Stoffwechselerkrankungen gemeint (Kastner und Löbach 2018, S. 9). ▶ Tab. 12.1 gibt einen Überblick zu den verschiedenen Demenzformen.

Die Symptome der Demenz können in vier Hauptgruppen unterteilt werden (diese und die folgenden Ausführungen basieren auf Kastner und Löbach 2018, S. 10–18f.): Kognitive Symptome, psychische Symptome, Verhaltensänderungen und körperliche Symptome.

Unter *kognitiven Symptomen* versteht man Veränderungen der Gedächtnisleistung, der Merkfähigkeit sowie Wortfindungsstörungen und Orientierungsstörungen. Nicht alle kognitiven Symptome treten gleichzeitig auf, sondern sie entwickeln sich je nach Demenzstadium zu unterschiedlichen Zeitpunkten mit dann zunehmender Intensität. *Psychische Symptome* sind gekennzeichnet durch Angst, Stimmungsschwankungen, Depressivität, Frustrationen und Verkennungen bis hin zu Halluzinationen. Im Vergleich zu den kognitiven Symptomen verstärken sich die Symptome nicht im Verlauf der Krankheit, sondern sind mal stärker und mal schwächer zu beobachten. *Verhaltensänderungen* sind ein Kennzeichen für das mittelschwere Demenzstadium. »Zu den häufigsten Verhaltensänderungen gehören – neben dem Umherlaufen und den Störungen des Schlaf-Wach-Rhythmus – Rufen und Schreien, Aggressivität, beständiges An- und Ausziehen, sexuelle Enthemmungen oder das Sammeln und Verstecken« (Kastner und Löbach 2018, S. 16). *Körperliche Symptome* sind bei den häufigsten Demenzformen Kennzeichen für den Beginn der schweren Phase, welche meist mit pflegerischen Maßnahmen verbunden ist. Darunter versteht man Veränderungen und Störungen, wie die Gangstörung mit wiederholtem Stürzen, die Veränderung des Schluckaktes, die reduzierte Nahrungsaufnahme bei vermindertem Durst- und Hungergefühl, Inkontinenz und Bewegungseinschränkungen durch Kontrakturblutungen.

Tab. 12.1: Verschiedene Demenzformen

Primäre Demenz				
Degenerative Ursachen und/oder Folgen:	Alzheimer Demenz	Demenz mit Lewy-Körperchen	Frontotemporale Demenz	Vaskuläre Demenz
	• Eiweißablagerungen (Plaques) • 65 % aller Demenzerkrankungen • Langsam schleichender Krankheitsverlauf • Krankheitsbeginn: Merkfähigkeits- und Wortfindungsstörungen	• Lewy-Körperchen in Nervenzellen • Einschränkungen im Alltag • Gedächtnis am Anfang weniger beeinträchtigt	• Meist vor dem 65. Lebensjahr • Schädigung im Bereich von Stirn- und Schläfenlappe • Deutliche Verhaltensänderungen	• Zweithäufigste Demenzform • Folge von Durchblutungsstörungen • Plötzlicher Beginn
Sekundäre Demenz				
Folge von nichtdegenerativen Ursachen:	• Ursprung in geschädigten Hirnregionen: • Schädel-Hirn-Traumen (Unfälle, Verletzungen) • Tumore/Karzinome	• Ursprung in anderen Krankheitsbildern: • Infektionen • Stoffwechselerkrankungen	• Ursprung in Suchterkrankungen: • Alkoholkrankheit • Illegal stoffliche Suchterkrankungen	

▶ Tab. 12.2 zeigt einen Überblick über die bedeutsamsten Symptome einer Demenzerkrankung, die über eine Zeitdauer von mindestens sechs Monaten verifizierbar sein müssen.

12 Dementielle Erkrankungen

Tab. 12.2: Die bedeutsamsten Symptome einer Demenzerkrankung

Kognitive Symptome	Psychische Symptome	Verhaltensänderungen	Körperliche Symptome
• Störung des Gedächtnisses • Einschränkung von Urteilsvermögen und Problemlösung • Orientierungsstörungen • Aufmerksamkeitsstörungen • Aphasie (Sprachstörungen) • Agnosie (Störung des Wiedererkennens)	• Angst, Misstrauen und Furcht • Depressivität • Verkennung und Halluzinationen • Frustration	• Unruhe und Agitiertheit • Aggressivität • Sexualität	• Schlafstörungen • Mobilitätseinschränkung • Schmerz und Sensibilitätsstörungen • Harninkontinenz • Schluck und Essstörungen

Die drei bedeutsamsten kognitiven Symptome sind die Aphasie, Apraxie und Agnosie. Die *Aphasie*, auch genannt Sprachstörungen, gehört zu den Frühsymptomen der Demenz. Bei der leichten Demenz tritt die amnestische Aphasie meist mit Wortfindungsstörungen auf. Dies bedeutet, dass die Betroffenen meist Umschreibungen benutzen für das eigentliche Wort. Bei der mittelschweren Demenz tritt die semantische Aphasie meist mit Wortneuschöpfungen auf, was bedeutet, dass die Betroffenen neue Wörter erfinden und sich grammatikalisch verschlechtern. Bei der schlimmsten Form der Demenz besteht schon eine globale Aphasie. Die Betroffenen verlieren ihre Sprache. Es beginnt mit Verkürzungen der Sätze bis hin zu einem kompletten Verlust der Sprache, sodass sie verstummen (Kastner und Löbach 2018, S. 11). Bei der *Apraxie* besteht eine Störung des Handlungsablaufes. Im Alltag bedeutet dies, dass der Betroffene irgendwann den Gebrauch von Besteck und Hygieneartikeln nicht mehr versteht (ebd., S. 12). »Die *Agnosie* ist die Störung des Wiedererkennens, die bei demenzerkrankten Menschen in unterschiedlichsten Formen auftreten kann« (ebd.). Für den Alltag ist dies ein großes Hindernis, da die betroffenen Personen das eigene Krankheitsbild sowie das eigene Zimmer nicht mehr erkennen können (ebd., S. 12 f.).

Wie ist der Verlauf einer Demenz?

- *Anfangsstadium:* Gedächtnisschwäche wird als lästig wahrgenommen, eine Vergesslichkeit setzt ein, Nichtwissen wird kaschiert, andere werden verdächtigt, »Streiche zu spielen«, die Denkgeschwindigkeit lässt nach (Payk 2010, S. 23).
- *Fortgeschrittenes Stadium:* Die Gefühlswelt verarmt, die Fähigkeiten der Wahrnehmung/Beurteilung/Anteilnahme werden geringer, Bewegungsabläufe sind reflexhaft, Personen werden nicht mehr erkannt (führt zu Ratlosigkeit oder auch Aggressivität), normale verbale Verständigung nicht möglich.

- *Spätes Stadium:* Geistige Möglichkeiten fast völlig verschwunden, Benehmen eines Kindes, keine sinnvollen Handlungen und Gedanken mehr möglich, volle Unterstützung notwendig, körperlicher Verfall bis zum Tod.

Alzheimer-Krankheit: die häufigste Demenzerkrankung

Von den über einer Million Demenzkranken, die in Deutschland leben, sind ca. zwei Drittel von der Alzheimer-Krankheit betroffen. Eine Zunahme der Prävalenzquote wird befürchtet. Die Alzheimer-Krankheit ist eine chronische, nicht ansteckende Erkrankung des Gehirns, bei der langsam, aber stetig fortschreitend Nervenzellen untergehen. Sie wurde nach dem deutschen Neurologen Alois Alzheimer (1864–1915) benannt, der 1907 als Erster die Krankheitssymptome und die typischen krankhaften Veränderungen im Gehirn beschrieben hat. Diese Veränderungen entstehen durch Ablagerung von fehlerhaft gebildeten Eiweißstrukturen innerhalb und außerhalb der Nervenzellen. Vor allem die Gehirnanteile im Schläfen- und Scheitelbereich sind betroffen. Die Ätiologie der Krankheit ist noch immer nicht eindeutig entschlüsselt. Als mögliche Ursachen werden folgende Faktoren diskutiert: Erbanlagen (genetische Faktoren), Erreger (viral, bakteriell), Umwelteinflüsse, Auto-Immunprozesse und der Alterungsprozess. Die Alzheimer-Krankheit führt zu Störungen

- des Gedächtnisses,
- der Sprache,
- des Denkvermögens,
- des Erkennens,
- der Handhabung von Gegenständen,
- der örtlichen und zeitlichen Orientierung.

Die Diagnostik der Erkrankung ist hauptsächlich eine Form der Ausschlussdiagnostik. Andere in Frage kommende Demenzerkrankungen werden ausgeschlossen. Die Symptomverifizierung, bestimmte Leistungs- und Gedächtnistests, bildgebende Verfahren (Computer- oder Kernspintomographie) usw. sind für die Festlegung der Alzheimer-Krankheit ausschlaggebend.

Die therapeutischen Interventionsmöglichkeiten unterscheiden zwischen einer nichtmedikamentösen und medikamentösen Behandlung. Zu den nichtmedikamentösen Behandlungsoptionen zählen die Bewegungstherapie (Aktivierung und Anregung), die Validation nach Feil (empathische Betreuung und Verständnis für den Betroffenen, Feil 1999, S. 295 ff.), soziotherapeutische Maßnahmen usw. Bezüglich der Kommunikation mit Alzheimer-Kranken haben sich nach Füsgen et al. (2001) folgende Verhaltensoptionen bewährt: Empathische Grundeinstellung, positive Verstärkungen verbaler und nonverbaler Art, Geduld, klare Sprache und konkrete Angaben, falls notwendig geduldiges Wiederholen von Informationen und keine patronisierende Kommunikation, die einer Entmündigung und Altersdiskriminierung entspricht (s. a. Ageismus).

Bei rechtzeitig einsetzender Behandlung im frühen Stadium der Erkrankung kann mit bestimmten Demenzmedikamenten eine Verlangsamung des Abbauprozesses der Nervenzellen und damit ein Fortschreiten dieses bisher unheilbaren Leidens erreicht werden. Zur medikamentösen Behandlung der Alzheimer-Demenz stehen zwei Arzneimittelgruppen zur Verfügung, die die bei Demenzen gestörten Botenstoffe Glutamat und Acetylcholin positiv beeinflussen. Es handelt sich hierbei um Memantine (Medikamente zur Steigerung des Hirnstoffwechsels und der Hirndurchblutung) und Acetylcholinesterase-Hemmer. Die Entstehung der Alzheimer-Demenz kann man derzeit nicht verhindern. Es wird allerdings versucht, Medikamente zur Impfung gegen die krankmachenden Eiweiße der Alzheimer-Krankheit zu entwickeln: Diese Medikamente sollen die Reaktion des Immunsystems gegenüber den Eiweißen verändern und sie auf diese Art für den Körper unschädlich machen. Im Sinne der Prävention soll regelmäßige Bewegung das Auftreten der Alzheimerdemenz bis zu 30 % verringern. Neben der körperlichen Aktivität sind die geistige Regsamkeit, eine gesunde Ernährung sowie die Behandlung von Risikofaktoren wie insbesondere eines erhöhten Blutdrucks wichtige Elemente der Prävention.

12.1.3 Therapie, Kommunikation, Validation

Leider gibt es immer wieder Hinweise für eine Unter- und Fehlversorgung demenzkranker Menschen. Strukturelle bzw. fachliche Gründe auf Seiten der ärztlichen Versorgungsstellen, in erster Linie ärztliche Praxen, könnten folgende Aspekte sein:

Strukturelle Gründe der Unterversorgung:

1. Angst vor Überschreitung des Arzneimittelbudgets
2. Sektorale Gliederung der Versorgung
3. Unterschiede in der regionalen Versorgungspraxis
4. (Mögliche) Überschreitung der Leistungsmöglichkeiten der Praxis

Fachliche Gründe der Unterversorgung:

1. Zweifel an der Wirksamkeit von Antidementiva
2. Uneindeutigkeit des Therapieerfolgs
3. Unkenntnis regionaler Versorgungsangebote

Je früher eine dementielle Erkrankung diagnostiziert wird, desto schneller kann medikamentös (Antidementiva) und durch Verhaltens- und Gedächtnistraining etwas zur Verlangsamung des Demenzprozesses getan werden. Eine Heilung ist bisher noch nicht möglich.

Die von *Carl R. Rogers* entwickelte Kommunikationstheorie, die im Umgang mit Demenzkranken und auch verwirrten Menschen hilfreich ist, basiert auf einer klientenzentrierten Gesprächsführung. Sie besteht aus drei wesentlichen Bestandteilen: *Empathie, Authentizität* und *Akzeptanz*. Erweitert wurde diese Theorie noch um die *Validation*. Dies bedeutet, dass man die Verhaltensweisen und Äußerungen Demenzkranker wertschätzt und akzeptiert. Belehrende Reaktionen, die nur auf dem negativen Basieren, helfen den Betroffenen nicht. Aussagen, die auf die positiven Eigenschaften fokussiert sind, helfen den Betroffenen, ihre Defizite in eine Ressource umzuwandeln. In der späteren Krankheitsphase steht häufig eine nonverbale Kommunikation im Vordergrund. Die Betroffenen sollten nur von vorne angesprochen und das Gesagte mit Mimik, Gestik und Berührungen unterstrichen werden (Deutsches Ärzteblatt 2017).

Bei der Kommunikation mit Demenzkranken sollte die Kontaktperson darauf achten, dass sie den*die Patient*in direkt anschaut, wenn sie mit ihm*ihr spricht. Dies ist wichtig, da beide Seiten so auch Mimik und Gestik des anderen wahrnehmen können. Um die Aufmerksamkeit zu erhalten, sollte man Erkrankte nicht von hinten oder von der Ferne ansprechen. Es ist wichtig, einen einfachen Satzbau zu verwenden, damit das Gegenüber möglichst viel versteht und dem Gesagten folgen kann (Tschainer-Zangl 2019, S. 66 ff.).

Es ist hilfreich, verbale und nonverbale Kommunikation zu verbinden, damit der Erkrankte mehr Möglichkeiten hat, Erfahrungen und Verknüpfungen in seinem Gehirn abzurufen. Das Spiegeln von erwünschten Handlungen, kann dem*der Patienten*in helfen, verbal geäußerte Aufforderungen durchzuführen. Sollten die beschriebenen Schritte zu keinem erwünschten Ziel führen, sollte man Hilfestellungen zur eigenständigen Durchführung der erwünschten Handlung leisten. Es ist nicht sinnvoll, einfach die Aufgaben für ihn*sie zu übernehmen, da er*sie möglichst lange selbständig bleiben soll und sich nicht bevormundet fühlen soll (Tschainer-Zangl 2019, S. 68). Wichtig ist es auch, den Demenzkranken nicht zu verbessern, wenn er falsche Worte verwendet oder Worte nicht finden kann. Man sollte ihm*ihr lieber Umschreibungen anbieten oder auf Gegenstände zeigen, damit er*sie selbständig auf das gesuchte Wort kommen kann. Dies hilft dabei, das Gedächtnis zu trainieren und der*die Erkrankte hat die Möglichkeit, sich selbst mitzuteilen, sodass es dabei nicht zu einem Misserfolgserlebnis kommt.

Bei der Kommunikation mit Demenzerkrankten ist es gut, nicht auf Argumentation und Erklärungen beim Finden von Lösungen zu setzen, da diese meist nicht verstanden werden können. Wichtiger ist es wahrzunehmen, was die aktuellen Gefühle, Wünsche und Bedürfnisse des*der Erkrankten sind. Dazu ist es auch hilfreich, diese laut zu äußern, damit er*sie sich verstanden fühlt. Als zweiten Schritt bietet man eine mögliche Lösung an. Diese kann sein, dass man den*die Erkrankte zunächst ablenkt oder auf seine*ihre Situation eingeht. Auch wenn diese Methoden erstmal nicht zielführend erscheinen, kann es sein, dass man danach wieder an den*die Erkrankte herankommt. Wenn nötig, kann man sich auch einfach aus der Situation entfernen und es später noch einmal probieren. Auch kann es helfen, die Situation leicht verständlich zu machen oder noch einmal auf eine andere Weise probieren, sie für den*die Erkrankte begreifbar zu machen. Es ist immer wichtig, seine eigenen Reaktionen zu reflektieren, um sich bewusst zu machen, was einem gerade an diesem Verhalten stört und warum. Ein wichtiges Handwerkszeug für den Umgang mit Demenzkranken ist, sich als Detektiv zu verstehen. Die Kontaktperson kann sich als Detektiv sehen, der versucht herauszufinden, warum der*die Erkrankte so handelt. Dabei hilft die Fragestellung: Was sind mögliche Auslöser für dieses Verhalten? Ist es ein biologischer Wecker aus der Vergangenheit? Ein plötzlich auftretendes Gefühl oder aber unser eigenes Verhalten? Was im Umgang mit dem*der Patient*in hilft, ist die Akzeptanz der Gefühle, des Realitätsverlustes und der Bewältigungsstrategien des*der Erkrankten. Im Dialog sind hilfreiche Handwerkszeuge, Gespräche möglichst kurz zu halten – nicht länger als drei Minuten – und notfalls mit Notlügen zu arbeiten, damit keine Konflikte mit dem*der Erkrankten entstehen. Dies sind nur einige mögliche Interaktionsformen und Hilfsmittel, die im Umgang mit Demenzerkrankten zur Anwendung kommen können.

Die *Biografiearbeit* ist ein äußerst wichtiger Bestandteil im Umgang mit demenziell erkrankten Menschen. Die dadurch gesammelten Erkenntnisse verhelfen dem*der Betreuer*in zu einer besseren Kommunikation mit dem Betroffenen, da er/sie so leichter auf das auffällige Verhalten des dementen Menschen eingehen kann. Es gibt zwei unterschiedliche Formen der Biografie. Einerseits die äußere Biografie, in der persönliche Eckdaten und konkrete Geschehnisse der Person festgehalten werden, wie beispielsweise der Name, der Geburtstag und der Geburtsort (Döbele und Schmidt 2016, S. 43 f.). Andererseits die innere Biografie, in der die Bewältigung von Lebenserfahrungen und das Empfinden dieser Ereignisse eine Rolle spielen. Nur so ist es dem*der Betreuer*in möglich, die Einstellung und Reaktionen des Betroffenen zu begreifen. Mögliche Fragen zur Inneren Biografie können die Frage nach der Einstellung zum Tod sein, aber auch die Frage nach unverarbeiteten Geschehnissen (Döbele und Schmidt 2016, S. 45 f.)

Im Kontext der Betreuung Demenz-Erkrankter gewinnt das Konzept der *Validation* immer mehr an Bedeutung (▶ Tab. 12.3, Spalte »Hilfreiches Verhalten«). Naomi Feil, Sozialarbeiterin und Gerontologin im Montefiore-Altenheim in Cleveland (Ohio, USA), gilt als Begründerin der Validation-Methode.

Unter Validation (»validieren«: annehmen und wertschätzen) versteht man eine Kommunikationsform für den Umgang mit verwirrten alten Menschen. Wichtige Grundprinzipien sind, das Erleben des Verwirrten respektieren, sich in dessen Realität einfühlen und die Gefühle des Verwirrten achten. Durch das Akzeptieren und Ernstnehmen der Aussagen und Mitteilungen des verwirrten Demenz-Erkrankten wird versucht, einen Zugang zur inneren Erlebniswelt der Betroffenen herzustellen. »Gefühle, die ignoriert werden, gewinnen an Intensität und können giftig werden! Gefühle verlieren ihre Intensität, wenn sie validiert werden!« (Feil 1993, S. 42).

Validation ist ein Ansatz, der sich nicht an der Eigenverantwortlichkeit des Menschen orientiert, sondern diesen bedingungslos akzeptiert und annimmt. Die wichtigsten Validationsziele nach Feil sind:

- Wiederherstellen des Selbstwertgefühls
- Reduktion von Stress
- Rechtfertigung des gelebten Lebens
- Lösen der unausgetragenen Konflikte aus der Vergangenheit
- Verbesserung der verbalen und nonverbalen Kommunikation
- Verhindern eines Rückzugs in das Vegetieren
- Verbesserung des Gehvermögens und des körperlichen Wohlbefindens

Neil beschreibt zehn Grundsätze und Werte der Validation:

1. Alle Menschen sind einzigartig und müssen als Individuen behandelt werden.
2. Alle Menschen sind wertvoll, ganz gleichgültig, in welchem Ausmaß sie verwirrt sind.
3. Es gibt keinen Grund für das Verhalten von verwirrten, sehr alten Menschen.
4. Verhalten im sehr hohen Alter ist nicht nur eine Folge anatomischer Veränderungen des Gehirns, sondern das Ergebnis einer Kombination von körperlichen, sozialen und psychischen Veränderungen, die im Laufe eines Lebens stattgefunden haben.
5. Sehr alte Menschen kann man nicht dazu zwingen, ihr Verhalten zu ändern. Verhalten kann nur dann verändert werden, wenn die betreffende Person es will.
6. Sehr alte Menschen muss man akzeptieren, ohne sie zu beurteilen.
7. Zu jedem Lebensabschnitt gehören bestimmte Aufgaben. Wenn man diese Aufgaben nicht im jeweiligen Lebensabschnitt schafft, kann das zu psychischen Problemen führen.
8. Wenn das Kurzzeitgedächtnis nachlässt, versuchen ältere Erwachsene, ihr Leben wieder in ein Gleichgewicht zu bringen, indem sie auf frühere Erinnerungen zurückgreifen. Wenn die Sehstärke nachlässt, sehen sie mit dem inneren Auge. Wenn ihr Gehör immer mehr nachlässt, hören sie Klänge aus der Vergangenheit.
9. Schmerzliche Gefühle, die ausgedrückt, anerkannt und von einer vertrauten Pflegeperson validiert werden, werden schwächer. Schmerzliche Gefühle, die man ignoriert und unterdrückt, werden immer stärker.
10. Einfühlung, Mitgefühl führt zu Vertrauen, verringert Angstzustände und stellt die Würde wieder her (Feil 1993, S. 52).

Feil differenziert zwischen vier Stadien der Desorientierung:

- *Stadium I:* mangelhafte/unglückliche Orientierung
- *Stadium II:* Zeitverwirrtheit – Verlust der kognitiven Fähigkeiten
- *Stadium III:* sich wiederholende Bewegungen – die Sprache ersetzen
- *Stadium IV:* vegetieren – totaler sozialer Rückzug

Nach Feil kehren alte, verwirrte Menschen, die mit ihren tiefen, ungelösten Gefühlen aus früheren Stadien festsitzen, in die Vergangenheit zurück, um diese Gefühle zu lösen. Feil spricht von Grundhaltungen, die durch den Einsatz von Validationstechniken alten, verwirrten Menschen in den zuvor beschriebenen Stadien über gelebten Respekt und Wertschätzung Orientierung ermöglichen:

- Grundhaltung im *Stadium I*:
  – nicht korrigieren oder anzweifeln
  – respektvolle Haltung
  – Körperkontakt meiden

- Grundhaltung im *Stadium II:*
  - Körperkontakt und Nähe ist in dieser Phase gut
  - Gefühle ernst nehmen und Aussagen symbolisch zur Biografie sehen
- Grundhaltung im *Stadium III:*
  - Körperkontakt und Nähe sind unbedingt erforderlich
  - Stimulation aller Sinnesorgane
- Grundhaltung im *Stadium IV:*
  - intensive Stimulation über Körperkontakt und Berührung
  - auch wenn keine Reaktion erfolgt, den Kontakt aufrechterhalten (Feil 1993)

Die Grundprinzipien Empathie (Einfühlungsvermögen), Kongruenz (Echtheit) und Akzeptanz (Wertschätzung) stellen die Basis für jegliche Kommunikation dar (Menche 2004). Als verbale Validationstechniken führt Feil folgende Formen auf: Wiederholen und Schlüsselwörter heraushören, W-Fragen stellen aber nie Warum-Fragen, Erinnerung und Vergangenheit bewusst ansprechen, Gefühle verbalisieren, Lieder singen, klar, sanft, liebevoll sprechen. Als nonverbale Validationstechniken benennt Feil: ehrlicher, intensiver Blickkontakt, Gefühlslage durch Körpersprache spiegeln, Mehrkanalstimulation (Blick, Berührung, Stimme), im gleichen Rhythmus atmen, Wangen, Hinterkopf, Kieferlinie, Schultern etc. berühren usw.

Das Gegenstück dieser Form der respektvollen Kommunikation mit alten, teilweise auch verwirrten Menschen, stellt die sogenannte *Patronisierung* dar. »*Patronizing*« beinhaltet im Englischen ein herablassendes oder/und auch gönnerhaftes Verhalten. In der Interaktion, der Kommunikation mit älteren Menschen und insbesondere mit verwirrten alten Menschen wird häufig, gerade auch in Pflegeheimen und Krankenhäusern, eine entmündigende, bevormundende Sprache praktiziert. Die Sprache entspricht häufig der einer Babysprache. Diese Form des Kommunikationsdefizits, der Altersdiskriminierung wird seit den 1960er Jahren im angelsächsischen Lebensraum mit dem Begriff des Ageismus/Ageism (abgeleitet vom englischen *age* – Alter) beschrieben. Der englische Gerontologe Butler prägte diesen Begriff.

> »The term, ageism' was originally coined in 1968 by the psychiatrist Robert Butler, who has since emerged as the most influential and prolific opponent of prejudice and age discrimination against the elderly« (Cole und Gadow 1986, S. 118).

Dies käme besonders dadurch zum Ausdruck, dass aufgrund der Schwierigkeit, die Sichtweise alter Menschen verstehen und nachvollziehen zu können, die Lebenssituation alter Menschen ausgeblendet würde. Dies wiederum führe zu latenten oder auch offen praktizierten Aggressionen, bis hin zu Misshandlungen alten Menschen gegenüber. Zudem fördere ein solches Verhalten die Unselbstständigkeit, Hilflosigkeit und Abhängigkeit von älteren, teilweise verwirrten Menschen. Regressive Persönlichkeitsentwicklungen können hierdurch initiiert und verstärkt werden. Hinweise auf eine patronisierende Kommunikation, insbesondere Sprache, sind insbesondere infantilisierende Redewendungen, die unangebrachte Verwendung der »Wir-Form« (Pluralis majestatis), fragmentarische Satzbildungen, das unangebrachte Duzen, das Ignorieren dessen, was der ältere Mensch sagt, usw. All dies vermittelt eine Geringschätzung, eine Respektlosigkeit dem Gesprächspartner gegenüber, was dann wiederum in eine erhöhte Resignation, eine Introvertiertheit bis hin zur Ausbildung einer manifesten Depression führen kann (Fiehler und Thimm 1998).

Tab. 12.3: Beeinträchtigungen des Verhaltens und der Persönlichkeit durch die Demenz, häufige Reaktionen der Umwelt darauf und hilfreiches (therapeutisches) Verhalten (Götte und Lackmann 1997; vgl. auch Stiftung Gesundheitswissen 2020)

Symptom	Problematische Verhaltensweisen	Reaktionen der Umwelt	Hilfreiches Verhalten
1. zunehmende Störung der Merkfähigkeit, Vergesslichkeit	dauernde Fragen, Suchen nach Gegenständen, Beschuldigung von anderen, Fehlhandlungen (Selbst- und Fremdgefährdung)	Ungeduld, Ärger, Fehlattribution als Schikane	Gedächtnisstützen, Vereinfachung der Kommunikation und »Überdetermination« von Botschaften (mehrere Sinne zugleich ansprechen), Ausschalten von Störreizen, Aktivierung des Altgedächtnisses
2. Orientierungsstörungen	Sich-Verlaufen, Nichterkennen enger Bezugspersonen	Einweisung in die Institution, Angst, Besorgnis, Ratlosigkeit, Trauer	Strukturierung der Umwelt, Strukturierung des Tagesablaufes, Beruhigung und Vermittlung von Sicherheit, Sicherung der Umgebung und des Ausgangs, Markierung von Räumen
3. Störungen der Einsicht und Kritikfähigkeit	Überschätzung der eigenen Kompetenz, Leugnen des Abbaus, Vertuschen von Fehlern, Beschuldigen von anderen	Ärger, Wut, Besorgnis, Angst	Übernahme »fürsorglicher Autorität«: Entscheidungen und Maßnahmen zur notwendigen Sicherung treffen und dabei Würde und Individualität des Kranken soweit wie möglich wahren
4. Affektstörung	Angst, Anklammern, Ungeduld, Depression, Suizidhandlungen	Ratlosigkeit, Ungeduld, Klinikeinweisung	Sicherheit und Geborgenheit vermitteln, nicht über die Fehlhandlungen streiten, Kompetenzen hervorheben und dazu ermutigen
5. Störung (bis zur Umkehr) des Schlaf-Wach-Rhythmus	Dösen am Tage, Schlaflosigkeit, ruheloses Wandern nachts	Schlafstörungen der Angehörigen, Erschöpfung, Affekthandlungen, Heimunterbringung	Integration in den natürlichen Tagesablauf: durch einfache Aufgaben an vertraute Gewohnheiten anknüpfen, Bewegung an frischer Luft, Hausmittel, Nachtbeleuchtung zur Orientierung

Tab. 12.3: Beeinträchtigungen des Verhaltens und der Persönlichkeit durch die Demenz, häufige Reaktionen der Umwelt darauf und hilfreiches (therapeutisches) Verhalten (Götte und Lackmann 1997; vgl. auch Stiftung Gesundheitswissen 2020) – Fortsetzung

Symptom	Problematische Verhaltensweisen	Reaktionen der Umwelt	Hilfreiches Verhalten
6. Inkontinenz	Blasen- und Darmentleerung an unpassenden Orten, Entfernen der Windeln	Ärger, Scham, Heimunterbringung	Anfangs systematisches Kontinenztraining; Markieren des WC durch starke Hinweisreize; durch Einbinden in die Tagesstruktur lange Phasen der Untätigkeit vermeiden
7. Aphasie	Wortfindungsstörungen, Zerfall der Satzstruktur, Verlust der Wortbedeutung bis zum Verstummen	Reduzierung der Kommunikation	»Prompting« (Helfen durch Vorsagen, aber nicht korrigieren), Vereinfachen der Kommunikation (einfache Sätze, Reduktion auf das Wesentliche), Überdetermination von Botschaften (mehrere Sinneskanäle ansprechen, ggf. vormachen), langsam wiederholen. Wenn Unterhaltung scheinbar keinen Sinn mehr macht, ohne Worte kommunizieren sowie singen.
8. Apraxie	Unfähigkeit, Handlungen auszuführen	Ungeduld, Überpflege durch Abnahme aller Alltagsaufgaben	Geduldiges Wiederholen, Vormachen, ggf. an der Hand führen

13 Menschen mit Behinderungen

Bei der überwiegenden Anzahl schwerbehinderter Betroffener kam es aufgrund einer allgemeinen Erkrankung, zum Beispiel einer Krebserkrankung, einer Herz-Kreislauf-Erkrankung usw. zu einer Behinderung (88,3 %). Bei 3,3 %, dies entspricht einer Anzahl von 258.517 betroffener Menschen, lag die Behinderung schon bei Geburt vor (Statistisches Bundesamt 2020b).

> **Übersicht über die unterschiedlichen Behinderungsursachen in Deutschland 2017 nach Einwohnerzahl geordnet**
>
> - Allgemeine Krankheit (einschl. Impfschaden): 6.855.042 = 88,3 %
> - Sonstige, mehrere oder ungenügend bezeichnete Ursachen: 6,7 %
> - Angebore Behinderung: 258.517 = 3,3 %
> - Arbeitsunfall (einschließlich Wege und Betriebsunfall), Berufskrankheit: 57.994 = 0,7 %
> - Verkehrsunfall: 57.994 = 0,4 %
> - Häuslicher Unfall: 6.051 = 0,1 %
> - Sonstiger und nicht näher bezeichneter Unfall: 20.942 = 0,3 %
> - Anerkannte Kriegs-, Wehrdienst-, oder Zivildienstbeschädigung: 17.106 = 0,2 %

13.1 Medizinische Grundlagen bei Menschen mit körperlichen und kognitiven Behinderungen

Die Tabellen in diesem Abschnitt geben einen skizzenhaften Überblick über Ursachen, wesentliche Symptome und Erscheinungsformen sowie Therapie und Rehabilitation der wichtigsten Behinderungen. Hinter den in den Tabellen genannten Stichwörtern verbergen sich natürlich eine Vielzahl medizinischer Erkenntnisse und Zusammenhänge, auf deren ausführliche Darstellung in diesem Rahmen aber nur verwiesen werden kann.

Tab. 13.1: Behinderungen der Muskeln und des Skelettsystems

Schädigung	Ursachen	Wesentliche Symptome und Erscheinungsformen	Therapie und Rehabilitation
Fehlbildungen der Gliedmaßen	Erbanlagen, Störungen während der Schwangerschaft	Völliges Fehlen oder Deformation von Gliedmaßen, z. B. Klumpfuß	Operative Behandlung (z. B. Klumpfuß), Training zum Ausgleich von Funktionsverlusten, apparative Hilfe
Fehlstellung der Hüftgelenke	Vererbte Fehlbildung	Fehlbildung der Hüftgelenkspfanne ggf. Schrägstellung der Hüfte, Unregelmäßigkeiten im Gang	Spreizhose oder operative Behandlung bei frühzeitiger Erkennung, völlig korrigierbar
Fehlstellung der Wirbelsäule	Haltungsschäden, Rachitis, angeborene Fehlbildung	Rückgratverkrümmung, Buckel, Schiefwuchs	Krankengymnastik (in leichten Fällen), operative Behandlung, bedingt korrigierbar, keine schwere körperliche Arbeit
Knochenmarkentzündungen	Bakterielle Infektionen	Hochfieberhafte, schmerzhafte Erkrankung	Medikamente, Ruhigstellung im Gipsbett, völlig heilbar, selten bleibende Behinderung, wenn Knochenwachstum nicht gestört wurde
Gelenkentzündungen an Wirbel-, Hüft- oder Kniegelenken	Infektionen, krankhafte Reaktion auf körpereigenes Gelenkkapselgewebe	Schmerzhafter Krankheitsverlauf, oft mit Fieber	Langwieriger Heilungsprozess, keine schwere körperliche Arbeit
Chronische Arthritis	Weitgehend ungeklärt, evtl. Autoimmunerkrankung	Schmerzhafter Krankheitsverlauf, Gelenkversteifung	Medikamente, Krankengymnastik, keine schwere körperliche Arbeit, ggf. Umschulung auf einen anderen Beruf
Muskelschwund	Ungeklärt	Fortschreitender Abbau des Muskelgewebes bis zur völligen Lähmung	Vorübergehender Stillstand zu erreichen, nicht heilbar

13.1 Medizinische Grundlagen

Tab. 13.2: Behinderungen ausgehend vom Gehirn und Nervensystem

Schädigung	Ursachen	Wesentliche Symptome und Erscheinungsformen	Therapie und Rehabilitation
Kinderlähmung	Virusinfektion	Schlaffe Lähmung der betroffenen Muskeln	Training mit apparativen Hilfsmitteln
Spastische Lähmung	Frühkindliche Hirnschädigung	Krankhafte Spannungszustände der Muskeln, unkontrollierte Bewegungen, Gleichgewichtsstörungen, Sprachstörungen	Krankengymnastik, sonderpädagogische Erziehung, Funktionsstörungen erheblich zu bessern
Querschnittslähmung	Unfälle, Tumore, angeborene Fehlbildung von Wirbel und Rückenmark (z. B. Spaltbildung)	Ausfall der Körperfunktionen je nach der Verletzungsstelle	Nicht heilbar, Rollstuhltraining, Umschulung auf geeigneten Beruf
Multiple Sklerose	Ungeklärt evtl. Autoimmunerkrankung	Seh- und Blasenstörungen, Bewegungsstörungen beim Hantieren und Gehen, später schwere Lähmungserscheinungen	Medikamente, nicht heilbar, bedingt arbeitsfähig
Spaltbildung der Wirbel	Angeborene Hemmungsfehlbildung	Lähmungserscheinungen, mangelhafte Kontrolle der Blasenfunktion	Training mit apparativen Hilfsmitteln, sonderpädagogische Erziehung
Hydrocephalus	Fehlbildung, frühkindliche Hirnhautentzündung	Vergrößertes Kopfwachstum durch vermehrte Hirnwasserproduktion und Hirnschwund, bei Nichtbehandlung später Sehstörungen, Krampfanfälle, Intelligenzdefekte	Operative Behandlung, bedingt heilbar
Schädelverletzung mit Hirnschädigung	Unfälle	Bewegungs- und Sprachstörungen, Intelligenzschäden, Charakterstörungen	Nicht heilbar, bedingt arbeitsfähig, ggf. Umschulung
Schlaganfall	Gehirnerkrankungen, Hirnembolien	Bewusstseinsstörungen, Lähmungserscheinungen	Neurologische Behandlung, Krankengymnastik, bedingt zu bessern
Epilepsie	Oft Störung der Hirnentwicklung, Hirnschädigung bei	Bewusstseinsstörungen, Krampfanfälle	Medikamentöse oder operative Behandlung, häufig

13 Menschen mit Behinderungen

Tab. 13.2: Behinderungen ausgehend vom Gehirn und Nervensystem – Fortsetzung

Schädigung	Ursachen	Wesentliche Symptome und Erscheinungsformen	Therapie und Rehabilitation
	der Geburt, Infektionen, Hirnverletzungen, Durchblutungsstörungen		völlig heilbar, immer erheblich zu bessern

Tab. 13.3: Behinderungen der Sinnesorgane

Schädigung	Ursachen	Wesentliche Symptome und Erscheinungsformen	Therapie und Rehabilitation
1. Behinderungen des Sehvermögens			
Schielen	Angeborene oder erworbene Fehlstellung der Augen, Hirnschädigung	Sehschwäche auf einem Auge	Sehschule, operative Behandlung, heilbar
Sehstörung	Krankheiten der Mutter während der Schwangerschaft	Kurzsichtigkeit, Weitsichtigkeit	Ausgleich durch Augengläser
Schwere Sehstörungen	Angeborene Stoffwechselstörungen, Schädigung während der Geburt (z. B. Frühgeborene mit Sauerstoffmangel), Unfälle, Linsentrübung (Alterserscheinung)	Starke Beeinträchtigung des Sehvermögens, Wahrnehmung von starken Lichtkontrasten und groben Umrissen	Sonderpädagogische Erziehung, Schulung in Blindenschrift
Völlige Blindheit		Kein visuelles Wahrnehmungsvermögen	
2. Behinderung des Hörvermögens			
Schwerhörigkeit	Infektionskrankheiten, Kopfverletzungen, Explosionsgeräusche, Lärm	Unterschiedlich stark verminderte Wahrnehmung, Verständigungsschwierigkeiten	Training verbliebener Funktionen, apparative Hilfsmittel
Gehörlosigkeit (Taubheit)	Schädigungen vor und während der Geburt, Viruserkrankungen der Mutter während der Schwangerschaft, Erbanlagen	Keine akustische Wahrnehmung Verständigungsschwierigkeiten	Sonderpädagogische Erziehung

13.1 Medizinische Grundlagen

Tab. 13.3: Behinderungen der Sinnesorgane – Fortsetzung

Schädigung	Ursachen	Wesentliche Symptome und Erscheinungsformen	Therapie und Rehabilitation
3. Sprachbehinderungen			
Stammeln	Entwicklungsstörungen, Störungen des Zentralnervensystems, Hirnverletzungen	Störungen der Artikulation, fehlerhafte Aussprache bestimmter Laute und Lautverbindungen, Verständigungsschwierigkeiten	Sonderpädagogische Erziehung, heilbar
Stottern	Psychische Störungen, Umwelteinflüsse	Störung des Sprechablaufs, Verständigungsschwierigkeiten	Sonderpädagogische, psychotherapeutische Behandlung, heilbar
Näseln	Veränderungen der oberen Luftwege	Verständigungsschwierigkeiten	Operative Behandlung, logopädisches Training, Verständigungsschwierigkeiten weitgehend zu beheben

Tab. 13.4: Intelligenzminderungen

Schädigung	Ursachen	Wesentliche Symptome und Erscheinungsformen	Therapie und Rehabilitation
1. Lernstörung	Alle leichten Formen von Sinnesschädigungen, organische Krankheiten, Umwelteinflüsse (z. B. familiäre Schwierigkeiten)	Verminderte Aufnahmefähigkeit, mangelhafte Konzentrationsfähigkeit, Hemmung der Sozialentwicklung	Sonderpädagogische Förderung, psychotherapeutische Behandlung, völlig auszugleichen
2. Lernbehinderung	Angeborene Stoffwechselstörung, Hirnschäden vor, während und nach der Geburt, schwere Ernährungsstörungen, Infektionskrankheiten, Chromosomenanomalie, z. B. Morbus Down	Intelligenzminderung, verminderte Aufnahmefähigkeit, mangelhafte Konzentrationsfähigkeit, Hemmung der Sozialentwicklung	Sonderpädagogische Förderung, psychotherapeutische Behandlung, bedingt auszugleichen
3. Geistige Behinderung	Angeborene oder erworbene Hirnschäden, Legasthenie, schwere Verhaltensstörungen	Stark verminderte Aufnahmefähigkeit, verzögerte Gesamtentwicklung	Sonderpädagogische bzw. lebenspraktische Förderung

In der Internationalen Klassifikation psychischer Störungen ICD-10 wird unter dem Abschnitt »Intelligenzminderungen« ausführlicher auf die früher als »geistige Behinderungen« bezeichneten Störungen eingegangen:

»Eine *Intelligenzminderung* ist eine sich in der Entwicklung manifestierende, stehen gebliebene oder unvollständige Entwicklung der geistigen Fähigkeiten mit besonderer Beeinträchtigung von Fertigkeiten, die zum Intelligenzniveau beitragen, wie z. B. Kognition, Sprache, motorische und soziale Fähigkeiten. Eine Intelligenzminderung kann allein oder zusammen mit einer anderen psychischen oder körperlichen Störung auftreten (…) Intelligenz ist kein einheitliches Phänomen, sondern setzt sich mehr oder weniger aus einer großen Anzahl verschiedener, spezifischer Fertigkeiten zusammen. Trotz der generellen Tendenz aller dieser Fertigkeiten, sich bei jedem Individuum zu einem vergleichbaren Niveau zu entwickeln, können vor allem bei Personen mit Intelligenzminderung große Unterschiede bestehen. So können auf dem Hintergrund schwerer Intelligenzminderung in einem bestimmten Bereich (beispielsweise der Sprache) schwere Beeinträchtigungen und in einem anderen (beispielsweise bei einfachen visuellen, räumlichen Aufgaben) eine besondere Geschicklichkeit feststellbar sein. Die Einschätzung der Intelligenz sollte auf allen verfügbaren Informationen beruhen. Dazu gehören klinischer Eindruck, Anpassungsverhalten, gemessen am kulturellen Hintergrund des Individuums und die psychometrische Leistungsfähigkeit. Begleitende psychische oder körperliche Krankheiten haben einen großen Einfluss auf das klinische Bild und auf den Einsatz jedweder Fertigkeiten. Die gewählte diagnostische Kategorie soll sich deshalb auf eine umfassende Einschätzung der Fähigkeiten und nicht auf einen einzelnen Bereich spezifischer Beeinträchtigung oder Fertigkeit stützen. Die IQ-Werte sind als Richtlinien gemeint und sollten im Hinblick auf die Problematik der transkulturellen Vergleichbarkeit nicht zu starr angewendet werden (…) Der IQ sollte anhand von standardisierten, auf die jeweiligen kulturellen Gegebenheiten adaptierten, individuell angewandten Intelligenztests bestimmt werden. Der jeweilige Test ist unter Berücksichtigung des individuellen Leistungsniveaus und zusätzlicher spezifischer Behinderungen, wie Sprachproblemen, Hörverminderung und körperlichen Schwierigkeiten auszuwählen. Mit Skalen zur Beurteilung der sozialen Reife oder Anpassung, ebenfalls mit kulturspezifischen Normen, erhält man durch Interviews mit Eltern und Betreuern zusätzliche Informationen, die mit den Fertigkeiten des Betreffenden im alltäglichen Leben vertraut sind.« (Dilling et al. 2004)

13.2 Sozialmedizinische Aspekte bei Menschen mit körperlichen und kognitiven Behinderungen

Einmal pro Legislaturperiode berichtet die Bundesregierung über die Lebenslagen von Menschen mit Beeinträchtigungen. Der aktuellste, über 600 Seiten umfassende sog. Teilhabebericht stammt aus dem Jahr 2016 (ISG 2016; vgl. auch Destatis 2020d sowie BAGüS 2018).

Der *Teilhabebericht* befasst sich mit der Teilhabe von Menschen mit Beeinträchtigungen in folgenden Lebensbereichen:

- *Familie und soziales Netz* mit den Unterthemen Haushaltsformen, Familienleben, Soziale Kontakte und soziale Unterstützung

- *Bildung und Ausbildung* mit den Unterthemen Bildung, Betreuung und Erziehung in der frühen Kindheit, Bildung im Schulalter, Berufliche Bildung, Hochschulbildung, schulische und berufsqualifizierende Abschlüsse sowie Lebenslanges Lernen und Erwachsenenbildung
- *Erwerbstätigkeit und materielle Lebenssituation* mit den Unterthemen Erwerbsbeteiligung, Erwerbstätigkeit auf dem allgemeinen Arbeitsmarkt, Erwerbslosigkeit und Arbeitssuche, Teilhabe am Arbeitsleben in unterstützter Form, Materielle Lebenssituation
- *Alltägliche Lebensführung* mit den Unterthemen Wohnen, Barrierefreiheit, Selbstbestimmte Lebensführung
- *Gesundheit* mit den Unterthemen Gesundheitliche Verfassung, Zugang zu gesundheitlichen Dienstleistungen und Produkten, Gestaltung der gesundheitlichen Versorgung, Gesundheitliche Prävention und Rehabilitation
- *Freizeit, Kultur und Sport* mit den Unterthemen Erholung und Reisen, Kultur, Sport, Freizeitangebote für Menschen mit Beeinträchtigungen
- *Sicherheit und Schutz der Person* mit den Unterthemen Persönlichkeitsrechte und rechtliche Betreuung, Verletzung der persönlichen Integrität durch Gewalt und Unsicherheit, Sicherheitsempfinden, Persönliche Integrität und institutionelle Zwangsmaßnahmen, Schutz und Hilfen
- *Politische und gesellschaftliche Partizipation* mit den Unterthemen Politische Bildung, Zivilgesellschaftliches Engagement sowie Interessenvertretung

Der Teilhabebericht von 2016 befasst sich darüber hinaus – unter der Rubrik »Vertiefende Fragestellungen«– ausführlich mit den Themen »*Menschen mit Beeinträchtigungen und Migrationshintergrund*« und »*Menschen mit Beeinträchtigungen und Wohnungslosigkeit*«.

Im folgenden Auszug aus dem Teilhabebericht werden einige besonders wichtige sozialmedizinische Ergebnisse wiedergegeben:

»Anzahl der Menschen mit Beeinträchtigungen und demografischer Wandel

Die Zahl der Menschen mit Beeinträchtigungen ist von 10,99 Mio. im Jahr 2005 auf 12,77 Mio. im Jahr 2013 gestiegen. Dies entspricht einem Zuwachs um 16% (bei gleichzeitigem Rückgang der Bevölkerung um 2%). Im selben Zeitraum ist der Anteil der Menschen mit Beeinträchtigungen an der Gesamtbevölkerung von 13,3% auf 15,8% gestiegen.
Diese Entwicklung ist auf den demografischen Wandel zurückzuführen, denn Beeinträchtigungen treten mit höherem Alter vermehrt auf. Folglich führen die gestiegene Lebenserwartung und die Alterung der Gesellschaft insgesamt auch zu einer höheren Zahl von Menschen mit Beeinträchtigungen. Die Anteile der Menschen mit Beeinträchtigungen sind nicht nur unter den älteren Menschen, sondern in jeder Altersgruppe gestiegen.
Beide Entwicklungen, die Alterung der Gesellschaft und die steigenden Anteile von Menschen mit Beeinträchtigungen in jeder Altersgruppe, tragen dazu bei, dass die Zahl der Menschen mit Beeinträchtigungen insgesamt zunimmt.
Es lässt sich auch feststellen, dass die Entwicklung der Teilhabe im untersuchten Zeitraum nicht in allen Lebensbereichen einheitlich verläuft. Während es in mancherlei Hinsicht Verbesserungen gibt, ist in anderen Lebensbereichen ein Stillstand oder sogar eine Verringerung der Teilhabechancen von Menschen mit Beeinträchtigungen festzustellen.

Arbeitslosigkeit und Armutsrisiko

Auch wenn die Arbeitslosenquote von Menschen mit einer Schwerbehinderung, also einem GdB ab 50, in den letzten Jahren gesunken ist, liegt sie immer noch deutlich über der allgemeinen Arbeitslosenquote. Die ungleichen Chancen zur Teilhabe am Arbeitsleben wirken sich auch auf die Möglichkeit aus, den persönlichen Lebensunterhalt aus dem eigenen Einkommen zu bestreiten. Für Menschen mit Beeinträchtigungen ist dies seltener möglich als für Menschen ohne Beeinträchtigungen, aber auch hier steigt die Bedeutung des Erwerbseinkommens, wenn auch auf niedrigerem Niveau. Dieser Unterschied ist im untersuchten Zeitraum etwa gleich geblieben.

Menschen mit Beeinträchtigungen sind stärker von Armutsrisiken betroffen als Menschen ohne Beeinträchtigungen. Wenn Beeinträchtigungen schon in frühen Lebensjahren auftreten, können dadurch die Chancen der beruflichen Entwicklung und damit auch des Einkommenserwerbs eingeschränkt werden. Entsprechend hoch ist das Armutsrisiko. Auch die Armutsrisikoquote der älteren Menschen mit Beeinträchtigungen ist gestiegen, und zwar im gleichen Maße wie die Armutsrisikoquote der älteren Gesamtbevölkerung.

Alltägliche Lebensführung

Die Teilhabechancen und die Lebensqualität von Menschen mit Beeinträchtigungen werden auch dadurch beeinflusst, ob barrierefreier Wohnraum zur Verfügung steht und wie gut der öffentliche Raum (z. B. Gebäude, Personennahverkehr) nutzbar ist. Wohnungen, Straßen, Plätze, öffentliche Einrichtungen und Bildungseinrichtungen sind aber häufig nicht barrierefrei gestaltet. Und auch im öffentlichen Personennahverkehr ist Barrierefreiheit nicht flächendeckend gegeben. Eine positive Entwicklung ist, dass immer mehr Menschen, die Hilfen zum selbstbestimmten Wohnen der Eingliederungshilfe erhalten, in ambulant betreuten Wohnformen anstatt in stationären Einrichtungen leben – ein langfristiger Trend, der hier für den Zeitraum 2008 bis 2014 dargestellt wird und der in den Bundesländern unterschiedlich fortgeschritten ist. Hilfsmittel fördern Selbstständigkeit und Unabhängigkeit. Menschen, die das Persönliche Budget nutzen, um ihr Leben selbstständig führen zu können, haben ganz überwiegend den Eindruck, dass sich ihre Selbstständigkeit verbessert hat. Die Anzahl derjenigen, die das Persönliche Budget nutzen, stieg von 2010 bis 2014 um 78 %.

Gesundheit

Ganz entscheidend für das Wohlbefinden und die Lebensqualität eines Menschen ist sein Gesundheitszustand. Obwohl Beeinträchtigungen nicht mit Krankheit gleichzusetzen sind, entstehen Beeinträchtigungen oft infolge einer Krankheit. Daher ist es nicht überraschend, dass Menschen mit Beeinträchtigungen in den Jahren 2010 bis 2014 ihren Gesundheitszustand und auch ihr psychisches Wohlbefinden schlechter bewerten als Menschen ohne Beeinträchtigungen. Wenn Menschen mit Beeinträchtigungen gesundheitsbedingt eingeschränkt sind, erstreckt sich dies über einen erheblich längeren Zeitraum als bei kranken Menschen ohne Beeinträchtigungen. Dennoch haben sich nur 30 % der Beschäftigten mit Beeinträchtigungen gegenüber 23 % der Beschäftigten ohne Beeinträchtigungen innerhalb eines Jahres keinen Tag krankgemeldet.

Die barrierefreie Zugänglichkeit des Gesundheitswesens ist für Menschen mit Beeinträchtigungen von großer Bedeutung, da nur so Möglichkeiten der Gesundheitsvorsorge und Therapie dem Bedarf entsprechend genutzt werden können. Über den Stand der Barrierefreiheit im Gesundheitswesen gibt es kaum Daten. Eine bundesweite Befragung der Stiftung Gesundheit zeigt, dass nur 11 % der niedergelassenen Arzt- und Psychotherapiepraxen Kriterien der Barrierefreiheit erfüllen. Entwicklungen im Zeitverlauf lassen sich aufgrund mangelnder Daten nicht abschätzen.

Sicherheit und Schutz der Person

Die Zahl der rechtlichen Betreuungen für Menschen, die aufgrund einer psychischen Krankheit oder einer körperlichen, geistigen oder seelischen Behinderung ihre Angelegenheiten ganz oder teilweise nicht selbst besorgen können, ist nach jahrelangem Anstieg seit 2013 leicht rückläufig. Dies kann auch mit der Zunahme an Vorsorgevollmachten zusammenhängen, die zunehmend bevorzugt werden, da sie eine stärker selbstbestimmte Alternative darzustellen scheinen. Menschen mit Beeinträchtigungen werden häufiger Opfer von psychischer, körperlicher oder sexualisierter Gewalt als Menschen ohne Beeinträchtigungen. Aufgrund der höheren Betroffenheit von Gewalt machen sich Menschen mit Beeinträchtigungen deutlich häufiger Sorgen um die Entwicklung der Kriminalität in Deutschland als Menschen ohne Beeinträchtigungen.

Mehrfach beeinträchtigte Lebenslagen

Die Teilhabe von Menschen mit Beeinträchtigungen wird erschwert, wenn weitere Barrieren hinzukommen. Im dritten Berichtsteil werden zuerst die Lebenslagen von Menschen mit Beeinträchtigungen und *Migrationshintergrund* vertiefend dargestellt und seitens des Beirats kommentiert. Im Jahr 2013 hatten von 16,6 Mio. Menschen mit Migrationshintergrund 1,6 Mio. Menschen eine Beeinträchtigung (9,5 %). Bei dieser Personengruppe sind die Anteile ohne schulische und berufliche Abschlüsse besonders hoch. Die Erwerbsbeteiligung ist bei Menschen mit Beeinträchtigungen und Migrationshintergrund vergleichsweise gering, das Armutsrisiko dagegen vergleichsweise hoch ausgeprägt. Auch im Hinblick auf Freizeitgestaltung und gesellschaftliche Partizipation gibt es Anzeichen für eine geringere Teilhabe von Menschen mit Beeinträchtigungen und Migrationshintergrund.
Weiterhin können Mehrfachbelastungen auch für Menschen mit Beeinträchtigungen entstehen, die *wohnungslos oder von Wohnungslosigkeit bedroht* sind und die teilweise von den Angeboten des regulären Hilfesystems nicht erreicht werden. Die Wohnungsproblematik ist für diese Personengruppe oft nur ein Indiz für mehrfache Belastungen, wozu auch körperliche und psychische Beeinträchtigungen gehören können. Risiken, die Wohnungslosigkeit bedingen können, werden ebenso dargestellt wie vorhandene Erkenntnisse zur Lebenslage. Strukturen des Hilfesystems und Barrieren der Inanspruchnahme und Versorgung werden erläutert sowie die Notwendigkeit weiterer Forschung, um für diese Personengruppe bedarfsgerechte Lösungen entwickeln zu können. Statistische Daten liegen zu dieser Thematik nicht vor«.

Nachdem wir uns anhand des Teilhabeberichts der Bundesregierung einen Überblick über die Lebenslage von Menschen mit Beeinträchtigungen/Behinderungen verschafft haben, geht es im Folgenden um die sozialmedizinische Praxis, also um Maßnahmen der Prävention, Sozialtherapie und Rehabilitation für behinderte Menschen. In welchen Einrichtungen diese Maßnahmen verortet sind, veranschaulicht ▶ Abb. 13.1, aufgeschlüsselt nach Altersstufen und Teilbereichen.

Die *Prävention* von Behinderungen hat die vielfältigen Ursachenfaktoren zu berücksichtigen. Da die der Behinderung zugrunde liegende Ursache bei 88 % aller behinderten Menschen eine Krankheit ist, sind auf diese Erkrankung bezogene präventive Maßnahmen – soweit vorhanden – bedeutsam (▶ Kap. 5). Bei 3,3 % der Behinderungen ist eine angeborene Behinderung die Ursache, 1,5 % der Behinderungen beruhen auf einem Unfall.

Entsprechend der Zielsetzung in § 10 SGB I wird zunächst angestrebt, durch gezielte *Vorsorge* dem Entstehen von gesundheitlichen Schädigungen, Funktionsbeeinträchtigungen und Behinderungen entgegenzuwirken und ihre Verschlimmerung so weit wie möglich zu verhüten; das gilt für alle Altersgruppen und Lebensbereiche. Wichtige Felder hierbei sind Arbeitsschutz und Unfallverhütung sowie Umweltschutz und Gesundheitsvorsorge, vor allem auch bei chronisch-degenerativen Erkrankungen (diese und die folgenden Ausführungen basieren im Wesentlichen auf dem Bericht der Bundesregierung über die Lage behinderter

13 Menschen mit Behinderungen

Bereich / Altersstufen	Frühförderung Elementarerziehung	Schule	Berufsausbildung Umschulung	Arbeit	Wohnen	Medizin	Beratung
0–6 Jahre	Pädiatrische Klinik Intensivstation, Frühförderstelle, Sonderkindergarten (integr. Kindergarten)	Sozialpäd. Zentrum, Schulvorbereitende Einrichtung				Praxis	Familien- und Erziehungsberatung
						Krankenhaus	Schulberatung
6–18 Jahre		Sonderschule • lernbehindert • geistigbehindert • erziehungsbehindert • sprachbehindert • Blinde und Sehbehinderte • hörgeschädigt • Krankenhaus Förder-/Berufsschule	Berufsbildungswerk		Wohnheim für behinderte Kinder und Jugendliche – Dauerheim (heilpäd. bzw. therap. Heim)	Fachklinik • je nach Behinderung	Jugendamt Erziehungsbeistand
							kommunale Behindertenberatung
					Internat bei Berufsbildungsw.	Kur-/Spezialklinik	Beratung durch Sondereinrichtung
über 18 Jahre			WFB (Trainings- und Arbeitsbereich)	Werkstatt für Behinderte (WFB)	Wohnheim bei WFB und/oder Berufsförderwerk		Beratung durch Behindertenverband
			Berufsförderungswerk		Wohnheim für Behinderte	Rehabilitationsklinik	Leistungsträger
							Sozialamt
					Wohngemeinschaft für Behinderte	Reha-Zentrum	Arbeitsamt

(Medizin und Beratung: keine Altersstufen)

Abb. 13.1: Einrichtungen der Behindertenhilfe

Menschen und die Entwicklung ihrer Teilhabe von 2004). Allerdings ist nicht alles, was wissenschaftlich machbar ist, für eine Anwendung in der Praxis geeignet, wenn zum Beispiel gewichtige ethische Grundsätze entgegenstehen. Dies betrifft insbesondere die Möglichkeiten der vorgeburtlichen Diagnostik und der Gentechnologie. Ist abzusehen, dass Kinder mit einer schweren Behinderung geboren werden, ist und bleibt es zunächst Aufgabe der Eltern, insbesondere der Schwangeren selbst, die daraus entstehenden Konfliktsituationen zu bedenken. Nur der kleinere Teil von angeborenen Erkrankungen ist erblich bedingt. Dennoch besteht insbesondere bei Frauen und Männern, deren Belastung mit vererbbaren Risikofaktoren bekannt ist, die Möglichkeit zur genetischen Beratung, um die Risiken einer Schwangerschaft abwägen und gewichten zu können. Genetische Untersuchungs- und Beratungsstellen gewährleisten bundesweit, dass allen einschlägigen Anforderungen entsprochen werden kann. Das ständige Anwachsen der Kenntnisse über molekularbiologische Zusammenhänge sowie die weitere Entschlüsselung von Genen werden zur Verbesserung der diagnostischen Möglichkeiten in diesem Bereich beitragen. In etwa 97 % aller Fälle, in denen ein Kind während der Schwangerschaft auf genetische Erkrankungen untersucht wird, kann die befürchtete Erkrankung ausgeschlossen werden. Dies bedeutet demnach für die ganz überwiegende Zahl der Untersuchungen eine psychologische Entlastung und Beruhigung der Eltern, indem sie die Gewissheit erhalten, dass ihr zukünftiges Kind nicht, wie befürchtet, an einer bestimmten Erbkrankheit leidet. In den vergleichsweise wenigen Fällen, in denen eine schwerwiegende genetische Erkrankung des Kindes diagnostiziert wird, entscheiden sich rund 90 % der Frauen für einen Schwangerschaftsabbruch.

Die *Beratung von Betroffenen* über das Zusammenleben mit behinderten Kindern gehört bei Schwangeren- und Schwangerschaftskonfliktberatungs- sowie integrierten Beratungsstellen und den Behinderteneinrichtungen zu den originären Aufgaben der ganzheitlichen Beratung und zum Selbstverständnis der zentralen Beratungsträger. Hinsichtlich einer möglichen Behinderung des erwarteten Kindes schließt das ein

- die Information über Möglichkeiten und Grenzen der pränatalen Diagnostik,
- die Beratung über die Bedeutung der Mitteilung eines schwerwiegenden Befundes beim Kind für die einzelne Schwangere und ihre Familie sowie
- die Hilfe bei der Verarbeitung und die Erörterung der Perspektiven für ein Zusammenleben mit dem Kind einschließlich der Hilfs- und Unterstützungsmöglichkeiten für die Familie und die Förderungsmöglichkeiten für das Kind.

Die regelmäßigen *Vorsorgeuntersuchungen während der Schwangerschaft* zum Erkennen und zum Ausschluss von Risikofaktoren werden nach bisherigen Erkenntnissen in hohem Maße – von etwa 90 % der Anspruchsberechtigten – genutzt. Die Zahl der Risikoschwangerschaften nimmt seit Jahren zu. Dies erfordert auch weiterhin eine hohe Inanspruchnahme der Mutterschaftsvorsorgeuntersuchungen. Der Mutterpass enthält die während der Schwangerschaft erhobenen wichtigen Befunde. Die Angaben im Mutterpass dienen der Information von Arzt und Hebamme sowie der Sicherheit der Schwangeren und ihres Kindes; damit können – gegebenenfalls unter Hinzuziehung weiterer Befunde – frühzeitig therapeutische Maßnahmen ergriffen oder geburtshilfliche Konsequenzen gezogen werden.

Je früher in der kindlichen Entwicklung eine Auffälligkeit oder Beeinträchtigung erkannt wird, desto besser kann vorgebeugt oder erfolgreich behandelt werden; gerade frühkindliche Entwicklungsphasen können in vielen Fällen wirkungsvoll beeinflusst werden. *Vorsorgeuntersuchungen für Säuglinge und Kleinkinder* sind bereits seit 1971 Pflichtleistungen der gesetzlichen Krankenversicherung. Im Rahmen dieser Vorsorge werden damit insgesamt zehn ärztliche Untersuchungsreihen angeboten. Anlässlich dieser Vorsorgeuntersuchungen werden auch zahlreiche Impfungen durchgeführt, zum Beispiel gegen Hepatitis-B, Tuberkulose, Diphtherie, Keuchhusten, Tetanus, Masern, Mumps und Röteln.

Die Krankenkassen sind seit Jahren bemüht, die Inanspruchnahme der Früherkennungs- und Vorsorgeuntersuchungen durch gezielte Aufklärung und verschiedene Einladungsmodelle zu verbessern. In der Praxis werden Entwicklungsauffälligkeiten oft durch Erzieher*innen und Erzieher in Kindergärten festgestellt. Diese wichtige Funktion sollte anerkannt werden und sich auch in der Aus- und Fortbildung niederschlagen. Insbesondere bei *Schulkindern und Jugendlichen* übernimmt der schulärztliche Dienst die wichtigen Aufgaben der Früherkennung und Prophylaxe. Eine besondere Bedeutung hat dabei die Vervollständigung des Impfschutzes gegen Infektionskrankheiten durch Impfungen. Bei gesundheitlichen Auffälligkeiten ermöglicht das eingespielte System der Vorsorge und Frühbehandlung die wichtige *Frühintervention*. Hierzu dient ein differenziertes Versorgungsangebot; in ihm leisten die erforderlichen Hilfen

- niedergelassene Kinder- und andere Ärzte zusammen mit anderen medizinischen Fachberufen, Psychologen und anderen,
- ambulante Frühförderstellen und
- überregionale sozialpädiatrische Zentren.

Hauptaufgaben der Frühförderung sind:

- Kontaktaufnahme zu Eltern und Kind sowie das sogenannte Erstgespräch,
- medizinische, pädagogische, psychologische und soziale Diagnostik sowie ihre interdisziplinär abgestimmte Zusammenarbeit,
- pädagogische Förderung des Kindes, psychologische und medizinische Therapien des Kindes, Entwicklung seiner Eigenkräfte,
- Information, Beratung und Begleitung der Eltern, Stärkung ihrer Autonomie,
- Zusammenarbeit mit allen Diensten und Einrichtungen, die mit dem Kind und dessen Eltern arbeiten, sowie Koordination der Hilfen,
- Begleitung bei der Integration behinderter Kinder in allgemeine Kindertagesstätten sowie Öffentlichkeitsarbeit.

Bei den Angeboten der Frühförderung haben sich unterschiedliche *Organisationsformen* herausgebildet:

- mobil und ambulant arbeitende Frühförderstellen im eigentlichen, klassischen Sinne,

- mobil und ambulant arbeitende Frühförderstellen an Kindergärten, Tagesstätten oder Schulen (vor allem in den neuen Bundesländern),
- (überregionale) Frühförderstellen für sinnesbeeinträchtigte und sprachbehinderte Kinder,
- Frühförderungsangebote für Kinder mit autistischen Verhaltensweisen,
- Frühförderungsangebote mit dem Schwerpunkt »nur für bewegungsgestörte Kinder« (CP-Ambulanzen, mobile Therapien, nur Krankengymnastik, Schulen für Körperbehinderte in Baden-Württemberg),
- sonstige (Sonderkindergärten, »CP«-Kindergärten, Frühförderung nur für Kinder mit Spina bifida/Hydrozephalus, nur für MCD-Kinder, Erziehungshilfe und ärztliche Frühförderungsangebote),
- psychiatrische Einrichtungen mit Frühförderungsangeboten,
- Sozialpädiatrische Zentren, teilweise mit mobilen und ambulanten Angeboten oder mit Unterzentren und Außenstellen.

Mit der Skizzierung der Frühförderung ist bereits ein auf die Gruppe behinderter Kinder bezogener Aspekt der *Sozialtherapie* dargestellt worden. Um die besondere Bedeutung der sozial- und pädagogischen Disziplinen zu betonen und den medizin- und patientenbezogenen Begriff »Therapie« zu vermeiden, wollen wir lieber von *Förderung* sprechen. Hinzu kommt, dass der Bereich der Sozialtherapie behinderter Menschen sich weitgehend mit dem ihrer Rehabilitation deckt (vgl. ▶ Kap. 5.3). Wenn wir den Begriff Förderung benutzen, dann meinen wir damit die Förderung der Normalisierung der Lebensbedingungen, die Förderung der Teilnahmechancen am »normalen Alltag«, die Förderung der Unabhängigkeit und der Integration behinderter Menschen:

- *Normaler Tagesrhythmus:* Schlafen, Aufstehen, Anziehen, Mahlzeiten, Wechsel von Arbeit und Freizeit – der gesamte Tagesrhythmus ist dem der altersgleichen nichtbehinderten Menschen anzupassen.
- *Trennung von Arbeit – Freizeit – Wohnen:* Klare Trennung dieser Bereiche, wie das bei den meisten Menschen der Fall ist. Das bedeutet auch: Ortswechsel und Wechsel der Kontaktpersonen. Es bedeutet ferner, täglich Phasen von Arbeit zu haben und nicht nur einmal wöchentlich eine Stunde Beschäftigungstherapie. Bei Heimaufenthalt: Verlagerung von Aktivitäten nach draußen.
- *Normaler Jahresrhythmus:* Ferien, Verreisen, Besuche, Familienfeiern; auch bei behinderten Menschen haben solche im Jahresverlauf wiederkehrenden Ereignisse stattzufinden.
- *Normaler Lebensablauf:* Angebote und Behandlung sollten klar auf das jeweilige Lebensalter bezogen sein (auch der intelligenzbehinderte Mensch ist Kind, Jugendlicher, junger Erwachsener usw.!).
- *Respektierung von Bedürfnissen:* Behinderte Menschen sollten so weit wie möglich in die Bedürfnisermittlung einbezogen werden. Wünsche, Entscheidungen und Willensäußerungen behinderter Menschen sind nicht nur zur Kenntnis zu nehmen, sondern auch zu berücksichtigen.

- *Angemessene Kontakte zwischen den Geschlechtern:* Intelligenzbehinderte Menschen sind Jungen und Mädchen, Männer und Frauen mit Bedürfnissen nach (anders) geschlechtlichen Kontakten. Diese sind ihnen zu ermöglichen.
- *Normaler wirtschaftlicher Standard:* Dieser ist im Rahmen der sozialen Gesetzgebung sicherzustellen.
- *Standards von Einrichtungen:* Im Hinblick auf Größe, Lage, Ausstattung usw. sind in Einrichtungen für intelligenzbehinderte Menschen solche Maßstäbe anzuwenden, wie man sie für nichtbehinderte Menschen für angemessen hält.

Im Konzept der Normalisierung haben gemeindenahe Strategien eine besondere Bedeutung, da sie die Ausgrenzung, »Verheimung« und »Medikalisierung« am erfolgreichsten zu verhindern versprechen, ganz ähnlich wie in der psychiatrischen Versorgung (▶ Kap. 8).

Soziale Integration/Inklusion

Die volle Teilhabe behinderter Menschen am Leben der Gemeinschaft ist nach wie vor das eigentliche Ziel aller Rehabilitationsmaßnahmen und -hilfen. Integration und Normalisierung sind Konzepte, die sich in allen Lebensbereichen verwirklichen lassen, wenn die Bereitschaft besteht, Menschen mit Behinderungen als selbstständige, aktive Partner bei der Rehabilitation und in der Gesellschaft zu sehen und Voraussetzungen für ein Höchstmaß an Unabhängigkeit in der eigenen Lebensplanung und -gestaltung zu schaffen.

Die Verankerung des Benachteiligungsverbots zugunsten behinderter Menschen in Art. 3 Abs. 3 Satz 2 des Grundgesetzes hat auch insoweit einen gesellschafts- und sozialpolitischen Perspektivenwechsel fortgesetzt und bekräftigt, als diese Teilhabe behinderter Menschen vorrangig nicht als Ergebnis wohlfahrtsstaatlicher Fürsorge, sondern als Ausdruck von Gleichberechtigung und Selbstbestimmung zu verstehen ist. Behinderte Menschen können und wollen ihr Leben selbst planen und aktiv gestalten sowie sich als gleichberechtigte Bürger am gesellschaftlichen Leben beteiligen. Das ist nur in einer Umwelt möglich, die sich einer solchen Teilhabe öffnet; das Verbot der Benachteiligung behinderter Menschen ist daher nicht nur als Umgang mit individuellen Problemen Betroffener, sondern als Frage an das Selbstverständnis der gesamten Gesellschaft zu begreifen.

Andererseits wirft der angesprochene Perspektivenwechsel ein neues Licht auf die Frage, inwieweit die Gesellschaft sich einer Teilhabe behinderter Menschen an der »normalen« Lebenswirklichkeit nicht nur »öffnet«, sondern in welchem Umfang sie sich darüber hinaus in der Pflicht sieht, mit ihren Ressourcen behinderten Menschen die für eine vollwertige Teilhabe erforderlichen Hilfen zur Verfügung zu stellen. Auf jeden Fall dürfen Hilfen zur Eingliederung und die Forderung nach einem »Leben so normal wie möglich« nicht als einseitige, an behinderte Menschen gerichtete Anpassungsforderung missverstanden werden. Integration ist immer ein wechselseitiger Prozess, an dem sich Menschen mit und ohne Behinderungen in gleicher Weise beteiligen müssen; es gilt anzuerkennen, dass Menschsein auch das

Recht auf Anderssein umfasst und dass Anderssein nicht zur Ausgrenzung aus dem Leben der Gesellschaft führen darf.

Inklusion

»Der Begriff »Inklusion« leitet sich vom lateinischen »includere« (dt. einschließen, einbeziehen) ab und wird in pädagogischen Kontexten im Sinne eines Nichtausschlusses verschiedener Personengruppen bzw. der Anerkennung menschlicher Vielfalt angewandt« (Universität zu Köln 2021). »Inklusion zielt auf das selbstverständliche, gleichberechtigte und wertschätzende Miteinander der Verschiedenen ab, wobei das selbstverständliche darin besteht, dass ihre Unterschiedlichkeit nicht eigens thematisiert werden muss« (Katzenbach 2015, S. 23).

Uneingeschränkte Partizipation, also Teilhabe und Teilnahme, an gesellschaftlichen Angeboten ist ein zentrales Element von Inklusion. Basierend auf der bewussten Akzeptanz der individuellen Persönlichkeit eines jeden Bürgers und damit auch und ausdrücklich der Unterschiedlichkeit von Lebensgestaltung und Lebensentwürfen. Diese Andersartigkeit wird bewusst wahrgenommen und als normale Varianz des Miteinander und Gegenüber gesehen. Es besteht ein Recht für Jedermann auf diese Teilhabe in sämtlichen Lebensbereichen. Deshalb ist Barrierefreiheit bezüglich des Zugangs zu gesellschaftlichen Lebensräumen zu schaffen und zu sichern. Dies beinhaltet die Gleichwertigkeit eines jeden Individuums und auch, wie Jesper Juul, ein dänischer Familientherapeut, es ausdrückte, die »Gleichwürdigkeit« des Menschen in Interaktions- und Kommunikationsprozessen (Juul 2006, S. 24). Wir zitieren diesen Begriff, obwohl es ihn in der deutschen Sprache nicht gibt, es ihn aber geben sollte, da er auf die Themen Wertschätzung und Menschenwürdigkeit fokussiert. Inklusion bedeutet damit auch, dass es die Gesellschaft selbst ist, die Strukturen entwickeln und zur Verfügung stellen muss, die eine Teilhabe aller Menschen ermöglicht. Und damit nicht einzelne Individuen, durch ihre Unterschiedlichkeit geprägt, durch Normerfüllung für das Erreichen gesellschaftlicher Inklusion allein verantwortlich gemacht werden können. Erst durch diesen Inklusionsprozess ist es dann wiederum jedem Individuum möglich, seinen Beitrag zur kollektiven Weiterentwicklung des Zusammenlebens zu leisten. In diesem Kontext kann auch das Thema Verwirklichungschancen (Capabilities) von A. Sen, dem indischen Wirtschaftsökonom, Deutschen Friedensbuchpreisträger 2020 und Nobelpreisträger, thematisiert werden. Das neoliberale Dogma der Eigenverantwortlichkeit für gesellschaftliche Integration findet in der Diskussion und Reflektion dieser Konzepte seine Grenzen und macht zudem die Beschränktheit einer solchen Argumentation deutlich.

Was fördert nun Inklusion? Zum einen ist eine gerechtere Verteilung von gesellschaftlichen Ressourcen von zentraler Bedeutung. Zum anderen ist es eine wirklich empfundene und gelebte Wertschätzung aller Mitglieder einer Gesellschaft, insbesondere derer, die von Ausgrenzung aufgrund ihrer Andersartigkeit, bedroht sind. Dies bedeutet auch, an die Fähigkeiten und Fertigkeiten, an die individuellen Ressourcen aller Menschen zu glauben.

▶ Abb. 13.2 zeigt verschiedene Formen des Zusammenlebens zwischen unterschiedlichen Gruppen in einer Gesellschaft/unterschiedlichen Mitgliedern in einer Gruppe.

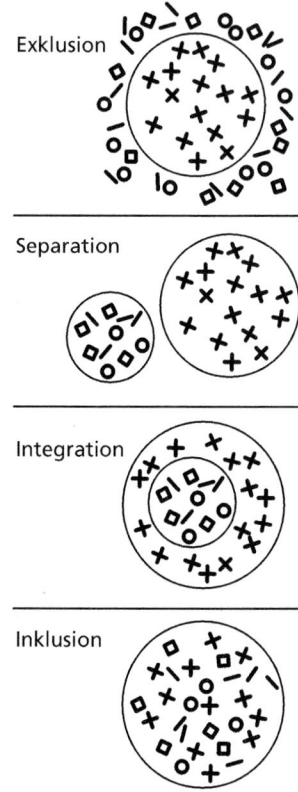

Abb. 13.2: Verschiedene Formen des Zusammenlebens zwischen unterschiedlichen Gruppen in einer Gesellschaft/unterschiedlichen Mitgliedern in einer Gruppe

Das Bundesteilhabegesetz (BTHG)

Eine deutliche Verbesserung im Hinblick auf Inklusion und Selbstbestimmung von Menschen mit Behinderungen stellt das 2016 verabschiedete Bundesteilhabegesetz (BTHG) dar. Ein Gesetzespaket, das signifikant mehr Möglichkeiten zur Teilhabe und Selbstbestimmung für Menschen mit Behinderungen vorsieht. Die Träger von Rehabilitationsmaßnahmen sind verpflichtet, durch Präventionsmaßnahmen drohende Behinderungen bzw. chronische Erkrankungen vorzeitig zu erkennen, unter anderem um die Erwerbsfähigkeit zu erhalten. Um ein Prüf- und Entscheidungsverfahren zu initiieren, sind die Regularien für die Zuständigkeit und zur Einführung eines trägerübergreifenden Teilhabeplanverfahrens für alle Rehabilitationsträger neu bestimmt worden, sodass nun ein einziger Antrag auf Rehabilitation reicht. Zusätzlich wurde ein durch den Bund gefördertes Träger- und Leistungserbringer unabhängiges Netzwerk von Beratungsstellen für Menschen mit Behinderungen und deren Angehörige aufgebaut. Diese unabhängige Beratung erfolgt durch Menschen, die ebenfalls von einer Behinderung betroffen sind (BAMS 2018). Am 1. Januar 2020 trat die Reform der Eingliederungshilfe in Kraft. Die Eingliederungshilfe für Menschen mit Behinderungen wird von einem Teil des Fürsorgesystems der Sozialhilfe zu einem zeitgemäßen Teilhaberecht weiterentwickelt. Am 1. Januar 2020 wurden die Regelungen zu den Leistungen der Eingliederungshilfe in Teil II des SGB IX zusammengefasst (Bundesvereinigung Lebenshilfe 2020). Das neue Bundesteilhabegesetz sieht auch vor, dass Menschen mit Behinderungen, die Eingliederungshilfe erhalten, mehr von ihrem Einkommen und Vermögen behalten dürfen (BAMS 2018). Hauptziel dieses Gesetzes ist die Verbesserung der *Teilhabe am Arbeitsleben*, der *Teilhabe an Bildung* sowie der *sozialen Teilhabe* betroffener Menschen. Eine bessere Teilhabe am Arbeitsleben soll durch eine Inklusionsstrategie einer Beschäftigung auf dem ersten Arbeitsmarkt erreicht werden. Die Realität im Jahre 2018 zeigt allerdings, dass rund 310.000 Menschen mit Behinderung in einer der über 700 Werkstätten für Menschen mit Behinderungen beschäftigt wurden (BAG WfbM 2019). In § 112 SGB IX sind die Leistungen der Teilhabe an Bildung geregelt. Kinder, Jugendliche und junge Erwachsene können bei der beruflichen Ausbildung oder einem Studium eine finanzielle Unterstützung beantragen, wenn sie diese Unterstützung aufgrund ihrer Behinderung benötigen. Leistungen zur sozialen Teilhabe, wie zum Beispiel Leistungen zur Mobilität, heilpädagogische Leistungen oder auch Leistungen in den Bereichen Wohnen und Freizeit, können ebenfalls bei Bedürftigkeit durch eine finanzielle Unterstützung gefördert werden. Zu den Leistungen der medizinischen Rehabilitation gehört die Frühförderung oder auch die Berechtigung zum Erhalt von Hilfs- und Heilmitteln. Seit dem 1. Januar 2020 können pauschale Geldleistungen zur Assistenzanstellung beantragt werden. Assistenzleistungen dienen der Unterstützung eines selbstbestimmten und eigenständigen Handelns im Alltag. Bei Überschreitung einer definierten Einkommensgrenze der leistungsberechtigten Person, muss diese einen finanziellen Selbstanteil erbringen. Hierbei wird das Einkommen eines etwaigen Partners bzw. einer Partnerin nicht mehr angerechnet (BAMS 2017).

Bis zum 1. Januar 2020 wurde die Versorgung und Betreuung Leistungsberechtigter in Gesamtpaketen erbracht und nach Hilfebedarfsgruppen getrennt, deren Vergütung dem Leistungserbringer mittels einer Grundpauschale, einer Maßnahmenpauschale sowie eines Investitionsbedarfs erstattet wurde. Dadurch, dass die Leistungen an die Wohnformen gebunden waren, war die Wahlmöglichkeit Leistungsberechtigter begrenzt. Somit sind die Leistungen der Eingliederungshilfe nicht mehr einrichtungszentriert, sondern Personen zentriert. Es wird der individuelle Bedarf der leistungsberechtigten Person ermittelt, statt wie bisher, die zu erbringenden Leistungen in ambulante, teilstationäre und stationäre Formen der Eingliederungshilfe zu unterteilen.

Literatur

Ärzte der Welt (2021): https://www.aerztederwelt.org/wem-wir-beistehen/menschen-ohne-krankenversicherung, letzter Zugriff: 17.11.2021.
Ärzteblatt (2022): https://www.aerzteblatt.de/archiv/134430/Psychische-Erkrankungen-Hohes-Aufkommen-niedrige-Behandlungsrate, letzter Zugriff: 17.04.2022.
Abel, T., A. Abraham, K. Sommerhalder: Kulturelles Kapital, kollektive Lebensstile und die soziale Reproduktion gesundheitlicher Ungleichheit. In: Richter M., K. Hurrelmann (Hrsg.): Gesundheitliche Ungleichheit. Grundlagen, Probleme, Perspektiven. Wiesbaden: VS-Verlag, 2006. S. 185–198.
Abel, T.: Cultural capital and social inequality in health. J Epidemiol Community Health, 2008, 62: e13 doi:10.1136/jech.2007.066159.
Adolph, H., H. Selbert: Annähernd 56.000- Die Zahl der Sozialarbeiterinnen und Sozialarbeiter im Gesundheitswesen ist schwer zu ermitteln. Forum Sozialarbeit und Gesundheit 2016, 4: 29–35.
Aktion Mensch e. V. (2021a): Leistungen der Pflegeversicherung (Stand: 2021). https://www.familienratgeber.de/rechte-leistungen/kranken-pflegeversicherung/leistungen-pv.php, letzter Zugriff: 05.10.2021.
Aktion Mensch e. V. (2021b): Hintergrundwissen Inklusion. https://www.aktion-mensch.de/dafuer-stehen-wir/was-ist-inklusion/hintergrundwissen-inklusion.html, letzter Zugriff: 05.10.2021.
Anderson, R.: Health promotion, an overview. European monographs in health education research, 6: 1-126 (1984).
Andresen, S., Otto, H.-U., Ziegler, H.: Bildung as Human Development: An educational view on the Capabilities Approach. In: Otto, H.-U., Ziegler, H. (Hrsg.): Capabilities – Handlungsbefähigung und Verwirklichungschancen in der Erziehungswissenschaft. Wiesbaden: VS, 2008.
Antonovsky, A.: Health, stress and coping. San Francisco: Jossey-Bass, 1979.
Antonovsky, A.: Unraveling the mystery of health: How people manage stress and stay as well. San Francisco: Jossey-Bass, 1987a.
Antonovsky, A.: The salutogenetic perspective: toward a new view of health and illness. Advances 4. 1987b. S. 47–55.
Antonovsky, A.: Personality and health: Testing the sense of coherence model. In: Freidman, H. S. (Hrsg.): Personality and disease. Wiley, New York: 1990. S. 155–177.
Antonovsky, A.: Salutogenese. Zur Entmystifizierung der Gesundheit. Tübingen: dgvt, 1997.
AOK: Zahlen und Fakten über Depression. (Stand: 2018). https://www.aok-bv.de/imperia/md/aokbv/presse/pressemitteilungen/archiv/2018/07_faktenblatt_depressionen.pdf, letzter Zugriff: 08.10.2021.
Armstrong, D.: An outline of Sociology as applied to Medicine. 4. edition. Bristol: Wright. PSG, 1994.
APA: Diagnostic and Statistical Manual of Mental Disorders/DSM-IV, 1994.
Atzendorf, J. et al.: Gebrauch von Alkohol, Tabak, illegalen Drogen und Medikamenten. Schätzungen zu Konsum und substanzbezogenen Störungen in Deutschland. In: Deutsches Ärzteblatt, 2019, 116, 35–36: 577–584.
Autismus Deutschland e. V. – Bundesverband zur Förderung von Menschen mit Autismus: Was ist Autismus? https://www.autismus.de/was-ist-autismus.html, letzter Zugriff: 08.10.2021.

Aust, A. (2020): Arm, abgehängt, ausgegrenzt. Eine Untersuchung zu Mangellagen eines Leben mit Hartz IV. Berlin: Paritätischer Wohlfahrtsverband. online: https://www.der-paritaetische.de/publikationen/expertise-arm-abgehaengt-ausgegrenzt-eine-untersuchung-zu-mangellagen-eines-lebens-mit-hartz-iv/.
Aust-Claus E., Hammer PM.: Das ADS-Buch. Oberstebrink, 2000.
Bäcker, G.: Soziale Sicherung. In: KREFT/MIELENZ (Hrsg.): Wörterbuch Soziale Arbeit, 5. Aufl. Weinheim und München: Juventa, 2005. S. 806–814.
Badura, B. (Hrsg.): Soziale Unterstützung und chronische Krankheit. Frankfurt/M.: Suhrkamp, 1981.
Badura, B.: Sozialepidemiologie in Theorie und Praxis. In: Europäische Monographien zur Gesundheitserziehung Band 5, S. 29–48. Köln: Bundeszentrale für Gesundheitliche Aufklärung (BZgA), 1983.
BAG kommunaler Frauen und Gleichstellungsbeauftragte: Kampagne gegen Frauenarmut (Stand: 2015). https://www.frauenbeauftragte.org/armut/aktion/kampagne-gegen-frauenarmut, letzter Zugriff: 08.10.2021.
Bahrenburg Psychotherapie 2021: bahrenburg-psychotherapie.de/behandlungsangebot/psychosomatische-störungen/, abgerufen am 02.05.2022.
Balint, M., Balint, E.: Psychotherapeutische Techniken in der Medizin. Stuttgart: Klett, 1961.
BARMER Arztreport (2021) https://www.barmer.de/blob/309340/043d9a7bf773a8810548d18dec661895/data/barmer-arztreport-2021-band-27-bifg.pdf letzter Zugriff am 21.12.2021
BARMER (2020): Arztreport 2020: https://www.barmer.de/blob/227512/4f989562e2da4b0fbc785f15ff011ebe/data/barmer-arztreport-2020.pdf, letzter Zugriff am 02.11.2021.
BARMER (2019): Arztreport 2019: https://www.barmer.de/blob/192572/d716a1cbc5eec45894a3f47b62145e5e/data/dl-arztreport2019-komlett.pdf, letzter Zugriff am 02.11.2021.
Barmer Arzneimittelreport (2019): Impfungen bei Kindern und Jugendlichen. Schriftenreihe zur Gesundheitsanalyse Band 16.
BARMER (2018): Arztreport 2018: https://www.barmer.de/blob/144368/08f7b513fdb6f06703c6e9765ee9375f/data/dl-barmer-arztreport-2018.pdf, letzter Zugriff: 14.10.2021.
Barnes, J. u. a.: Qualitative interview study of communication between parents and children about maternal breast cancer. BMJ 2000, 321: 479–482.
Bartkowski, J.: Die Rolle der Sozialen Arbeit in der Palliativversorgung. Hamburg: Diplomica, 2011.
Bartsch, N., Knigge-Illner, H. (Hrsg.): Sucht und Erziehung – ein Handbuch für Lehrer und Sozialpädagogen. Band 1. Weinheim: Beltz, 1987.
Bast, U. (1978): Gewalt gegen Kinder, Kindesmisshandlung und ihre Ursachen. Reinbek, 1978.
Bastigkeit M.: Kommunikation mit Suizidenten: Was sollte der Rettungsdienst beachten? In: Rettungsdienst 6; 2009, 32. Jahrgang, S. 32–34, sowie in Anlehnung an die Empfehlungen der Deutschen Gesellschaft für Suizidprävention (Sorgatz H.), 2009.
Bateson, G. u. a.: Schizophrenie und Familie. Frankfurt/M.: Suhrkamp, 1970.
Batt, Cristina: Schule. In: Klein, Michael (Hrsg.): Kinder und Suchtgefahren. Risiken – Prävention – Hilfen. Stuttgart: Schattauer, 2008. S. 391.
Bauer, M.-L. u. a.: (K)ein Recht auf Behandlung? Dr. med. Mabuse (2005) Heft 7/8, S. 24–27.
Bauer U, Bittlingmayer UH, Richter M (Hrsg.): Health Inequalities – Determinanten und Mechanismen gesundheitlicher Ungleichheit. Wiesbaden: VS-Verlag, 2008.
Beck, U.: Risikogesellschaft. Frankfurt/M.: Suhrkamp, 1986.
Becker, A.: »Environmental Justice«. Die soziale ungleiche Verteilung von Umweltbelastungen in der BRD und in den USA. Magisterarbeit an der sozialwissenschaftlichen Fakultät der Universität Götingen, 2003.
Becker, H. S.: Outsiders, studies in the sociology of deviance. London: Free Press, 1963. (Deutsche Ausgabe: Außenseiter. Frankfurt/M.: S. Fischer, 1973.)
Becker, I.: Finanzielle Mindestsicherung und Bedürftigkeit im Alter. Zeitschrift für Sozialreform, 2012, 58, 2, S. 123–148.
Becker-Schwarze, K., Drewes-Kirchhoff, A., Wenzel, G.: Meine Rechte als Patient. Ein Wegweiser durch das Gesundheitssystem. In: DER PARITÄTISCHE GESAMTVERBAND. 3. Aufl. München: C.H. Beck, 2013.
BELLA-Studie: Modul »Psychische Gesundheit« der KIGGS-Studie, 2006a.

BELLA-Studie: BELLA Studie zum seelischen Wohlbefinden und Verhalten von Kindern und Jugendlichen in Deutschland. Eine Unterstudie der KIGGS-Studie, 2006b.
Bender, D., Lösel, F.: Risikofaktoren, Schutzfaktoren und Resilienz bei Misshandlung und Vernachlässigung. In: In: Engle, U. et al. (2016): Sexueller Missbrauch, Misshandlung, Vernachlässigung. 4. Aufl. Stuttgart: Schattauer, 2016.
Bengel, J., Meinders-Lücking, F., Rottmann, N.: Schutzfaktoren bei Kindern und Jugendlichen – Stand der Forschung zu psychosozialen Schutzfaktoren für Gesundheit. BZgA Band 35, 2009.
Berger, M. u. a.: Rolle der Rehabilitation im Versorgungsspektrum psychisch Erkrankter. In: Aktion Psychisch Kranke (Hrsg.): Prävention bei psychischen Störungen. Bonn: Psychiatrie Verlag, 2004. S. 276–292.
Berkman, L. F., Syme, S. L.: Social networks, host resistance, and mortality. Am. J. Epidemiology 1979, 109, S. 186–204.
Bertelsmann-Stiftung: Kinderarmut in Deutschland. Factsheet, S. 1, Juli 2020.
Berufsverband Deutscher Psychologinnen und Psychologen (BDP): Förderung psychischer Gesundheit in Europa (2019): https://www.bdp-verband.de/sektion-gus/sektion/politik/psychische-gesundheit-europa.html, letzter Zugriff: 20.12.2021
Bier, A., Nindl, G., Kussmann G.: Bindung und Stillen – Ein Thema für die Kinder- und Jugendtherapie (Stand: 2013)? https://www.stillen-institut.com/media/bindung-und-stillen-vtkiju-2013.pdf, letzter Zugriff: 08.10.2021.
Blättner, B., Waller H.: Gesundheitswissenschaft. 6. Aufl. Stuttgart: Kohlhammer, 2018.
Blanz, B., H. Remschmidt, M. H. Schmidt, A. Warnke: Psychische Störungen im Kindes- und Jugendalter. Stuttgart: Schattauer, 2006. S. 357–363.
Blohmke, M.: Arbeitslosigkeit und Gesundheit. In: Kofler, W., P. Lercher: Sozialmedizin. Innsbruck o.J.
Bodenmüller, M: Wohnungslosigkeit von Frauen- auch ein Armutsphänomen. In: Dackweiler R, Rau A, Schäfer R. (Hrsg.): Frauen und Armut – Feministische Perspektiven. Opladen, Berlin, Toronto, 2020. S. 361–381.
Boecker, M., Schraad-Tischler, D.: Teilhabegerechtigkeit für gegenwärtige und künftige Generationen – Nachhaltigkeit im Kontext der Bertelsmann Stiftung. In: Bertelsmann Stiftung (Hrsg.): Politik nachhaltig gestalten. Wie man nachhaltige Politik macht, kommuniziert und durchsetzt. Bertelsmann, 2012.
Böhm, A., Kuhn, J.: Soziale Ungleichheit und Gesundheit bei Kindern. Ergebnisse von Einschulungsuntersuchungen im Land Brandenburg. Soziale Arbeit 2000, 9, S. 343–346.
Bohus M., Kröger C.: Psychopathologie und Psychotherapie der Borderline-Persönlichkeitsstörung: Zum gegenwärtigen Stand der Forschung. In: Der Nervenarzt 2011, 82(1).
Bollas, Christopher: Wenn die Sonne zerbricht – Das Rätsel Schizophrenie. Stuttgart: Klett-Cotta, 2015.
Bolm, Thomas: Persönlichkeitsstörungen – Teil 3. Therapie der Borderline-PS. in: DNP – Der Neurologe & Psychiater 2015, 16(6): S. 34–37.
Bolte, G., Kohlhuber, M.: Modelle und Indikatoren sozialer Ungleichheit bei umweltbezogener Gesundheit: Erklärungsansätze aus der Umweltepidemiologie. In K. S. Rehberg (Hrsg.): Die Natur der Gesellschaft: Verhandlungen des 33. Kongresses der Deutschen Gesellschaft für Soziologie in Kassel 2006. 2008.
Bosshard, M. u.a.: Sozialarbeit und Sozialpädagogik in der Psychiatrie. Bonn: Psychiatrie Verlag 1999/2013.
Bourdieu P.: Ökonomisches Kapital, kulturelles Kapital, soziales Kapital. In: Kreckel R, ed. Soziale Ungleichheiten. Göttingen: Verlag Otto Schwarz, 1983. S. 183–198.
Brenner, H.: Wirtschaftskrise, Arbeitslosigkeit und psychische Erkrankung. Urban & Schwarzenberg, München etc. (1979a).
Brenner, M. H.: Mortality and the national economy. Lancet 1979b, 2.
Brisch, K.-H.: Prävention von Gewalt durch die Förderung von Bindungssicherheit und Empathie: »SAFE-Sichere Ausbildung für Eltern« und »B.A.S.E. – Babywatching in Kindergarten und Schule«. In: Franz, M., B. West-Leuer: Bindung – Trauma – Prävention. Gießen: Psychosozial, 2008. S. 129–161.

Brisch, K.-H.: Bindungsstörungen. Von der Bindungstheorie zur Therapie. 16. Aufl. Stuttgart: Klett-Cotta, 2019.
Broeckmann, S.: Plötzlich ist alles ganz anders – wenn Eltern an Krebs erkranken. Stuttgart: Klett-Cotta, 2002.
Brown, G. W.: Life-events and the onset of depressive and schizophrenic conditions. In: Gunderson, E. K., R. H. Rahe (eds.): Life stress and illness. Springfield: Thomas, 1974.
Brown, G. W., T. O. Harris: Social origins of depression: a study of psychiatric disorders in women. London: Tavistock, 1978.
Brown, G. W.: Social causes of disease. In: Tuckett, D. (ed.) a. a. O., 1976, S. 291–333.
Brownmiller 1991: S. 285 zit. nach Ueckeroth, L.: Partnergewalt gegen Frauen und deren Gewaltbewältigung. Centaurus, 2014. S. 24.
Brunnhuber, S.: Suizidalität. In: Lieb K., S. Frauenknecht, S. Brunnhuber (Hrsg.): Psychiatrie und Psychotherapie. 6. Aufl. Urban & Fischer, 2008. S. 395 ff.
Brzank, Petra: Wege aus der Partnergewalt. Frauen auf der Suche nach Hilfe. Wiesbaden: Springer VS, 2012.
Buchebner-Ferstl, S., Geserick, C.: Vorgeburtliche Beziehungsförderung: Dokumentation von Erfahrungen mit der Methode der Bindungsanalyse (Stand: 2016), letzter Zugriff: 12.10.2021.
Buchholz, K.: Genderaspekte im Bereich Immissionsschutz: Luftverschmutzung und Lämbelastungen. In: © genanet – Leitstelle Geschlechtergerechtigkeit und Nachhaltigkeit (Hrsg.). Frankfurt/M. 2005.
Buer, F.: Gesundheitsberatung: Grundlagen im pädagogischen Kontext. Schwerpunktheft Sozialpädagogik der Zeitschrift Psychodrama, 1992, 5.
Bühring, M., Konrad, C.: Manie, Bipolare Störung. In: Carsten Konrad (Hrsg.): Therapie der Depression. Praxisbuch der Behandlungsmethoden. Berlin: Springer, 2017. S. 145–184.
Bundesärztekammer: Arbeitsmedizinische Fachkunde. Statistik 2019.
Bundesärztekammer: Ergebnisse der Ärztestatistik 2020.
Bundesarbeitsgemeinschaft für Rehabilitation Reihe Arbeitshilfe Reha Grundlagen (2020): Arbeitshilfe für die Rehabilitation und Teilhabe von Menschen mit Krebserkrankungen (BAR-Frankfurt.de / 2020).
Bundesarbeitsgemeinschaft der Freien Wohlfahrtspflege: Stellungnahme der Bundesarbeitsgemeinschaft der Freien Wohlfahrtspflege e.V. (BAGFW) zum Entwurf eines Gesetzes zur Beseitigung sozialer Überforderung bei Beitragsschulden in der Krankenversicherung (Stand: 2013). https://www.bagfw.de/fileadmin/user_upload/Veroeffentlichungen/Stellungnahmen/2013/2013-03-18_Beseitigung_sozialer_UEberforderung_bei_Beitragsschulden_in_der_KV.pdf, letzter Zugriff: 08.10.2021.
Bundesamt für Migration und Flüchtlinge (BAMF): Morbidität und Mortalität von Migranten in Deutschland. Forschungsbericht 5, 2011.
Bundesamt für Migration und Flüchtlinge (BAMF): Das Bundesamt in Zahlen 2014. Asyl, Nürnberg, 2015.
Bundesarbeitsgemeinschaft für Rehabilitation: Arbeitshilfen für die Rehabilitation und Teilhabe von Menschen mit Krebserkrankungen. Frankfurt/M., 2020.
Bundesarbeitsgemeinschaft für Rehabilitation: ICF-Praxisleitfaden. 2. Aufl. Frankfurt/M., 2006.
Bundesarbeitsgemeinschaft der überörtlichen Träger der Sozialhilfe (BAGüS): Zentrale Ergebnisse Wohnen und Arbeit/Beschäftigung 2018.
Bundesministerium für Arbeit und Soziales (BMAS): Unser Weg in eine inklusive Gesellschaft. Der Nationale Aktionsplan der Bundesregierung zur Umsetzung der UN-Behindertenrechtskonvention. Berlin (2011). https://www.bmas.de/SharedDocs/Downloads/DE/Publikationen/Schwerpunkt-NAP/BMAS-NAP-1.pdf;jsessionid=0F4FAC648FBA2FC1CA7EBB4399C4720E.delivery1-replication?__blob=publicationFile&v=1, zuletzt aufgerufen am 28.09.2021.
Bundesministerium für Jugend, Familie, Frauen und Gesundheit (Hg.): Empfehlungen der Expertenkommission der Bundesregierung zur Reform der Versorgung im psychiatrischen und psychotherapeutisch/psychosomatischen Bereich auf der Grundlage des Modellprogramms Psychiatrie der Bundesregierung. Bonn 1988

Bundesministerium für Familie, Senioren, Frauen und Jugend: Häusliche Gewalt (Stand: 2020). https://www.bmfsfj.de/bmfsfj/themen/gleichstellung/frauen-vor-gewalt-schuetzen/haeusliche-gewalt/haeusliche-gewalt-80642, letzter Zugriff: 12.10.2021.

Bundesministerium für Familie, Senioren, Frauen und Jugend (2004): Gender Datenreport «, Kapitel 10: Gewalthandlungen und Gewaltbetroffenheit von Frauen und Männern, P. 651–652, 2004.

Bundesministerium für Gesundheit (BMG) (2021a) Pflege zu Hause: Finanzielle Unterstützung und Leistungen für die ambulante Pflege: https://www.bundesgesundheitsministerium.de/pflege-zu-hause.html, letzter Zugriff: 12.10.2021.

Bundesministerium für Gesundheit (BMG) (2021b): Pflege im Heim. https://www.bundesgesundheitsministerium.de/pflegeimheim.html, letzter Zugriff: 12.10.2021.

Bundesministerium für Gesundheit (BMG) (2021c): Alternative Wohnformen. https://www.bundesgesundheitsministerium.de/themen/pflege/online-ratgeber-pflege/leistungen-der-pflegeversicherung/alternative-wohnformen.html, letzter Zugriff: 12.10.2021.

Bundesministerium für Gesundheit (BMG) (2021d): Die Leistungen der Pflegeversicherung im Überblick. https://www.bundesgesundheitsministerium.de/themen/pflege/online-ratgeber-pflege/leistungen-der-pflegeversicherung/leistungen-im-ueberblick.html, letzter Zugriff: 12.10.2021.

Bundesministerium für Gesundheit (BMG) (2021e): Tagespflege und Nachtpflege. https://www.bundesgesundheitsministerium.de/tagespflege-und-nachtpflege.html, letzter Zugriff: 12.10.2021.

Bundesministerium für Gesundheit (BMG) (2021 f): Aufmerksamkeitsdefizitsyndrom. https://www.bundesgesundheitsministerium.de/themen/praevention/kindergesundheit/aufmerksamkeitsdefizitsyndrom.html, letzter Zugriff: 12.10.2021.

Bundesministerium für Gesundheit (BMG) (2021 g): Depression. https://www.bundesgesundheitsministerium.de/themen/praevention/gesundheitsgefahren/depression.html, letzter Zugriff: 12.10.2021.

Bundesministerium für Gesundheit (BMG) (2021 h): Diagnose Demenz: Krankheitsbild und Verlauf. https://www.bundesgesundheitsministerium.de/themen/pflege/online-ratgeber-demenz/krankheitsbild-und-verlauf.html, letzter Zugriff: 12.10.2021.

Bundesministerium für Gesundheit (BMG) (2021i): Bundesministerium für Gesundheit: Einheitliche Regeln für den Erlass von Beitragsschulden. http://www.bmg.bund.de/presse/pressemitteilungen/2013-03/beitragsschulden-grundsaetze-genehmigt.html, letzter Zugriff: 12.10.2021.

Bundesministerium für Gesundheit (BMG) (2021j): Gesund bleiben: Prävention und Gesundheitsförderung. https://www.bundesgesundheitsministerium.de/krankenversicherung-praevention.html, letzter Zugriff: 12.10.2021.

Bundesministerium für Gesundheit (BMG) (2021k): Soziale Absicherung der Pflegeperson. https://www.bundesgesundheitsministerium.de/soziale-absicherung-der-pflegeperson.html, letzter Zugriff: 12.10.2021.

Bundesministerium für Gesundheit (BMG) (2022): Schutzimpfungen. https://www.bundesgesundheitsministerium.de/themen/praevention/impfungen/schutzimpfungen.html, zuletzt abgerufen: 02.08.2022.

Bundesministerium für Gesundheit (BMG) (2019a): Präventionsgesetz. https://www.bundesgesundheitsministerium.de/service/begriffe-von-a-z/p/praeventionsgesetz.html, letzter Zugriff: 12.10.2021.

Bundesministerium für Gesundheit (BMG) (2017): Gesundheit rund um die Geburt. https://www.bundesgesundheitsministerium.de/fileadwin/Dateien/5_Publikationen/Gesundheit/Broschueren/Nationales_Gesundheitsziel_Gesundheit_rund-um-die_Geburt.pdf letzter Zugriff 21.12.2021.

Bundesregierung: Sozialversicherung – Neue Bemessungsgrenzen für 2015 (Stand: 2014). http://www.bundesregierung.de/Content/DE/Artikel/2014/10/2014-10-15-rechengroessen-sozialversicherung.html, letzter Zugriff: 12.10.2021.

Bundesverband der Angehörigen psychisch Kranker e.V. (BApK), Dachverband Gemeindepsychiatrie e.V., Deutsche Gesellschaft für Soziale Psychiatrie e.V. (DGSP), Psychiatrie Verlag, BALANCE buch + medien verlag: Borderline-Persönlichkeitsstörung (Stand: 2021).

https://www.psychiatrie.de/psychische-erkrankungen/borderline-persoenlichkeitsstoerung.html, letzter Zugriff: 22.10.2021.
Bundesvereinigung Lebenshilfe e.V.: Recht der Eingliederungshilfe – Änderungen durch das Bundesteilhabegesetz (Stand: 2020). https://www.lebenshilfe.de/eingliederungshilfe-und-das-bundesteilhabegesetz, letzter Zugriff: 12.10.2021.
Bundesverfassungsgericht: Zum Urteil des zweiten Senats vom 26. Februar 2020 (Stand: 2020). https://www.bundesverfassungsgericht.de/SharedDocs/Entscheidungen/DE/2020/02/rs20200226_2bvr234715.html, letzter Zugriff: 12.10.2021.
Bundesweite Arbeitsgemeinschaft für psychosoziale Zentren für Flüchtlinge und Folteropfer: Traumasensibler und empowernder Umgang mit Geflüchteten-Ein Praxisleitfaden (Stand: 2017). https://www.baff-zentren.org/wp-content/uploads/2018/11/BAfF_Praxisleitfaden-Traumasensibler-Umgang-mit-Gefluechteten_2018.pdf, letzter Zugriff: 12.10.2021.
Bundeszentrale für gesundheitliche Aufklärung: adhs – aufmerksamkeitsdefizit/hyperaktivitätsstörung…was bedeutet das? (Stand: 2013). https://www.uniklinikum-jena.de/kjp_media/Informationsbrosch%C3%BCren/ADHS_BZGA.pdf, letzter Zugriff: 22.10.2021.
Bundeszentrale für gesundheitliche Aufklärung: Das Präventionsgesetz – neue Aufgaben für die Bundeszentrale für gesundheitliche Aufklärung (BZgA) (Stand:2015). https://www.bzga.de/ueber-uns/aufgaben-und-ziele/geschaeftsstelle-nationale-praeventionskonferenz/das-praeventionsgesetz/, letzter Zugriff: 12.10.2021.
Bundeszentrale für gesundheitliche Aufklärung: Kinder stark machen-Kinder stark machen für ein suchtfreies Leben (Stand: o.J.): https://www.kinderstarkmachen.de/mitmach-initiative/kinder-stark-machen.html, letzter Zugriff: 12.10.2021.
Bundeszentrale für politische Bildung 2020: Demographie von Asylsuchenden in Deutschland https://www.bpb.de/gesellschaft/migration/flucht/zahlen-zu-asyl/265710/demografie (letzter Aufruf am 14.07.2020).
Burghardt, D. et al.: Schlüsselwerke der Vulnerabilitätsforschung, Köln, Springer VS, 2019.
Busse, R., Blüme, L., Ognyano, M., Va, D.: Das deutsche Gesundheitssystem. Akteure, Daten, Analysen. Berlin: Medizinisch Wissenschaftliche Verlagsgesellschaft, 2013.
Butterwegge, C.: Hartz IV und die Folgen. Auf dem Weg in eine andere Republik? Weinheim und Basel: Beltz Juventa, 2015.
Caplan, G.: Support systems and Community Mental Health. New York, 1974.
Charlier, S.: Altenpflege professionell Soziale Gerontologie, Leipzig: Thieme, 2015.
Charon, R., Whyer, P.: The art of medicine. Narrative evidence based medicine. The Lancet 371 (2008), S. 296–297.
Clausen, J., Eichenbrenner, I.: Soziale Psychiatrie. 2. Aufl. Stuttgart: Kohlhammer, 2016.
Cole, T., Gadow, S.: What Does It Mean to Grow Old? – Reflections from the Humanities. Durham 1986, S. 118.
Ciompi, L.: Affektlogik. Über die Struktur der Psyche und ihre Entwicklung. Ein Beitrag zur Schizophrenieforschung. Stuttgart: Klett-Cotta, 1984.
Ciompi, L.: Die emotionalen Grundlagen des Denkens. Entwurf einer fraktalen Affektlogik. Göttingen: Vandenhoeck & Ruprecht, 1997.
Ciompi, L. 2002: Gefühle, Affekte, Affektlogik. Ihr Stellenwert in unserem Menschen- und Weltverständnis. Picus, Wien 2002 (Wiener Vorlesungen, Band 89).
Coe, R. M.: Sociology of medicine. New York: McCraw-Hill, 1970.
Cooper, D.: Psychiatrie und Anti-Psychiatrie. London, 1967.
Corazza, V. u.a.: Kursbuch Gesundheit. Köln: Kiepenheuer & Witsch, 2001.
COSIP-Studie: COSIP – »Children of Somatically Ill Parents«; Kinder schwer kranker Eltern: Vier Sonnen für Mama. Deutsches Ärzteblatt, 103(23) (2006), S. A–1584.
Crowell, S. E., Beauchaine, T. P., & Linehan, M. M.: A biosocial developmental model of borderline personality: Elaborating and extending linehan's theory. Psychological bulletin, 135(3), S. 495, 2009.
DAK-Gesundheit: Kinder- und Jugendreport 2018-Gesundheitsversorgung von Kindern und Jugendlichen in Deutschland Schwerpunkt: Familiengesundheit (Stand: 2018). In: Storm, A. (Hrsg.): Beiträge zur Gesundheitsökonomie und Versorgungsforschung (Band 23). https://www.dak.de/dak/download/kinder–und-jugendreport-2104098.pdf, letzter Zugriff: 18.10.2021.

Dachverband Gemeindepsychiatrie e. V. (DVGP): Tätigkeitsbericht 2018. (https://www.dvgp.org/fileadmin/user_files/dachverband/dateien/Materialien/Bericht_2018_Dachverband_Gemeindepsychiatrie.pdf, letzter Zugriff: 29.01.2020).

Davison, Neale, & Hautzinger: Klinische Psychologie. Weinheim: Beltz, 2016.

Deegener, G., W. Körner (Hrsg.): Kindesmisshandlung und Vernachlässigung. Ein Handbuch. Göttingen: Hogrefe, 2005.

Deppe, H.-U.: Zur sozialen Anatomie des Gesundheitssystems. Frankfurt/M.: VSA-Verlag, 2005.

Destatis (2022): Pflegestatisik 2019. https://www.destatis.de/SiteGlobals/Forms/Suche/Servicesuche_Formular.html?input_=2110&resourceId=2414&submit.x=0&submit.y=0&templateQueryString=pflegestatistik+2017&pageLocale=de, Zugriff am 18.03.2022.

Deutsche-Depressionshilfe 2016: https://www.deutsche-depressionshilfe.de/depression-infosund-hilfe/was-ist-eine-depression/haeufigkeit, S. 255.

Deutsche Gesellschaft für Kardiologie (DGK): Langzeit- Sterblichkeit nach Herzinfarkt. 84. Jahrestagung der DKG. Pressemitteilung vom 07.04.2018.

Deutsche Gesellschaft für Psychiatrie und Psychotherapie, Psychosomatik und Nervenheilkunde (DGPPN): Psychische Erkrankungen in Deutschland: Schwerpunkt Versorgung. Dossier 2018.

Deutsche Gesellschaft für Psychiatrie und Psychotherapie, Psychosomatik und Nervenheilkunde (DGPPN): Leitlinie Schizophrenie. Berlin: Springer, 2019.

Deutsche Gesellschaft für Psychologie (DGPs): MUT! (Mutter-Unterstützungs-Training) (o. J.). https://www.gesundheitspsychologie.net/index.php/de/datenbanken/praeventionsprogramme-fuer-erwachsene/30-mut-muetter-unterstuetzungs-training, letzter Zugriff: 22.10.2021.

Deutsche Gesellschaft für Sozialpädiatrie und Jugendmedizin (DGSPJ) (Hrsg.): Kinderärztliche Praxis 2001. Sonderheft: »Unaufmerksam und hyperaktiv«. Mainz: Kirchheim, 2001.

Deutsche Hauptstelle für Suchtfragen (2020a) e.V. o.J.: Cannabis. https://www.dhs.de/suchtstoffe-verhalten/illegale-drogen/cannabis.html, letzter Zugriff: 08.03.2020.

Deutsche Hauptstelle für Suchtfragen (2020b) e.V. o.J.: Heroin. https://www.dhs.de/suchtstoffe-verhalten/illegale-drogen/heroin.html, letzter Zugriff: 08.03.2020.

Deutsche Herzstiftung 2020: Deutscher Herzbericht.

Deutsche Rentenversicherung: Rehabilitation nach Tumorerkrankungen. Berlin, 2020.

Deutsche Rentenversicherung (2020): RV aktuell Heft 7/8/2020 www.deutsche-rentenversicherung.de, letzter Zugriff: 21.03.2022.

Deutsche Rentenversicherung: Rahmenkonzept zur Nachsorge nach § 15 SGB VI. Berlin, 2019.

Deutscher Bundestag: Bericht über die Lage der Psychiatrie in der BRD. Zur psychiatrischen und psychotherapeutisch/psychosomatischen Versorgung der Bevölkerung. Drucksache 7/4200. Bonn, 1975.

Deutscher Bundestag: Drucksache 10/4560, o. O. 1986.

Deutscher Bundestag: Drucksache 14/8792 14. Wahlperiode 15.04.2002 Unterrichtung durch die Bundesregierung Umweltgutachten 2002 des Rates von Sachverständigen für Umweltfragen Für eine neue Vorreiterrolle. Fluglärm, S. 271–285.

Deutscher Hebammenverband e. V.: Stillen und Alkohol – Ein Ratgeber für stillende Frauen (Stand: 2017). http://m.lkee.de/media/custom/2112_5854_1.PDF?1524203959, letzter Zugriff: 18.10.2021.

Deutsche Herzstiftung: Herzgruppe in der Nähe finden. https://www.herzstiftung.de/ihre-herzgesundheit/leben-mit-der-ktankheit/herzgruppen, letzter Zugriff: 20.12.2021

Deutscher Hospiz- und PalliativVerband e.V.: Zahlen, Daten und Fakten zur Hospiz- und Palliativarbeit (Stand 15.4.2021). https://www.dhpv.de/zahlen_daten_fakten.html, letzter Zugriff: 18.10.2021.

Deutsches Ärzteblatt: Kommunikation mit Demenzerkrankten: Eintauchen in eine andere Welt (Stand: 2017). https://www.aerzteblatt.de/archiv/187651/Kommunikation-mit-Demenzerkrankten-Eintauchen-in-eine-andere-Welt, letzter Zugriff: 18.10.2021.

Deutsches Ärzteblatt: Psychische Erkrankungen: Hohes Aufkommen, niedrige Behandlungsrate. PP 2/2013. https://www.aerzteblatt.de/archiv/134430/Psychische-Erkrankungen-Hohes-Aufkommen-niedrige-Behandlungsrate#group, letzter Zugriff: 23.01.2020.

Deutsches Krebsforschungszentrum (Hrsg.): Rauchen und Lungenerkrankungen. Heidelberg, 2019.
Deutsches Krebsforschungszentrum (Hrsg.): Tabakatlas Deutschland. Heidelberg, 2020.
Deutsche Krebsgesellschaft: Krebsfrüherkennung: Erfolge, Chancen, Risiken. https://krebsgesellschaft.de/onko-internetportal/basis-informationnen-krebs/vorsorge-und-frueherkennung/krebsfrueherkennung.html (2020), letzter Zugriff 20.12.2021
Deutsches Kinderkrebsregister: Jahresbericht 2019, Universität Mainz, 2020, S. 8 https://www.kinderkrebsregister.de, letzter Zugriff: 21.03.2022.
Die Drogenbeauftrage der Bundesregierung: Drogen- und Suchtbericht (Stand: 2019). https://www.bundesgesundheitsministerium.de/fileadmin/Dateien/5_Publikationen/Drogen_und_Sucht/Berichte/Broschuere/Drogen-_und_Suchtbericht_2019_barr.pdf, letzter Zugriff: 18.10.2021.
Dietrich A., Braun B., Gerlinger Thomas, Simon M.: Geld im Krankenhaus-eine kritische Bestandsaufnahme des DRG-Systems. Berlin: Springer, 2018.
Dilling, H. u. a. (Hrsg.): Internationale Klassifikation psychischer Störungen. 5. Aufl. Bern: Huber, 2004.
Dingeldey, I.: Aktivierender Wohlfahrtsstaat und sozialpolitische Steuerung. In: BUNDESZENTRALE FÜR POLITISCHE BILDUNG (Hrsg.): In: Aus Politik und Zeitgeschichte (APuZ) Societäts-Verlag S. 3–9 (2006).
Döbele, Martina und Schmidt, Simone: Demenzbegleiter. Leitfaden für zusätzliche Betreuungskräfte in der Pflege. 3. Aufl. Berlin: Springer, 2016.
Dörner, K.: Bürger und Irre. Frankfurt/M.: Europäische Verlagsanstalt, 1969.
Dörner, K.: Was fördert die »Rückkehr« der psychisch Leidenden? In: Dörner, K. und Plog U. (Hrsg.): a.a.O. 1972, S. 130–136.
Dörner, K., U. Plog (Hrsg.): Sozialpsychiatrie. Neuwied, Berlin: Luchterhand, 1972.
Dörner, K. et al.: Anstöße. Zu einer anthropologischen Psychiatrie. 6. Aufl. Bonn: Psychiatrie Verlag, 2014.
Dörner, K., U. Plog: Irren ist menschlich. Lehrbuch der Psychiatrie/Psychotherapie. Bonn: Psychiatrie Verlag, 1996/2019.
Draper, P. u. a.: Health and wealth, Royal Society of Health Journal, June 1977.
Dubos, R.: Mirage of Health. New York: Anchor Books, 1959.
Dünn, S.: Sozialversicherung. In: DEUTSCHER VEREIN FÜR ÖFFENTLICHE UND PRIVATE FÜRSORGE e.V. (Hrsg.): Fachlexikon der sozialen Arbeit. 7. Aufl. B-Baden: Nomos, 2011. S. 854–855.
Edmond-Pettitt A.: Territorial Policing and the »Hostile Environment« In: Calais: From Policy to Practice, 2019.
Egle, U. T., S. O. Hoffmann, P. Joraschky (Hrsg.): Sexueller Missbrauch, Misshandlung, Vernachlässigung. Erkennung Therapie und Prävention der Folgen früher Stresserfahrungen. Schauttauer: Stuttgart, 2005.
Eley, T. C., J. Stevenson: Specific life-events and chronic experiences differentially associated with depression and anxiety in young twins. J Abnorm Child Psychol, 28 (2000), S. 383–394.
Elgeti, H.,S. Erven: Anspruch und Wirklichkeit der Sozialpsychiatrischen Dienste in Deutschland passen nicht zusammen. Sozialpsychiatrische Informationen Heft 3 (2018).
Enders, U. (Hrsg.): (1990): Zart war ich, bitter war's. Sexueller Missbrauch an Mädchen und Jungen, Erkennen – Schützen -Beraten. Köln: Kölner Volksblatt, 1990.
Engel, G. L.: Psychological development in health and disease. Philadelphia: Saunders, 1962.
Engfer, A.: Formen der Misshandlung an Kindern: Definition, Häufigkeit, Erklärungsansätze. In: Egle, U. T., S. O. Hoffmann, P. Joraschky (Hrsg.): Sexueller Missbrauch, Misshandlung, Vernachlässigung. Erkennung Therapie und Prävention der Folgen früher Stresserfahrungen. Stuttgart: Schauttauer, 2005.
Engfer, A. (2016): Formen der Misshandlung von Kindern: Definition, Häufigkeiten, Erklärungsansätze. In: Egle, U. 2016: Sexueller Missbrauch, Misshandlung, Vernachlässsigung. 4. Aufl. Stuttgart: Schattauer, 2016.
BTQ Bildungswerk ver.di Hessen e.V.: ergo online. Wertschätzung Definition (Stand 2020). https://www.ergo-online.de/arbeitsorganisation/fuehrung/partizipation/wertschaetzung/definition/, letzter Zugriff: 08.11.2021.

Essau, C. A., U. Petermann: Depression. In: Petermann, F. (Hrsg.): Lehrbuch der Klinischen Kinderpsychologie und -psychotherapie. 4. Aufl. Göttingen: Hogrefe, 2000. S. 291–322.
European Lung Foundation (Hrsg.): Lunge und Gesundheit in Europa. Fakten und Zahlen. Sheffield, 2013.
European Lung Foundation 2021: https://europeanlung.org/de/information-hub/factsheets/rauchen-und-die-lunge/, letzter Zugriff: 05.01.2022.
Fahlbusch, J.: Fürsorgeprinzip. In: DEUTSCHER VEREIN FÜR ÖFFENTLICHE UND PRIVATE FÜRSORGE e.V. (Hrsg.): Fachlexikon der sozialen Arbeit, 7. Aufl. B-Baden: Nomos, 2011. S. 328–329.
Falkai, P., Hasan, A.: Einführung. In: Falkei, P., Hasan (Hrsg.): Praxishandbuch Schizophrenie. 2. Aufl. München: Elsevier, 2020. S. 1.
Faltermaier, T.: Gesundheitsbewußtsein und Gesundheitshandeln. Weinheim: Psychologische Verlagsunion, 1994.
Faltermaier, T.: Gesundheitspsychologie. Stuttgart: Kohlhammer, 2005.
Faris, R. F. L., H. W. Dunham: Mental disorders in urban areas. Chicago, 1939.
Fawzi, N. (2015): Cyber-Mobbing. Ursachen und Auswirkungen von Mobbing im Internet. Internet Research 37. 2. Aufl. B-Baden: Nomos, 2015
Fehlau, E.: 30 Minuten-Mobbing. 2. Aufl. Offenbach: GAB.AL, 2012.
Feierabend S., Plankenhorn, T., Rathgeb, T.: JIM-Studie 2017: Jugend, Information, (Multi-)Media – Basisuntersuchung zum Medienumgang 12- bis 19-Jähriger. Stuttgart: Medienpädagogischer Forschungsverbund Südwest (mpfs), 2017.
Feil, N.: Ausbruch in die Menschenwürde. 1. Aufl. Wien: Altern & Kultur, 1993.
Feil, N.: Validation. Ein Weg zum Verständnis verwirrter alter Menschen. 16. Band: Reinhardts gerontologische Reihe. 5. Aufl. München: Reinhardt, 1999.
Fiehler, R.: Thimm C.: Sprache und Kommunikation im Alter. Opladen/Wiesbaden, 1998.
Figley, C.R. & Kleber, R.J.: Beyond the »Victim«. Secondary Traumatic Stress. In: Kleber, R.J., Figley, C.R. & Gersons, B.P. (Hrsg.): Beyond Trauma. Cultural and Societal Dynamics. New York: Plenum Press, 1995. S. 75–97.
Finzen, A.: Schizophrenie. Die Krankheit verstehen. 7. Aufl. Bonn: Psychiatrie Verlag, 2004.
Finzen, A.: Schizophrenie die Krankheit verstehen, behandeln, bewältigen, 2. Aufl., Bonn: Psychiatrie Verlag, 2013.
Finzen, A.: Schizophrenie: Die Krankheit verstehen, behandeln, bewältigen, 3. Aufl. Bonn: Psychiatrie Verlag, 2020.
Fischer F., Möller, C.: Sucht, Trauma und Bindung bei Kindern und Jugendlichen. 2. Aufl. Stuttgart: Kohlhammer, 2020.
FKE – Forschungsinstitut für Kinderernährung der Universität Bonn. Kinderernährung und Armut. Pressemeldung von der Leiterin des Instituts Frau Dr. Mathilde Kersting, veröffentlicht u.a. am 1.8.2007 in der Zeitung Tagesspiegel mit dem Artikel: Soziales Hartz IV reicht nicht für gesunde Ernährung.
Fleissner, P. u.a.: Grundsätzliche Überlegungen zu einer komparativen Analyse von Gesundheitssystemen am Beispiel Italiens, Großbritanniens und der DDR. In: Schönbäck, W. (Hrsg.): 1980, S. 49
Flüchtlingsinfo-Berlin: Das Bremer Modellprojekt Krankenversicherten-Chipkarten zur medizinischen Versorgung nach §§4 und 6 AsylbLG (o.J.). http://www.fluechtlingsinfo-berlin.de/fr/asylblg/Bremer_Modell_Medizin_AsylbLG.pdf, letzter Zugriff: 18.10.2021.
Flüchtlingsrat Niedersachsen vom 15.4.2014. www.nds-fluerat.org/date/2014/04/
Förderkreis Borderline-Trialog e.V.(o.J.). http://www.borderlinetrialog.de/, letzter Zugriff: 18.10.2021.
Förderverein PRO ASYL e.V.: Refugees Welcome-Gemeinsam Willkommenskultur gestalten (Stand: 2014). https://www.amadeu-antonio-stiftung.de/w/files/pdfs/broschuere_willkommen.pdf, letzter Zugriff: 22.10.2021.
Forschungsverbund DHP: Die Deutsche Herz-Kreislauf-Präventionsstudie. Bern: Hans Huber, 1998.
Foucault, M.: Wahnsinn und Gesellschaft. Suhrkamp Verlag, Frankfurt/M., 1969.
Frank, L. et al.: Gesundheit und gesundheitliche Versorgung von Asylsuchenden und Flüchtlingen in Deutschland. Journal of Health Monitoring (2)1 (2017).

Franzkowiak, P.: Präventive Soziale Arbeit im Gesundheitswesen. München: Reinhardt, 2006.
Freidson, E.: Der Ärztestand. Stuttgart: Enke, 1979.
Freitag, C. et al. (Hrsg.): Depressive Störungen über die Lebensspanne. Ätiologie, Diagnostik und Therapie. Einleitung 1.1. Prävalenz und Risikofaktoren depressiver Störungen über die Lebensspanne. Stuttgart: Kohlhammer, 2012.
Friedman, M., R. H. Rosenman: Der A-Typ und der B-Typ. Reinbek: Rowohlt, 1975.
Fritze, J.: Die Private Krankenversicherung. In: ROEDER, N./HENSEN, P./FRANZ D. (Hrsg.): Gesundheitsökonomie, Gesundheitssystem und öffentliche Gesundheitspflege, 2. Aufl. Köln: Deutscher Ärzte-Verlag, 2014.
Frühbuß J, Schäfer M: Ungleichheit in der Mundgesundheit. Herausforderungen an den öffentlichen Gesundheitsdienst. Prävention und Gesundheitsförderung, 2009, 4(2): 105–112.
Frühbuss, Sabine: Das Erste: Ritalin: Neues Diagnoseverfahren (Stand: 2019). https://www.daserste.de/information/wissen-kultur/w-wie-wissen/ritalin-neues-diagnoseverfahren-100.html, letzter Zugriff: 18.10.2021.
Frühbuss, S. (14.03.2019): Ritalin: Neues Diagnoseverfahren. https://www.daserste.de/information/wissen-kultur/w-wie-wissen/ritalin-neues-diagnoseverfahren100.html#:~:text=Rasanter%20Anstieg%20der%20Ritalin%2DVerschreibungen&text=Ritalin%20ist%20zwar%20meist%20gut,ADHS%2DDiagnose%20falsch%20sein%20k%C3%B6nnte, letzter Zugriff: 21.03.2022.
Fthenakis, E., Wassilios: Vortrag Bremen 2007, Definition von Resilienz, http://www.fthenakis.de/cms/Vortrag_Bremen_HH1_2001-06-07.pdf, zuletzt aufgerufen am 24.09.2021.
Füsgen, M.: Demenz. Praktischer Umgang mit Hirnleistungsstörung. Braunschweig und Wiesbaden, 2001.
Gahleitner, S., Schulze, H.: Psychosoziale Traumatologie – eine Herausforderung für die Soziale Arbeit. In: Klinische Sozialarbeit – Zeitschrift für psychosoziale Praxis und Forschung, 5 Jg., Heft 1 (2009), S. 4–8
Galuske, M., Rietzke, T.: Aktivierung und Ausgrenzung. In: ANHORN, Roland/BETTINGER, Frank (Hrsg.): Sozialer Ausschluss und Soziale Arbeit. Positionsbestimmungen einer kritischen Theorie und Praxis Sozialer Arbeit. Wiesbaden: Springer, 2008. S. 399–416.
Gauger, K.: Meine Schizophrenie. Freiburg: Herder, 2018.
Geene, R., Steinkühler, J. (Hrsg.): Strategien und Erfahrungen. Mehr Gesundheit für alle. Bremerhaven: Wirtschaftsverlag NW, 2005.
gegen-missbrauch e. V.: Kindesmissbrauch. https://www.gegen-missbrauch.de/missbrauchsarten/kindesmissbrauch/, zuletzt aufgerufen am 22.09.2021.
Gemeinsamer Bundesausschuss: Früherkennung von Krankheiten (2021). https://www.g-ba.de/themen/methodenbewertung/ambulant/frueherkennung-krankheiten/, letzter Zugriff: 21.12.2021
Gerrig, R. J.: Psychologie. Hallbergmoos: Pearson, 2016.
Gesellschaft der epidemiologischen Krebsregister in Deutschland (GEKID): Der kleinräumige Krebsatlas. Berlin: Robert Koch-Institut, 2019.
Geißler-Piltz, B. u. a.: Klinische Sozialarbeit. München: Reinhardt, 2005.
Geißler, B. Gerull, S. (Hrsg.): Soziale Arbeit im Gesundheitsbereich. Opladen: Budrich Uni Press, 2009.
GBE (Gesundheitberichterstattung)-Kompakt Ausgabe 02/2014, RKI Berlin.
Gesundheitsberichterstattung des Bundes (GBE): Teilnahme an gesetzlichen Gesundheits-Check-up 2020. https://www.gbe-bund.de/gbe/pkg_isgbe5.prc_menu_olap?p_uid=gast&p_aid=97329722&p_sprache=D&p_help?08p_indnr=796&p_indsp=&p_ity, letzter Zugriff am 21.12.2021.
Glaser, B., Strauss, A.: Time of dying. Chicago: Aldine, 1968. (Deutsche Ausgabe: Interaktion mit Sterbenden. Göttingen, 1974.)
Götte, R., Lackmann, E.: Alzheimer – was tun? Weinheim: Beltz, 1997.
Goffman, E.: Stigma. Penguin, 1963 (deutsch: Stigma. Frankfurt/M.: Suhrkamp, 1967).
Goffman, E.: Asylum. Penguin, 1961 (deutsch: Asyle, Frankfurt/M.: Suhrkamp, 1972).
Goldstein, S., Brooks, R.: The Power of Resilience. In Franke: Modelle von Gesundheit und Krankheit. Bern: Hans Huber, 2006. S. 173.

Goodman R: The Strengths and Difficulties Questionnaire: a research note. J Child Psychol Psychiatry 38(5): 581–586 (1997).
Gove, W. R.: Social reaction as an explanation of mental illness, an evaluation. Am. Sociol. Rev., 35, 873–884 (1970).
Greenhalgh, T.: Narrative based medicine in an evidence based world. In: Greenhalgh, T., B. Hurwitz (Hrsg.): Narrative based Medicine. Dialogue and Discourse in Clinical Practice. London: BMJ Books, 1998. S. 247–265.
Gross, W.: Was Sie schon immer über Sucht wissen wollten. Berlin, Heidelberg: Springer, 2016.
Grossmann KE, K. Grossmann (Hrsg.): Bindung und menschliche Entwicklung. John Bowlby, Mary Ainsworth und die Grundlagen der Bindungstheorie. 4. Aufl. Stuttgart: Klett-Cotta, 2017.
Guggenbühl, A.: Kleine Machos in der Krise. Wie Eltern und Lehrer Jungen besser verstehen. Freiburg: Herder, 2006.
Haack, H.: Depressive Kernsymptome. Zeitgemäßes zum Begriff Depression. Bad Schwartau: WBF, 2012.
Haenel, T.: Depression. Das Leben mit der schwarz gekleideten Dame in den Griff bekommen. 2. Aufl. Springer, 2018.
Häfner, H.: Das Rätsel Schizophrenie: Eine Krankheit wird entschlüsselt. C.H. Beck, 2000.
Hampel, H. et al.: Alzheimer-Demenz: Klinische Verläufe, diagnostische Möglichkeiten, moderne Therapiestrategien. Stuttgart: Wissenschaftliche Verlagsgesellschaft, 2003.
HBSC-Studie (Health Behaviour in School-aged Children; WHO – Vergleichserhebung, 30 Länder; alle 4 Jahre; 5., 7., 9. Schulklasse; deutsche Beteiligung der Bundesländer: NRW, Hessen, Sachsen und Berlin, 2003. https://www.gbe-bund.de/gbe/abrechnung.prc_abr_test_logon?p_uid=gast&p_aid=0&p_knoten=FID&p_sprache=D&p_suchstring=14467, letzter Zugriff am 03.03.2022.
HBSC-Studienverbund Deutschland (2015a): Studie Health Behaviour in School-aged Children – Faktenblatt »Subjektive Gesundheit von Kindern und Jugendlichen«.
HBSC-Studienverbund Deutschland (2015b) Studie Health Behaviour in School-aged Children – Faktenblatt »Häufigkeit des Frühstücks bei Kindern und Jugendlichen«.
HBSC-Studienverbund Deutschland (2015c) Studie Health Behaviour in School-aged Children – Faktenblatt »Fernsehkonsum an Schultagen von Kindern und Jugendlichen«.
Hart, T. J.: The inverse care law. Lancet, Heft 1, 405–412 (1971).
Heidler, M-D: Demenz: Einteilung Diagnostik und therapeutisches Management. 1. Aufl. Idstein: Schulz-Kirchner, 2015.
Heiliger, A.: Zur Realität in der Prostitution und ihre gesellschaftlichen Auswirkungen, 2015. http://www.trauma-and-prostitution.eu/2015/01/23/zur-realitaet-in-der-prostitution-und-ihregesellschaftlichen-auswirkungen/, (2015).
Helfer, M., Kempfe R., Krugman R. (Hrsg.): Das misshandelte Kind. Körperliche und psychische Gewalt; Sexueller Missbrauch; Gedeihstörungen; Münchhausen-by-proxy-Syndrom; Vernachlässigung. Frankfurt/M.: Suhrkamp, 2002.
Helmert, U.: Soziale Ungleichheit und Krankheitsrisiken. Augsburg: Maro, 2003.
Helmert, U. u. a. (Hrsg.): Müssen Arme früher sterben? Soziale Ungleichheit und Gesundheit in Deutschland. Weinheim, 2000.
Hensle, U., Vernooij, M.: Einführung in die Arbeit mit behinderten Menschen. 7. Aufl. Wiebelsheim: Quelle und Meyer, 2002.
Herrmann, B., Dettmeyer, R., Banaschak, S., Thyen, U.: Kindesmisshandlung: Medizinische Diagnostik, Intervention und rechtliche Grundlagen. Berlin, Heidelberg: Springer, 2016.
Herpertz-Dahlmann, B., H. Remschmidt: Störungen der Kind-Umwelt-Interaktion und ihre Auswirkungen auf den Entwicklungsverlauf. In: Petermann, F., K. Niebank, H. Scheithauer (Hrsg.): Risiken in der frühkindlichen Entwicklung. Entwicklungspsychopathologie der ersten Lebensjahre. Göttingen: Hogrefe, 2000. S. 224–238.
Herzlich, C., Pierret, J.: Kranke gestern, Kranke heute. Die Gesellschaft und das Leiden. München: C. H. Beck, 1991.
Hesse, E., M. Main: Frightened, threatening, and dissociative parental behavior in low-risk samples: description, discussion, and interpretations. Dev Psychopathol, 18(2) (2006), S. 309–343.

Hoebel, J. et al.: Sozialer Status und Teilnahme am Gesundheits-Check-up von Männern und Frauen in Deutschland. Deutsches Ärzteblatt 110 (2013), S. 679–685.
Hölling, H. et al.: Psychische Auffälligkeiten und psychosoziale Beeinträchtigungen bei Kindern und Jugendlichen im Alter von 3 bis 17 Jahren in Deutschland – Prävalenz und zeitliche Trends zu 2 Erhebungszeitpunkten (2003–2006 und 2009–2012). Ergebnisse der KiGGS-Studie – Erste Folgebefragung (KiGGS Welle 1). Bundesgesundheitsbl–Gesundheitsforsch–Gesundheitsschutz 57(7): 807–819 (2014).
Holmes, T. H., Rahe, R. H.: The social readjustment rating scale. J. of Psychomatic Research, 11, 213–218 (1967).
Hollingshead, A. B., F. C. Redlich: Social class and mental illness. New York, 1958.
Hübener et al.: Folgen des Klimawandels für die menschliche Gesundheit. Hessisches Landesamt für Naturschutz, Umwelt und Geologie Fachzentrum Klimawandel Hessen. Wiesbaden, 2018.
Hurrelmann, K.: Gesundheitssoziologie. Weinheim: Juventa, 2000.
Hurrelmann, K., P. Kolip (Hrsg.): Geschlecht, Gesundheit und Krankheit. Bern: Huber, 2002.
Husebø, S., Mathis, G. (Hrsg.): Palliativmedizin. Springer, 2017.
IMHPA 2021: www.imhpa.net, letzter Zugriff: 21.03.2022.
Institut für Ernährungs- und Lebensmittelwissenschaften der Universität Bonn. Armut und Ernährung. Studie 2007.
Institut für Sozialforschung und Gesellschaftspolitik (ISG): Zweiter Teilhabebericht der Bundesregierung über die Lebenslagen von Menschen mit Beeinträchtigungen (im Auftrag des Bundesministeriums für Arbeit und Soziales) 2016.
Illich, I.: Die Nemesis der Medizin. Reinbek: Rowohlt, 1977.
Jacobi, G., M. Martin: Gewalt gegen Kinder und unter Kindern. Schriftenreihe Bad Nauheimer Gespräche der LÄKH, 20 (1995), S. 1–120.
Jacobi, C. u. a.: Essstörungen. Göttingen: Hogrefe, 2004.
Jahoda, M. u. a.: Die Arbeitslosen von Marienthal. 1933.
Jansen, G.: Schutzbedürftige Personen und Einrichtungen. In: Fluglärm 2004. Stellungnahme des Interdisziplinären Arbeitskreises für Lärmwirkungsfragen beim Umweltbundesamt. Berlin, 2004. S. 37–41.
Jonen-Thilemann, I.: Die letzte Lebenszeit unheilbar Kranker – Definition von Phasen, Zeitschrift für Palliativmedizin S1, 1. Jg., Sept 2000, S21; M1.1, 2000.
Jones, M.: Prinzipien der therapeutischen Gemeinschaft. Bern: Huber, 1976.
Jores, A.: Praktische Psychosomatik. Bern: Huber, 1981.
Jox, Ralf J.: Sterbehilfe (Stand: 2018). Bundeszentrale für politische Bildung. https://www.bpb.de/gesellschaft/umwelt/bioethik/160275/sterbehilfe, letzter Zugriff: 18.10.2021.
Juul, J.: Was Familien trägt: Werte in Erziehung und Partnerschaft. München: Kösel, 2006.
Kahl H, Dortschy R, Ellsäßer G: Verletzungen bei Kindern und Jugendlichen (1–17 Jahre) und Umsetzung von persönlichen Schutzmaßnahmen. Ergebnisse des bundesweiten Kinder- und Jugendgesundheitssurveys (KiGGS). Bundesgesundheitsbl–Gesundheitsforsch–Gesundheitsschutz 50(5/6): 718–727 (2007).
Kamp-Becker I, Bölte S: Autismus. München: Ernst Reinhardt, 2014.
Kassenärztliche Bundesvereinigung (KBV): Impfpflicht gegen Masern ab 1. März 2020. (Stand: 2019). https://www.kbv.de/html/1150_43061.php, letzter Zugriff: 18.10.2021.
Kassenärztliche Bundesvereinigung (KBV): Versichertenbefragung der Kassenärztlichen Bundesvereinigung 2017 (Stand: 2017). https://www.kbv.de/media/sp/Berichtband_KBV-Versichertenbefragung_2017.pdf, letzter Zugriff: 18.10.2021.
Kaiser, S.: Resilienzförderung bei Kindern unter drei Jahren – Ein Weiterbildungsprogramm für pädagogische Fachkräfte. Wiesbaden: Springer, 2020.
Kastner, U., Löbach, R.: Handbuch Demenz. Fachwissen für Pflege und Betreuung. 4. Aufl. München: Elsevier, 2018.
Kastner, U.: Geschichte und Häufigkeiten demenzieller Erkrankungen. In: Ulrich Kastner/Rita Löbach (Hrsg.): Handbuch Demenz. Fachwissen für Pflege und Betreuung. 4. Aufl. München: Elsevier, 2018. S. 1–9.
Katschnig, H.: Sozialer Streß und psychische Erkrankung. München: Urban & Schwarzenberg, 1980.

Katzenbach D.: Zu den Theoriefundamenten der Inklusion: Eine Einladung zum Diskurs aus der Perspektive der kritischen Theorie. In: Schnell I. (Hrsg.): Herausforderung Inklusion: Theoriebildung und Praxis. 2015. S. 19–32.

Katzer, C., D. Fetchenhauer, F. Belschak: Cyberbullying: Who are the victims? A comparison of victimization in internet chatrooms and victimization in school. In: Journal of Media Psychology: Theories, Methods, and Applications (21), Heft 1 (2009), S. 25–36.

Katzer, C.: Cybermobbing-wenn das Internet zur Waffe wird. Heidelberg: Springer 2014.

Keilson, H.: Sequentielle Traumatisierung bei Kindern. Untersuchungen zum Schicksal jüdischer Kriegswaisen. Psychosozial Verlag, 2005.

Keupp, H.: Psychische Störungen als abweichendes Verhalten. München: Urban & Schwarzenberg, 1972.

Keupp H. (1987): Soziale Netzwerke. Frankfurt/M.: Campus, 1987.

Kickbusch, I.: Issues in Health Promotion. Health Promotion, 1, 437–442 (1986).

KIGGS-Studie: Kinder- und Jugendgesundheitsstudie. Robert-Koch-Institut Berlin 2006. Bundesgesundheitsbl – Gesundheitsforsch – Gesundheitsschutz 2007. Heidelberg: Springer, 2007.

Kinderkrebsinfo.de (2020): Informationsportal zu Krebserkrankungen bei Kindern und Jugendlichen. www.gpoh.de/kinderkrebsinfo/, letzter Zugriff: 21.03.2022.

Klein M, Thomasius R, Moesgen D: Kinder von suchtkranken Eltern – Grundsatzpapier zu Fakten und Forschungslage. In: Die Drogenbeauftragte der Bundesregierung (Hrsg.): Kinder aus suchtbelasteten Familien. Berlin, 2017.

Klein M, Moesgen D, Bröning S, Thomasius R: Kinder aus suchtbelasteten Familien. Das »Trampolin«-Projekt. Göttingen: Hogrefe, 2013.

Klein, F.: Suizid – Risikofaktor Arbeitslosigkeit. Fortschritte Neurologie und Psychiatrie 9 (2015).

Klicksafe: Cyber-Mobbing – was ist das? (o.J.). https://www.klicksafe.de/themen/kommunizieren/cyber-mobbing/cyber-mobbing-was-ist-das/, letzter Zugriff: 18.10.2021.

Klocke, A.: Aufwachsen in Armut. Auswirkungen und Bewältigungsformen der Armut im Kindes- und Jugendalter. Zeitschrift für Sozialisationsforschung und Erziehungssoziologie, 16(4) (1996), S. 390–409.

Knobloch, M., Reifner, U., Laatz, W.: Überschuldungsreport 2011. Institut für Finanzdienstleistungen e. V. (IFF) (Hrsg.). Hamburg, 2011.

Knüver, Ann-Kathrin, Trost, Alexander: Bindungsorientierung im Praxisfeld der frühen Hilfen – das Aachener Modell. In: Trost, Alexander (Hrsg.): Bindungsorientierung in der Sozialen Arbeit. Dortmund: bormann publishing, 2014. S. 91–92.

Koch, K.: Kommunalisierung der Sozialpolitik in Hessen- eine Chance für die Soziale Arbeit. In: STÖRCH, Klaus (Hrsg.): Soziale Arbeit in der Krise. Perspektiven fortschrittlicher Sozialarbeit. Hamburg: VSA-Verlag, 2005. S. 134.

Koch, K. et al.: Das deutsche Gesundheitswesen im internationalen Vergleich. Deutsches Ärzteblatt 107 (2010), S. 427–434.

Köhler, T.: Rauschdrogen und andere psychotrope Substanzen. Stuttgart: Kohlhammer, 2000.

Kolodej, C: Psychologische Selbsthilfe bei Mobbing – Zuversicht, Vertrauen, Veränderung. Wiesbaden: Springer 2018.

Kongress Armut und Gesundheit: Kongress Armut und Gesundheit 2022: Was jetzt zählt (o.J.). https://www.armut-und-gesundheit.de/Startseite.1066.0.html, letzter Zugriff: 18.10.2021.

Konitzer, M.: Narrative based Medicine. Wiedereinführung des Subjekts in die Medizin? Sozialer Sinn, 1 (2005), S. 111–129.

Konitzer, M., T. J. Doering, G. C. Fischer: Patientenhistorie – Narrative based medicine: Neuorientierung qualitativer Forschung in der Allgemeinmedizin? Kritische Bestandsaufnahme und Perspektiven. Z Allg Med, 78 (2002), S. 565–570.

Koos, E. L.: The Health of Regionville. New York: Columbia University Press, 1954.

Koos, E. L.: Krankheit in Regionville. In: Mitscherlich, A. u. a. (Hrsg.): Der Kranke in der modernen Gesellschaft. Köln: Kiepenheuer u. Witsch, 1967.

Kowal-Summek, L: Musiktherapie und Autismus: Zur Anwendung ausgewählter Methoden der Leiborientierten Musiktherapie. Springer VS, 2016.

Kraus, I.: Prostitution ist Gewalt gegen Frauen! Vortrag von Dr. Ingeborg Kraus am 25.11.2016 in Straßburg, grenzübergreifenden Symposium zum Thema »Prostitution und Gesundheit: Herausforderungen und Perspektivenwechsel in Europa«. 2016.
Krebsgesellschaft / Vorsorge (2020): www.krebsgesellschaft.de/onko-internetportal/basis-informationen-krebs/vorsorge-und-frueherkennung.html, letzter Zugriff: 21.03.2022.
Kreft, D., Mielenz, I. (Hrsg.): Wörterbuch Soziale Arbeit. Aufgaben, Praxisfelder, Begriffe und Methoden der Sozialarbeit und Sozialpädagogik. 8. Aufl. Weinheim: Beltz Juventa, 2017.
Kreisman, J. J., Straus, H.: Zerissen zwischen Extremen. 11. Aufl. Goldmann, 2008.
Krejsa, S.: Mama hat Krebs. Mit Kindern die Krankheit begreifen. Stuttgart: Kreuzverlag, 2004.
Krenz, Cornelia: Ein Beweis des Lebens. Grundlagen Sozialer Arbeit im Stationären Hospiz. Centaurus, 2013.
Kroll, L. et al.: Regionale Unterschiede in der Gesundheit. Journal of Health Monitoring (2017).
Kroll, L. et al.: Arbeitslosigkeit und ihre Auswirkungen auf die Gesundheit. Bundesgesundheitsblatt (2016), S. 228–237.
Kroll, L. et al.: Cancer in parents: telling children. Sensitive communication can reduce psychological problems. In: BMJ, 316 (1998), 21.3.98, 880.
Kübler-Ross, E.: Interview mit Sterbenden. Stuttgart: Kreuz-Verlag, 1971.
Kunze, H. (Hrsg.): Psychiatrie-Personalverordnung. Stuttgart: Kohlhammer, 1994.
Kunzler, A.M., Gilian, D.A., Kalisch, R. et al.: Aktuelle Konzepte der Resilienzforschung. In: Nervenarzt 89, 747–753 (2018). https://link.springer.com/article/10.1007%2Fs00115-018-0529-x#citeas, letzter Zugriff: 18.10.2021.
Kurth BM, Kamtsiuris P, Hölling H et al.: Strategien des Robert Koch-Instituts zum Monitoring der Gesundheit von in Deutschland lebenden Kindern und Jugendlichen. Kinder- und Jugendmedizin 16(3): 176–173 (2016).
Kurth BM, Kamtsiuris P, Hölling H et al.: The challenge of comprehensively mapping children's health in a nation-wide health survey: design of the German KiGGS Study. BMC Public Health 8: 196 (2008).
Kurth BM, Schaffrath Rosario A: Die Verbreitung von Übergewicht und Adipositas bei Kindern und Jugendlichen in Deutschland. Ergebnisse des bundesweiten Kinder- und Jugendgesundheitssurveys (KiGGS). Bundesgesundheitsbl–Gesundheitsforsch–Gesundheitsschutz 50(5/6): 736–743 (2007a).
Kurth BM: Der Kinder- und Jugendgesundheitssurvey (KiGGS): Ein Überblick über Planung, Durchführung und Ergebnisse unter Berücksichtigung von Aspekten eines Qualitätsmanagements. Bundesgesundheitsbl–Gesundheitsforsch–Gesundheitsschutz 50(5/6): 533–546 (2007b).
Lamnek, S., Luedtke, J., Ottermann, R., Vogl, S.: Tatort Familie. Häusliche Gewalt im gesellschaftlichen Kontext. 3. erw. und überarb. Aufl. Wiesbaden: VS Verlag für Sozialwissenschaften, 2012.
Lampert, T. (2019): Soziale Unterschiede in der Mortalität und Lebenserwartung in Deutschland – Aktuelle Situation und Trends, in: Journal of Health Monitoring 2019 (4) 1, 3–14.
Lampert, T., L. Kroll: Armut und Gesundheit. Zahlen und Trends aus der Gesundheitsberichterstattung des Bundes. Robert Koch Institut Berlin (Hrsg.). GBE kompakt 5/2010.
Lampert T, Kuntz B, KiGGS Study Group: Gesund aufwachsen – Welche Bedeutung kommt dem sozialen Status zu? GBE Kompakt 6(1) (2015).
Lampert T, Müters S, Stolzenberg H et al.: Messung des sozioökonomischen Status in der KiGGS-Studie. Erste Folgebefragung (KiGGS Welle 1). Bundesgesundheitsbl–Gesundheitsforsch–Gesundheitsschutz 57(7): 762–770 (2014).
Lancet (1995) A randomised trial of compassionate care for the homeless in an emergency department, 345:1131–34.
Landesamt für Umwelt, Gesundheit und Verbraucherschutz Brandenburg (2016): Ergebnisse der Schuleingangsuntersuchungen zum Zusammenhang von Sozialstatus und Gesundheit. http://www.gesundheitsplattform.brandenburg.de/sixcms/list.php?page=gesi_startseite_neu_p (Stand: 30.03.2017).
Landesamt für Verbraucherschutz Sachsen-Anhalt (Hrsg.): Gesundheit von einzuschulenden Kindern in Sachsen-Anhalt: Ergebnisse der Schuleingangsuntersuchung der Gesundheits-

ämter. Update Nr. 1. Untersuchungsjahre 2010–2012 und 5-Jahres-Zeittrend seit 2008. LAV Sachsen-Anhalt, Magdeburg (2013).

Lange, M, Butschalowsky HG, Jentsch F et al.: Die erste KiGGS-Folgebefragung (KiGGS Welle 1). Studiendurchführung, Stichprobendesign und Response. Bundesgesundheitsbl–Gesundheitsforsch–Gesundheitsschutz 57(7): 747–761 (2014).

Laing, R. D., A. Esterson: Sanity, madness and the family. London, 1964.

Landesverein für Gesundheitspflege Niedersachsen e. V. (Hrsg.): Projekt Arbeitskreise Gesundheit. Dokumentation Hannover o. J.

Landeszentrale für Gesundheitsförderung e. V. LV Rheinland-Pfalz (Hrsg.): Leitfaden für Ärztinnen und Ärzte in Rheinland-Pfalz: Gewalt gegen Kinder. Früherkennung, Handlungsmöglichkeiten und Kooperation zur Vermeidung von Gewalt gegen Mädchen und Jungen. Bundesverband der Kinder- und Jugendärzte. Mainz, 1999.

Landolt, M.: Psychotraumatologie des Kindesalters. Göttingen: Hogrefe, 2004.

Lehmann, Katrin: Professionelles Handeln gegen häusliche Gewalt. Wiesbaden: Springer, 2015.

Leest U., Schneider C.: Cyberlife II: Spannungsfeld zwischen Faszination und Gefahr – Cybermobbing bei Schülerinnen und Schülern. Karlsruhe: Bündnis gegen Cybermobbing e.V. 2017.

Lehr, D., Kunzler, A., Helmreich, I., Behrendt, D., Chmitorz, A., & Lieb, K.: Internetbasierte Resilienzförderung und Prävention psychischer Erkrankungen. Der Nervenarzt (89), S. 766–720. (2018).

Lieb, K., Frauenknecht, S., Brunnhuber, S.: Intensivkurs Psychiatrie und Psychotherapie. 6. Aufl., Intensivkurs. 2008.

Loviscach, P.: Soziale Arbeit mit Suchtkranken. Freiburg: Lambertus, 1996.

Lukesch, H. (Hrsg.): Auffälligkeiten im Erleben und Verhalten von Kindern und Jugendlichen. Handlungsmöglichkeiten für Lehrkräfte. Göttingen: Hogrefe, 2016.

Lurija, A. R.: Romantische Wissenschaft. Forschungen im Grenzbezirk von Seele und Gehirn. Reinbek: Rowohlt, 1993.

Lutz, T, Simon T, Sartorius W: Lehrbuch der Wohnungslosenhilfe. Eine Einführung in Praxis, Positionen und Perspektiven. 3. Aufl. Weinheim: Beltz, 2017.

Lynch, J. J.: Das gebrochene Herz. Reinbek: Rowohlt, 1979.

Machleidt, W., A. Heinz (Hrsg.): Praxis der interkulturellen Psychiatrie und Psychotherapie. Migration und psychische Gesundheit. München: Elsevier, Urban & Fischer, 2010.

Maercker, A: Traumafolgestörungen. Berlin: Springer, 2019.

Malteser: Mobbing-Hilfe: Nie wieder alle gegen einen (2021). https://www.malteser.de/aware/hilfreich/mobbing-hilfe-fuer-betroffene.html, letzter Zugriff: 18. 10. 2021.

mamamia e.V.: STEEP™. Das Beratungs- und Frühinterventionsprogramm STEEP™ (Stand: 2021). https://steep-qualifizierung.de/was-ist-steeptm/, letzter Zugriff: 12. 10. 2021.

Mackenbach, J., M. Bakker (eds.): Reducing inequalities in health: a European perspective. London: Routlege, 2002.

Mackenbach, JP., Bakker, MJ., Kunst, AE., Diderichsen, F. (2002). Socioeconomic inequalities in health n Europe – An overview. In: Mackenbach JP, Bakker MJ, eds. Reducing inequalities in health: a European perspective. London: Routledge: 3–24.

Margreiter, Susanne (2012): Fallbericht. Die Borderline Störung, in: Psychopraxis 3/2012. S. 18. (2008).

Maschewsky, W.: Umweltgerechtigkeit. Gesundheitsrelevanz und empirische Erfassung. WZB Discussion Paper. Bestell-Nr. SP I 2004 :301, Berlin.

Maschke, C. u. a.: Auswirkungen von Lärm auf Schwangere und Mütter in der postpartalen Phase. In: Umweltmedizinischer Informationsdienst 2/2001, S. 11–17.

Matsumoto, Y. S.: Social stress and coronary heart disease in Japan: a hypothesis. Milbank Memorial Fund Quarterly, 48, 9–13 (1970).

Matthiessen, P. F.: Ärztliche Praxis und wissenschaftlicher Status der Medizin. Forschende Komplementärmedizin 13 (2006), S. 136–139.

McKeown, T.: Die Bedeutung der Medizin. Frankfurt/M., Suhrkamp, 1982.

Matzat, J.: Selbsthilfe und Patientenpartizipation im Gesundheitswesen. Psychomed 17/1 (2005), S. 14–20

Max-Planck-Institut für Psychiatrie: Schizophrenie. www.psych.mpg.de/848212/schizophrenie, letzter Zugriff: 14.10.2021.

Meadow, R.: Munchausen Syndrome By Proxy: The hinterland of child abuse. The Lancet, 1977, S. 343–345

Mechanic, D.: Medical Sociology. 2. Aufl. New York: The Tree Press, 1978.

MEDICE 2020: ADHS: Stärken entdecken. Abgerufen am 26.07.2020, von https://www.adhs-ratgeber.com/adhs-selbstwahrnehmung-staerken-erkennen.html

Mehl, S., Falkenberg, I., Leopold, K., Bechdolf, A., Kircher, T.: Symptomatik der Schizophrenie. In: Praxishandbuch Schizophrenie Diagnostik- Therapie- Versorgungsstruktur. Urban & Fischer, 2020. S. 13–23.

Mehler-Wex, C., M. Kölch: Depressive Störungen im Kindes- und Jugendalter. Dtsch Ärztebl, 105(9) (2008), S. 149–155.

Menche, N.: Pflege heute. 3. Aufl. München: Elsevier, Urban & Fischer, 2004.

Mehnert, A., Chochinov, H. M.: Würde aus der Perspektive todkranker und sterbender Patienten. In: Koch / Lang / Mehnert / Schmeling-Kludas: Die Begleitung schwer kranker und sterbender Menschen. Stuttgart: Schattauer, 2006.

Meschkutat, B., Stackelbeck M., Langenhoff G.: Der Mobbing-Report eine Repräsentativstudie für die Bundesrepublik Deutschland. Dortmund: Bundesanstalt für Arbeitsschutz und Arbeitsmedizin. 2002.

Meyer, T. D.: Bipolare affektive Störungen. In: Michael Linden und Martin Hautzinger (Hrsg.): Verhaltenstherapiemanual. Berlin: Springer, 2015. S. 485–491.

Mielck, A.: Soziale Ungleichheit und Gesundheit. Bern: Huber, 2005.

Mielck, A.: Soziale Ungleichheit und Gesundheit. In: Hurrelmann, K., Kolip, P. (Hrsg.): Geschlecht, Gesundheit und Krankheit. Männer und Frauen im Vergleich. Bern: Huber, 2002.

Mielck, A.: Soziale Ungleichheit und Gesundheit. Empirische Ergebnisse, Erklärungsansätze, Interventionsmöglichkeiten. Bern: Huber, 2000.

Mitchell, J.T., Everly, G.S.J.: The critical incident stress debriefing (CISD) and the prevention of work-related traumatic stress among high risk occupational groups. In: Everly, G.S. & Lating, J.M. (Hrsg.): Psychotraumatology: Key papers and core concepts in posttraumatic stress. New York: Plenum Press, 1995. S. 267–280.

Möller, Hans-Jürgen: Psychiatrie und Psychotherapie. [Online-Ausg.] = 3., überarb. Aufl. [der Druckausg.]. Stuttgart: Thieme (Duale Reihe). Online verfügbar unter http://ebooks.thieme.de/9783131285430/1. (2005).

Morris, D. B.: How to Speak Postmodern. Medicine, Illness, and Cultural Change. Hastings Center Report, 2000.

Navarro, V.: Medicine under capitalism. New York: Prodist, 1976.

Navarro, V.: Class struggle, the state and medicine. Oxford: M. Robertson, 1978.

Neue Caritas: Das Frühinterventionsprogramm STEEP – ein wirksamer Baustein Früher Hilfen (Stand: 2015). https://www.caritas.de/neue-caritas/heftarchiv/jahrgang2015/artikel/das-frue hinterventionsprogramm-steep–ein-wirksamer-baustein, letzter Zugriff: 18.10.2021.

Niedersächsisches Landesgesundheitsamt: Kindergesundheit im Einschulungsalter. Ergebnisse der Schuleingangsuntersuchung 2014. NLGA, Hannover (2015).

Oakley, A.: The family, marriage, and its relationship to illness. In: Tuckett, D. (ed.), a. a. O., 1976, S. 74–109.

Offe, C.: Das Wachstum der Dienstleistungsgesellschaft.1943 In: Offe, C.: Ausgewählte Schriften von C. Offe. Vol 1. Heidelberg: Springer, 2018.

Orth, B., Merkel, C: Der Alkoholkonsum Jugendlicher und junger Erwachsener in Deutschland. Ergebnisse des Alkoholsurveys 2018 und Trends. BZgA Forschungsbericht. Köln: Bundeszentrale für gesundheitliche Aufklärung. 2019.

Orth, Boris: Die Drogenaffinität Jugendlicher in der Bundesrepublik Deutschland 2015. Rauchen, Alkoholkonsum und Konsum illegaler Drogen: aktuelle Verbreitung und Trends. BZgA-Forschungsbericht. Köln: Bundeszentrale für gesundheitliche Aufklärung. 2016.

Ortmann, K., Waller, H. (Hrsg.): Gesundheitsbezogene Sozialarbeit. Baltmannsweiler: Schneider, 2005.

Ortmann, K.H.: Soziale Arbeit als Beratung. Göttingen: Vandenhoeck & Ruprecht, 2018.

Ostgathe, C.: Ärztlich Assistierter Suizid. Reflexion eines Palliativmediziners. In: Höfling, S., Rösch, E. (Hrsg.): Wem gehört das Sterben?. Sterbehilfe und assistierter Suizid. Argumente und Materialien zum Zeitgeschehen 99. München 2015, S. 11–16.
Papilio gGmbH: Chancengerechtigkeit für Kinder von 0 bis 9 Jahren (o.J.). https://www.papilio.de/ueber-papilio.html, letzter Zugriff: 18.10.2021.
Parkes, C.M.: The first year of bereavement. Psychiatry 33 (1970) 444–462.
Parkes, C.M., Benjamin, B., Fitzgerald, R.G. (1969). A broken heart: a statistical study of increased mortality among widowers. Brit. med. J. 1, 740–743.
Parsons, T.: The social system. London: Free Press, 1951.
Paulus, M.: Menschenhandel. Klemm + Oelschläger Verlag, 2014. S. 107.
Payk, T. R.: Demenz. München: Ernst Reinhardt, 2010.
Penter, V., Augurzky, B.: Gesundheitswesen für Praktiker. System Akteure Perspektiven. Wiesbaden: Springer, 2014.
Peters, K.: Grundsicherung für Arbeitssuchende. In: DEUTSCHER VEREIN FÜR ÖFFENTLICHE UND PRIVATE FÜRSORGE e.V. (Hrsg.): Fachlexikon der sozialen Arbeit, 7. Aufl. B-Baden: Nomos, 2011. S. 388–389.
Pflanz, M.: Allgemeine Epidemiologie. Stuttgart: Thieme, 1973.
Polizeiliche Kriminalprävention des Bundes und der Länder (2019): Kindesmisshandlung in Deutschland (nach §225 StGB). https://www.polizei-beratung.de/presse/infografiken/, letzter Zugriff am 04.11.2021).
Pott, M. u. a.: Wenn Mütter an Krebs erkranken: Seelische Auswirkungen auf Kinder und präventiver Handlungsbedarf. Zentralb Gynakol, 127, (2005), S. 114–119.
Preißmann, C.: Autismus und Gesundheit. Besonderheiten erkennen – Hürden überwinden – Ressourcen fördern. Stuttgart: Kohlhammer, 2017.
Puska, P. u. a.: The North Karelien Project. Kopenhagen: WHO, 1981.
Rattay, P.: Gesundheit von alleinerziehenden Müttern und Vätern. Journal of Health Minitoring 2 (4) 2017.
Raveis, V. H., Pretter, S.: Existential plight of adult daughters following their mother's breast cancer diagnosis. Psycho-Oncology, 14 (2005), S. 49–60.
Rau, F.: Soziale Sicherung in Deutschland. In: Roeder, N., Hensen, P., Franz, D. (Hrsg.): Gesundheitsökonomie, Gesundheitssystem und öffentliche Gesundheitspflege, 2. Aufl. Köln, Deutscher Ärzte-Verlag, 2014.
Reichenberg-Ullman, Judyth, Ullman, Robert: Es geht auch ohne Ritalin. Michaels, 2005.
Reichl, Franz-Xaver: Moderne Umweltmedizin. Umweltbelastungen Diagnostik Therapie. Berlin, 2011.
Richter, H.-E.: Engagierte Analysen. Reinbek: Rowohlt, 1981.
Rieck, T., Neufeind, J., Feig, M., et al. (2019): Inanspruchnahme von Impfungen bei Erwachsenen aus Daten der KV-Impfsurveillance. Epid. Bull. 2019 (44): 457–466.
Riedesser, P., M. Schulte-Markwort: Kinder körperlich kranker Eltern. Psychische Folgen und Möglichkeiten der Prävention. In: Deutsches Ärzteblatt, 38, (1999), A-2353–2357.
Robert Bosch Stiftung: Chronische Krankheiten in Deutschland. 2020.
Robert Koch-Institut (RKI) (Hrsg.): (2003): Arbeitslosigkeit und Gesundheit. Berlin Robert Koch-Institut (RKI) (Hrsg.): (2005): Armut, soziale Ungleichheit und Gesundheit. Berlin
Robert Koch-Institut (RKI) (Hrsg.): (2006a): Gesundheit in Deutschland. Berlin
Robert Koch-Institut (RKI) (2006b): Gesundheitsberichterstattung des Bundes https://www.rki.de/DE/Content/Gesundheitsmonitoring/Gesundheitsberichterstattung/GBEDownloadsT/ausgaben_finanzierung.pdf?__blob=publicationFile, letzter Zugriff: 08.10.2021.
Robert Koch-Institut (RKI) (Hrsg.): (2006c): Koronare Herzkrankheit und akuter Myokardinfarkt. Berlin.
Robert Koch-Institut (RKI) (2008): Migration und Gesundheit. Berlin.
Robert-Koch-Institut (RKI) (2009): Ausgaben und Finanzierung des Gesundheitswesens, Berlin. https://edoc.rki.de/bitstream/handle/176904/3198/253bKE5YVJxo_24.pdf?sequence=1, letzter Zugriff: 02.11.2021.
Robert Koch-Institut (RKI) (2010a): GEDA: Gesundheit in Deutschland aktuell. https://www.rki.de/DE/Content/Gesundheitsmonitoring/Gesundheitsberichterstattung/GBEDown

loadsB/Geda2010/chronisches_kranksein.pdf?__blob=publicationFile, letzter Zugriff: 18.10.2021.
Robert Koch-Institut (RKI) (2010b): Gesundheitsberichterstattung des Bundes-Heft 51-Depressive Erkrankungen. https://www.rki.de/DE/Content/Gesundheitsmonitoring/Gesundheitsberichterstattung/GBEDownloadsT/depression.pdf?__blob=publicationFile, letzter Zugriff: 22.10.2021.
Robert Koch-Institut (RKI) (2013): Tuberkulose. https://www.rki.de/DE/Content/Infekt/Epid Bull/Merkblaetter/Ratgeber_Tuberkulose.html#doc2374486bodyText8, letzter Zugriff: 22.10.2021.
Robert- Koch- Institut (RKI) (2014): Soziale Unterschiede in der Mortalität und Lebenserwartung. GBE kompakt. https://www.rki.de/DE/Content/Gesundheitsmonitoring/Gesundheitsberichterstattung/GBEDownloadsK/2014_2_soziale_unterschiede.html, letzter Zugriff: 20.12.2021
Robert Koch-Institut (RKI) (Hrsg.): (2015): Gesundheit in Deutschland. Berlin Robert Koch-Institut (RKI) (2018a): Epidemiologische Situation der Masern und Röteln in Deutschland in 2020 https://www.rki.de/DE/Content/Infekt/Impfen/Praevention/elimination_04_01. html, letzter Zugriff: 22.10.2021.
Robert Koch-Institut (RKI) (2018b): Röteln. https://www.rki.de/DE/Content/Infekt/EpidBull/Merkblaetter/Ratgeber_Roeteln.html#doc2394074bodyText7, letzter Zugriff: 22.10.2021.
Robert Koch-Institut (RKI) (2018c): Poliomyelitis https://www.rki.de/DE/Content/Infekt/Epid Bull/Merkblaetter/Ratgeber_Poliomyelitis.html#doc2374544bodyText6, letzter Zugriff: 22.10.2021
Robert Koch-Institut (RKI) (2018 d): Hepatitis B. https://www.rki.de/DE/Content/Infekt/Epid Bull/Archiv/2018/Ausgaben/30_18.pdf?__blob=publicationFile, letzter Zugriff: 02.03.2020.
Robert Koch-Institut (RKI) (2018e): Infektionsepidemiologisches Jahrbuch meldepflichtiger Krankheiten für 2018. https://www.rki.de/DE/Content/Infekt/Jahrbuch/Jahrbuch_2018.pdf?__blob=publicationFile, letzter Zugriff: 22.10.2021.
Robert Koch-Institut (RKI) (2018 f): Bericht zur Epidemiologie der Tuberkulose in Deutschland für 2018. https://www.rki.de/DE/Content/InfAZ/T/Tuberkulose/Download/TB2018.pdf?__blob=publicationFile, letzter Zugriff: 22.10.2021.
Robert Koch-Institut (RKI)(2018 g): Epidemiologisches Bulletin. https://www.rki.de/DE/Content/Infekt/EpidBull/Archiv/2018/Ausgaben/30_18.pdf?__blob=publicationFile, letzter Zugriff: 22.10.2021.
Robert Koch-Institut (RKI)(2019): Epidemiologisches Bulletin. https://www.rki.de/DE/Content/Infekt/EpidBull/Archiv/2019/Ausgaben/46_19.pdf?__blob=publicationFile, letzter Zugriff: 22.10.2021.
Robert Koch-Institut (RKI (2120)): Epidemiologischer Steckbrief zu SARS-CoV-2 und COVID-19. https://www.rki.de/DE/Content/InfAZ/N/NeuartigesCoronavirus/Steckbrief.html, letzter Zugriff: 20.12.2120
Robert Koch-Institut (RKI) (2021): Infektionskrankheiten A-Z – COVID-19 (Coronavirus SARS-CoV-2).
Robert Koch-Institut (RKI) (2021): Zentrum für Krebsregisterdaten-Krebs gesamt. https://www.krebsdaten.de/Krebs/DE/Content/Krebsarten/Krebs_gesamt/krebs_gesamt_node.html;jsessionid=909105DBE7AEA461ED8EF81B4D87CD77.internet102, letzter Zugriff: 26.10.2021.
Röttger, K.: Sozialarbeit in der Palliativmedizin. In: Koch, Lang, Mehnert, Schmeling-Kludas (Hrsg.): Die Begleitung schwer kranker und sterbender Menschen. Stuttgart: Schattauer, 2006.
Rogers, C. R.: Die klientenzentrierte Gesprächspsychotherapie. Frankfurt/M.: Fischer, 1995.
Rommel, A. et al.: Inanspruchnahme medizinischer Leistungen in Deutschland. Journal of Health Monitoring 4 (2017).
Rosenbrock, R.: Gesundheitspolitik. In: Hurrelmann, K. und U. Laaser (Hrsg.): Gesundheitswissenschaften. 4. Aufl. Weinheim: Beltz, 2006.
Rosenbrock, R. u. a. (Hrsg.): Primärprävention im Kontext sozialer Ungleichheit. Bremerhaven: Wirtschaftsverlag NW, 2004.

Rosenbrock, R. u. a. (Hrsg.): Präventionspolitik. Gesellschaftliche Strategien der Gesundheitssicherung. Berlin: Edition Sigma, 1994.
Rosenfeld, A. et al.: Adaption of children of parents suffering from cancer: a preliminary study of a new fi eld for primary prevention research. J Primary Prev, 3 (1983), S. 244–250.
Rosenstock, I. M.: The health belief model and preventive health behavior. In: Health Education Monographs 2 (1974), 354–386.
Roth, G., Heinz, A., Walter, H.: Psychoneurowissenschaften. Berlin: Springer, 2020.
Ruf, M., Schauer, M., Elbert, T.: Prävalenz von traumatischen Stresserfahrungen und seelischen Erkrankungen bei in Deutschland lebenden Kindern von Asylbewerbern. Zeitschrift für Klinische Psychologie und Psychotherapie. 39 Jg. (3), 151–160. (2010).
Sachverständigenrat für die Konzertierte Aktion im Gesundheitswesen: Bedarfsgerechtigkeit und Wirtschaftlichkeit. Gutachten (Kurzfassung) 2000/2001.
Sachverständigenrat zur Begutachtung der Entwicklung im Gesundheitswesen: Bedarfsgerechte Steuerung der Gesundheitsversorgung. Gutachten 2018.
Sachverständigenrat zur Begutachtung der Entwicklung im Gesundheitswesen. Koordination und Qualität im Gesundheitswesen. Kooperative Koordination und Wettbewerb, Sozioökonomischer Status und Gesundheit, Strategien der Primärprävention, Band I. Gutachten 2005. B-Baden: Nomos.
Saß AC, Poethko-Müller C, Rommel A et al.: Das Unfallgeschehen im Kindes- und Jugendalter – Aktuelle Prävalenzen, Determinanten und Zeitvergleich. Ergebnisse der KiGGS-Studie – Erste Folgebefragung (KiGGS Welle 1). Bundesgesundheitsbl–Gesundheitsforsch–Gesundheitsschutz 57(7): 789–797 (2014).
Satir, V.: Das Satir-Modell. Familientherapie und ihre Erweiterung. Paderborn: Junfermann, 1995.
Schaefer, H., M. Blohmke: Sozialmedizin. Einführung in die Ergebnisse und Probleme der Medizin-Soziologie und Sozialmedizin: mit Schlüssel zum Gegenstandskatalog. Stuttgart: Thieme, 1978.
Schaeffer, D. et al.: Nationaler Aktionsplan Gesundheitskompetenz. Berlin: Kom Part Verlagsgesellschaft, 2018.
Schell, W.: Das deutsche Gesundheitswesen von A – Z. Stuttgart: Thieme, 1995.
Schellong J, Epple F, Weldner K: Psychosomatik und Psychotraumatologie bei Geflüchteten und Migranten- Herausforderungen. In: Der Internist Nr. 57, S. 434–443 (2016).
Scheff, T. J.: Being mentally ill: sociological theory. Aldine Publ., Chicago 1996 (deutsch: Das Etikett Geisteskrankheit. Frankfurt/M.: S. Fischer, 1973.
Schernus, R.: Abschied von der Kunst des Indirekten. In: Blume, J. u. a. (Hrsg.): Ökonomie ohne Menschen? Zur Verteidigung der Kultur des Sozialen. Neumünster, 1997.
Schmid, M.: Soziale Sicherung, soziale Sicherheit In: Fezerhelm, Wolfgang (Hrsg.): Taschenlexikon der Sozialarbeit und Sozialpädagogik, 5. Aufl. Wiebelsheim: Quelle & Meyer, 2007. S. 552–554.
Schmidtke, J.: Sind Gesundheit und Krankheit angeboren? In: Schwartz, F. W.: Das Public Health Buch. a. a. O., 2003. S. 32–50.
Schmidte, V. et al.: Inanspruchnahme der Früherkennungsuntersuchungen für Kinder in Deutschland. Journal of Health Monitoring 2018, 3(4), S. 68–76.
Schneck U.: Psychosoziale Beratung und therapeutische Begleitung von traumatisierten Flüchtlingen. Bonn: Psychiatrie Verlag, 2017.
Schöttle, M., Müller, U. (2004): Lebenssituation, Sicherheit und Gesundheit von Frauen in Deutschland. Ergebnisse der repräsentativen Untersuchung zu Gewalt gegen Frauen in Deutschland. BMFSFJ (Hrsg.): Berlin. https://www.bmfsfj.de/blob/84328/0c83aab6e685eeddc01712109bcb02b0/langfassung-studie-frauen-teil-eins-data.pdf, letzter Zugriff am 03.07.2019.
Schölkopf, M., Pressel, H.: Das Gesundheitswesen im internationalen Vergleich. 2. Aufl. Berlin: Medizinische Wissenschaftliche Verlagsgesellschaft, 2014.
Schulte-Markwort, M., N. Forouther: Affektive Störungen. In: Herpetz-Dahlmann, B. u. a. (Hrsg.): Entwicklungspsychiatrie. Stuttgart: Schattauer, 2003. S. 609–636.

Schneider C., Leest U., Katzer C., Jäger R.: Mobbing und Cybermobbing bei Erwachsenen – Eine empirische Bestandsaufnahme in Deutschland. Karlsruhe: Bündnis gegen Cybermobbing e. V., 2014.
Schwarzer, R.: Psychologie des Gesundheitsverhaltens. 3. Aufl. Göttingen: Hogrefe, 2004.
Schwendicke F, Dörfer CE, Schlattmann P et al.: Socioeconomic inequality and caries: a systematic review and meta-analysis. Journal of Dental Research 94(1): 10–18 (2015).
Schwenkmezger, P.: Emotionen und Gesundheit. Zeitschrift für klinische Psychologie, 21, 4–16 (1992).
Seller, H.: Sozialphysiologie I., Funkkolleg Umwelt und Gesundheit. Studienbegleitheft 2. Weinheim: Beltz, 1978.
Selye, H.: Einführung in die Lehre vom Adaptationssyndrom. Stuttgart: Thieme, 1953.
Sen, A.: The Standard of Living. In: Hawthorn, G. (Ed.): The Standard of Living. Cambridge: Cambridge University Press, 1987.
Sen, A.: Capability and Well-Being. In: Nussbaum, M., A. Sen (Eds.): The Quality of Life. Oxford: Clarendon Press, 1993. S. 30–53.
Sen, A.: Development as Freedom. New York: Random Books, 1999.
Sen, A.: The Idea of Justice. Cambridge: The Belknap Press, 2009.
Senf, B., M. Rak.: Mit Kindern über Krebs sprechen. 2004.
Shell Deutschland: 15. Shell Jugendstudie: Jugend 2006 – Eine pragmatische Generation unter Druck. Frankfurt/M.: Fischer, 2006.
Siegel K. et al.: Psychosocial adjustment of children with a terminally ill parent. In: Journal of the American Academy of Child Adolescence. Psychiatry, 31(2) (1992), S. 327–333.
Siegrist, J.: Medizinische Soziologie. 6. Aufl. München: Urban & Schwarzenberg, 2005.
Simchen, Helga: Die vielen Gesichter des ADS. Begleit- und Folgeerkrankungen richtig erkennen und behandeln. Stuttgart: Kohlhammer, 2015.
Simhandl, C., Mitterwachauer, K.: Depression und Manie. Erkennen und erfolgreich behandeln. Vienna: Springer-Verlag /Wien. Online verfügbar unter http://site.ebrary.com/lib/alltitles/docDetail.action?docID=10187752. (2007).
Simon, Fritz B.: Einführung in Systemtheorie und Konstruktivismus. 6. Aufl. Carl Auer, 2012.
Sitte, Thomas: Ratgeber Lebensende und Streben. Informationen für unheilbar Kranke und deren Begleiter- von der Diagnose bis zum Tod. Berlin: Springer, 2018.
socialnet (2014): Über 100.000 Menschen ohne Krankenversicherungsschutz: Nationale Armutskonferenz fordert Verlängerung des Schuldenerlasses bei Krankenkassen (Stand: 2014). https://www.sozial.de/ueber-100000-menschen-ohne-krankenversicherungsschutz-nationale-armutskonferenz-fordert-verlaengerung-des-schuldenerlasses-bei-krankenkassen.html, letzter Zugriff: 18.10.2021.
Sonnenbaum, N. (2008): Das Elternsein erlernen – Elternkurse und Erziehungsberatung im Überblick. Marburg: Tectum, 2008.
Spiegel: Wie sich das Seelenleiden von Deutschen und Türken unterscheidet. Heft 1, 2004.
Srole, L. u. a.: Mental health in the metropolis: the midtown study. New York, 1962.
Stadler, H.: Behinderung-Negativ-Variante des »Normalen« – oder? Rehabilitation, 31 (1992), S. 178–181.
Stahmeyer, J. et al.: Häufigkeit und Zeitpunkt von Rezidiven nach inzidentem Schlaganfall. Deutsches Ärzteblatt 42 (2019), S. 711–717.
Statista: Anzahl der polizeilich erfassten Kinder, die Opfer von sexuellem Missbrauch wurden, von 2009 bis 2020 (Stand: 2021). https://de.statista.com/statistik/daten/studie/38415/umfrage/sexueller-missbrauch-von-kindern-seit-1999/, letzter Zugriff: 22.10.2021.
Statista Research Department (2020): Statistiken zur Armutsgefährdungsquote von Kindern in Deutschland von 2005 bis 2019. Zuletzt abgerufen am 13.08.2020
Statista: Anteil der chronisch Erkrankten in Deutschland nach Altersgruppen im Jahr 2016 (Stand: 2016). https://de.statista.com/statistik/daten/studie/267555/umfrage/anteil-der-chronisch-erkrankten-in-deutschland-nach-altersgruppen/, letzter Zugriff: 22.10.2021.
Statista: Unter welchen gesundheitlichen Beeinträchtigungen leiden Sie häufig bzw. dauerhaft? Stand 2019 https://www.statistik/daten/studie/6800/umfrage/haeufige-gesundhheitliche-beeintraechtigungen/, letzter Zugriff: 20.12.2021

Statista: Anzahl der Pflegeheime und ambulanten Pflegedienste in Deutschland bis 2019. https://www.de/statista.com/statistik/daten/studie/2729/umfrage/anzahl-der-pflegeheime-und-ambulanten-pflegedienste-seit-1999/, letzter Zugriff: 20.12.2021

Statistisches Bundesamt: Pflegestatistik – Pflege im Rahmen der Pflegeversicherung in Deutschland Ergebnisse – 2017.

Statistisches Bundesamt (2020a): Weniger Menschen ohne Krankenversicherungsschutz (Stand: 2020). https://www.destatis.de/DE/Presse/Pressemitteilungen/2020/09/PD20_365_23.html, letzter Zugriff: 22.10.2021.

Statistisches Bundesamt (2020b): Schwerbehinderte Menschen am Jahresende (Stand: 2020). https://www.destatis.de/DE/Themen/Gesellschaft-Umwelt/Gesundheit/Behinderte-Menschen/Tabellen/geschlecht-behinderung.html, letzter Zugriff: 22.10.2021.

Statistisches Bundesamt (Destatis): Behinderung (Stand: 2020c). https://www.gbe-bund.de/stichworte/BEHINDERUNG.html, letzter Zugriff: 18.10.2021.

Statistisches Bundesamt (Destatis): Lebenslagen der behinderten Menschen. Ergebnisse des Mikrozensus 2017. Destatis 2020d

Statistisches Bundesamt: Anzahl der Einrichtungen, der Betten und der Patientenbewegungen der Vorsorge- und Rehabilitationseinrichtungen (Stand 18.3.2019). https://www.destatis.de/DE/Themen/Gesellschaft-Umwelt/Gesundheit/Vorsorgeeinrichtungen-Rehabilitationseinrichtungen/Tabellen/gd-vorsorge-reha-jahre.html, letzter Zugriff: 20.12.2021.

Statistisches Bundesamt (2019): Gender Pay Gap 2019: Frauen verdienen 20% weniger als Männer. Pressemitteilung Nr. 097 vom 16. März 2020.

Statistisches Bundesamt (2014): Statistisches Jahrbuch-Deutschland und Internationales (Stand: 2014). https://www.statistischebibliothek.de/mir/servlets/MCRFileNodeServlet/DEAusgabe_derivate_00000208/StatistischesJahrbuch2014.pdf, letzter Zugriff: 22.10.2021.

Statistisches Bundesamt (2020): Sterbefälle durch Herz-Kreislauf-Erkrankungen insgesamt 2020. https://www.destatis.de/DE/Themen/Gesellschaft-Umwelt/Gesundheit/Todesursachen/Tabellen/sterbefaelle-herz-kreislauf-erkrankungen-ingesamt.html, letzter Zugriff: 20.12.2120.

Steinberger, J.: Borderline-Kommunikation. Eine konservationsanalytische Studie. Gießen: Psychosozial Verlag. S. 15. (2016).

Steiner, O.: Über den Sinn von Gewalt: hermeneutische Explorationen in Lebenswelten von jugendlichen Delinquenten. 1. Aufl. VS, Verlag für Sozialwissenschaften, Wiesbaden 2011.

Stiftung Deutsche Depressionshilfe: Häufigkeit (o.J.). https://www.deutsche-depressionshilfe.de/depression-infos-und-hilfe/was-ist-eine-depression/haeufigkeit, letzter Zugriff: 18.10.2021.

Stiftung Deutsche Depressionshilfe: Suizidalität (o.J.). https://www.deutsche-depressionshilfe.de/depression-infos-und-hilfe/depression-in-verschiedenen-facetten/suizidalitaet, letzter Zugriff: 18.10.2021.

Stiftung Deutsche Depressionshilfe: Was ist eine Depression? (o.J.). https://www.deutsche-depressionshilfe.de/depression-infos-und-hilfe/was-ist-eine-depression, letzter Zugriff: 18.10.2021.

Stiftung Deutsche Schlaganfall-Hilfe: Rehabilitation nach Schlaganfall (o.J.). https://www.schlaganfall-hilfe.de/de/fuer-betroffene/rehabilitation, letzter Zugriff: 18.10.2021.

Stiftung Gesundheitswissen: Was ist Prävention? (Stand: 2018). https://www.youtube.com/watch?v=EMUNw8zyRZY&t=5s, letzter Zugriff: 22.10.2021.

Stiftung Gesundheitswissen: Alzheimer-Demenz (Stand: 2021). https://www.stiftung-gesundheitswissen.de/wissen/alzheimer-demenz/hintergrund, letzter Zugriff: 22.10.2021.

Stock, C.: Mobbing. Ohne Ort: Haufe-Lexware 2011.

Streich, W.: Armut und soziale Ungleichheit – wo soll Politik ansetzen, um das Gesundheitsgefälle in der Bevölkerung abzubauen? Eine Einführung in die Wilkinson-Debatte. Jahrbuch für kritische Medizin 34 (2001), 82–88.

Student, C. et al.: Soziale Arbeit in Hospiz und Palliative Care. München: Reinhardt, 2004.

Sudnow, D.: Passing on: the social organization of dying. Prentice-Hall, New York 1967 (deutsch: Organisiertes Sterben. Frankfurt/M.: S. Fischer, 1973).

SWR1 Leute: Fernseh-Interview mit Sabine Constabel, eine Sozialarbeiterin, die seit über 20 Jahre mit prostituierten Frauen in Stuttgart arbeitet (Stand: 2013).

Tagay, S., Schlottbohm, E., Lindner, M.: Posttraumatische Belastungsstörung. Diagnostik, Therapie und Prävention. Stuttgart: Kohlhammer, 2016.
Tausch-Flammer, D., Bickel, L.: Wenn Kinder nach dem Sterben fragen. Freiburg: Herder, 1998.
Techniker Krankenkasse, Landesvertretung NRW (Hrsg.): Ein Leitfaden für Früherkennung, Handlungsmöglichkeiten und Kooperation. Gewalt gegen Kinder. 2011, S. 24.
Techniker Krankenkasse: TK-Meinungspuls Gesundheit »Cybermobbing« 2011. Zusammenfassung der wesentlichen Ergebnisse. https://cupdf.com/document/tk-meinungspuls-cybermobbing.html, letzter Zugriff: 22.09.2021.
Tennstedt, F., Ortmann, F.: Sozialpolitik. In: Thole/Höblich/Ahmed (Hrsg.): Taschenwörterbuch Soziale Arbeit. 2. Aufl. Bad Heilbrunn: Julius Klinkhardt, 2015.
Theunissen, G. (Hrsg.): Autismus verstehen: Außen- und Innensichten. Stuttgart: Kohlhammer, 2016.
Thoma, P.: Neuropsychologie der Schizophrenie – Eine Einführung für Psychotherapeutinnen und Psychotherapeuten. Wiesbaden: Springer, 2019.
Tophoven S., Lietzmann, T. Reieter, S., Wenzig, C., Institut für Arbeitsmarkt- und Berufsforschung (IAB): Armutsmuster in Kindheit und Jugend. Längsschnittbetrachtungen von Kinderarmut. Bertelsmann Stiftung, Gütersloh. Download unter https://www.bertelsmann-stiftung.de/de/publikationen/publikation/did/armutsmuster-in-kindheit-und-jugend, letzter Zugriff: 02.11.2021. (2017).
Townsend, P., Davidson, N. (Hrsg.): Inequalities in health. The Black Report. Penguin Books, Harmondsworth etc. 1982.
Trabert, G., Axmann, J., Rösch, M.: Kinder krebskranker Eltern – Zu wenig Unterstützung. Deutsches Ärzteblatt, 104, (2007), S. 1728–1730.
Trojan, A., Kofahl, C.: Selbsthilfe, Selbsthilfegruppen und Selbsthilfeförderung. In: Leitbegriffe der Gesundheitsförderung und Prävention. BZgA E-Book 2018.
Trojan, A. (Hrsg.): Wissen ist Macht. Frankfurt/M.: Fischer, 1986.
Trojan, A.: Psychisch krank durch Etikettierung? München: Urban & Schwarzenberg, 1978.
Trost, A.: Abhängigkeitserkrankungen. In: Trost, A., Schwarzer, W. (Hrsg.): Psychiatrie, Psychosomatik und Psychotherapie. Für psycho-soziale und pädagogische Berufe. 6. Aufl. Dortmund: Verlag modernes lernen Borgmann, 2016. S. 227–268.
Tschainer-Zangl, S.: Demenz ohne Stress. Demenzerisch® lernen für einen leichteren Umgang mit Demenzerkrankten. 1. Aufl. Weinheim: Beltz Juventa, 2019.
Ueckeroth, L.: Partnergewalt gegen Frauen und deren Gewaltbewältigung. Centaurus, 2014.
Uexküll, Th. v. (Hrsg.): Psychosomatische Medizin – Modelle ärztlichen Denkens und Handelns. 6. Aufl. München: Urban & Fischer, 2003.
Uexküll, Th. v. Psychosomatische Medizin. 5. Aufl. München: Urban & Schwarzenberg, 1996.
Universität zu Köln: Inklusion Lexikon (2021). http://www.inklusion-lexikon.de/index1.html, letzter Zugriff: 18.10.2021.
UN-Sozialpakt (2022): https://www.sozialpakt.info/gesundheit-3269/, letzter Zugriff: 11.03.2022.
Umweltbundesamt (2009): Abschlussbericht F+E-Vorhaben 206 67 448/05 Bewertung und Regulation von Umwelthormonen Teilvorhaben 5: Entwicklung struktur- und risikobasierter Methoden zur Identifizierung von Chemikalien mit Verdacht auf endokrine Wirkungen zur Priorisierung für das Zulassungsverfahren unter REACH
Verband der Privaten Krankenversicherung e. V. (2021a): Brancheneinheitliche Tarife (o.J.) https://www.pkv.de/wissen/private-krankenversicherung/brancheneinheitliche-tarife/, letzter Zugriff: 22.10.2021.
Verband der Privaten Krankenversicherung e. V. (2021b): Mitglieder des PKV-Verbands (o.J.). https://www.pkv.de/verband/ueber-uns/mitglieder-pkv-verband/, letzter Zugriff: 22.10.2021.
Verbraucherzentrale NRW e. V.: Was Pflegegrade bedeuten und wie die Einstufung funktioniert (Stand: 2019). https://www.verbraucherzentrale.de/wissen/gesundheit-pflege/pflegeantrag-und-leistungen/was-pflegegrade-bedeuten-und-wie-die-einstufung-funktioniert-13318, letzter Zugriff: 22.10.2021.
Viefhues, H. (Hrsg.): Lehrbuch Sozialmedizin. Stuttgart: Kohlhammer, 1981.

Vimedi (2019): https://www.vimedi.com/blog/chronische-krankheiten/, Letzter Zugriff: 29.01.2020.

Virchow, R.: Mitteilungen über die in Oberschlesien herrschende Typhus-Epidemie, 1848 (Reprint, Hildesheim 1968).

Virchow, R.: Die Einheitsbestrebungen in der wissenschaftlichen Medizin. Berlin, 1849.

Virchow, R.: Gesammelte Abhandlungen aus dem Gebiet der öffentlichen Medizin und der Seuchenlehre. Band 1. Berlin 1879.

Visser, A. u. a.: Emotional and behavioral problems in children of parents recently diagnosed with cancer: A longitudinal study. Acta Oncologica, 46, 2007, S. 67–76.

v. Ferber, L., v. Ferber, C.: Streßkonzept der Soziologie. In: Keil, T. U.: Lexikon der Grundlagenforschung. München: Banaschewski, 1978.

v. Troschke, J.: Gesundheitserziehung. In: Blohmke, M. (Hrsg.): Ökologischer Kurs: Teil Sozialmedizin. Stuttgart: Enke, 1979. S. 124–139.

Waller, H.: Zur sozialen Selektion einer psychiatrischen Klinik. In: Dörner, K., Plog, U. (Hrsg.): a.a.O., 1972. S. 70–76.

Waller, H.: Gesundheitswissenschaft. Eine Einführung in Grundlagen und Praxis. 4. Aufl. Stuttgart: Kohlhammer, 2006.

Warnke, A., Lehmkuhl, G. (Hrsg.): Leitlinien zur Diagnostik und Therapie von psychischen Störungen im Säuglings-, Kindes- und Jugendalter. Köln: Deutscher Ärzte-Verlag, 2006. S. 57–72.

Wasner, M., Pankofer S. (Hrsg.): Soziale Arbeit in Palliativ Care: ein Handbuch für Studium und Praxis. Stuttgart: Kohlhammer, 2014.

Watson, M. et al.: Factors associated with emotional and behavioural problems among school age children of breast cancer patients. Br J Cancer 2006, 94: 43–50.

Watzlawick, P.: Kommunikation und Interaktion in psychiatrischer Sicht. Berlin: Springer, 1978.

Watzlawick, P.: Man kann nicht nicht kommunizieren. Bern: Huber, 2011.

Wegeng, S.: Die Bedeutung von Resilienz in der Gesundheitsförderung. Interner Qualitätsdiskurs, Quali Set Praxis, 09.03.2010. Bremer Institut für Sozialforschung und Prävention, 2010.

Weidtmann, V.: Prävention durch Impfung. In: Allhoff, P. u. a. (Hrsg.): Krankheitsverhütung und Früherkennung. Berlin: Springer, 1997. S. 124–155.

Weiß, H. u. a.: Soziale Arbeit in der Frühförderung und Sozialpädiatrie. München: Reinhardt, 2004.

Weiß, W.: Philipp sucht sein Ich. Zum pädagogischen Umgang mit Traumata in den Erziehungshilfen. Weinheim: Juventa, 2009.

Wender, P. H.: Aufmerksamkeits- und Aktivitätsstörungen bei Kindern, Jugendlichen und Erwachsenen. Ein Ratgeber für Betroffene und Helfer. Stuttgart: Kohlhammer, 2002.

Wendt, C.: Krankenversicherung oder Gesundheitsversorgung? Gesundheitssysteme im Vergleich. 3. Aufl. Wiesbaden. Springer VS, 2013.

Werner, E., Smith, R. S.: Overcoming the Odds. London: Cornell Universitiy Press, 1992.

Werner, E., Smith R. S.: Journeys from Childhood to Midlife – Risk, Resilience and Recovery. London: Cornell University Press, Goldstein & Brooks, 2005. S. 173.

Werschkun, B. Post-Parma – Strategien zur Umsetzung der Erklärung von Parma zu Umwelt und Gesundheit der 5. WHO-Ministerkonferenz zu Umwelt und Gesundheit 2010. Dessau-Roßlau: Umweltbundesamt, 15.11.2017.

Werschkun, B.: Umweltforschungsplan des Bundesministeriums für Umwelt, Naturschutz, Bau und Reaktorsicherheit. Post-Parma – Strategien zur Umsetzung der Erklärung von Parma zu Umwelt und Gesundheit der 5. WHO-Ministerkonferenz zu Umwelt und Gesundheit. Berlin, 2010.

Wilkinson, R.: Kranke Gesellschaften: soziales Gleichgewicht und Gesundheit. Wien: Springer, 2001.

Wilkinson, R., Pickett, K.: The Spirit Level. Why More Equal Societies Almost Always Do Better. London: Penguin, 2009. Deutsche Ausgabe: Gleichheit ist Glück. Warum gerechte Gesellschaften für alle besser sind. Berlin: Tolkemitt, Zweitausendeins, 2010.

Willard, N. E.: Cyberbullying and cyberthreats: Responding to the challenge of online social aggression, threats, and distress. Champaign: Research Press, 2007.
Wing, J. K., Brown. G. W.: Institutionalism and schizophrenia. Cambridge: Cambridge University Press, 1970.
Whitehead, M.: The health divide. London: Health Education Council, 1987.
Wohlfart, E., Zaumseil, M.: Transkulturelle Psychiatrie – Interkulturelle Psychotherapie. Heidelberg: Springer, 2006.
Wolff, A.: Untersuchung zum Infektionsstatus von Prostituierten in Lübeck (Stand: 2007). https://www.zhb.uni-luebeck.de/epubs/ediss468.pdf, letzter Zugriff: 22.10.2021.
Wolff, H. G.: Life stress and bodily disease. Baltimore: William & Wilkens, 1950.
World Bank (Ed.): Investing in health. World development report 1993. Oxford: Oxford University Press, 1993.
World Health Organization (WHO): Depression (Stand: 2021). https://www.who.int/newsroom/fact-sheets/detail/depression, letzter Zugriff: 22.10.2021.
World Health Organization (WHO): Weltbericht Gewalt und Gesundheit (Deutsche Fassung 2003). Hrsg. von der WHO unter dem Originaltitel »World report on violence and health«. Summary 2002.
World Health Organization (WHO): ICD-10. Hrsg. von Dilling, H. und Freyberger, H. J. Bern: Hogrefe, 2016.
World Health Organization (WHO): Weltbericht Gewalt und Gesundheit. Zusammenfassung. Genf, 2003.
World Health Organization (WHO): Ottawa-Charta zur Gesundheitsförderung. Kopenhagen, 1986.
World Health Organization (WHO): Gesundheitsförderung. Eine Diskussionsgrundlage über Konzept und Prinzipien. Kopenhagen, 1984.
Zacher, H.: Versicherungsprinzip. In: Deutscher Verein für öffentliche und private Fürsorge e.V. (Hrsg.): Fachlexikon der sozialen Arbeit. 7. Aufl. Baden-Baden: Nomos, 2011. S. 951.
Zellermayer, P.A.: Gesundheitsförderung, warum die Förderung der Gesundheit so wichtig ist (Stand: 2020). https://www.youtube.com/watch?v=OVlmmPPR1b0&t=1s, letzter Zugriff: 26.10.2021.
Ziegler, H., Schrödter, M., Oelkers, N.: Capabilities und Grundgüter als Fundament einer sozialpädagogischen Gerechtigkeitsperspektive. In: Thole, W. (Hrsg.): Grundriss Sozialer Arbeit. Ein einführendes Handbuch. 3. Aufl. Wiesbaden: VS-Verlag, 2010. S. 297–310.
Zierau, J., Gonzales-Campanini, I.: Aufsuchende Familienhilfe für junge Mütter – Netzwerk Familienhebammen. Institut für Entwicklungsplanung und Strukturforschung. Hannover, 2005.
Zumbeck, S.: Die Prävalenz traumatischer Erfahrungen, Posttraumatische Belastungsstörungen und Dissoziation bei Prostituierten. Hamburg: Verlag Dr. Kovač, 2001.
Zweyer, K.: Eltern-Kind-Bindung – Auswirkungen auf die psychische Gesundheit. In: Klein, M. (Hrsg.): Kinder und Suchtgefahren. Risiken, Präventionen, Hilfen. Stuttgart: Schattauer, 2008. S. 97–98.

Sachwortverzeichnis

A

Ageismus 366
AIDS
– epidemiologische Zusammenhänge 285
– Hauptbetroffenengruppen 285
– Hauptübertragungswege 285
– medizinische Grundlagen 282
– opportunistische Krankheiten 285
alleinerziehende Mütter 159
Altersarmut 138
Angststörungen bei Kindern 325
Arbeitslosigkeit 140
Arbeitsschutz 70
Armut 117
– Kinderarmut 127
Armut und Corona-Pandemie 125
Armutsmedizin 123
Arztpraxen 67
Asylbewerber 193
Aufmerksamkeitsdefizit-Hyperaktivitätsstörung (ADHS) 319
Autismus 323

B

Behandlungsvereinbarungen 114
Behinderung
– Behinderungen ausgehend vom Gehirn und Nervensystem 371
– Behinderungen der Muskeln und des Skelettsystems 370
– Behinderungen der Sinnesorgane 372
– Einrichtungen der Behindertenhilfe 378
– Erklärungsmodelle von Behinderung 43
– Frühförderung 380
– Intelligenzschädigungen 373
– International Classification of Functioning, Disability and Health 44
– Medizinische Grundlagen 261
– Rehabilitation und Teilhabe behinderter Menschen 239
– soziale Integration 382
– Vorsorgeuntersuchungen 379
– Zahl der behinderten Menschen 56
Behinderungen 369
Beratung 221
Bluthochdruck 262
Borderline-Persönlichkeitsstörung (BPS) 318
Bundesteilhabegesetz (BTHG) 384
Bürger-Partizipation 113

C

Capabilities 213
chronische Krankheiten 106
Clearingstellen 229
Cybermobbing 175

D

Demenz 296
– Alzheimer-Krankheit 361
Disease-Management-Programme (DMP) 69
DRG-Fallpauschalensystem 76

E

Epidemiologie 47
– Aufgaben der Epidemiologie 48
– Behinderungen 50
– Datenquellen der Epidemiologie 48
– Methoden der Epidemiologie 50
Essstörungen 315

F

Fehlplatzierung 109
Frühförderung 381

G

Gemeindepsychiatrie 348
Geschlechtsrollen, Familienfaktoren und Krankheit 158
Gesundheits-Check-up 202
Gesundheitsamt 69
Gesundheitsarbeit 214
Gesundheitsaufklärung 202
Gesundheitsberatung 202
gesundheitsbezogene Sozialarbeit 84, 214
Gesundheitsbildung 202
Gesundheitserziehung 202
Gesundheitsförderung 204
- Handlungsbereiche 205
- Ottawa-Charta 204
- Rolle der Krankenkassen 216
Gesundheitspolitik 86
Gesundheitsressourcen 212
Gesundheitsselbsthilfe 65
Gesundheitssurveys 49
Gesundheitsverhalten 102
Gesundheitswesen
- ambulante Versorgung 66
- Berufe im Gesundheitswesen 79
- Finanzierungsträger der Gesundheitsversorgung 61
- Gesetzgebung im Gesundheitswesen 61
- Institutionen der Gesundheitsversorgung 65
- staatliche Gesundheitssysteme 60
- stationäre Versorgung 75
- Systemanalyse des Gesundheitswesens 58
- Systembewertung des Gesundheitswesens 100
- Systemgestaltung des Gesundheitswesens 86
Gewalt 162

H

Häusliche Gewalt 163
Health-Belief-Modell 200
help-seeking-behavior 103
Herz-Kreislauf-Erkrankungen 260
- präventive Strategien 266
- Rehabilitation 266
- sozialmedizinische Grundlagen 263
- Sozialtherapie 266
Hospitalismus 109

I

Infektionserkrankungen 277
Infektionskrankheiten 49
Infektionsschutzgesetz 278
Inklusion 383
Integrierte Versorgung 68
INTERHEART-Studie 264
inverse care law 59
Inzidenz 51

K

Kapitalformen
- kulturelle 212
- ökonomische 212
- soziales Kapital 212
Kinder- und Jugendgesundheitssurvey 49
Kinderarmut und Krankheit 127
Kindesmisshandlung 132, 168
Kindesvernachlässigung 132
Klimawandel 183
Krankenhäuser 75
Krankenpflegepersonal 83
Krankenrolle 35
Krankenstand 51
Krankheitsfrüherkennungsuntersuchungen 199
Krankheitstheorien
- biomedizinisches Krankheitsmodell 22
- Devianz-Modell von Krankheit 35
- Konversionsmodell 25
- psychosomatisches Krankheitsmodell 25
- Risikofaktoren-Modell 40
- sozialepidemiologisches Modell 42
- sozioökonomisches Krankheitsmodell 37
- Stress-Coping-Krankheitsmodell 29
- Stress-Modell der Psychosomatik 28
- Verhaltensmodell von Krankheit 33
Krankheitsverhalten 19, 102
Krebserkrankungen 268
- Europäischer Kodex gegen den Krebs 273
- Krebstodesfälle 272
- Primärprävention 272
- Rehabilitation 274
- Sekundärprävention 272
- sozialmedizinische Grundlagen 270
- sozialtherapeutische Betreuung 273

L

labeling-Ansatz 35
Lebenserwartung 54
Lebenslagenkonzept 119
Leistungen der Pflegeversicherung 64
Letalität 51
Life-event-Theorie 300
Luftverschmutzung 185

M

Magersucht 315
Mainzer Modell 227
Medikalisierung 24
Methadonprogramme 287
Migration und Krankheit 143
Migrationsmedizin 144
Mikrozensus 49
Mitbestimmung im Gesundheitswesen 109
Morbidität 51
Mortalität 51
Münchhausen-by-proxy-Syndrom 175

N

Nachsorge 237
Narrative Medizin (sprechende Medizin) 234

P

Palliativmedizin 254
Papierlose 193
Patientenberatung 113
Patientenkarriere 103
Patronisierung 366
Pflege 244
- Anzahl und Struktur der Hilfe- und Pflegebedürftigen 248
- Leistungen der Pflegeversicherung 244
- Risiko der Pflegebedürftigkeit 251
Pflegeversicherung 61, 244
posttraumatische Belastungsstörung 155
Prävalenz 51
Prävention 194
- Früherkennungsmaßnahmen 198
- personenbezogene Prävention 197
- Verhaltensprävention 201
- Verhältnisprävention 203
- Vorsorgeuntersuchungen 198
psychische Störungen 296

psychische und psychosomatische Störungen
- Epidemiologie 300
- Krankheitsmodelle 299
- psychiatrische Grundlagen 297
- Rechtsgrundlagen für die Finanzierung der Gemeindepsychiatrie 351
- Struktur der psychiatrischen Versorgung 349
PsychKG 74
psychosomatische Erkrankungen 315
psychosoziale Dienste 73
psychosoziale Probleme im Krankenhaus 108
Psychotherapie-Richtlinie 75
Pyramide des Gesundheitssystems 66

R

Rauchen 271
Rehabilitation 237
- ambulante Rehabilitation 242
- berufliche Rehabilitation 241
- medizinische Rehabilitation 241
- Rehabilitation psychisch Kranker 353
- schulisch-pädagogische Rehabilitation 241
- soziale Rehabilitation 242
Resilienz 208
Resilienzförderung 133
Risikofaktoren 41
Risikofaktorenmodell 263
Risikoverhalten 33

S

Salutogenese 133, 206
Säuglingssterblichkeit 51, 53
Schlaganfall 262
Schutzimpfungen 197
Selbsthilfe im Gesundheitswesen 110
Selbsthilfegruppen 333
Selbsthilfekontaktstellen 112
Setting-Ansatz 227
Sexarbeit 188
Sozialanamnese 221
Sozialarbeit im Gesundheitswesen 85
Sozialarbeiter 84, 226
soziale Netzwerke 31
Soziale Schicht und Krankheit 115
soziale Unterstützung 31
Sozialpsychiatrische Dienste 74
Sozialstationen 72
Sozialtherapie 221, 348, 381
Soziotherapie 226

Sterbebegleitung 244
Sterbehilfe 252
Suchterkrankung
– Versorgung von Suchtkranken 332
Suchterkrankungen 293
– Rauschmittel und ihre Wirkungen 329
– Rechtsgrundlagen für die Finanzierung der Drogenhilfe 334
– Ursachen der Drogenabhängigkeit 333

T

therapeutische Gemeinschaft 349
Transkulturelle Psychiatrie 345
Trauma 181
– Traumaarbeit 182
Traumatisierung von geflüchteten Menschen 154

Tuberkulose 23
Typ-A-Verhalten 27, 33

U

Umwelt und Krankheit 183
UN-Behindertenrechtskonvention 46

V

Validation 364
vulnerable Gruppen 191

W

Wohnungslose 192